W0267974

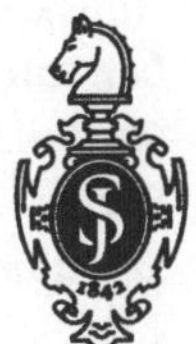

Springer
Berlin
Heidelberg
New York
Barcelona
Hongkong
London
Mailand
Paris
Singapur
Tokio

29. Hämophilie-Symposion

Hamburg 1998

Herausgeber: I. Scharrer, W. Schramm

Verhandlungsberichte:

HIV-Infektion
Hemmkörperhämophilie
Hämophiliebehandlung 2000
Medikamentös induzierte Thrombophilie
Pädiatrische Hämostaseologie
Kasuistiken

Wissenschaftliche Leitung:
I. Scharrer, Frankfurt
W. Schramm, München

Moderatoren:
R. Laufs, Hamburg; R. Seitz, Langen; W. Kreuz, Frankfurt;
R. Zimmermann, Heidelberg; W. Schramm, München; G. Auerswald, Bremen;
H.D. Bruhn, Kiel; E. Lechler, Köln; A. H. Sutor, Freiburg;
H. Pollmann, Münster; E. Wenzel, Homburg; M. Barthels, Hannover

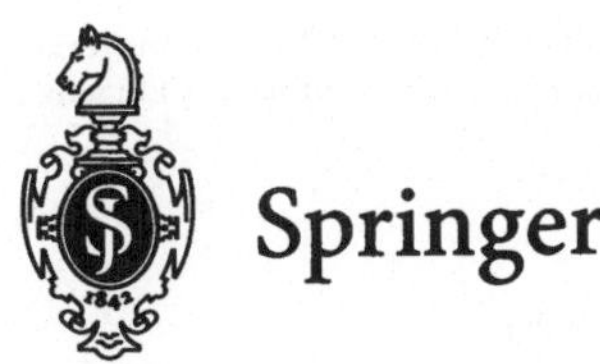
Springer

Professor Dr. med. INGE SCHARRER
Zentr. d. Inn. Med., Hämophilieambulanz
Universitätsklinikum
Theodor-Stern-Kai 7
D-60590 Frankfurt am Main

Professor Dr. med. WOLFGANG SCHRAMM
Hämostaseologische Abteilung
Med. Univ.-Klinik Innenstadt
Ziemssenstraße 1a
D-80336 München

Mit 132 Abbildungen

ISBN-13: 978-3-540-65929-7

Die Deutsche Bibliothek – CIP-Einheitsaufnahme

Hämophilie-Symposion (29, 1998, Hamburg): Verhandlungsberichte / 29. Hämophilie-Symposion: Hamburg 1998/Hrsg.: Inge Scharrer; Wolfgang Schramm. – Berlin; Heidelberg; New York; Barcelona; Hongkong; London; Mailand; Paris; Singapur; Tokio; Springer, 1999
ISBN-13: 978-3-540-65929-7 e-ISBN-13: 978-3-642-59633-9
DOI: 10.1007/978-3-642-59633-9

Satzherstellung: Cicero Lasersatz GmbH, Dinkelscherben

SPIN 10730144 19/3133 5 4 3 2 1 0 – gedruckt auf säurefreiem Papier

Inhaltsverzeichnis

III. Hämophiliebehandlung 2000: Hämophiliezentren, Präparate, Therapiemöglichkeiten

IV. Medikamentös induzierte Thrombophilie

V. Pädiatrische Hämostaseologie

VII. b Poster: Hämophilie und Virusinfektion

VII. c Poster: Hemmkörperhämophilie

VII. d Poster: Hämorrhagische Diathese

VII. e Poster: Thrombophile Diathese

VII. f Poster: Diagnostik

Teilnehmerverzeichnis

Ackermann, K., Dr.
Klinik und Poliklinik für Kieferchirurgie/Klinikum der Ludwig-Maximilians-Universität, München

Anders, O., Prof. Dr.
Klinik und Poliklinik für Innere Med. der Universität Rostock, Rostock

Arends, P., Dr.
Arzt für Kinderheilkunde, A-Güssing

Asbeck, F., Prof. Dr.
I. Med. Klinik, Städtisches Krankenhaus, Kiel

Aschermann, G., Frau
Abt. Hämatologie und Onkologie, Med. Hochschule Hannover, Hannover

Auberger, K., Frau Dr.
Kinderklinik im Dr. von Hauner'schen Kinderspital der Ludwig-Maximilians-Universität, München

Auerswald, G., Dr.
Professor-Hess-Kinderklinik, Zentralkrankenhaus St.-Jürgen-Str., Bremen

Aumann, A., Frau Dr.
Krankenhaus Altstadt, Magdeburg

Aumann, V., Dr.
Zentrum für Kinderheilkunde, Med. Fakultät, Otto-von-Guericke-Universität, Magdeburg

Bachhuber, R.
Bluterbetreuung Bayern, Med. Klinik Innenstadt der Ludwig-Maximilians-Universität, München

Balleisen, L., Prof. Dr.
Abt. Hämatologie und Onkologie, Innere Med., Evangelisches Krankenhaus, Hamm

Barthels, M., Frau Prof. Dr.
Abt. Hämatologie und Onkologie, Zentrum Innere Med., Med. Hochschule Hannover, Hannover

Beck, C., Frau Dr.
Ärztin für Kinderheilkunde, Berlin

Beck, K.H., Dr.
Abt. Transfusionsmed., Klinikum der Albert-Ludwigs-Universität, Freiburg

Beeck, H., Frau Dr.
Institut für Transfusionsmed. und Immunhämatologie, Klinikum der Stadt Ludwigshafen, Ludwigshafen

Beeser, H.P., Prof. Dr.
Institut für Transfusionsmed., Klinikum der Albert-Ludwigs-Universität, Freiburg

Berger, H., Dr.
Hämostaseologie, Med. Klinik III, Westpfalz-Klinikum GmbH, Kaiserslautern

Bergmann, F., Frau Dr.
Gemeinschaftslabor, Dr. Keeser und Prof.Arndt, Hamburg

Berthold, B., Dr.
Hämophilie-Zentrum, Klinik für Innere Med. I, Klinikum Neubrandenburg, Neubrandenburg

Berweck, S., Dr.
Abt. Neuropäd. und Muskelerkrankungen, Klinikum der Albert-Ludwigs-Universität, Freiburg

Biewener, A., Frau
Abt. Hämatologie und Onkologie, Labor, Med. Hochschule Hannover, Hannover

Binder, F., Dr.
Chirurgische Abt., Diakoniekrankenhaus, Schwäbisch Hall

Böschow, G., Frau
Kinderklinik, Carl-Thiem-Klinikum, Cottbus

Böttcher, D., Prof. Dr.
Abt. Innere Med., Krankenhaus Bethesda, Wuppertal

Brackmann, C., Frau
Institut für Experimentelle Hämatologie und Transfusionsmed. der Universität, Bonn

Brackmann, H.H., Dr.
Institut für Experimentelle Hämatologie und Transfusionsmed. der Universität, Bonn

Braun, U., Frau Dr.
Deutsche Hämophiliegesellschaft, München

Breuer, W.
IGH, Bonn

Brockhaus, W., Dr.
Abt. für Hämostaseologie, Hämatologie und Angiologie, Nürnberg

Brückmann, C., Dr.
Brannenburg

Bruhn, H.D., Prof. Dr.
I. Med. Klinik, Klinikum der Christian-Albrechts-Universität, Kiel

Budde, U., Prof. Dr.
Gemeinschaftslabor Dr. Keeser und Prof. Arndt, Hamburg

Budek, I., Frau Dr.
Paul-Ehrlich-Institut, Bundesamt für Sera und Impfstoffe, Langen

Bulikova, A., Frau Dr.
Dep. of. Hematology, CZ-Brno

Burock, H., Frau Dr.
Zentrum für Innere Med., Klinikum der Justus-Liebig-Universität, Gießen

Busse, P., Frau Dr.
Gerinnungslabor, Innere Med., Westpfalz-Klinikum GmbH, Kaiserslautern

Büttner, M., Frau
Ärztin für Kinderheilkunde, Homburg

BÜTTNER, J.
Abt. Hämostaseologie, Med. Klinik Innenstadt der Ludwig-Maximilians-Universität, München

BUX-GEWEHR, I., Frau Dr.
Institut für Hämostaseologie und Transfusionsmedizin, Heinrich-Heine-Universität, Düsseldorf

CARRERO, I., Frau Dr.
Abt. für Transfusionsmed., Chirurgische Klinik, Universitätskrankenhaus Eppendorf, Hamburg

CASPARI, G., Dr.
Institut für Med. Virologie, Klinikum der Justus-Liebig-Universität, Gießen

CLAUSEN, N., Dr.
Pediatric Dept., Skyby Sygehus, DK-Aarhus

CVIRN, G., Mag.
Universitäts-Kinderklinik, A-Graz

DOCKTER, G., Prof. Dr.
Kinderklinik, Universitätskliniken des Saarlandes, Homburg

DORNHEIM, G., Dr.
Institut für Transfusionsmedizin, Suhl

DRAHS, T
Transfusionsmed., Universitätsklinikum, Dresden

DULICEK, P., Dr.
Hämatologische Abt., I. Med. Klinik, Universitätskrankenhaus, CZ-Hradec Králové

EBERL, W., Dr.
Kinderklinik, Städtisches Klinikum Holwedestraße, Braunschweig

EFFENBERGER, W., Dr.
Institut für Experimentelle Hämatologie und Transfusionsmedizin der Universität, Bonn

EGLI, H., Prof. Dr.
Bonn

EHRENFORTH, S., Frau Dr.
Zentrum der Inneren Med., Hämophilieambulanz, Klinikum der J.W.-Goethe-Universität, Frankfurt am Main

EICKHOFF, H.H., Dr.
Orthopädische Klinik, St.-Josef-Hospital, Troisdorf

EIS-HÜBINGER, A.M., Frau Priv.-Doz. Dr.
Institut für Med. Mikrobiologie und Immunologie der Universität, Bonn

EISERT, S., Frau Dr.
Zentrum der Kinderheilkunde, Klinikum der J.W.-Goethe-Universität, Frankfurt am Main

ERDMANN-REUSCH, B., Frau Dr.
Abt. Hämatologie und Onkologie, Klinik Bavaria Kreischa, Kreischa

ERNST, R., Dr.
Abt. Hämatologie und Onkologie, Kinderklinik, Med. Einrichtungen der Westfälischen Wilhelms-Universität, Münster

ESCURIOLA-ETTINGSHAUSEN, C., Frau Dr.
Zentrum der Kinderheilkunde, Klinikum der J.W.-Goethe-Universität, Frankfurt am Main

FAESSLER, H., Dr.
Innere Med., CH-Chiasso

FAHN, H.
München

FALGER, J., Frau Dr.
Universitätsklink für Kinderheilkunde, A-Wien

FASEL, Dr.
Zentralinst. für Med. und Chem. Labordiagnostik, Universitätsklinik Innsbruck, A-Innsbruck

FISCHER, M., Prof. Dr.
Zentrallaboratorium, Krankenhaus der Stadt Wien-Lainz, A-Wien

FRANK, J., Dr.
Abt. Hämostaseologie, Med. Klinik Innenstadt der Ludwig-Maximilians-Universität, München

FRANKE, D., Priv.-Doz. Dr.
Schwerpunktpraxis für Gerinnungsstörungen und Gefäßkrankheiten, Magdeburg

Franke, S., Frau
Zentrum der Inneren Med., Hämophilieambulanz, Klinikum der J.W.-Goethe-Universität, Frankfurt am Main

Freidt, A., Frau Dr.
Gemeinschaftspraxis Innere Med., Hämatologie, Dresden

Frick, U., Frau Prof. Dr.
Institut für Klinische Chemie der Ernst-Moritz-Arndt-Universität, Greifswald

Fürst, W., Dr.
Vorarlberger Gebietskrankenkasse, A-Dornbirn

Gallistl, S., Dr.
Zentrallabor, Universitäts-Kinderklinik, A-Graz

Gastpar, H., Prof. Dr.
Neusäss

Gehlhaar, K.D.
Blutspendedienst, Zentralinstitut Springe, Springe

Geib, R., Frau Dr.
Kinderklinik, Saarbrücker Winterbergkliniken, Saarbrücken

Geisen, U., Dr.
Zentrallabor, Med. Universitätsklinik der Julius-Maximilians-Universität, Würzburg

Genser, N., Dr.
Universitätsklinik für Kinderheilkunde, A-Innsbruck

Girisch, M., Frau Dr.
Universitätsklinik für Kinder und Jugendliche, Erlangen

Göbel, F.D., Prof. Dr.
Med. Poliklinik der Universität München, München

Gräbner, H., Frau Dr.
Klinik für Kinder- und Jugendmed., Bezirkskrankenhaus Heinrich-Braun, Zwickau

Graf, N., Prof. Dr.
Kinderklinik, Universitätskliniken des Saarlandes, Homburg

Grienberger, H., Dr.
Facharzt für Kinderheilkunde, A-Salzburg

Griesshammer, M., Dr.
Abt. Innere Med. III, Universitätsklinik und Poliklinik, Ulm

Gross, J., Dr.
Abt. Klinische Hämostaseologie und Transfusionsmed., Universitätskliniken des Saarlandes, Homburg

Gross, W., Prof. Dr.
Med. Poliklinik der Julius-Maximilians-Universität, Würzburg

Grünewald, M., Dr.
Abt. Innere Med. III, Universitätsklinik und Poliklinik, Ulm

Güldenring, H., Dr.
Kinderklinik, Städtisches Krankenhaus Dresden-Neustadt, Dresden

Gürtler, L., Prof. Dr.
Institut Med. Mikrobiologie, Universität Greifswald, Greifswald

Gutensohn, K., Dr.
Abt. Transfusionsmed., Transplantationsimmunologie, Universitätskrankenhaus Eppendorf, Hamburg

Haedecke, Frau Dr.
Abt. Transfusionsmed., Med. Klinik Innenstadt der Ludwig-Maximilians-Universität, München

Halbmayer, M., Dr.
Zentrallaboratorium, Krankenhaus der Stadt Wien-Lainz, A-Wien

Halimeh, S., Frau Dr.
Abt. für Hämostaseologie, Kinderklinik, Med. Einrichtungen der Westfälischen Wilhelms-Universität, Münster

Handler, S., Frau Dr.
Klinisches Institut für Med. und Chem. Labordiagnostik, A-Wien

Hanfland, P., Prof. Dr.
Institut für Experimentelle Hämatologie und Transfusionsmed. der Universität, Bonn

Harenberg, J., Prof. Dr.
I. Med. Klinik, Klinikum Mannheim der Universitätsklinik Heidelberg, Mannheim

HARTMANN, S., Frau Dr.
Ärztin für Hämatologie und Onkologie, CH-Chur

HARTL, H.K., Dr.
Institut für Sozialmed. der Universität Wien, A-Wien

HASLER, K., Frau Prof. Dr.
Abt. Hämatologie und Onkologie, Zentrum Innere Med. I, Klinikum der Albert-Ludwigs-Universität, Freiburg

HAUSHOFER, A., Dr.
Zentrallabor, Krankenhaus der Stadt Wien-Lainz, A-Wien

HAUSWALD, I., Frau Dr.
Institut Regensburg, Blutspendedienst des BRK, Regensburg

HEILMEIER, T., Dr.
Professor-Hess-Kinderklinik, Bremen

HEINEMANN, J.A.J., Prof. Dr.
Zepernick

HEINRICHS, C., Frau Doz. Dr.
Abt. klin. Hämostaseologie, Hämophiliezentrum, Berlin

HELLER, C., Frau Dr.
Zentrum der Kinderheilkunde, Klinikum der J.W.-Goethe-Universität, Frankfurt am Main

HELLSTERN, P., Prof. Dr.
Institut für Transfusionsmed. und Immunhämatologie, Klinikum der Stadt Ludwigshafen, Ludwigshafen

HEMPELMANN, L., Dr.
Kinderklinik Lindenhof, Krankenhaus Lichtenberg, Berlin

HERLIN, T., Dr.
Pediatric Dept., Community Hospital, DK-Aarhus

HERRMANN, F.H., Prof. Dr. Dr.
Institut für Humangenetik, Med. Fakultät der Ernst-Moritz-Arndt-Universität, Greifswald

HESS, L., Dr.
Institut für Experimentelle Hämatologie und Transfusionsmed. der Universität, Bonn

HILGENFELD, E., Frau Dr.
Klinik für Kinderheilkunde, Universitätsklinikum Rudolf Virchow, Humboldt-Universität, Berlin

HÖCKER-SCHULZ, S., Frau Dr.
St.-Anna-Spital, A-Wien

HOFFMANN, M., Dr.
Med. Klinik A, Klinikum der Stadt Ludwigshafen, Ludwigshafen

HOFMANN, H., Dr.
Facharzt für Transfusionsmed., Töplitz

HOFMANN, K., Dr.
Abt. Hämatologie und Onkologie, Kinderklinik, Klinikum Chemnitz gGmbH, Chemnitz

HOLZHÜTER, H., Prof. Dr.
Hämophilie-Zentrum Nordwest, Bremen

HOVY, L., Priv.-Doz. Dr.
Orthopädische Universitätsklinik Friedrichsheim, Frankfurt am Main

HRACHOVINOVA, I., Frau Dr.
UHKT, CZ-Prag

HUBER, K., Dr.
Abt. Hämatologie, Universitätsklinikum Regensburg, Regensburg

HUMBERT, J., Prof. Dr.
Service d'hématologie pediatrique, Hôpital des Enfants, CH-Genève

HUTH-KÜHNE, A., Frau Dr.
Kurpfalzkrankenhaus Heidelberg und Hämophiliezentrum gGmbH, Heidelberg

IFSITZ, A., Frau
Wiener Gebietskrankenkasse, A-Wien

IMAHORN, P.
Kantonspital Luzern, Kinderspital, CH-Luzern

INGERSLEV, J., Dr.
Dept. Clinical Immunology, Hemophilia Center and Coagulation Laboratory, University Hospital, DK-Aarhus

ISTVAN, L., Prof. Dr.
Bluttransfusionsdienst, H-Szombathely

JAGER, R., Frau Dr.
Vertranszfuzios Allomas, H-Szombathely

JOHS, R., Dr.
Kinderklinik, Städtisches Klinikum Holwedestraße, Braunschweig

JONES, R., Frau Dr.
Kinder- und Infektionsabt., Allg. Österr. Landeskrankenhaus, A-Salzburg

JURGUTIS, R., Dr.
Dept. of Hematology, Seaman's Hospital, LT-Klaipeda

KAISER, R., Dr.
Institut für Med. Mikrobiologie und Immunologie der Universität, Bonn

KALASZ, L., Dr.
Orszagos Verellato Kozpont, H-Budapest

KALLAS, A., Dr.
TÜ Lasteklinik, EE-Tartu

KAPPLMÜLLER, N., Frau
Hämophilieambulanz Innere Med. I Universitätsklinik, A-Wien

KELLER, F., Prof. Dr.
Zentrallabor, Kinderklinik und Poliklinik der Julius-Maximilians-Universität, Würzburg

KEMKES-MATTHES, B., Frau Priv.-Doz. Dr.
Zentrum für Innere Med., Klinikum der Justus-Liebig-Universität, Gießen

KIESEWETTER, H., Prof. Dr. Dr.
Institut für Transfusionsmed. und Immunhämatologie, Campus Charité Mitte, Berlin

KJELLMAN, H.
S-Skinnskatteberg

KLAMROTH, R., Dr.
Abt. Klinische Hämostaseologie, Hämophilie-Zentrum, Krankenhaus im Friedrichshain, Berlin

KLARE, M., Dr.
III. Innere Klinik, Klinikum Berlin-Buch, Berlin

KLIER, H., Dr.
Steiermärkische Gebietskrankenkasse, A-Graz

KLINGE, J., Dr.
Kinderklinik mit Poliklinik der Universität Erlangen-Nürnberg, Erlangen

KLOSE, H.J., Priv.-Doz. Dr.
Arzt für Kinderheilkunde, München

KLUG, B., Frau Dr.
Paul-Ehrlich-Institut, Bundesamt für Sera und Impfstoffe, Langen

KNÖBL, P., Prof. Dr.
Klin. Abt. für Hämatologie und Hämostaseologie, Universitätsklinik für Innere Med., A-Wien

KNÖFLER, R., Dr.
Klinik und Poliklinik für Kinderheilkunde, Universitätsklinikum Carl-Gustav-Carus, Dresden

KOBELT, R., Dr.
Inselspital, Universitäts-Kinderklinik, CH-Bern

KÖHLER, M., Prof. Dr.
Abt. Transfusionsmed., Zentrum Hygiene- und Humangenetik der Georg-August-Universität, Göttingen

KÖHLER-VAJTA, K., Frau Dr.
Ärztin für Kinderheilkunde, Grünwald

KOMRSKA, V., Dr.
II. Detska Klinika, CZ-Praha

KOSCIELNY, J., Dr.
Institut für Transfusionsmed. und Immunhämatologie, Campus Charité Mitte, Berlin

KÖSTERING, H., Prof. Dr.
Lemgo

KRALL, G., Dr.
Head Hemophilia Care Center, H-Budapest

Krammer-Steiner, B., Frau Dr.
Abt. Hämatologie/Onkologie, Klinik für Innere Med., Universität Rostock, Rostock

Krause, M., Frau
Zentrum der Inneren Med., Hämophilieambulanz, Klinikum der J.W.-Goethe-Universität, Frankfurt am Main

Krebs, H.
Abt. Hämostaseologie, Med. Klinik Innenstadt der Ludwig-Maximilians-Universität, München

Kreuz, W., Priv.-Doz. Dr.
Zentrum der Kinderheilkunde, Klinikum der J.W.-Goethe-Universität, Frankfurt am Main

Kühn-Walz, K., Frau Dr.
Institut für Transfusionsmed. des Städtischen Krankenhauses Köln-Merheim, Köln

Kunitz, L., Frau Dr.
Kinderklinik Lindenhof, Krankenhaus Lichtenberg, Berlin

Kunze, M., Prof. Dr.
Institut für Sozialmed., A-Wien

Kurme, A., Dr.
Arzt für Kinderheilkunde, Hamburg

Kurnik, P., Dr.
Kinderinterne Abt., Allg. Österr. Landeskrankenhaus, A-Klagenfurt

Kuse, R., Prof. Dr.
Abt. Hämatologie, Allg. Krankenhaus St.Georg, Hamburg

Kyank, U., Frau Dr.
Universitäts-Kinderklinik, Med. Fakultät, Universität Rostock, Rostock

Lages, P., Dr.
Kurpfalzkrankenhaus Heidelberg und Hämophiliezentrum gGmbH, Heidelberg

Laguna, P., Dr.
Dept. of Paediatrics, Haematology, Oncology, Med. Academy, PL-Warsaw

Langmacker, M., Frau Dr.
Abt. Innere Med. II, Hämophilie-Zentrum, Krankenhaus im Friedrichshain, Berlin

Laufs, R., Prof. Dr.
Institut für Med. Mikrobiologie und Immunologie, Universitätskrankenhaus Eppendorf, Hamburg

Lechler, E., Prof. Dr.
Klinik für Innere Med. der Universität, Köln

Leebeek, F., Dr.
Dept. Haematology, University Hospital Rotterdam, NL-Rotterdam

Lehmann, I., Frau
Institut für Klin. Chemie und Pathophysiologie, Universität Leipzig, Leipzig

Lejniece, S., Frau Dr.
Medical sentre Linezers, Lettland, Riga

Lenk, H., Priv.-Doz. Dr.
Klinik für Kindermed., Universität Leipzig, Leipzig

Lenz, E., Frau Dr.
Zentrum Kinderheilkunde, Med. Klinik und Poliklinik der Georg-August-Universität, Göttingen

Lestin, H.G., Prof. Dr.
Institut für Labormed., Klinikum Schwerin, Schwerin

Leutner, E., Frau Dr.
Abt. Innere Med., Fachkrankenhaus Neckargemünd gGmbH, Neckargemünd

Lighezan, D., Dr.
Universitatea de Medicina si Formacic Timisoara, Clinica Medicina Interna II Spital Municipal, R-Timisoara

Limbach, H.G., Dr.,
Kinderklinik, Universitätskliniken des Saarlandes, Homburg

Lindstedt, M., Frau Dr.
Handens sjukhus, S-Hanninge

Linnenbecker, S., Dr.
Abt. für Hämostaseologie, Kinderklinik, Med. Einrichtung der Westfälischen Wilhelms-Universität, Münster

Loosen, H., Dr.
Zahnärztliche Abt., Allg. Krankenhaus St.Georg, Hamburg

Loreth, R.M., Dr.
Abt. für Klin. Hämostaseologie, Med. Klinik III, Westpfalz-Klinikum GmbH, Kaiserslautern

Losonczy, H., Frau Doz.Dr.
I. Med. Klinik, Med. Universität, H-Poos

Ludlam, C.A.
Dept. of Haematology, Royal Infirmaty of Edinburgh, UK-Edinburgh

Ludwig, G.
Zentrum der Inneren Med., Hämophilieambulanz, Klinikum der J.W.-Goethe-Universität, Frankfurt am Main

Lühr, C., Frau
Abt. Hämophilie, Med. Poliklinik, Med. Hochschule Hannover, Hannover

Lutz, W., Dr.
Praktischer Arzt, CH-Roggwil

Lutze, G., Prof. Dr.
Institut für Klin. Chemie und Laboratoriumsdiagnostik, Otto-von-Guericke-Universität, Magdeburg

Maak, B., Priv.-Doz. Dr.
Thüringen-Klinik Georgius Agricola Saalfeld, Saalfeld

Magens, M.
Abt. Transfusionsmed., Transplantationsimmunologie, Universitätskrankenhaus Eppendorf, Hamburg

Marbet, G.A., Prof. Dr.
Gerinnungs- und Fibrinolyselabor, Kantonsspital, CH-Basel

Marby, P., Frau Dr.
Kinderklinik und Ambulanz, Städtisches Klinikum Dessau, Dessau

Marek, R., Dr.
Wiener Gebietskrankenkasse, A-Wien

Mark, G., Dr.
Gerinnungslabor, Chirurgische Klinik, Universitätskrankenhaus Eppendorf, Hamburg

Marsmann, G., Dr.
Arzt für Kinderheilkunde, Varel

MARTINKOVÁ, I., Frau Prim. Dr.
Odd. Hematologie, Fakultni nemocnice v Plzni, CZ- Plzen-Bory

MATTHIAS, F.R., Prof. Dr.
Zentrum für Innere Med., Klinikum der Justus-Liebig-Universität, Gießen

MATYSKOVA, M., Frau Dr.
Dept. of Hematology, II. Interni Klinika, CZ-Brno

MATZDORFF, A., Dr.
Abt. für Hämatologie und Onkologie, Zentrum für Innere Med., Klinikum der Justus-Liebig-Universität, Gießen

MAURER, M., Prof. Dr.
Bernau/Chiemsee

MEDGYESSY, I., Frau Dr.
Vertranszfuzios Központ, H-Debrecen

MEILI, E.O., Frau Dr.
Gerinnungslabor, Abt. Innere Med., Universitätsspital, CH-Zürich

MINGERS, A.M., Frau Prof. Dr.
Würzburg/Lengfeld

MOLL, W., Dr.
Zentrallabor, Med. Zentrallaboratorium GmbH, A-Feldkirch-Tisis

MONDORF, W., Dr.
Praxis und Labor zur Diagnostik und Therapie, Frankfurt am Main

MORGENSCHWEIS, K., Dr.
Institut für Hämostaseologie und Transfusionsmed., Heinrich-Heine-Universität, Düsseldorf

MÖSSELER, J., Dr.
Arzt für Kinderheilkunde, Dillingen

MÜLLER, S., Dr.
Orthopädische Universitätsklinik Friedrichsheim, Frankfurt am Main

MÜLLER, V., Dr.
Bluttransfusionsdienst, Zentralinst. für Transfusionsmed., Hamburg

Müller-Beissenhirtz, H., Prof. Dr.
Abt. Hämostaseologie, Med. Klinik Innenstadt der Ludwig-Maximilians-Universität, München

Müllner, C., Frau Dr.
Klin. Institut für Med. und Chem. Labordiagnostik, A-Wien

Muss, N., Dr.
Facharzt für Innere Med., A-Salzburg

Nagy, A., Frau Dr.
I. Dept. of Internal Med., Med. University of Pécs, H-Pécs

Nagy, Z., Dr.
Semmelweis Kórhárz, II. Belosztály, H-Miskolc

Nauck, M., Dr.
Zentrallabor, Klinikum der Albert-Ludwigs-Universität, Freising

Neidhardt, B., Dr.
Abt. für Transfusionsmed., Chirurgische Universitätsklinik, Erlangen

Neubauer, M., Dr.
Krankenhaus der Barmherzigen Brüder, A-Graz

Neubauer, M., Frau
Abt. Gerinnung, Med. Universitäts-Kinderklinik, A-Graz

Neugebauer, B., Frau Dr.
Paul-Ehrlich-Institut, Bundesamt für Sera und Impfstoffe, Langen

Niekrens, C., Frau Dr.
Kinderklinik, Städtische Krankenanstalten, Delmenhorst

Nielsen, J.D., Dr.
K.A.S., DK-Hellerup

Nienhaus, K., Dr.
Chirurgische Intensivstation, Universitätskliniken des Saarlandes, Homburg

Nohe, N., Frau
Kinderklinik im Dr. von Hauner'schen Kinderspital der Ludwig-Maximilians-Universität, München

Novakova, I., Frau Dr.
University Hospital Nijmegen, Dept. Internal Med., NL-Nijmegen

Ntefidou, M., Frau Dr.
Zentrallabor, St. Vincentius-Krankenhäuser, Karlsruhe

Oldenburg, J., Dr.
Institut für Humangenetik, Biozentrum, Universität Würzburg, Würzburg

Otte, Dr.
Abt. für Labormed., Allgem. Krankenhaus St.-Georg, Hamburg

Pechlaner, C., Dr.
Gerinnungslaboratorium, Universitätsklinik für Innere Med., A-Innsbruck

Perne, J., Dr.
Zentrallaboratorium, Allg. Österr. Landeskrankenhaus, A-Klagenfurt

Petrini, P., Frau Dr.
Koagulationsmottagningen, Karolinska Sjukhuser, S-Stockholm

Pillkahn, R., Frau Dr.
Abt. Hämatologie, Med. Klinik I, Waldklinik GmbH, Gera

Pindur, G., Priv.-Doz. Dr.
Abt. Klin. Hämostaseologie und Transfusionsmed., Universitätskliniken des Saarlandes, Homburg

Poek, K.
Deutsche Hämophiliegesellschaft, Berlin

Pohl, U., Dr.
DRK-Blutspendedienst, Institut Springe, Springe

Pollmann, H., Dr.
Abt. für Hämostaseologie, Kinderklinik, Med. Einrichtung der Westfälischen Wilhelms-Universität, Münster

Ptoszkova, H., Frau Dr.
Hämatologie, CZ-Ostrava-Zabreh

Quehenberger, P., Dr.
Klin. Institut für Med. und Chem. Labordiagnostik, A-Wien

Rabenstein, C., Frau
Zentrum der Inneren Med., Hämophilieambulanz, Klinikum der J.W.-Goethe-Universität, Frankfurt am Main

RAGER, K., Priv.-Doz. Dr.
Kinderklinik, Caritas-Krankenhaus, Bad Mergentheim

RAITH, W., Dr.
Universitäts-Kinderklinik, A-Graz

RAMSCHAK, H., Doz.Dr.
I. Med. Universitätsklinik, A-Graz

RAUCH, R., Dr.
Kinderklinik mit Poliklinik der Universität Erlangen-Nürnberg, Erlangen

RAUHÖFT, C., Frau Dr.
Abt. für Transfusionsmed., Universitätsklinik Eppendorf, Hamburg

REDDEMANN, H., Prof. Dr.
Abt. Hämatologie und Onkologie, Kinderklinik der Ernst-Moritz-Arndt-Universität, Greifswald

REICHERT, I., Dr.
Abt. Hämatologie und Onkologie, Med. Klinik, Klinikum Ernst-von-Bergmann, Potsdam

RIEGELSBERGER, A., Frau
Abt. Neuropäd. und Muskelerkrankung, Klinikum der Albert-Ludwigs-Universität, Freiburg

RINKKAMP, H., Frau
Abt. für Hämostaseologie, Kinderklinik, Med. Einrichtung der Westfälischen Wilhelms-Universität, Münster

ROCKSTROH, J., Dr.
Med. Klinik, Med. Einrichtung der Rheinischen Friedrich-Wilhelms-Universität, Bonn

ROST, S., Frau
Institut für Humangenetik, Hämophilie-Diagnostik, Universität Würzburg, Würzburg

ROZEIK, C., Frau Dr.
Zentrum der Inneren Med., Hämophilieambulanz, Klinikum der J.W.-Goethe-Universität, Frankfurt am Main

RUTJES, J., Dr.
Abt. Hämophilie, Med. Poliklinik, Med. Hochschule Hannover, Hannover

Sandvoss, A., Dr.
Kinderklinik, Städtisches Klinikum Holwedestraße, Braunschweig

Sas, G., Prof. Dr.
Dept. of Haematology, Postgraduate Medical University, H-Budapest

Schakowski, F.
Institut für Experimentelle Hämatologie und Transfusionsmed. der Universität, Bonn

Schambeck, C.M., Dr.
Zentrallabor, Kinderklinik und Poliklinik der Julius-Maximilians-Universität, Würzburg

Scharrer, I., Frau Prof. Dr.
Zentrum der Inneren Med., Hämophilieambulanz, Klinikum der J.W.-Goethe-Universität, Frankfurt am Main

Scheel, H., Dr.
Klinische Hämostaseologie, Med. Klinik und Poliklinik I, Universität Leipzig, Leipzig

Schejring, H., Dr.
Tiroler Gebietskrankenkasse, A-Innsbruck

Schelle, G.
IGH, Bonn

Schimpf, K., Prof. Dr.
Heidelberg

Schinzel, H., Priv.-Doz. Dr. Dr.
II. Med. Klinik, Klinikum der J.-Gutenberg-Universität, Mainz

Schlenkrich, U., Dr.
Großlehna

Schmeltzer, B., Frau Dr.
Ärztin für Kinderheilkunde, Potsdam

Schmid, L., Dr.
Institut für Klin. Chemie und Hämatologie, CH-St.Gallen

Schmidt, O., Dr.
Tagesklinik für Angiologie und Phlebologie, Magdeburg

SCHMITT., C.
Institut für Experimentelle Hämatologie und Transfusionsmed. der Universität, Bonn

SCHMUTZLER, R., Prof. Dr.
Wuppertal

SCHOBESS, R., Frau Dr.
Klinik für Kinderheilkunde der Martin-Luther-Universität Halle-Wittenberg, Halle

SCHRAMM, K., Frau
München

SCHRAMM, W., Prof. Dr.
Abt. Hämostaseologie, Med. Klinik Innenstadt der Ludwig-Maximilians-Universität, München

SCHRÖDER, W., Frau Dr.
Institut für Humangenetik, Med. Fakultät der Ernst-Moritz-Arndt-Universität, Greifswald

SCHULZ, M., Frau Dr.
Abt. Blutspende- und Transfusionsmed. der Ernst-Moritz-Arndt-Universität, Greifswald

SCHUMACHER, R.
Kinderklinik, Klinikum Schwerin, Schwerin

SCHWARZ, H., Frau Dr.
Kinderklinik, Klinikum Suhl, Suhl

SCHWARZ, R., Dr.
Landeskinderklinik, A-Linz

SCHWENDER, S., Dr.
Zentrallabor, Kinderklinik und Poliklinik der Julius-Maximilians-Universität, Würzburg

SEDLAK, M., Dr.
Facharzt für Kinder- und Jugendheilkunde, A-Linz

SEDLAK, W., Dr.
Arzt für Kinderheilkunde, A-Linz

SEIFERTOVA, N., Dr.
Haematology Department, Nemocnice Ceske Budejovice, Ceske Budejovice

SEITZ, R., Prof. Dr.
Abt. Hämatologie und Transfusionsmed., Paul-Ehrlich-Institut, Langen

SEMPER, H.
Abt. Biomechanik, Orthopädie, Med. Einrichtungen der Universität, Bonn

SERBAN, M., Frau Prof. Dr.
Clinica I-a Pediatrie, University of Medicine, R-Timisoara

SIEGEMUND, A., Frau Dr.
Institut für Klin. Chemie und Pathophysiologie, Universität Leipzig, Leipzig

SIEGERT, G., Frau Dr.
Institut für Klin. Chemie und Laboratoriumsmed., Universitätsklinikum Carl-Gustav-Carus, Dresden

SIEMENS, H.J., Dr.
Hämatologie-Labor, Klinik für Innere Med. II, Med. Universität zu Lübeck, Lübeck

SIGG, P., Dr.
Spital Pflegi, CH-Zürich

SILLER, M., Berlin

SLAVICKOVA, E., Frau Dr.
Hämatologie, CZ-Brno

SLAVIK, Z., Dr.
Kinderklinik, Universitätskrankenhaus, CZ-Hradec Královà

SOSADA, M., Dr.
Abt. Hämatologie und Onkologie, Städtisches Krankenhaus Siloah, Hannover

SPANNAGL, M., Prof. Dr.
Abt. Hämostaseologie, Med. Klinik Innenstadt der Ludwig-Maximilians-Universität, München

STANKEVICIENE, S., Frau Dr.
Dept. of Onco-Hematology, Children's Hospital, Vilnius University, LT-Vilnius

STEINER, M., Dr.
Gerinnungslabor, Institut für Labormed., Universität Rostock, Rostock

STIGENDAL, L, Dr.
Koagulationscentrum, S-Göteborg

STREIF, W., Dr.
Universitätsklinik für Kinderheilkunde, A-Innsbruck

SUBERT, R., Frau Dr.
Abt. für Hämatologie und Onkologie, Klinik für Innere Med. II, Klinikum Schwerin, Schwerin

SUTOR, A.H., Prof. Dr.
Abt. Hämatologie und Hämostaseologie, Kinderklinik, Klinikum der Albert-Ludwigs-Universität, Freiburg

SYKORA, K., Priv.-Doz. Dr.
Zentrum der Kinderheilkunde, Med. Hochschule Hannover, Hannover

SYRBE, G., Priv.-Doz. Dr.
Innere Abt., Landesfachkrankenhaus Stadtroda, Stadtroda

THAISS, H., Frau Dr.
Ärztin für Kinderheilkunde, Alveslohe

TIMR, P., Dr.
Children's Dept., Nemocnice Ceske Budejovice, CS-Ceske Budejovice

TJÖNNFJORD, G.E., Dr.
Medisinsk avdelning A, Rikshospitalet, N-Oslo

TORFAH, E., Dr.
Children's Hospital, University Damaskus, Syrien, Mezzeh-Damaskus

TRAUN, H., Dr.
II. Med. Abt. und Lungenabt., Allg. Österr. Landeskrankenhaus, A-Salzburg

TÜRK-KRAETZER, B., Frau Dr.
Ärztin für Kinderheilkunde, Oldenburg

UNKRIG, C., Dr.
Med. Universitäts-Poliklinik, Bonn

USCATESCU, Frau Dr.
Abt. Hämostaseologie Med. Klinik Innenstadt der Ludwig-Maximilians-Universität, München

van Loon, J., Dr.
Beatrix Kinderklinik, University Hospital Groningen, NL-Groningen

Verbruggen, B., Dr.
University Hospital Nijmegen, Central Hematological Laboratory, NL-Nijmegen

Vezendi, K., Frau Dr.
Szote II, Belklinika, H-Szeged

Vigh, T.
Zentrum der Inneren Med., Hämophilieambulanz, Klinikum der J.W.-Goethe-Universität, Frankfurt am Main

Vinazzer, H., Prof. Dr.
Laboratorium für Blutgerinnung, Hämophiliezentrum, A-Linz

Voerkel, W., Dr.
Gemeinschaftspraxis für Labormed., Mikrobiologie, Transfusionsmed., Leipzig

Vogt, B., Frau
Abt. für ambulante und soziale Pädiatrie, Universitäts-Kinderklinik Leipzig, Leipzig

Voigt, W., Dr.
Klinik und Poliklinik für Innere Med. IV, Med. Fakultät, Martin-Luther-Universität Halle-Wittenberg, Halle

von Depka Prondzinski, M., Dr.
Abt. Hämophilie, Med. Poliklinik, Med. Hochschule Hannover, Hannover

Wallny, T., Dr.
Orthopädische Klinik, Med. Einrichtungen der Rheinischen Friedrich-Wilhelms-Universität, Bonn

Wank, H., Dr.
St.-Anna-Kinderspital, A-Wien

Warbende, K.
Abt. Transfusionsmed., Transplantationsimmunologie, Universitätskrankenhaus Eppendorf, Hamburg

Weilandt, M.
Abt. Transfusionsmed., Transplantationsimmunologie, Universitätskrankenhaus Eppendorf, Hamburg

Weiss, J
Österr. Hämophiliegesellschaft, A-Wien

Weissbach, G., Prof. Dr.
Kinderklinik, Bavariaklinik Kreischa, Kreischa

Weisser, J., Dr.
Abt. Pädiatrie, Neuropädiatrie, Fachkrankenhaus Neckargemünd gGmbH, Neckargemünd

Wendisch, E., Frau, Dipl. Med.
Dresden

Wendisch, J., Dr.
Klinik und Poliklinik für Kinderheilkunde, Universitätsklinikum Carl-Gustav-Carus, Dresden

Wenke, A., Frau Dr.
Zentrum der Inneren Med., Hämophilieambulanz, Klinikum der J.W.-Goethe-Universität, Frankfurt am Main

Wenzel, E., Prof. Dr.
Abt. Klin. Hämostaseologie und Transfusionsmed., Universitätskliniken des Saarlandes, Homburg

Wermes, C., Frau Dr.
Zentrum der Kinderheilkunde, Kliniken der Med. Hochschule Hannover, Hannover

Wiedemann, B., Frau Dr.
Abt. Neurologie, Kopfklinik der Ruprecht-Karls-Universität, Heidelberg

Wieding, J.U., Dr.
Abt. Transfusionsmed., Universitätskliniken, Göttingen

Wielenga, J.J., Dr.
Acad. Ziekenhuis Dykzigt, NL-Rotterdam

Wildemann, B., Frau Dr.
Abt. Neurologie-Kopfklinik, Ruprecht-Karls-Universität, Heidelberg

Wimazal, F., Dr.
Innere Med. I, Universitätsklinik, A-Wien

Windyga, J., Dr.
Institut of Hematology and Transfusiology, PL-Warsaw

WOLF, H.H., Dr.
Klinik und Poliklinik für Innere Med. IV, Med. Fakultät, Martin-Luther-Universität Halle-Wittenberg, Halle

WOLF, K., Frau Dipl.-Med.Dr.
Klinik für Innere Med., Krankenhaus Küchwald, Klinikum Chemnitz gGmbH, Chemnitz

WUILLEMIN, W., Dr.
Hämatologisches Zentrallabor der Universität, CH-Bern

WULFF, K., Frau Dr.
Institut für Humangenetik, Med. Fakultät der Ernst-Moritz-Arndt-Universität, Greifswald

WYSS, M., Frau Prof. Dr.
Hôpital de la Tour, Service de Pédiatrie, CH-Meyrin

ZEGNER, M., Frau
Hämophilieambulanz, Universitätsklinik für Innere Med. I, A-Wien

ZENZ, W., Dr.
Universitäts-Kinderklinik, A-Graz

ZIEGER, B., Frau Dr.
Kinderklinik, Klinikum der Albert-Ludwigs-Universität, Freiburg

ZIMMERMANN, R., Prof. Dr.
Kurpfalzkrankenhaus Heidelberg und Hämophilie-Zentrum gGmbH, Heidelberg

ZWIEAUER, K., Prim. Dr.
Abt. für Kinderheilkunde, Allg. Österr. Krankenhaus, A-St. Pölten

Verleihung des Johann-Lukas-Schönlein-Preises 1998

I. Scharrer

Dieser Preis ist ein Wissenschaftspreis, der 1977 von der Fa. Immuno gestiftet wurde.

Das über die Preisvergabe entscheidende Kuratorium besteht aus sieben Wissenschaftlern und einem Vertreter des Stifterverbandes. Die Ziele sind im Stiftungsstatut festgelegt:

1. Die Stiftung dient der Förderung der klinischen Forschung auf dem Gebiet chronischer Blutungskrankheiten, insbesondere der Hämophilie und verwandter angeborener Blutgerinnungsstörungen. Sie dient ausschließlich und unmittelbar gemeinnützigen Zwecken und erfüllt diese durch die Vergabe des »Johann-Lukas-Schönlein-Preises« für hervorragende wissenschaftliche Arbeiten. Der Preis soll dem Wohl der von chronischen Blutungskrankheiten betroffenen und oft schwer geprüften Menschen dienen.
2. Mit dem Namen des Preises will die Stiftung an einen großen deutschen Kliniker erinnern, der in der ersten Hälfte des 19.Jahrhunderts als führende Kraft am Umbruch von der naturphilosophisch orientierten zur modernen naturwissenschaftlichen Medizin maßgeblich beteiligt gewesen ist. Den heute Lebenden ist er v. a. mit seinen Studien über die Hämophilie, der er selbst den Namen gab, wie auch mit der Erstbeschreibung des Krankheitsbildes der Peliosis rheumatica gegenwärtig geblieben.

In diesem Jahr haben sich vier Kolleginnen/Kollegen mit exzellenten Arbeiten um den Preis beworben.

Die Wahl des Preisträgers ist dem Kuratorium dieses Mal außerordentlich schwer gefallen. Kriterien für die Preisvergabe waren der wissenschaftliche Wert, die klinische Relevanz, Innovation, Originalität, Methodik und Form der Arbeiten.

Die Wahl fiel nach eingehender Prüfung auf 5 eingereichte Arbeiten von Herrn Dr. W. A. Wuillemin aus Bern. Seine Publikationen bringen neue Erkenntnisse über die Kontaktaktivierung des Gerinnungssystems.

Sie befassen sich mit der Aktivierung und Inaktivierung von F.XI in vitro und in vivo.

Der F-XI-Mangel wurde 1953 von Rosenthal zum ersten Mal beschrieben.

Er führt zu einer variablen Blutungsneigung, früher auch Hämophilie C genannt. Sie unterscheidet sich jedoch deutlich von der der Hämophilie A und B. Spontane Blutungen finden sich selten. Bei den Mangelpatienten zeigt sich eine Blutungstendenz nach Operationen und Traumata, insbesondere wenn Organ-

I. Scharrer/W. Schramm (Hrsg.)
29. Hämophilie-Symposion Hamburg 1998

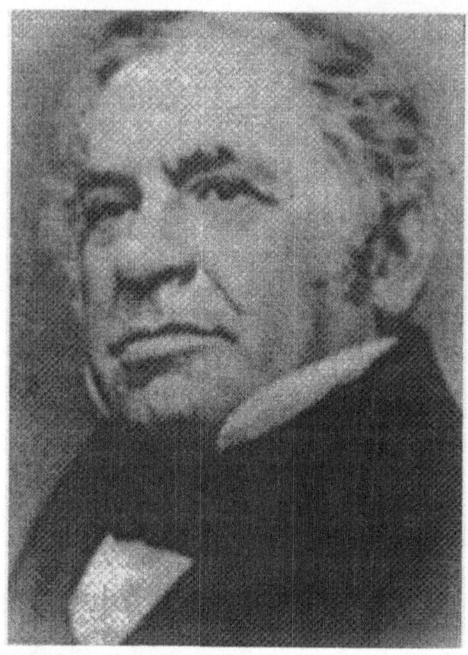

Johann Lukas Schönlein

systeme mit hoher fibrinolytischer Aktivität involviert sind, wie z. B. der HNO-Bereich und das Uro-Genital-System. Über die Physiologie und Pathophysiologie von F.XI ist bisher noch wenig bekannt.

In der 1995 [5] in *Blood* erschienenen Arbeit konnte gezeigt werden, daß der C1-Inhibitor in vitro der wichtigste Hemmer von F.XIa ist.

In den 1996 und 1998 publizierten Arbeiten [1, 3] konnte nachgewiesen werden, daß der C1-Inhibitor in der Gegenwart von Glykosaminoglykanen auch im Plasma der wichtigste Inhibitor von F.XIa ist.

In der im *British Journal of Haematology* 1996 [2] veröffentlichten Arbeit wurde die Halbwertszeit verschiedener F.XIa Proteasen Inhibitor Komplexe untersucht.

In der in *Thrombosis und Haemostasis* 1995 [4] veröffentlichten Arbeit bei Kindern mit septischem Schock infolge eines Meningokokkeninfektes konnte gezeigt werden, daß der F.XI bei diesen schweren Infektionskrankheiten aktiviert ist. Weiterhin bestätigte diese Untersuchung die Schlußfolgerung aus den genannten Arbeiten: Obwohl der C1-Inhibitor der wichtigste Hemmer von F.XIa ist, werden die F.XIa-Alpha-1-antiTrypsin-Komplexe in Patienten mit aktivierter Gerinnung aufgrund ihrer längeren Halbwertszeit am häufigsten erhöht gefunden.

Der Namensgeber unserer Stiftung Johann Lukas Schönlein hat sich ebenfalls sehr intensiv und dazu noch in der Schweiz mit Infektionskrankheiten und ihren Auswirkungen, z. B. dem Fleckfieber bei dem berühmten Dichter Georg Büchner beschäftigt. Zu seiner Zeit waren aber noch nicht so interessante Untersuchungen möglich, wie sie in diesen 5 Arbeiten nachzulesen sind. Aber auch schon damals war die exakte Beschreibung eines Krankheitsbildes Schönlein sehr wichtig und lag ihm sehr am Herzen. Auch dem Preiskuratorium hat bei diesen 5 Arbeiten die exakte Beschreibung der Experimente und die konsequente zielorientierte Durchführung gut gefallen.

Der Preis wird heute am 13.11.1998 zum 13. Mal verliehen, und zwar nicht für Arbeiten über den F.XIII sondern über den F.XI.

Die Urkunde trägt den Titel: *Untersuchungen zur Aktivierung und Inaktivierung des Faktors XI in vitro und in vivo.*

Im Namen des Kuratoriums gratuliere ich Ihnen und wünsche Ihnen weiterhin viel Erfolg bei der weiteren Aufklärung der Aktivierung und Inaktivierung des F.XI.

Literatur

1. Mauron T, Lämmle B, Wuillemin WA (1998) Influence of low molecular weight heparin and low molecular weight dextran sulfate on the inhibition of coagulation factor XIa by serpins. Thromb Haemost 80: 82–86
2. Wuillemin WA, Bleeker WK, Agterberg J et al. (1996) Clearance of human factor XIa inhibitor complexes in rats. Brit. J of Haematology 93: 950–995
3. Wuillemin WA, Eldering E, Citarella F et al. (1996) Modulation of contact system proteases by glycosaminoglycans. JBC 271/22: 12913–12918
4. Wuillemin WA, Fijnvandraat K, Derkx BHF et al. (1995) Activation of the intrinsic pathway of coagulation in children with meningococcal septic shock. Thromb Haemost 74/6: 1436–1441
5. Wuillemin WA, Minnema M, Meijers JCM et al. (1995) Inactivation of F.XIa in human plasma assessed by measuring XIa-protease inhibitor complexes: major role for C1-inhibitor. Blood 85/6: 1517–1526

I. HIV-Infektion

Diskussionsleitung:

R. Laufs (Hamburg)
R. Seitz (Langen)

Todesursachen und Aids-Erkrankungen Hämophiler in Deutschland (Umfrageergebnisse 1998)

W. Schramm, F. Rommel, A. Kopel, R. Puchta

Erhebungsgrundlagen

1983 begann Prof. Landbeck in den alten Bundesländern mit einer jährlichen Erhebung, die Todesursachen und Aids-Erkrankungen Hämophiler erfassen sollte. Die Fragebögen zielten daher v. a. auf den Infektionszeitpunkt, den Ausbruch von Aids, die genaue Diagnose der Aids definierenden Erkrankung und die Todesursache.

1998 wurden zusätzlich Daten über Hepatitisserologie, Todesursachen auch bei anti-HIV-negativen Hämophilen und Art und Umfang der anti-retroviralen Therapie abgefragt. Um den Arbeitsaufwand für alle teilnehmenden Kollegen zu reduzieren und zur Fehlerüberprüfung unserer Daten wurden 1998 erstmals Korrekturbögen verschickt.

Durch die Auswertung der Korrekturbögen konnte eine Reihe von Doppelmeldungen und Tippfehlern eliminiert werden. Leider wurden etwa 30% der Korrekturbögen nicht an uns zurückgesandt, so daß eine vollständige Verifizierung der Datei nicht möglich war.

Die Zahl der Verstorbenen wurde mit den Zahlen des humanitären Hilfsfonds (Deutsche Ausgleichsbank DAG) abgeglichen.

Beteiligte Zentren

In den ersten Jahren der Umfrage erhöhte sich jedes Jahr die Zahl der Zentren, v. a. seit sich seit 1991 auch Behandlungszentren aus den neuen Bundesländern an dieser Umfrage beteiligen. Wie aus der Verteilung der Zentren über die einzelnen Bundesländer ersichtlich wird (Abb. 1), leisten die neuen Bundesländer mittlerweile einen wesentlichen Beitrag zu dieser Studie, so daß die Anzahl der gemeldeten Hämophilen gegenüber dem Vorjahr von 4236 auf 6353 zugenommen hat (Tabelle 2). 1998 nahm auch die Zahl der beteiligten Zentren mit 108 im Vergleich zum Vorjahr wieder etwas zu (Tabelle 1).

Beschreibung des Patientenkollektivs

Insgesamt wurden 1998 6353 Hämophile (inkl. möglicher Doppelmeldungen) gemeldet (Tabelle 2). Davon waren 1357 mit HIV infiziert, was einem Anteil von 21% entspricht (Tabelle 2). 44% der anti-HIV-positiven Hämophilen sind im Beobachtungszeitraum von 1981 bis 1998 verstorben, 71% davon an Aids (Tabelle 2).

I. Scharrer/W. Schramm (Hrsg.)
29. Hämophilie-Symposion Hamburg 1998

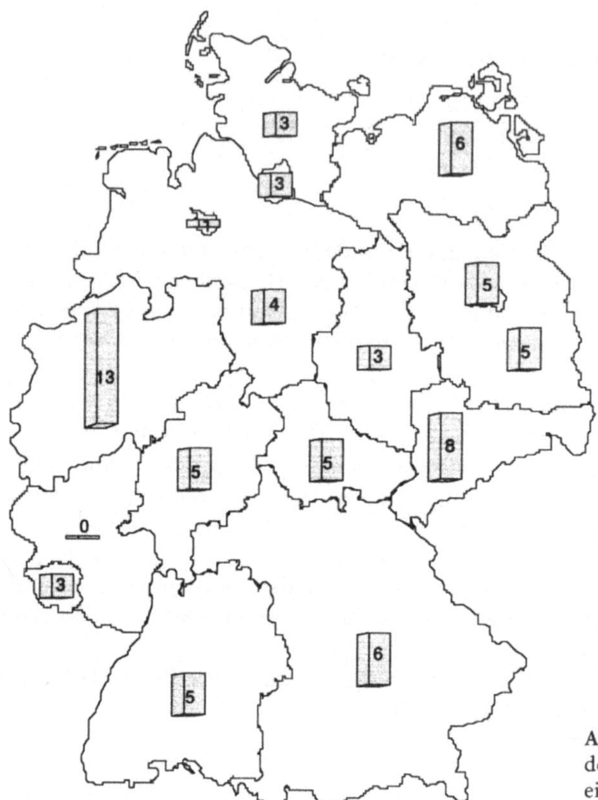

Abb. 1. Verteilung der meldenden Hämophiliezentren auf die einzelnen Bundesländer

Tabelle 1. Beteiligte Hämophiliezentren

	1991	1992	1993	1994	1995	1996	1997	1998
BRD-W	47	62	79					
BRD-O	*18*	*18*	*24*					
gesamt	65	80	103	111	119	119	104*	108*

*Davon 33 aus den Vorjahren, deren Patienten verstorben waren.

Von den anti-HIV-positiven Hämophilen können 82% dem Hämophilietyp A, 12% dem Hämophilietyp B zugeordnet werden (Tabelle 2).

Von den 758 lebenden anti-HIV-positiven Hämophilen sind im Moment 248 manifest an Aids erkrankt, während mit 510 die Mehrheit (67%) asymptomatisch ist (Tabelle 2).

Tabelle 2. Erfassung Hämophiler in Deutschland (inkl. Verstorbener)

Gesamtzahl Stand 15.4.1999: 6353 inkl. mögl. Doppelmeldungen (im Vorjahr: 4236)			
Anti-HIV-positiv (inkl. Verstorbener)	1357	21,4%	(von 6353)
– Hämophilie A	1110	81,8%	(von 1270)
– Hämophilie B	160	11,8%	(von 1270)
– ohne Angabe	87		
Lebend (anti-HIV-positiv)	758	55,9%	(von 1357)
– manifest an Aids erkrankt	248	32,7%	(von 758)
– asymptomatisch anti-HIV-positiv	510	67,3%	(von 758)
Verstorben (anti-HIV-positiv)	599*	44,1%	(von 1357)
– Hämophilie A	445	86,9%	(von 512)
– Hämophilie B	67	13,1%	(von 512)
– ohne Angabe	87		
Verstorben an Aids	423	70,6%	(von 599)
– Hämophilie A	344	86,8%	(von 396)
– Hämophilie B	52	13,1%	(von 396)
– ohne Angabe	27		
Verstorben an anderen Ursachen	176	12,9%	(von 1357)
Verstorben anti-HIV-negativ	104	2,1%	(von 4996)

*Nur DAG erfaßt: n=53.

Hepatitisserologie

1998 wurden auch Daten zur Hepatitisserologie anti-HIV-positiver Hämophiler erhoben. Es zeigt sich, daß die Infektionsrate für Hepatitis A in diesem Patientenkollektiv mit 37% etwa dem der Normalbevölkerung entspricht, während sie für für Hepatitis C mit 88% erwartet hoch ist (Abb. 2). Auch der Anteil der

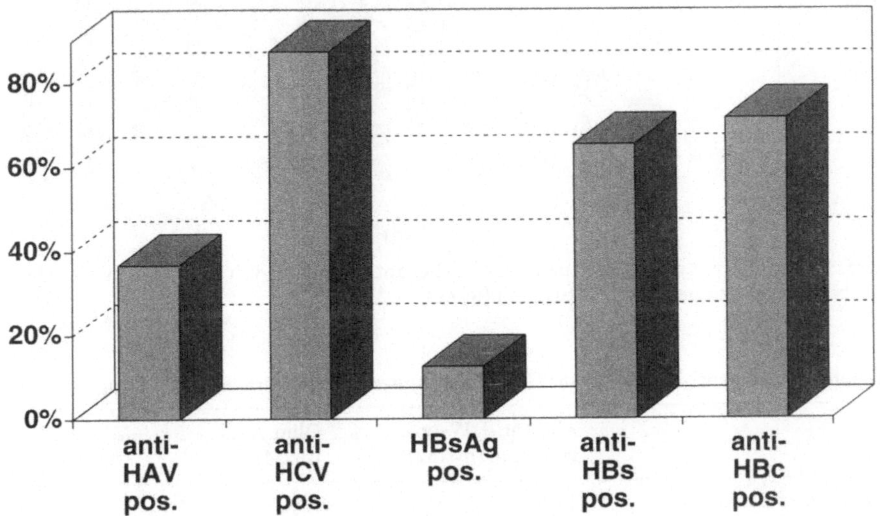

Abb. 2. Hepatitisserologie anti-HIV-positiver Hämophiler (n=144)

Hepatitis B Infektionen ist mit 65% deutlich erhöht, allerdings waren 13% der gemeldeten Patienten auch HBsAg positiv und damit potentiel infektiös.

Allerdings erhielten wir nur von einem Teil der Patienten (n=144) zu diesem Themenkreis Rückmeldungen, so daß die Zahlen nur bedingt aussagekräftig sind.

Aids

Während in den Jahren 1985 bis 1996 ein mehr oder weniger stetiger Anstieg der Aidsfälle zu verzeichnen war, hat die Anzahl der neuen Aidsfälle in den letzten beiden Jahren signifikant abgenommen (Abb. 3). Dies ist vermutlich auf die anti-retrovirale Behandlung auch asymptomatischer anti-HIV-positiver Hämophiler zurückzuführen. 1998 wurden etwa die Hälfte aller asymptomatischen Patienten und fast alle Aids-Patienten behandelt (Tabelle 3). Leider waren die Rückmeldungen zu diesem Fragenkomplex sehr lückenhaft, so daß die Angaben vielleicht nicht genau den tatsächlichen Verhältnissen entsprechen.

Bei der Diagnose von Aids spielte von 1982 bis 1998 die PCP mit 36% die größte Rolle, während andere Erkrankungen seltener zur Diagnose Aids führten (Abb. 4).

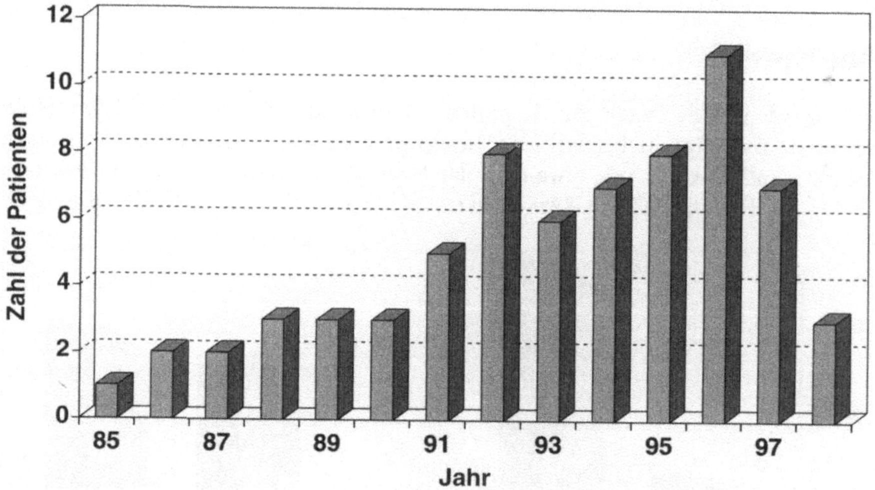

Abb. 3. Anzahl der gemeldeten neuen Aidsfälle bei anti-HIV-positiven Hämophilen pro Jahr im Beobachtungszeitraum von 1985 bis 1998 (n=60)

Tabelle 3. Anteil anti-HIV-positiver Hämophiler unter antiretroviraler Behandlung

	Alle anti-HIV-pos. Hämoph. (n=132)	Ohne Aids (n=24)	Mit Aids (n=108)
Nicht unter Behandlung	44%	53%	4%
Unter Behandlung	56%	47%	96%

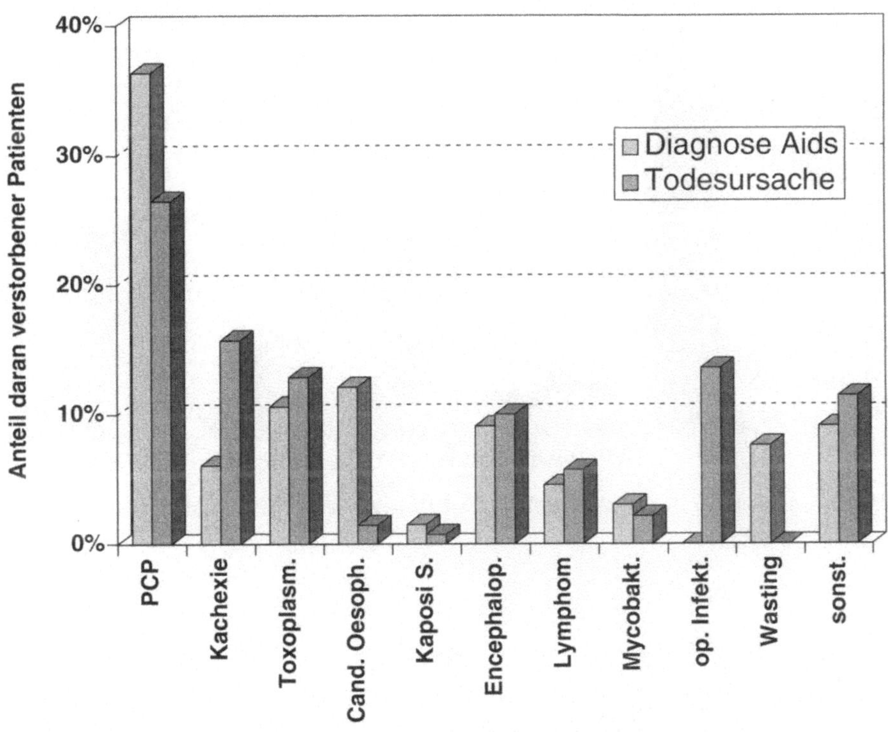

Abb. 4. Prozentualer Anteil von Erkrankungen bei der Diagnose von Aids (n=66) und als Todesursache (n=140) von an Aids verstorbenen anti-HIV-positiven Hämophilen

Die Häufigkeit von PCP als aidsdefinierende Erkrankung hat in den letzten 5 Jahren allerdings von 47% vor 1993 auf 26% abgenommen.

Todesursachen

Bei Betrachtung der einzelnen Todesursachen fällt auf, daß die früher häufigsten Todesursachen der Hämophilen (Leberzirrhose, Blutungen) bei den anti-HIV-positiven Hämophilen gegenüber der Todesursache Aids nicht mehr ins Gewicht fallen (Abb. 5). Vergleicht man allerdings die Todesursachen der anti-HIV-negativen Hämophilen mit denen der nicht an Aids erkrankten anti-HIV-positiven Hämophilen, so fällt nur noch ein erniedrigter Anteil an Malignomen auf (Abb. 6). Mit über 30% stellen die Blutungen in beiden Gruppen die häufigste Todesursache dar. Bei an Aids verstorbenen Patienten sind PCP, Kachexie, Toxoplasmose, Enzephalopatie und opportunistische Infektionen die häufigsten Todesursachen (Abb. 4).

Insgesamt betrachtet ist damit Aids mit 76% die häufigste Todesursache bei Hämophilen im Beobachtungszeitraum. Während bis 1995 ein kontinuierlicher

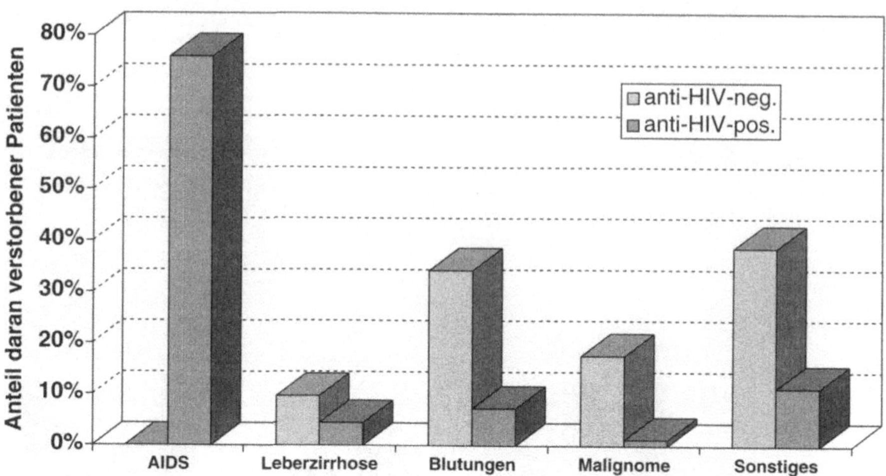

Abb. 5. Vergleich der Todesursachen bei anti-HIV-negativen (n=114) und anti-HIV-positiven (n=249) Hämophilen

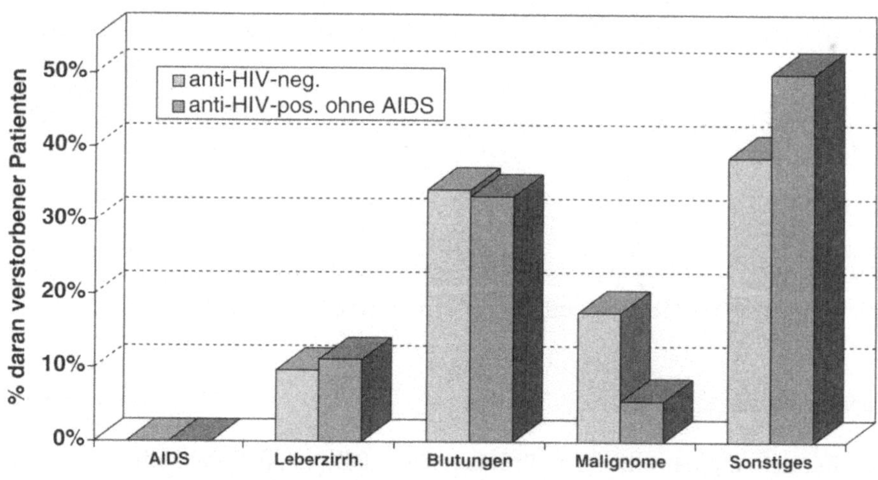

Abb. 6. Vergleich der Todesursachen bei anti-HIV-negativen (n=114) und asymptomatischen anti-HIV-positiven (n=54) Hämophilen

Anstieg der Todesfälle von anti-HIV-positiven Hämophilen zu verzeichnen war, zeigt sich seit 1995 ein signifikanter Rückgang (Abb. 7). Dies dürfte auf die verbesserten Therapiemethoden, v. a. die Proteaseninhibitoren in der Kombinationstherapie zurückzuführen sein.

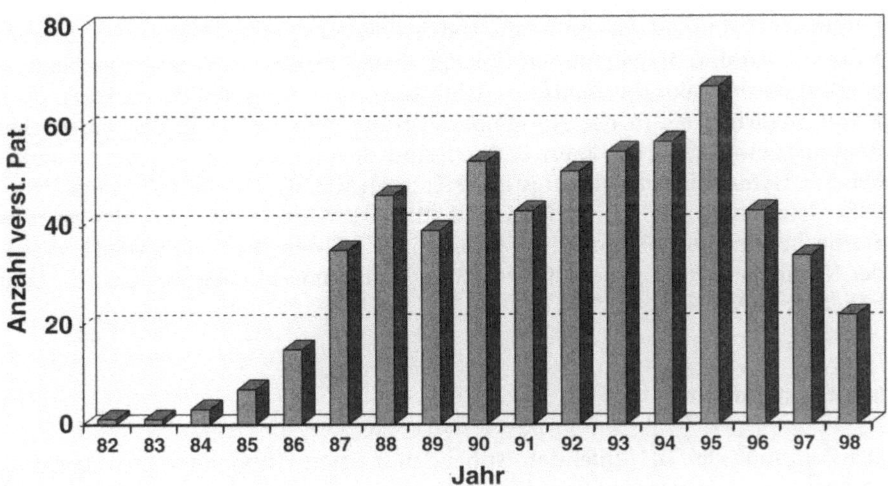

Abb. 7. Anzahl der pro Jahr verstorbenen anti-HIV-positiven Patienten (n=573) von 1982 bis 1998

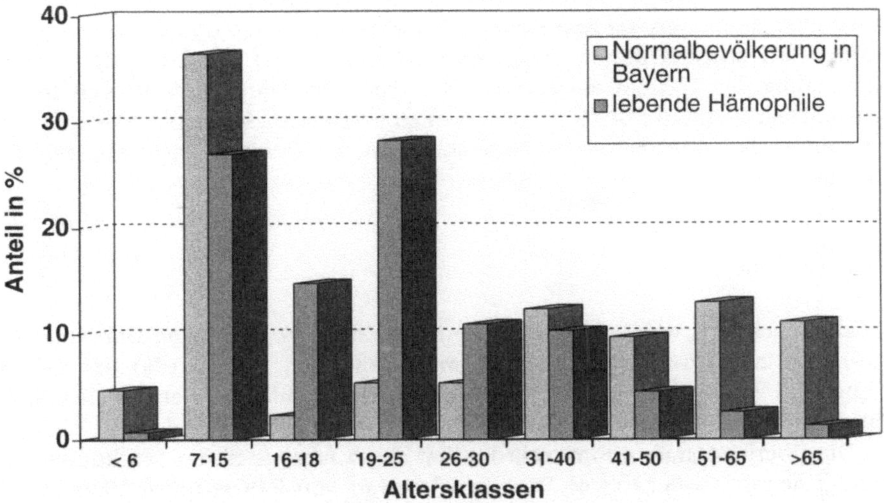

Abb. 8. Vergleich der Altersverteilung von lebenden anti-HIV-positiven Hämophilen mit der Normalbevölkerung in Bayern (Quelle: Statistisches Landesamt Bayern, Stichtag 31.12.97)

Altersverteilungen

Die Altersverteilung von Hämophilen entspricht nicht der der Normalbevölkerung (Daten vom Bayrischen Statistischen Landesamt), da die Altersklassen über 40 Jahren deutlich unterrepräsentiert sind. Das liegt vermutlich daran, daß vor dem

Einsatz der Faktorenkonzentrate die Lebenserwartung eines Hämophilen deutlich reduziert war und deshalb nur ein Teil der älteren Patienten den lebensverlängernden Einsatz der Faktorkonzentrate erlebte. Ebenso ist der Anteil von Kindern bis 15 Jahren niedriger als in der Normalbevölkerung, was als Erfolg der genetischen Beratung gewertet werden kann. Dadurch sind die Altersklassen zwischen 16 und 40 bei den Hämophilen am häufigsten vertreten (Abb. 8). Da die Lebenserwartung außerdem durch die HIV-Infektion deutlich verringert ist, liegt das mittlere Sterbealter bei anti-HIV-positiven Hämophilen bei nur 36,1 Jahren, während es in der Normalbevölkerung bei über 75 Jahren liegt. Immerhin liegt es damit 1,7 Jahre höher als im Vorjahr.

Infektionszeitpunkt

Der Zeitpunkt der HIV-Infektion ist bei den meisten Hämophilen nicht genau zu bestimmen, da die dafür nötigen Testmethoden erst im Juli 1984 und damit deutlich nach dem wahrscheinlichen Zeitpunkt der meisten Serokonversionen zur Verfügung standen.

Wie im letzten Jahr ausführlich besprochen, ermöglichten retrospektive Untersuchungen von tiefgefrorenen Plasmen von 93 Hämophilen des Münchner Behandlungszentrums die Bestimmung des letzten negativen und des ersten positiven HIV-Tests. Aus diesen Daten konnten Kroner und Goedert (NIH) durch Anwendung der Turnbull-Berechnung den April des Jahres 1982 als den wahrscheinlichen Zeitpunkt der Serokonversionen bestimmen. Wir legen daher diesen Zeitpunkt als wahrscheinliche Serokonversion bei unseren Betrachtungen zu Grunde.

Überlebensrate

17 Jahre nach dem wahrscheinlichen Zeitpunkt der Serokonversion sind von den 1357 erfaßten anti-HIV-positiven Hämophilen noch 758 (55,9%) am Leben (Tabelle 2). Von diesen 1357 anti-HIV-positiven Hämophilen wurden 558 auch über Patientenbögen erfaßt, so daß über sie genauere Angaben vorliegen.

Die Überlebensrate nimmt mit der Zeit ab; 12 Jahre nach der Serokonversion beträgt sie noch 50% (Abb. 9). Die Überlebensrate anti-HIV-positiver Hämophiler ist damit höher als bei anderen anti-HIV-positiven Patienten. Der steile Abfall der Überlebensrate zwischen dem 6. und 14. Jahr nach der Serokonversion hat sich in den letzten 4 Jahren deutlich abgeflacht und beträgt nach 17 Jahren 31% (Abb. 9). Dies dürfte auf die verbesserten Therapiemethoden, v. a. die Proteaseninhibitoren in der Kombinationstherapie zurückzuführen sein. Immerhin stehen mittlerweile über die Hälfte aller anti-HIV-positiven Hämophilen unter anti-retroviraler Therapie (Tabelle 3); 55% davon in Kombinationstherapie. Bei den Aids-Patienten werden sogar 96% behandelt; 61% davon mit einer Kombinationstherapie.

Untersuchungen in Großbritannien zeigen eine deutliche Abhängigkeit der Überlebensrate von anti-HIV-positiven Hämophilen von ihrem Alter bei der

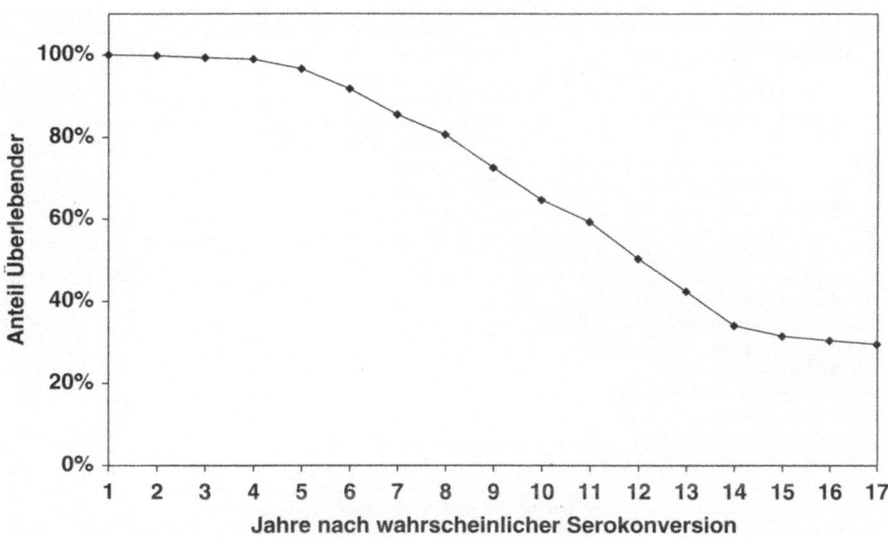

Abb. 9. Überlebensrate anti-HIV-positiver Hämophiler (n=558) seit der wahrscheinlichen Serokonversion im April 1982

Serokonversion (Giangrande). Abbildung 10 zeigt diesen Einfluß auch bei den von uns erfaßten anti-HIV-positiven Hämophilen. Die Patientengruppe, die zum Zeitpunkt der Serokonversion jünger als 20 Jahre war, unterscheidet sich deutlich von den beiden älteren Gruppen (Abb. 10). Die jüngere Gruppe zeigt einen geringeren Abfall der Überlebensrate und verflacht sich auf einem Niveau von über 40%. Bei der älteren Gruppe beginnt der Abfall schon nach 4 Jahren, verläuft steiler und verflacht sich auf einem Niveau von etwa 20%. Bei der mittleren Gruppe beginnt der Abfall der Überlebensrate zwar auch erst nach 6 Jahren, verläuft aber dann so steil, daß er ebenfalls ein Niveau von 20% erreicht (Abb. 10).

Ausblick

Insgesamt wurde der neue Fragebogen gut angenommen, obwohl er eine Mehrarbeit für die Teilnehmer der Studie bedeutete. Wir möchten uns an dieser Stelle auch für alle Anregungen zur Gestaltung des Fragebogens bedanken, die bei der nächsten Umfrage so weit als möglich berücksichtigt werden.

Die Korrekturbögen erleichterten nicht nur den Teilnehmern das Ausfüllen, sondern halfen uns auch Lesefehler zu vermeiden und vergangene Eingabefehler zu korrigieren. Leider wurden ca. 30% der Patientenbögen nicht oder nur unvollständig ausgefüllt zurückgesandt.

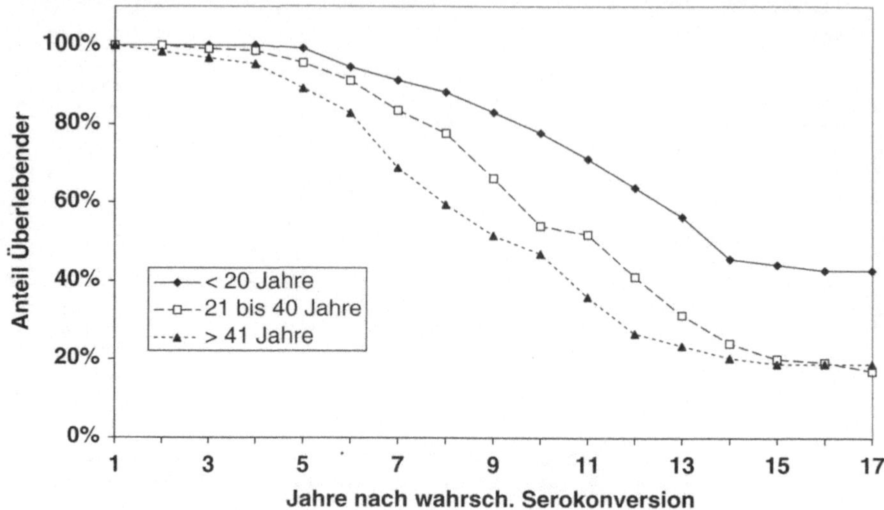

Abb. 10. Altersabhängigkeit der Überlebensrate anti-HIV-positiver Hämophiler (n=558) seit der wahrscheinlichen Serokonversion im April 1982

GTH-Hämophilieregister

Durch Etablierung eines Hämophilieregisters mittels elektronischer Datenverarbeitung erhoffen wir uns eine zusätzliche Verbesserung der Vollständigkeit und Validität der Daten und Ergebnisse.

Acknowledgement

Besonderer Dank gilt der hohen Zahl teilnehmender Hämophiliezentren an der Umfrage 1998:

Berlin	Dr. Ch. Heinrichs	Krankenhaus im Friedrichshain
	Dr. Ch. Beck, Dr. D. Kroll	Virchow Klinikum der Humboldt
	Dr. Ursula Schulte Overbeck	Universität
	Dr. Hilgenfeld	Virchow Klinikum der Humboldt Universität
	Dr. L. Hempelmann	Krankenhaus Lichtenberg
Bonn	Dr. Steinbeck-Klose	Rhein. Friedrich-Wilhelms-Univ.
	Dr. Lehn, Sr. Petra	Universität Bonn Inst. Experim.
	Dr. H.H. Brackmann	Hämatologie
Braunschweig	Dr. med. Wolfgang Eberl	Städtisches Klinikum Braunschweig
Bremen	Dr. Auerswald	Zentralkrankenhaus St. Jürgen
Chemnitz	OA Dr. Klaus Hofmann	Klinikum Chemnitz
Cottbus	Dr. Holfeld, Dr. Möbius	Carl Thiem Klinikum Cottbus

Delmenhorst	Dr. Claudia Niekrens	Städt. Kliniken Delmenhorst
Dillingen	Dr. med. Joachim Mößeler	
Dortmund	Dr. med. W. Freund	Medizinische Klinik Mitte
Dreden	Dipl.-Med. H. Güldenring	Städt. Krankenhaus Dresden-Neustadt
Düsseldorf	Dr. Morgenschweis, Dr. Bux	Med. Einrichtungen d. Heinrich Heine Univ.
	Dr. C. Mauz-Körholz	Med.Einr. der Heinrich-Heine-Univ.
Erlangen	Dr. Klinge	Klinik mit Poliklinik f. Kinder und Jugendliche
Essen	Dr. U. Schürmann	Universitätsklinikum Essen
Frankfurt/Main	Prof. I. Scharrer	Klinikum der J.W. Goethe Universität
	Dr. Kreuz	Klinikum der J.W. Goethe Universität
Frankfurt/Oder	Dr. C. Klinkenstein	Klinikum Frankfurt (Oder)
	Dr. A. Nimtz	Klinik für Kinder- und Jugendmedizin
Freiburg	Prof. Karola Hasler	Medizinische Universitätsklinik
Gießen	Dr. B. Kemkes-Matthes	Medizinische Universitätsklinik
Göttingen	Prof. S. Eber	Georg-August-Universität Göttingen
Greifswald	Prof. Dr. H. Reddemann	Universitätsklinik für Kindermedizin
Halle-Wittenberg	Dr. R. Schobeß	Martin-Luther-Universität
Hamburg	Dr. Kurme, Dr. Pauka	
	Dr. Wittkowsky	AK St.Georg Hämatologie
	Dr. G. Marx	Universitätsklinikum Eppendorf
Hamm	Prof. Dr. L. Balleisen	Ev. Krankenhaus Hamm
Hannover	Prof. Dr. M. Barthels	Medizinische Hochschule Hannover
	Dr. Wermes, Dr. Sykora	Medizinische Hochschule Hannover
Heidelberg	Prof. Dr. R. Zimmermann	Kurpfalzkrankenhaus Heidelberg GmbH
Homburg/Saar	Prof. Wenzel, Dr. Pindur	Universitätskliniken Homburg/Saar
	Prof. Dr. med. Dockter	Universitätsklinik
Jena	Dr. Martin Sauer	Universitätsklinik für Kinder-u. Jugendmedizin
Kassel	Dr. B. Eggeling	Städt. Kliniken Kassel
Kiel	Prof. Dr. H. D. Bruhn	Klinikum der Christian-Albrechts-Universität
	Priv.-Doz. Dr. M. Suttorp	Universitäts-Kinderklinik
Köln (Lindenthal)	Prof. Dr. E. Lechler	Klinik I für Innere Medizin
Leipzig	Dr. Lenk	Universität Leipzig
Lübeck	Dr. Siemens	Med. Universität zu Lübeck
Magdeburg	Dr. D. Franke	Medizinische Akademie Magdeburg
	Dr. V. Aumann	Otto von Guericke Universität
Marburg	Prof. V. Kretschmer, Fr. Dr. Weipert	Klinikum der Philipps Universität
München	Dr. Notheis	Hauner'sches Kinderspital, Universität München
	Prof. Dr. W. Schramm, Dr. Rommel	Medizinische Klinik, Klinikum Innenstadt
	Priv.-Doz. Dr. H.J. Klose	
Münster	Dr. Pollmann	Westfälische Wilhelms-Universität Münster
Neckargemünd	Dr. Leutner, Prof. Brittinger	Fachkrankenhaus Neckargemünd
Neubrandenburg	Dr. R. Arndt	Klinikum Neubrandenburg
Niederoderwith	Dr. G. Hanzl	
Plauen	Prof. Dr. M. Karl, Dr. M. Anstadt	DRK Blutspendedienst Sachsen GmbH

Potsdam	Dr. U. Wedemeyer	
Potsdam-Drewitz	Dr. B. Schmeltzer	
Rostock	Dr. Ulrike Kyank	Universität Rostock
Saalfeld	Priv.-Doz. Dr. B. Maak	Thüringen-Klinik »Georgius Agricola« GmbH
Schwerin	Dr. Subert	Klinikum Schwerin
	Dr. Schumacher	Klinikum Schwerin, Kinderklinik
Siegen	Dr. F. J. Göbel	DRK Kinderklinik Siegen
Stadtroda	Sr. Manuela, Sr. Heike, Priv.-Doz. Syrbe	Landesfachkrankenhaus
Suhl	Dr. Heidrun Schwarz	Zentralklinikum GmbH, Südthüringen
Tübingen	Dr. H. Scheel-Walter	Universitätskinderklinik
Ulm	Dr. Buck, Dr. Behnisch	Universitätskinderklinik Ulm
Wuppertal	Prof. Dr. Böttcher	Bethesda Krankenhaus Wuppertal
Würzburg	Prof. Dr. F. Keller	Med. Universitätsklinik
	Dr. Zeitler	Universitätskinderklinik
Zella Mehlis	Dr. R. Richter	Städt. Fachkrankenhaus
Zwickau	Dr. Gröbner	Städt. Heinrich Braun Krankenhaus
	Dr. Schott, Dr. Kreibich	Städtisches Klinikum »H. Braun«

Unterstützt durch das Bundesministerium für Gesundheit BMG
Fa. Baxter/Immuno Projekt: Todesursachen-Statistik Hämophiliesymposium

Epidemiologie der Hämophilie in Österreich: Sammelerhebung 1998

H.K. Hartl, U. Kunze, N. Mitsche, G. Müller, K. Finding, H. Ramschak, M. Kronawetter, P. Arends, N. Genser, W. Streif, P. Kurnik, H. Türk, R.S. Schwarz, K. Schmitt, H. Vinazzer, A. Gamper, N.D. Jones, H. Wank, J. Falger, C. Male, H. Traun, K. Zwiauer, I. Pabinger

Material und Methodik

Die Organisation der Erhebung an den österreichischen Hämophiliezentren erfolgte ebenso wie die statistische Aufarbeitung und Auswertung der Daten durch das Institut für Sozialmedizin der Universität Wien, die in Abbildung 1 angeführten Zentren beteiligten sich an dieser alljährlichen Sammelerhebung. Die Daten zu den Patientenblättern wurden von den Autoren dieses Beitrages erhoben und in einem, dem deutschen Fragebogen zur Todesursachen-Statistik identischen, Fragebogen eingetragen. Diesem waren die Angaben des jeweiligen Zentrums aus 1997 zur Vereinfachung des Procedere beigelegt. Im Jahre 1998 wurden 483 komplette Patientenblätter (1997: 183; 1996: 158), bei insgesamt 504 registrierten Patienten, übermittelt.

Aus den Patientendaten wurde die Bundesländer- Verteilung, der Hämophilieschweregrad sowie die Altersverteilung erstellt, wobei die Patienten nicht den Hämophiliezentren der einzelnen Bundesländer zugeteilt wurden, sondern die Verteilung auf das Bundesgebiet anhand der Postleitzahlen erfolgte.

Die Patientenübersichten der einzelnen Hämophilie- Zentren dienten vor allem der Auswertung des Hämophilietyps und der Anzahl von HIV- Infektionen.

- Daten aus folgenden Zentren:
  Güssing, Feldkirch, Graz, Klagenfurt, Wien, Linz, Salzburg, Innsbruck, St. Pölten
- Daten aus dem Vorjahr:
  Güssing, Feldkirch, St. Pölten, Salzburg
- Daten inkomplett:
  Feldkirch, Linz & Innsbruck

Abb. 1. Teilnehmende Zentren

Ergebnisse

Gemeldet wurden 504 Hämophile*, davon 435 mit Hämophilie A und 69 mit Hämophilie B. Das ergibt 1 Hämophiliepatienten auf 7.758 männliche Österreicher,

* Durch die Verwendung der PEI- (früher BGA-)Codes sind Doppelmeldungen eliminiert worden. Aufgrund der im wesentlichen kompletten Patientenblätter ist anzunehmen, daß noch mehr Doppelmeldungen auszuschließen sind.

I. Scharrer/W. Schramm (Hrsg.)
29. Hämophilie-Symposion Hamburg 1998

beziehungsweise eine Verteilung von 1 Patienten mit Hämophilie A auf 8.989 männliche Österreicher und 1 Patienten mit Hämophilie B auf 56.670.

Das Verhältnis von Patienten mit leichter Hämophilie zu solchen mit schwerer ist sowohl bei der Hämophilie A als auch bei der Hämophilie B annähernd gleich, die Relation von Patienten mit Hämophilie A zu Patienten mit Hämophilie B entspricht den Erwartungen.

Hämophilietyp
- A: 435 Pat. (86,3%)
- B: 69 Pat. (13,7%)

Schweregrad (Abb. 2)
- leicht: 215 Pat. (44,5%)
- mittel: 36 Pat. (7,5%)
- schwer: 200 Pat. (41,4%)
- k.A.: 32 Pat. (6,6%)

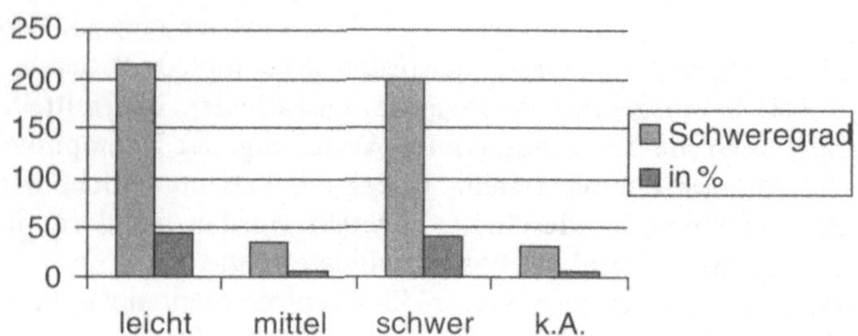

Abb. 2. Hämophilieschweregrade

Schweregrade der Erkrankung

Die Verteilung nach den Schweregraden in den Bundesländern läßt Rückschlüße über die Registrierung der Patienten an den Zentren, beziehungsweise über die Meldungen zu. Aus Abbildung 3 kann man ableiten, daß in Niederösterreich, der Steiermark und in Wien eine sehr genaue Erfassung gelungen ist. Insgesamt muß, wie bei der Altersverteilung auf die Bundesländer (Abb.5) der Umstand berücksichtigt werden, daß die Daten zu erwachsenen Patienten aus Oberösterreich, Tirol und Vorarlberg unvollständig sind.

Alter der Patienten

Das Durchschnittsalter beträgt 33 Jahre, median 31, der älteste Hämophile Österreichs ist 92, der jüngste Patient ein Jahr alt. 73 Patienten sind zwischen 0 und 15 Jahren alt, 389 zwischen 15 und 60, 42 Patienten über 60 und bei 21 Patienten wurden keine Angaben gemacht. Die Altersverteilung nach Bundesländern ist aus Abbildung 5 ersichtlich. Aus dem Mittelwert wird deutlich, daß in Kärnten, Oberösterreich und besonders Tirol eine sehr junge Population anzutreffen ist. Dies ist durch fehlende Daten und nicht etwa eine erhöhte Mortalität bedingt.

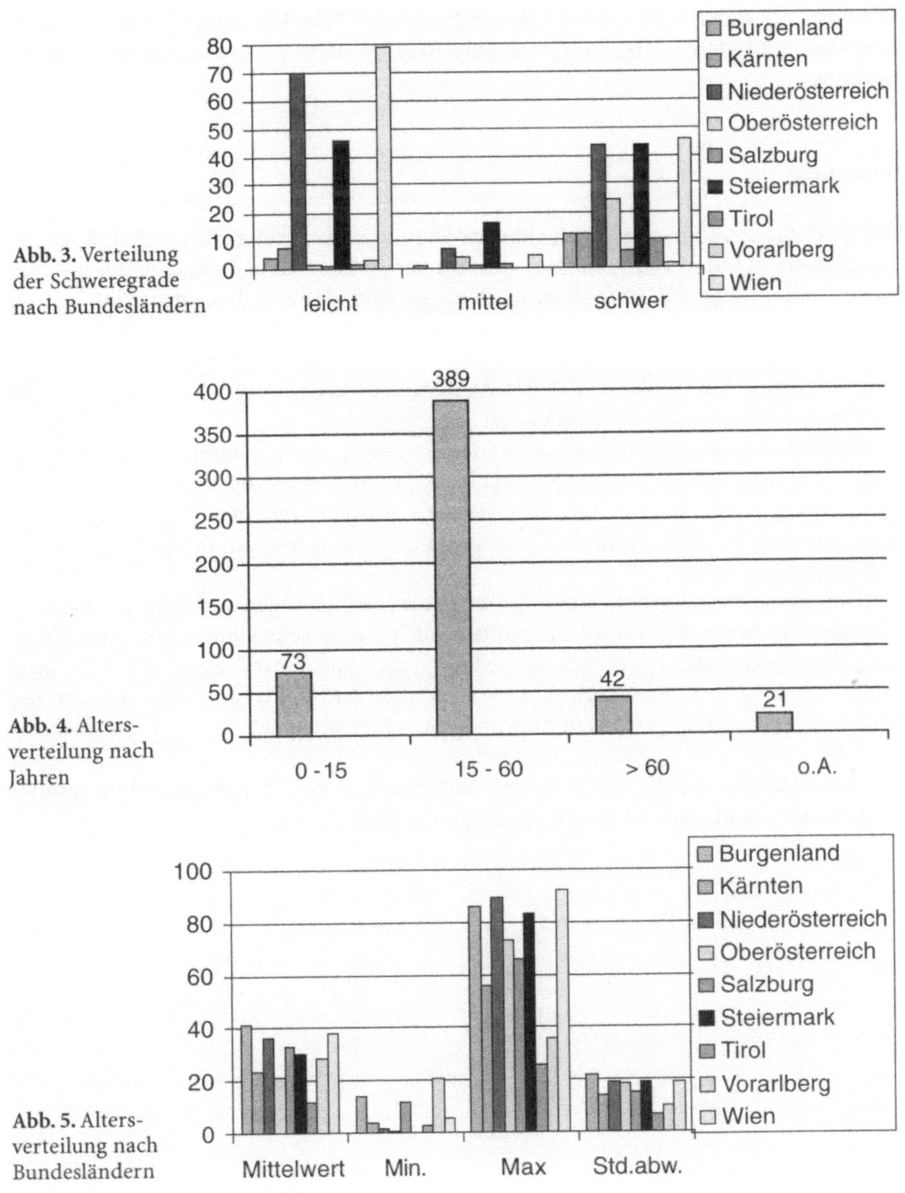

Abb. 3. Verteilung der Schweregrade nach Bundesländern

Abb. 4. Altersverteilung nach Jahren

Abb. 5. Altersverteilung nach Bundesländern

HIV- Infektion

Bei dieser Frage ging es um die Feststellung des Status quo, und es hat sich gezeigt, daß, möglicherweise durch die fehlenden Daten aus Oberösterreich, Tirol und Vorarlberg „nur" 52 aller gemeldeten Patienten mit HIV-1 infiziert sind, 45 Patienten mit Hämophilie A und 9 Patienten mit Hämophilie B. Dem *Unterstützungsfonds für*

Personen, die durch medizinische Behandlung oder Tätigkeit mit HIV infiziert worden sind und deren Angehörige waren 1998 72 HIV-1-Ak positive Hämophile bekannt.

Diskussion

Die Umfrage 1998 brachte einen sehr schönen und kompletten Überblick über die Hämophilie in Österreich. Der nun von uns verwendete, dem deutschen identische, Bogen stellt eine große Anforderung an die großen Hämophiliezentren dar.

Die fehlenden Daten zur Situation bei erwachsenen Patienten in Kärnten, Oberösterreich, Tirol und Vorarlberg sollten ebenso ergänzt werden wie die fehlenden Angaben bei einzelnen Patientenblättern, eine große Veränderung der Ergebnisse ist jedoch dadurch nicht zu erwarten.

Anders stellt sich die Situation bei den Angaben zur HIV-Infektion dar. Hier ist durch Rückfrage beim *Unterstützungsfonds für Personen, die durch medizinische Behandlung oder Tätigkeit mit HIV infiziert worden sind und deren Angehörige* bekannt, daß 72 Hämophilie- Patienten mit HIV-Infektion monatliche Unterstützungen erhalten.

Die konsequente Weiterführung der Sammelerhebungen der österreichischen Hämophiliezentren hat damit in wenigen Jahren eine sehr genaue Übersicht über die Bluterkrankheit in Österreich ermöglicht. Auf dieser Basis ist nun eine Weiterführung mit Schwerpunkten wie Virusinfektionen und Sozialstatus bei Hämophilen möglich geworden und im Sinne einer prospektiven epidemiologisch-soziologischen Untersuchung wünschenswert.

Abschließend ist den Leitern und Mitarbeitern aller beteiligten Hämophiliezentren für die Mühe und ihr Engagement herzlich zu danken.

Besonderheiten im Verlauf der HIV-Infektion bei Hämophilen

J. Rockstroh

Einleitung

Hämophiliepatienten hatten bis zur Einführung virusinaktivierter Faktor-VIII- und Faktor-IX-Präparate ein sehr hohes Risiko, durch diese Präparate mit dem humanen Immundefizienzvirus Typ 1 (HIV-1) infiziert zu werden. Lange war unklar, inwieweit der klinische Verlauf dieser Infektion bei Hämophiliepatienten dem Verlauf bei Patienten mit anderen Risikofaktoren ähnelt.

Da weltweit die größte Gruppe an HIV-positiven Hämophiliepatienten innerhalb eines Zentrums in Bonn zu finden ist, ergibt sich hieraus die Möglichkeit und auch die Notwendigkeit, wesentliche Besonderheiten im klinischen Verlauf bei HIV-infizierten Hämophiliepatienten zu untersuchen. Daher sollen nachfolgend vor allem Besonderheiten in der Epidemiologie, dem Spektrum der Folgekrankheiten, Surrogatmarkern zur Beurteilung der HIV-Infektion und Auswirkungen der Therapie im Vergleich zu anderen Risikogruppen analysiert werden.

Methodik

Insgesamt konnte bei 288 HIV-infizierten Hämophilen eine longitudinale Verlaufsuntersuchung von 1984–1996 vorgenommen werden. Es wurden hierbei Besonderheiten in der Epidemiologie (Abhängigkeit der erfolgten Transmission von Hämophilietyp und Faktorkonzentratmenge; heterosexuelle und perinatale Transmission von HIV), Besonderheiten in den Verteilungsmustern und Auftreten opportunistischer Infektionen und HIV-assoziierter Neoplasien, Verlauf der HIV-/HCV-Doppelinfektion bei Hämophilen, prädiktiver Wert von Verlaufsmarkern der HIV-Infektion und Auswirkungen der Therapie im Vergleich zu anderen Risikogruppen analysiert.

Wesentliche Ergebnisse

1984 konnten von 686 in Behandlung stehenden Hämophiliepatienten am Bonner Zentrum 402 (59%) als anti-HIV-seropositiv getestet werden. 288 der HIV-infizierten Hämophilen wurden bezüglich ihrer HIV-Infektion an der Medizinischen Universitätsklinik Bonn mitbehandelt. Hierbei zeigte sich, daß Patienten mit schwe-

I. Scharrer/W. Schramm (Hrsg.)
29. Hämophilie-Symposion Hamburg 1998

rer Hämophilie und höheren substituierten Mengen an Faktorkonzentraten ein wesentlich häufigeres positives HIV-Testergebnis aufwiesen.

Vergleichbare Ergebnisse sind auch durch andere europäische und amerikanische Studiengruppen berichtet worden [1, 2, 10]. Unter Berücksichtigung der gesammelten epidemiologischen Daten läßt sich zusammenfassend sagen, daß etwa bis zu 70% der Patienten mit Hämophilie A und 35% der Patienten mit Hämophilie B HIV-infiziert sind. Somit ist die in Bonn beobachtete Durchseuchungsrate von 59% als repräsentativ im internationalen Vergleich anzusehen. Mit eine Rolle für das Infektionsrisiko hämophiler Patienten scheint hierbei die substituierte Menge an Faktor-VIII- oder Faktor-IX-Präparaten zu spielen [5, 9].

Auch bei den Bonner Hämophilen waren Patienten mit schwerer Hämophilie mit einem signifikant höheren Verbrauch an Faktorkonzentraten häufiger seropositiv für HIV als Hämophile mit einem niedrigen Faktorkonzentratverbrauch. Demgegenüber ist aber festzuhalten, daß zwischen HIV-positiven und HIV-negativen Patienten mit moderater Hämophilie sich kein statistisch signifikanter Unterschied im Faktorkonzentratverbrauch feststellen ließ. Weiterhin ist anzuführen, daß im Bonner Patientenkollektiv auch Hemmkörperpatienten vorhanden waren, die innerhalb der kritischen Zeit Anfang der 80er Jahre über 5 Mio. Einheiten Faktor jährlich erhalten haben und nicht infiziert wurden. Somit müssen, bezogen auf das Infektionsrisiko, auch andere Übertragungsmechanismen diskutiert werden.

In diesem Zusammenhang sei auch auf die erworbene HIV-Infektion bei 7 Hämophilie-B-Patienten nach Anwendung eines β-Propiolacton-UV-inaktivierten PPSB-Konzentrats in 1990 verwiesen. Bei 7 weiteren Hämophilen, die 1990 ebenfalls mit der gleichen Charge von PPSB-Konzentraten behandelt worden waren und in deren Präparaten ebenfalls HI-Virus nachweisbar war, fand keine HIV-Transmission statt, so daß auch hier andere Mechanismen bei der HIV-Übertragung diskutiert werden müssen als eine alleinige Abhängigkeit zwischen der Menge an applizierten, kontaminierten Faktoreinheiten und der Transmission von HIV [4].

Vor kurzem konnte nachgewiesen werden, daß HIV für den Eintritt in die Zelle nicht nur den CD4-Rezeptor auf der Oberfläche der Zelle benutzt, sondern auch Chemokinrezeptoren [3]. Eigene Untersuchungen zur Bedeutung des CC-Rezeptors 5 für die parenterale Übertragung von HIV zeigten, daß 0 von 129 HIV-infizierten Hämophilen, aber 12 von 78 HIV-negativ gebliebenen Hämophilen, die im selben Zeitraum mit HIV-kontaminierten Faktorpräparaten behandelt worden waren, eine homozygote Delta 32/Delta 32-Deletion am CCR5-Gen aufwiesen. Diese Ergebnisse legen nahe, daß der Delta 32/Delta 32-Genotyp vor der parenteralen Transmission einer HIV-Infektion schützt. Somit spielen offensichtlich neben der Gesamtmenge an applizierten kontaminierten Faktorpräparaten auch genetische und immunologische Mechanismen eine Rolle bei der Übertragung der HIV-Infektion.

Aufgrund fehlender Serumbankproben von 1978–1984 lassen sich innerhalb des Bonner HIV-positiven Hämophilenkollektivs keine genauen Serokonversionsraten feststellen. Unter Berücksichtigung des Umstandes, daß ab Juni 1984 nur noch ausschließlich hitzeinaktivierte Faktor-VIII-Konzentrate verabreicht wurden und somit aufgrund der Virusinaktivierungsschritte eine Übertragung von HIV unwahrscheinlich wurde, muß demzufolge in der Regel von einer HIV-Transmission vor 6/84 innerhalb unseres Kollektivs ausgegangen werden.

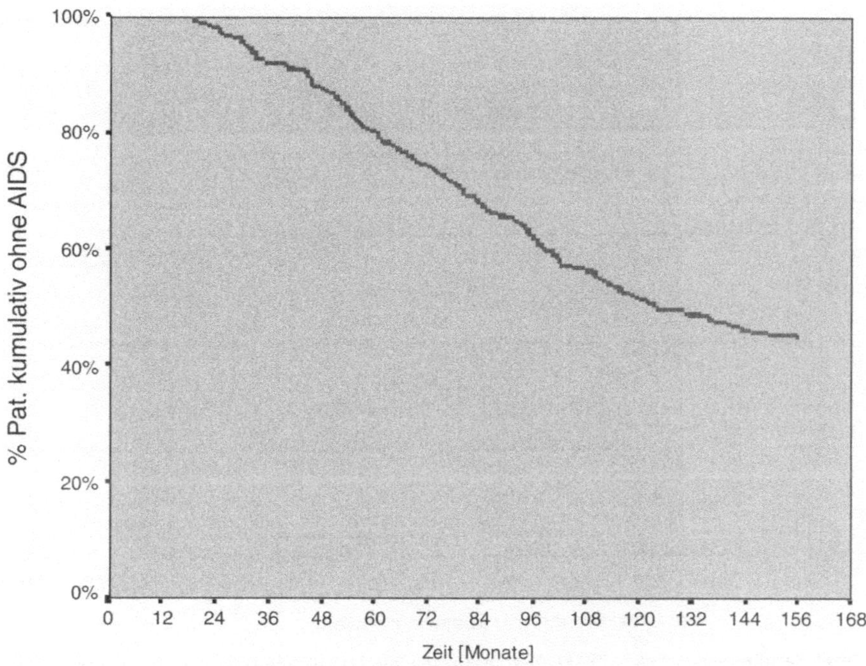

Abb. 1. Überblick über das Auftreten von AIDS im Gesamtkollektiv (n = 288) HIV-infizierter Hämophiler

Unter Betrachtung der aufgetretenen AIDS-Erkrankungen für das Gesamtkollektiv HIV-infizierter Hämophiler von 6/84–1997 ergibt sich in Bonn eine kumulative Inzidenz von AIDS von 52% 11 Jahre nach Serokonversion (s. Abb. 1). Die Rate der »long-term non-progressors« (definiert als > 10 Jahre zurückliegender HIV-Infektion, bislang asymptomatische HIV-Infektion, CD4+-T-Lymphozyten >400 x 10^6/l, bislang keine antiretrovirale Therapie und eine HIV-RNA < 2.000 Kopien/ml) betrug 1997 noch 8% (n = 23).

Innerhalb der Untersuchung zur heterosexuellen Transmission bei Partnerinnen HIV-positiver Hämophiler konnte eine Serokonversionsrate von 10% festgestellt werden (Abb. 2)[6]. Hierbei wiesen Partnerinnen von HIV-infizierten Hämophilen mit fortgeschrittener Immundefizienz und fortgeschrittenem klinischem Stadium der HIV-Infektion ein deutlich erhöhtes Risiko für eine sexuelle Transmission von HIV auf.

Innerhalb unserer Untersuchung zur Prognoseabschätzung HIV-infizierter Hämophiliepatienten ergab sich eine statistisch signifikante prognostische Bedeutung für die Anzahl der zirkulierenden $CD4^+$-T-Lymphozytenzellen sowohl relativ wie absolut (Abb. 3). Weiterhin konnten die Absolutzahl der $CD8^+$-T-Lymphozyten, β_2-Mikroglobulin und IgA im Serum sowie Alter als unabhängige prognostische Marker festgestellt werden.

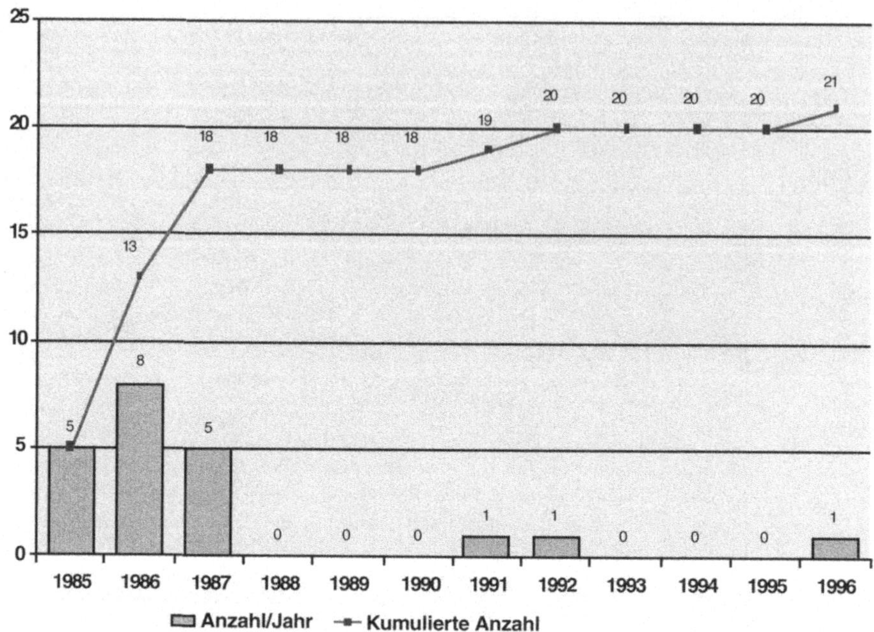

Abb. 2. Serokonversionen bei Sexualpartnerinnen von HIV-infizierten Hämophilen (n = 198) im Beobachtungszeitraum 1985–1996

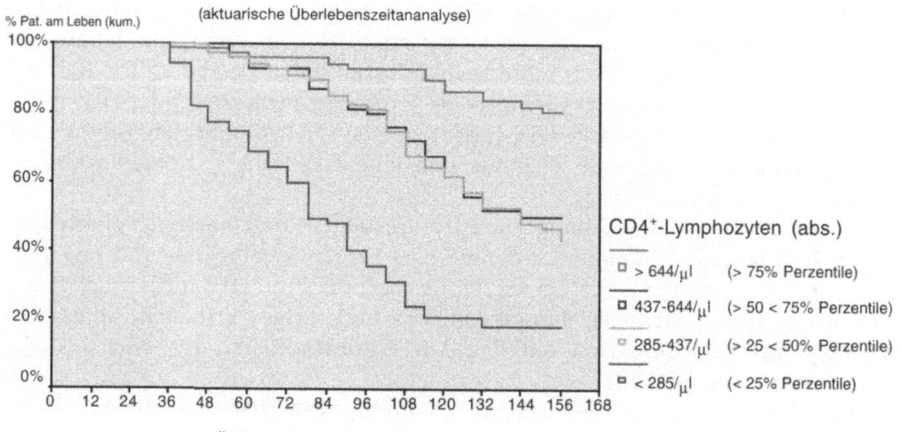

Abb. 3. Überblick über die Überlebensraten in Abhängigkeit vom Ausgangswert der $CD4^+$-Lymphozytenzahl absolut im Jahr 1987

Dies bestätigte sich auch im multivariaten Vergleich. Unter zusätzlicher Betrachtung der durchgeführten Therapiemaßnahmen (PcP-Prophylaxe bzw. antiretrovirale Therapie) ergab sich in einer multivariaten Analyse bei dem Gesamtkollektiv aller AIDS-Patienten (n = 160), daß neben den gefundenen prognostischen Laborparametern auch Durchführung einer PcP-Prophylaxe bzw. einer antiretroviralen Therapie unabhängige prognosebestimmende Parameter darstellen.

Nach Korrektur für die PcP-Prophylaxe brachte die alleinige antiretrovirale Therapie jedoch keinen zusätzlichen prognoseverbessernden Effekt.

Innerhalb einer Untersuchung zur Bedeutung des Gelingens einer Virusanzucht und Zytopathogenität des gefundenen Virusisolates konnte festgestellt werden, daß die Zytopathogenität des gefundenen Virusisolates einen weiteren unabhängigen starken überlebensbestimmenden Parameter darstellt [8].

Innerhalb der Verlaufsuntersuchung zum klinischen Verlauf der HIV-Erkrankung wurde im Beobachtungszeitraum 1984–1996 bei 160 von 288 Patienten die Diagnose AIDS gestellt. Als häufigste AIDS-Manifestation entwickelten 45,6% aller AIDS-Patienten eine Soor-Ösophagitis und 43,1% eine Pneumocystis-carinii-Pneumonie (Tabelle 1). Mit Einführung der Pentamidin-Primärprophylaxe zur Vermeidung der Entstehung einer Pneumocystis-carinii-Pneumonie Ende 1989 kam es im weiteren zeitlichen Verlauf zu einer drastischen Absenkung der PcP-Rate auf 17,2%.

In Abbildung 4 ist die kumulative jährliche Inzidenz der Pneumocystis-carinii-Pneumonie für alle HIV-infizierten Hämophilen innerhalb unseres Kollektivs dar-

Tabelle 1. Überblick über Aids-Manifestationen

Aids-Manifestation	%	bei	von
Soor-Ösophagitis	45,6%	73	160
Pneumocystis-carinii-Pneumonie	43,1%	69	160
Enzephalopathie	20,6%	33	160
Mycobacterium-avium-intracellulare-Infektion	18,1%	29	160
Toxoplasmose	15,6%	25	160
Cytomegalieviruserkrankung	13,8%	22	160
Rezidivierende Pneumonie	8,1%	13	160
Non-Hodgkin-Lymphom	7,5%	12	160
Rezidiverkrankung	7,5%	12	160
Unklare neurologische Erkrankung	6,2%	10	160
PML	5,6%	9	160
Kryptokokkose	4,4%	7	160
Wasting	4,4%	7	160
Kryptosporidiose	4,4%	7	160
Diss. rezid. Herpes Zoster	2,5%	4	160
Tuberkulose	2,5%	4	160
Aspergillose	1,9%	3	160
Rezid. Salmonelleninfektion	1,9%	3	160
Andere Systemmykosen	1,2%	2	160
Zystizerkose	0,6%	1	160
Virale Myokarditis	0,6%	1	160

346 Ereignisse kamen bei 160 Aids-Patienten vor; Rezidive (PcP, Toxoplasmose, CMV) sind gesondert berücksichtigt worden.

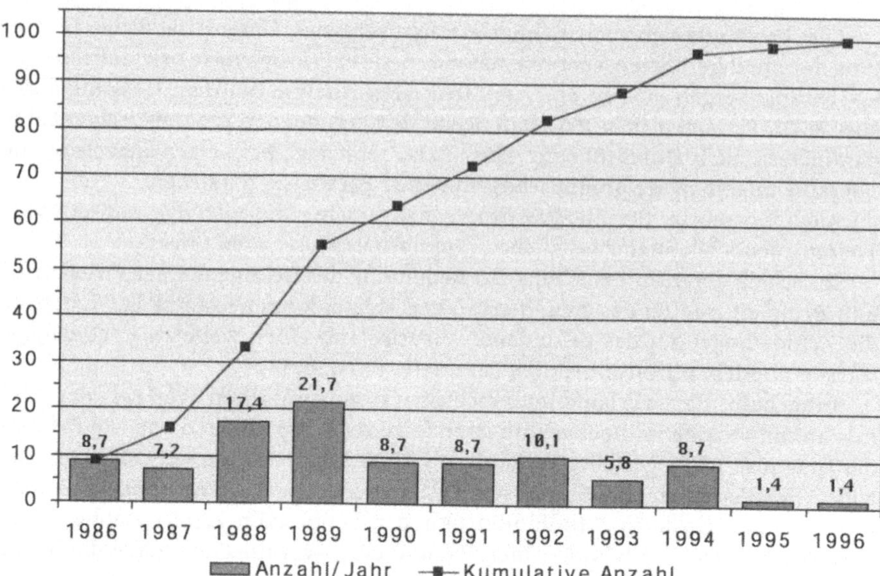

Abb. 4. Jährliche und kumulative Anzahl der Pneumocystis-carinii-Pneumonien für alle HIV-infizierten Hämophilen (n = 288) von 1986–1996

gestellt. Parallel zu der Abnahme der Pneumocystis-carinii-Pneumonie zeigte sich eine deutliche Zunahme anderer opportunistischer Infektionen, insbesondere eine steigende Inzidenz der atypischen Mykobakteriosen in dem Zeitraum von 1990–1996 auf 14,4% sowie eine Zunahme der Cytomegalieviruserkrankung auf 9,4% und der zerebralen Toxoplasmose auf 11,7% im selben Zeitraum. Seit 1993 zeigt sich dann eine erhebliche Abnahme der Neuerkrankungsrate, die mit 5 neu an AIDS erkrankten Patienten 1996 (4% des noch lebenden Gesamtkollektivs) die geringste Neuerkrankungsrate seit 1986 darstellt (Abb. 5).

Unter Berücksichtigung der Einführung der antiviralen Kombinationstherapien mit nachgewiesener Überlebenszeitverlängerung, die an unserem Zentrum bereits 1995 eingeführt wurden, kann der deutliche Rückgang der Neuerkrankungen zum Teil hiermit erklärt werden. Andererseits muß natürlich auch die deutlich abnehmende Fallgröße des Kollektivs berücksichtigt werden. Der selektive Rückgang der AIDS-Gesamtmanifestationen im Jahre 1990, der auch bundesweit registriert wurde scheint ebenfalls eine Verzögerung im Auftreten AIDS-definierender Erkrankungen mit der Einführung der PcP-Primärprophylaxe Ende 1989 darzustellen. Verzögert läßt sich dieser Trend auch bei den Todesfällen im Jahr 1992 beobachten.

Ab 1994 kommt es dann zu einer weiteren drastischen Abnahme der AIDS-bedingten Todesfälle, die wohl auf die seit 1995 und 1996 potenteren antiviralen Therapiestrategien zurückzuführen ist. Weiterhin auffällig ist die im Verlauf zunächst deutlich zunehmende Anzahl der Gesamt-AIDS-Manifestationen pro Jahr, die unter Berücksichtigung der besseren Behandelbarkeit verschiedener opportunistischer Infektionen und HIV-assoziierter Tumoren mit der zunehmenden Über-

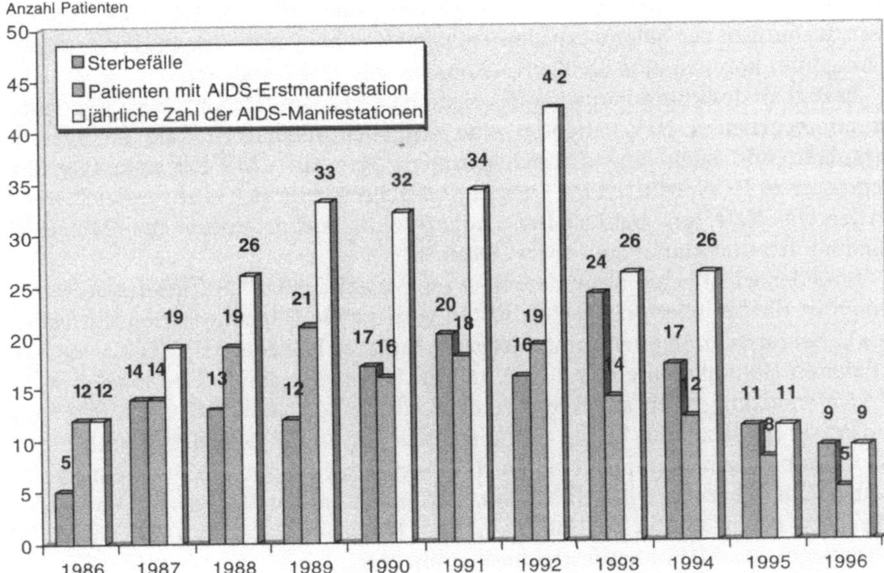

Abb. 5. Jährliche Variation der Anzahl an AIDS-assoziierten Sterbefällen, AIDS-Erstmanifestationen und AIDS-Gesamtmanifestationen von 1986 bis 1996

lebenszeit und somit zunehmenden Anzahl an AIDS-Manifestationen pro Patient zu erklären ist.

Bezüglich des Verlaufs der HIV-/HCV-Doppelinfektion konnte aufgezeigt werden, daß die Koinfektion mit Hepatitis C bei HIV-infizierten Hämophilen mit einer signifikant erhöhten Rate an Leberversagen assoziiert ist. Die Progredienz der Immundefizienz im Sinne einer fortschreitenden Helferzellabnahme stellt einen unabhängigen starken Risikofaktor für die erhöhte Rate an Leberversagen bei HIV/HCV-doppeltinfizierten Hämophilen dar [7]. Die Ausbildung einer signifikanten Cholestase innerhalb dieser Patientengruppe vermag frühzeitig Tod durch Leberversagen anzuzeigen.

Schlußfolgerungen

Unter Betrachtung der aufgetretenen AIDS-Erkrankungen und AIDS-bedingten Todesfälle für das Gesamtkollektiv HIV-infizierter Hämophiler ergibt sich bezüglich der Dauer der HIV-Erkrankung kein Unterschied zu anderen Risikokollektiven. Innerhalb unserer Untersuchung konnten auch die bei anderen Kollektiven aufgewiesenen prognostischen Verlaufsmarker, insbesondere $CD4^+$-T-Lymphozyten, β_2-Mikroglobulin, IgA sowie Zytopathogenität eines Virusisolates, als prognostische unabhängige Marker zur Verlaufsbeurteilung der HIV-Infektion ermittelt werden. Untersuchungen zur Bedeutung des Chemokin 5 Rezeptors für die parenterale Übertragung von HIV konnte aufzeigen, daß die homozygote Delta32-Deletion am

CCR5-Gen bei Hämophilen vor der parenteralen HIV-Transmission schützt. Untersuchungen zur heterosexuellen Transmission bei Partnerinnen HIV-positiver Hämophiler konnten eine Serokonversionsrate von 10% feststellen.

Bezüglich des klinischen Verlaufs zeigen HIV-positive Hämophile im Gegensatz zu homosexuellen HIV-Patienten eine erheblich niedrigere Rate an Kaposi-Sarkomen und auch eine deutlich geringere Rate an CMV-Erkrankungen. Im Gegensatz zu HIV-positiven i.v.-Drogengebrauchern zeigt sich eine vergleichsweise niedrigere Rate an bakteriellen Infektionen, insbesondere rezidivierende Pneumonien und klassische Tuberkulosen.

Eine der wichtigsten Besonderheiten im Verlauf der HIV-Infektion bei Hämophilen ist die bei über 90% der Patienten vorliegende Doppelinfektion mit Hepatitis C. Bei fortschreitender Immundefizienz findet sich bei den HIV-/HCV-doppeltinfizierten Hämophilen eine erhöhte Rate an Leberversagen. In Übereinstimmung mit Untersuchungen an anderen Risikokollektiven zeigt sich, daß die Einführung der PcP-Prophylaxe und in den nachfolgenden Jahren die Einführung antiretroviraler Kombinationstherapien bei den HIV-positiven Hämophilen zu einem signifikanten Überlebensvorteil geführt hat, der insbesondere in den letzten beiden Jahren zu einem deutlichen Rückgang an AIDS-assoziierter Mortalität und der Gesamtzahl von AIDS-Manifestationen geführt hat.

Literatur

1. AIDS Group of the United Kingdom Haemophilia Center Directors: Prevalence of antibody to HTLV-III in hemophiliacs in the United Kingdom. Br Med J 1986; 293: 175–176
2. Allain JP (1986) Prevalence of HTLV-III/LAV antibodies in patients with hemophilia and in their sexual partners in France. New Engl J Med; 315: 517–518
3. Feng Y, Broder CC, Kennedy PE, Berger EA (1996) HIV-1 entry cofactors: Functional cDNA cloning of a seven transmembrane, G protein-coupled receptor. Science; 272: 872–877
4. Kaiser R, Kasper P, Kupfer B, et al (1997) Clonal HIV-infection of seven hemophilia B-patients: virus diversification and course of disease. Biotest Bull; 5: 269–270
5. Ragni MV, Tegtmeier GE, Levy JA, et al (1986) AIDS retrovirus antibodies in hemophiliacs treated with factor-VIII or factor-IX concentrates, cryoprecipitate or fresh frozen plasma: Prevalence, seroconversion rate, and clinical correlations. Blood; 67: 592–595
6. Rockstroh JK, Ewig S, Bauer T, Lüchters G, Oldenburg J, Bailly E, Kaiser R, Schneweis KE, Brackmann HH, Dengler HJ, Sauerbruch T(1995) Male to female transmission of HIV in a cohort of hemophiliacs – frequency, risk-factors and effect of sexual councelling. Infection 23: 29–32
7. Rockstroh JK, Spengler U, Sudhop T, Ewig S, Theisen A, Hammerstein U, Bierhoff E, Fischer HP, Oldenburg J, Brackmann HH, Sauerbruch T (1996) Immunosuppression may lead to progression of hepatitis-C-virus (HCV) associated liver disease in HIV-HCV coinfected hemophiliacs. Am J Gastroenterol 91: 2563–2568
8. Rockstroh JK, Woitas RP, Brackmann HH, Kupfer B, Kaiser R, Schneweis KE, Sudhop T, Spengler U (1998) In vitro cytopathogenicity of the human immunodeficiency virus (HIV)-1 predicts survival of HIV-infected hemophiliacs independ from CD4-cell count. Eur J Med Res 3: 223–230
9. Stein SF, Evatt BL, McDougal JS, et al (1985) A longitudinal study of patients with hemophilia: Immunologic correlates of infection with HTLV-III/LAV and other viruses. Blood; 66: 973–979
10. The Pennsylvania AIDS Surveillance Study Group: Geographic differences in hemophilia associated AIDS incidence in Pennsylvania. Blood 1987; 70: 1208–1210

II. Hemmkörperhämophilie

Diskussionsleitung:

W. Kreuz (Frankfurt)
R. Zimmermann (Heidelberg)

Die Immunadsorption zur Behandlung von Gerinnungsinhibitoren: Ergebnisse der Wiener Gruppe

P. KNÖBL, I. PABINGER, K. LECHNER, K. DERFLER

Einleitung

Nachdem wir 1994 in Wien den ersten hämophilen Patienten im Rahmen einer Immuntoleranztherapie mit der Immunadsorption behandelt hatten, stellte sich rasch heraus, daß dieses Verfahren durch die hohe Effizienz der Antikörper-Elimination eine wertvolle Therapieoption für immunologisch bedingte hämatologische und hämostaseologische Krankheitsbilder darstellt. Die Ergebnisse der Behandlung von 3 Patienten mit Faktor VIII Inhibitoren und einer Patientin mit einem erworbenen Faktor-V-Hemmstoff wurden bereits publiziert und auch auf dem 27. Hamburger Hämophilie-Symposion 1996 vorgestellt [5, 8, 6].

Wir behandelten mittlerweile 2 hämophile Patienten mit Inhibitoren, 5 Patienten mit erworbenen F-VIII-Hemmstoffen, eine Patientin mit einem erworbenen F-V-Inhibitor, 5 Patienten mit Immunthrombopenie, 2 Patientinnen mit einem Antiphospholipid-Antikörper-Syndrom sowie 6 Patienten mit anderen hämatologischen Erkrankungen (Paraproteinämie, persistierende Isoagglutinine nach blutgruppenungleicher Knochenmarktransplantation, Mitomycin C induzierte thrombotische Mikroangiopathie) mit der extrakorporalen Immunadsorption.

Dieser Artikel soll ein Update unserer Ergebnisse bei der Behandlung von Patienten mit Gerinnungsinhibitoren geben.

Methoden

Die Methode der extrakorporalen Immunadsorption wurde im Detail bereits beschrieben [5, 6]. Zusammenfassend wird bei diesem Verfahren in einer ca. 4 h dauernden Sitzung kontinuierlich Blut aus einer peripheren Vene (bzw., wenn notwendig, einem zentralvenösen Dialysekatheter) entnommen, das Plasma abgetrennt und alternierend über eine von 2 Immunadsorptionssäulen geleitet. Danach erfolgt eine Rückführung von Blutzellen und dem verarbeiteten Plasma in den Patienten. Die Immunadsorptionssäulen enthalten Sepharose, gekoppelt mit polyklonalen Schaf-Antikörpern gegen humane Immunglobuline (Ig-Therasorb, Therasorb, Deutschland). Eine Säule kann 4 g Protein (Immunglobuline der Klassen $IgG_{1,2,3,4}$, IgM, IgA und zirkulierende Immunkomplexe) binden. In jedem Adsorptionszyklus von 15 min Dauer werden 500 ml Plasma auf eine Säule geladen, während die andere regeneriert wird. In einer Sitzung werden innerhalb von ca. 4 h

I. Scharrer/W. Schramm (Hrsg.)
29. Hämophilie-Symposion Hamburg 1998

14–16 Zyklen durchgeführt, was einem totalen verarbeitetem Plasmavolumen von 6–8 l pro Sitzung entspricht. Jedem Patienten wurden 2 Säulen zugeordnet und zwischen den Sitzungen steril gelagert. Die Säulen sind bis zu 100 x für einen Patienten wiederverwendbar.

Patienten

Tabelle 1 zeigt eine Zusammenstellung der Patienten mit Gerinnungsinhibitoren, die mit Immunadsorption behandelt wurden. Die Patienten 1 und 2 waren Hämophile mit Inhibitoren, Patienten 3–7 hatten einen erworbenen Faktor-VIII-Autoantikörper und Patientin 8 einen F-V-Autoantikörper. Der Verlauf der Patienten 1, 3, 4 und 8 wurden bereits ausführlich beschrieben [6].

Patient 2 war ein 58 Jahre alter Hämophiler mit einem hochtitrigen Inhibitor seit vielen Jahren. Der höchste gemessene Titer lag vor einigen Jahren über 2000 BU/ml, häufig waren Behandlungen mit FEIBA wegen kleinerer Blutungen notwendig. Der Patient wurde mit einer akuten intrazerebralen Blutung in der Intensivstation aufgenommen. Zu diesem Zeitpunkt lag der Anti-F-VIII-Titer bei 29 BU/ml (Abb. 1). Die Therapie erfolgte zunächst mit FEIBA, der Patient entwickelte jedoch nach wenigen Tagen Zeichen einer Verbrauchskoagulopathie (Fibrinogen- und Thrombozytenabfall), so daß diese Therapie beendet werden mußte. Es wurde die Immunadsorption begonnen und die Substitution mit humanem F VIII (Beriate) durchgeführt. Es gelang, mit 3 Immunadsorptionen den Antikörpertiter auf <1 BU/ml zu senken, nach F VIII Gabe war ein gutes Recovery zu verzeichnen. Nach 1 Woche trat der anamnestic response auf und der Inhibitor-Titer stieg trotz weiterer Immun-

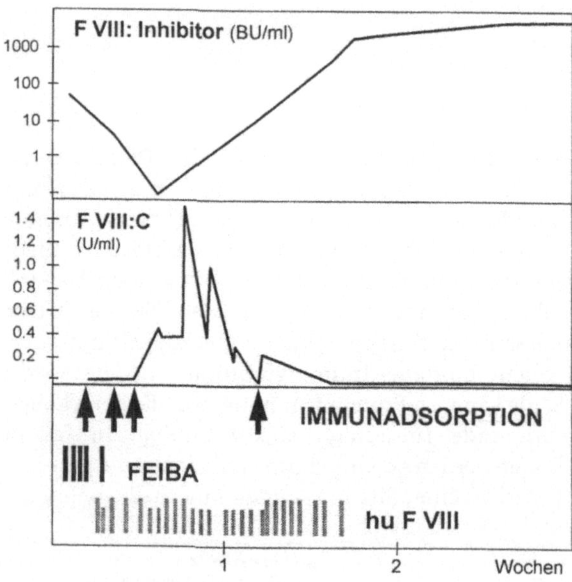

Abb. 1. Therapie und Verlauf von Patient 2

Tabelle 1. Zusammenstellung der in Wien mit Immunadsorption behandelten Patienten mit Gerinnungsinhibitoren.

Patient	Alter [Jahre]	Geschlecht	Grundkrankheit	F-VIII-Aktivität [U/ml]	Inhibitor-Titer [BU/ml]	aPTT [s]	Blutungsneigung
1	31	m.	Hämophilie A	0	29	85	Keine
2	58	m.	Hämophilie A	0	82	107	Intrazerebrale Blutung
3	50	w.	Rheumat. Arthritis	0	105	93	Hämatome
4	60	m.	Diabetes	0	313	83	Weichteilblutung, Kompartment
5	77	m.	Keine	8	64	81	Muskelblutung
6	72	m.	pAVK, KHK	20	18	58	Muskelblutung, Kompartment
7	24	w.	Gravidität	0	238	90	Hämatome, Zahnfleischbluten
8	68	w.	Keine	FV: 0	26	200	Massive Hämaturie

Forts. Tabelle 1

Patient	Anzahl der Immunadsorptionen	Tage bis Inhibitorelimination*	Outcome
1	4	(30)	Immuntoleranz nach Malmö-Protokoll erfolgreich
2	4	(4)	Für 1 Woche gute Substituierbarkeit mit hu FVIII, dann anamnestic response
3	4	18	Spontaner F-VIII-Anstieg nach 2. IAS, kompl. Inhibitor-Elimination
4	4	18	Nach 2mal IAS Verbesserung d. recovery, dann spontane F-VIII-Normalisierung
5	1	11	Nach 1mal IAS deutl. Verbesserung d. recovery, dann spontane F-VIII-Normalisierung
6	4	24	Unter Immunsuppression kein Response, nach IAS und hu FVIII komplette Inhibitor-Elimination
7	12	770	Nur unwesentliche Response, Inhibitorpersistenz über 2 Jahre, dann spontane F-VIII-Normalisierung und komplette Inhibitorelimination
8	7	21	Nach 2mal IAS Besserung der Blutungsneigung, komplette Inhibitorelimination

* Der Zeitpunkt der kompletten Inhibitorelimination bei nichthämophilen Patienten ist definiert durch spontan normale F-VIII-Spiegel (Patient 8: F V) und nicht nachweisbaren Inhibitortiter; bei hämophilen Patienten (1 und 2) durch Normalisierung der postinfusionellen Recovery

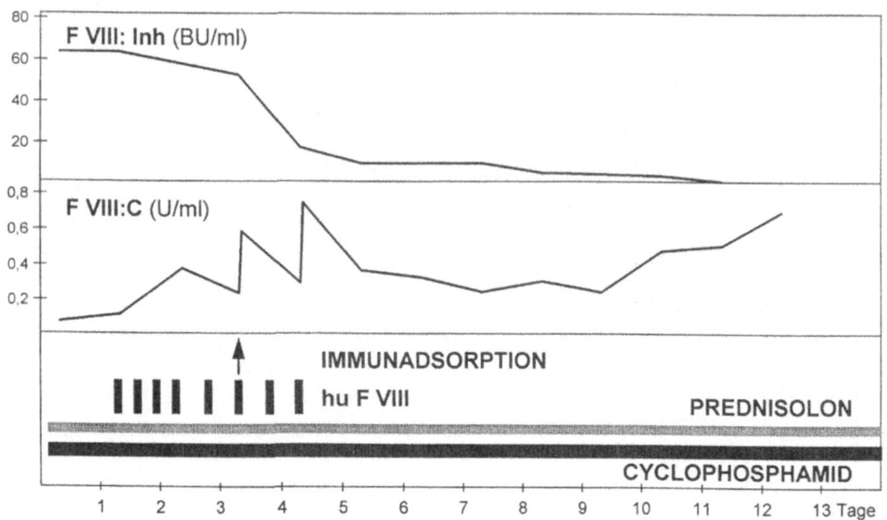

Abb. 2. Therapie und Verlauf von Patient 5

adsorption auf über 4000 BU/ml an. Da der Patient neurologisch stabil war, wurde die Substitutionstherapie beendet, der Patient konnte nach 3 Wochen ohne neurologische Defizite die Klinik verlassen.

Patient 5 war ein 77 Jahre alter Mann, der wegen einer spontanen Muskelblutung im Oberschenkel stationär aufgenommen wurde. Es fand sich eine Verlängerung der aPTT auf 81 s, die F-VIII-Aktivität betrug 8%, der F-VIII-Inhibitortiter 64 BU/ml (Abb. 2). Weiters bestand eine schwere Anämie (Hämoglobin 8,1 g/dl). Es wurde eine immunsuppressive Therapie mit Cortison und Endoxan eingeleitet. Unter einer Substitution mit humanem F-VIII (2mal tägl. 5000 E Kogenate) konnte kein signifikanter Anstieg der F-VIII-Spiegel verzeichnet werden. Es wurde daher eine Immunadsorptionsbehandlung eingeleitet. Schon nach einer Sitzung (verarbeitetes Plasmavolumen 7000 ml) konnte ein deutlicher posttransfusioneller und später auch spontaner Anstieg der F-VIII-Aktivität gemessen werden. Da Probleme mit dem venösen Zugang bestanden, wurde die Immunadsorption ausgesetzt. Die F-VIII-Spiegel normalisierten sich innerhalb weniger Tage, so daß die Substitutionstherapie beendet werden konnte. Der Patient ist jetzt 10 Monate in anhaltender Remission ohne Immunsuppression.

Patient 6 war ein 72 Jahre alter Mann mit einer ausgeprägten arteriellen Verschlußkrankheit, bei dem anläßlich der Vorbereitung zu einer peripheren arteriellen Bypassoperation eine Verlängerung der aPTT aufgefallen war (58 s). Die F-VIII-Aktivität betrug 20%, der Inhibitor-Titer 18 BU/ml (Abb. 3). Es bestand zunächst keine Blutungsneigung. Trotz Einleitung einer immunsuppressiven Therapie konnte kein Anstieg der F-VIII-Spiegel erzielt werden. Nach 2 Monaten entwickelte der Patient eine Muskelblutung im linken Unterschenkel mit Ausbildung eines Kompartmentsyndromes. Nach Substitution mit humanem F-VIII konnte kein Anstieg der F-VIII-Spiegel gemessen werden, so daß mit der Immunadsorption

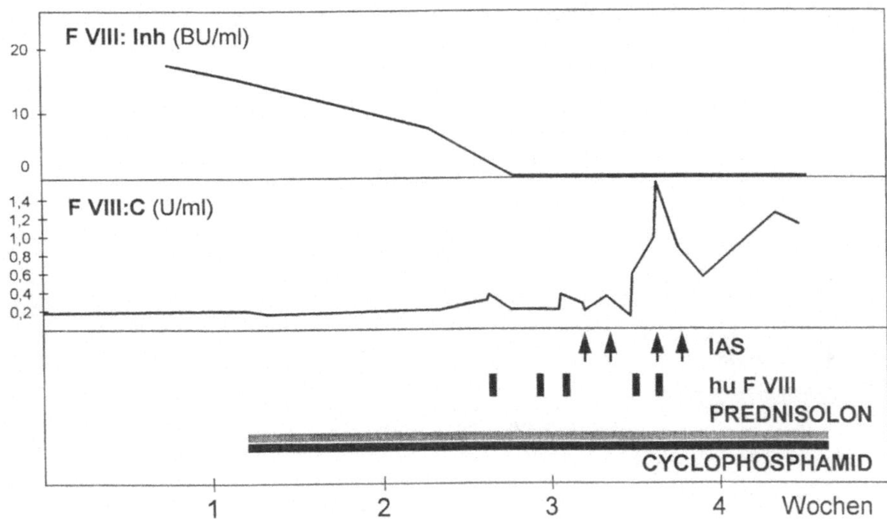

Abb. 3. Therapie und Verlauf von Patient 6

begonnen wurde. Nach 4 Sitzungen konnte ein deutlicher posttransfusioneller und später auch spontaner Anstieg der F-VIII-Aktivität gemessen werden, so daß die Substitutionstherapie beendet wurde. Die F-VIII-Spiegel normalisierten sich innerhalb weniger Tage.

Patientin 7 war eine 24 Jahre alte Frau, die im Mai 1995 mittels Sectio caesarea einen Sohn zur Welt brachte. Postoperativ zeigte sich eine verzögerte Wundheilung und eine Neigung zu Spontanhämatomen. Im November nahm die Blutungsneigung deutlich zu (v. a. spontane Hämatome und Zahnfleischbluten) und es wurde erstmals eine aPTT bestimmt, die deutlich verlängert war (90 s). Die F-VIII-Aktivität war nicht meßbar, der Inhibitor-Titer betrug 238 BU/ml (Abb. 4). Neben einer immunsuppressiven Therapie, zunächst nur mit Cortison, wurde umgehend mit der Immunadsorption begonnen. Um die potentielle Übertragung von Infektionen zu vermeiden (die Patientin war stillende Mutter) wurde auf eine Substitutionstherapie verzichtet, zumal zu erwarten war, daß der Post-partum-Inhibitor nicht allzu lange persistieren würde [2]. Durch die Immunadsorption konnte ein deutlicher Abfall des Inhibitortiters verzeichnet werden, die F-VIII-Spiegel stiegen jedoch nur auf maximal 12% an. Dabei nahm die Blutungsneigung aber deutlich ab.

Aus familiären Gründen mußte die Immunadsorption für 2 Wochen pausiert werden. In dieser Zeit stieg der Inhibitortiter auf 180 BU/ml an und es trat wieder Blutungsneigung auf. In der Folge wurde auf eine ambulante, intermittierende Immunadsorption (1mal pro Woche) übergegangen und gleichzeitig mit Endoxan begonnen. Dadurch gelang neuerlich eine Titerreduktion auf 3 BU/ml. Nach zweimonatiger Behandlung mußte wegen beträchtlicher Nebenwirkungen der Immunsuppression und wegen der schlechten peripheren Venensituation die Behandlung abgebrochen werden, und die Patientin wurde lediglich weiter obser-

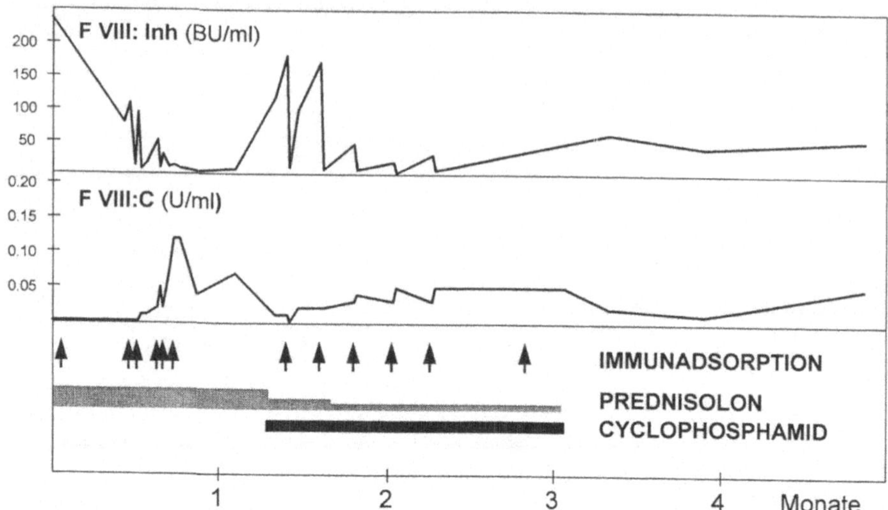

Abb. 4. Therapie und Verlauf von Patientin 7 (post partum F-VIII-Inhibitor) während der ersten 4 Monate

viert (Abb. 5). Nach einem kurzfristigen Titeranstieg auf 60 BU/ml sank der Inhibitortiter in den nächsten 2 Jahren kontinuierlich ab und war in der Folge nicht mehr meßbar, die F-VIII-Spiegel lagen zwischen 15 und 40%. Die Patientin wurde neuerlich schwanger, die F-VIII-Spiegel stiegen während der Gravidität auf über 100% an. Die Patientin brachte ein gesundes Kind zur Welt, es konnte kein neuerliches Auftreten eines F-VIII-Hemmstoffes verzeichnet werden.

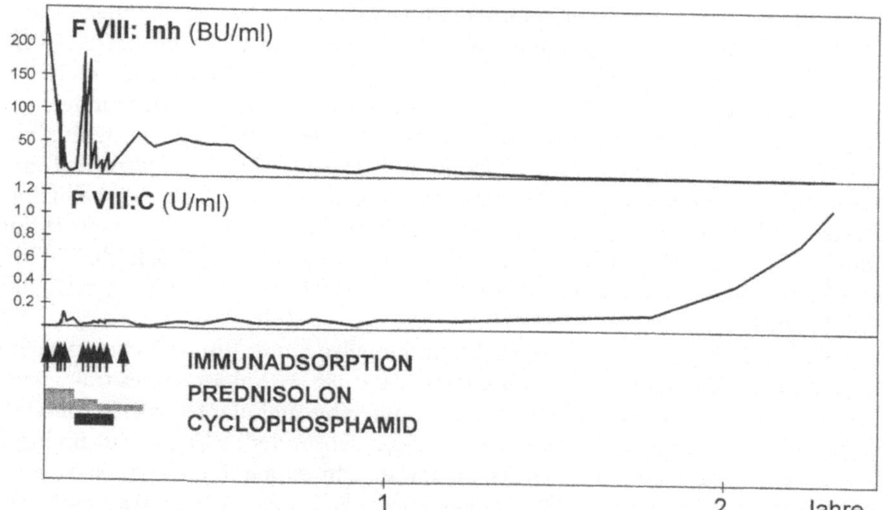

Abb. 5. Langzeitverlauf von Patientin 7; spontaner Anstieg der F-VIII-Spiegel 2 Jahre nach Diagnosestellung und Normalisierung während neuerlicher Gravidität

Diskussion

Aus den höchst unterschiedlichen klinischen Verläufen unserer Patienten lassen sich folgende Schlüsse ziehen, die jedoch erst durch klinische Studien mit höheren Patientenzahlen verifiziert werden müssen:

Hämophile Patienten mit Inhibitoren

- Der Stellenwert der Immunadsorption liegt sicherlich in der Kombination mit einer Immuntoleranztherapie. Sowohl das Malmö-Protokoll [7] als auch das modifizierte Bonn-Protokoll [1] beinhalten eine Titerreduktion mittels Immunadsorption. Ob dabei die Ig-Therasorb-Säule oder eine Protein-A-Säule (Excorim) verwendet wird, ist bedeutungslos, da praktisch immer IgG_4-Antikörper vorliegen. Eine Ergänzung der beiden Protokolle könnte insofern erfolgen als weitere Immunadsorptionen durchgeführt werden sollten, wenn im Zuge der Immuntoleranz-Induktion ein Anstieg des Inhibitortiters zu verzeichnen ist. Dadurch wäre es möglich, mit geringeren F-VIII-Dosen ausreichende Spiegel zu erzielen und so einerseits Kosten zu sparen und andererseits die Effizienz der Immuntoleranztherapie zu verbessern.
- Bei der Behandlung von akuten Blutungen stellt die Immunadsorption nur dann eine Therapieoption dar, wenn alternative Maßnahmen (FEIBA, rekombinanter F-VIIa) versagen bzw. nicht eingesetzt werden. Durch die rasche und effiziente Reduktion des Inhibitortiters wird die Möglichkeit zur Substitution mit humanem F-VIII eröffnet. Es muß jedoch damit gerechnet werden, daß innerhalb von wenigen Tagen der anamnestic response eintritt. In diesem Fall kann auch mit hocheffizienten Immunadsorptionsverfahren keine Titerreduktion mehr erreicht werden.

Erworbene F-VIII-Autoantikörper

Bei diesen Patienten kann keine einheitliche Therapieempfehlung gegeben werden, da mehrere Aspekte bei der Behandlung berücksichtigt werden müssen. Folgende Strategie bietet sich an:

- Bei Patienten ohne signifikante Blutungsneigung und meßbaren F-VIII-Spiegeln kann zunächst auf Substitutionstherapie und Immunadsorption verzichtet und nur eine immunsuppressive Therapie eingeleitet werden.
- Bei unmeßbaren F-VIII-Spiegeln und hohen Inhibitortitern ist die Durchführung einer Immunadsorption zur raschen Reduktion des Inhibitor-Titers und gleichzeitig die Substitution mit humanem F-VIII sinnvoll. Das Ziel sollte sein, meßbare F-VIII-Spiegel und somit einen Antigenüberschuß zu erhalten, was die Elimination des Antikörpers beschleunigt. Ob dies dosisadaptiert nach den erzielbaren F-VIII Spiegeln (so wie von uns bevorzugt) oder nach einer fixen Dosierung (nach Körpergewicht), wie von der Bonner [3] und Heidelberger [4] Gruppe postuliert, durchgeführt werden soll, muß noch in kontrollierten Studien

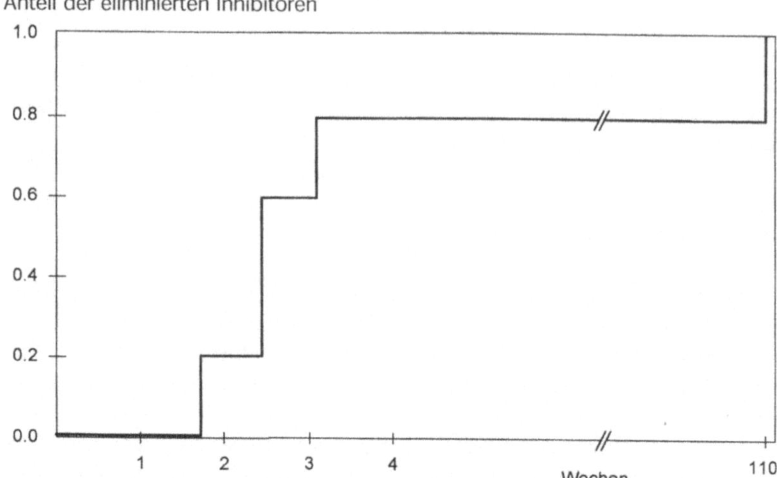

Abb. 6. Kaplan-Meier-Analyse der Zeit bis zur Inhibitorelimination (spontan normale F-VIII-Spiegel) bei 5 Patienten mit erworbenen F-VIII-Inhibitoren unter Therapie mit Immunadsorption und Immunsuppression.

untersucht werden. Auch der Stellenwert einer höherdosierten Immunsuppression oder der Einsatz von Immunglobulinen ist noch nicht klar durch Studien belegt. Unsere Daten zeigen jedoch, daß die Mehrzahl der erworbenen F-VIII-Hemmstoffe innerhalb von 3 Wochen eliminiert werden kann (Abb. 6), so daß zunächst ein konservativer Therapieversuch (Immunsuppression, event. Immunadsorption u. F-VIII-Substitution) unternommen werden kann. Schon aus Kostengründen sollten unserer Meinung nach aggressivere Protokolle (wie z.B. das modifizierte Bonn-Protokoll) oder eine Therapie mit rhu-F-VIIa auf refraktäre oder stark blutende Patienten beschränkt bleiben.

Zusammenfassend glauben wir, daß die Immunadsorption ein vielversprechendes Verfahren zur raschen, effizienten und sicheren Elimination von Gerinnungsinhibitoren darstellt. Es erfordert jedoch eine entsprechende technische Ausrüstung und ein qualifiziertes Team und ist daher auf spezialisierte Zentren beschränkt.

Literatur

1. Brackmann HH, Oldenburg J, Schwaab R. (1996) Immune tolerance for the treatment of factor VIII inhibitors-twenty years „bonn protocol". Vox Sang; 70 Suppl 1: 30–35
2. Hauser I, Schneider B, Lechner K. (1995) Post-partum factor VIII inhibitors. A review of the literature with special reference to the value of steroid and immunosuppressive treatment. Thromb Haemost.; 73:1–5
3. Hess L, Unkrig Ch, Zeitler H, Effenberger W, Stier S, Nettekoven W, Hanfland P, Vetter H, Brackmann HH. (1999) Modifiziertes Bonn- und Malmö-Protokoll: Behandlung erworbe-

ner Hemkörper bei Nicht-Hämophilen. In: 29. Hämophilie-Symposium Hamburg 1998. Herausgeber: I. Scharrer, W. Schramm. Springer Verlag, S. 41–49.

4. Huth-Kühne A, Lages P, Zimmermann R. (1999) Ein neues Therapiekonzept zur Immuntoleranzinduktion bei Patienten mit erworbener Hämophilie A. In: 29. Hämophilie-Symposium Hamburg 1998. Herausgeber: I. Scharrer, W. Schramm. Springer Verlag.
5. Knöbl P, Derfler K, Korninger L, Kapiotis S, Jäger U, Maier-Dobersberger T, Hörl W, Lechner K, Pabinger I (1995) Elimination of acquired factor VIII antibodies by extracorporal antibody-based immunoadsorption (Ig-Therasorb). Thromb Haemost; 74: 1035–8
6. Knöbl P, Derfler K, Pabinger I, Lechner K (1998) Elimination von erworbenen Gerinnungsinhibitoren mit extrakorporaler Immunadsorption (Ig-Therasorb). In: 27. Hämophilie-Symposium Hamburg 1996. Herausgeber: I. Scharrer, W. Schramm. Springer Verlag. Pp 79–88. ISBN 3-540-62916-7.
7. Nilsson IM, Berntorp E, Zettervall O (1988) Induction of immune tolerance in patients with hemophilia and antibodies to factor VIII by combined treatment with intravenous IgG, cyclophosphamide, and factor VIII. N Engl J Med; 318: 47–50.
8. Tribl B, Knöbl P, Derfler K, Kapiotis S, Aspöck G, Jäger U, Hörl W, Lechner K (1995) Rapid elimination of a high titer spontaneous factor V antibody-based immunoadsorption and immunosuppression. Aus Haematol; 71: 199–203.

Modifiziertes Bonn- und Malmö-Protokoll: Behandlung erworbener Hemmkörper bei Nichthämophilen

L. Hess, C. Unkrig, H. Zeitler, W. Effenberger, W. Nettekoven, S. Stier, P. Hanfland, H. Vetter, H.H. Brackmann

Eine Alloantikörperentwicklung gegen den Faktor VIII bei hämophilen Patienten, wie auch eine Antikörperentwicklung bei nichthämophilen Patienten führt zumeist zur vollkommenen Unterbindung der Faktor-VIII-Aktivität.

Die Inzidenz eines erworbenen Hemmkörpers wird auf 0,2/1 Mio. Individuen geschätzt [8, 15, 6]. Die gegen den Faktor VIII gerichtete Hemmkörper-Entwicklung führt in der Regel zu einer raschen Dekompensation des Gerinnungssystems, in deren Folge nicht weniger als 22% der Erkrankten versterben [4]. Bisherige Behandlungsansätze stellen die Applikation von Corticosteroiden, Cyklophosphamiden, Immunglobulinen und andere Therapeutika wie Azathioprin und 6-Mercaptopurin in verschiedenen Dosierungsstärken sowie Applikations- und Kombinationsmodi dar [10, 4, 5, 9]. Die zugrundeliegende geringe Inzidenz der Hemmkörperbildung ist ein erschwerendes Moment in der Therapiefindung.

Die Durchbrechung der pathophysiologischen Prozesse ist neben der symptomatischen Behandlung obere Maxime des von uns modifizierten Bonn-Protokolls, welches wir in Anlehnung an das durch Nilsson bekannte Malmö-Protokoll [11, 12, 13] und der Immun-Toleranz-Therapie nach Brackmann [1, 2, 3], wie auch durch die Summation der vorab genannten medikamentösen Therapie gestalteten.

Methode

Wir verwendeten die mittels Sepharose gebundenen polyklonalen Schafs-Antikörper beschichtete Ig-Therasorbsäule der Firma Baxter, im Unterschied zu der von Nilsson angewandten Säule mit Sepharose-gebundenen Staphylokokken-Protein A der Firma Excorim [12].

Der im Folgenden beschriebene ***Behandlungszyklus*** erstreckt sich über 7 Tage und wird in Abhängigkeit der erzielten Ergebnisse mehrfach wiederholt.

I. Langzeitimmunadsorption von Tag 1 bis Tag 5 (täglich wird die Adsorption des 2,5-fachen Plasmavolumens angestrebt).
II. Stimulation der Immunantwort durch Faktor-VIII-Applikation alle 6 h (100–200 Einheiten/kg Körpergewicht in Abhängigkeit von der Klinik). Die Dosisreduktion erfolgt unter Berücksichtigung der erreichten Faktor-VIII-Recovery-Werte 50–80% N nach 4–6 h) und auch hier der Klinik entsprechend während des gesamten Behandlungszyklus.
III. Immunglobulin-Substitution am 5. und 6. Behandlungstag (IgG 0,3 g/kg Körpergewicht/Tag i.v.).
IV. Die Gabe von Cyclophosphamid (2 mg/kg Körpergewicht/Tag) in Kombination mit Prednisolon (1 mg/kg Körpergewicht/Tag).

I. Scharrer/W. Schramm (Hrsg.)
29. Hämophilie-Symposion Hamburg 1998

Bei der Diagnosestellung der Hemmkörperhämophilie legten wir besonderen Wert auf die Ausgrenzung eines Lupus-Antikörpers. Wir führten bei jedem Patienten eine Einzelfaktorbestimmung, einen Plasmatauschversuch, eine Lupus-aPTT, einen DRVV-Test (»deluted russel viper vernum test«) als auch eine Hemmkörperbestimmung nach der Bethesda- und der Nijmegen-Methode durch. Die Faktor-VIII-Messungen erfolgten sowohl im Einphasen-Test mit natürlichem Mangelplasma (Firma Immuno) wie auch im chromogenen Test (Firma Baxter).

In Abhängigkeit der Transfusionsbedürftigkeit und dem Beginn unserer Apherese-Behandlung bzw. deren erste klinisch faßbaren Ergebnisse applizieren wir zusätzlich zur Stabilisierung der Gerinnungssituation FEIBA oder NOVO SEVEN.

Patienten

Wir behandelten insgesamt 12 Patienten, von denen 11 an einem hochtitrigen Faktor-VIII-Hemmkörper litten und ein weiterer Patient an einem Faktor-V-Hemmkörper. Die durchschnittliche Höhe der Bethesda-Einheiten lag bei 813, der niedrigste Wert bei 15, der höchste bei 8.400 Bethesda-Einheiten. Das Durchschnittsalter der 7 Frauen und 5 Männer umfassenden Behandlungsgruppe lag bei 67 Jahren. Die jüngste Patientin war 34 Jahre, der älteste 89 Jahre alt.

In der Ursachenforschung der Hemmkörperhämophilie konnten wir 2 postpartale Verläufe sichern. Bei einer Patientin diagnostizierten wir eine neoplastische Grunderkrankung (Adenokarzinom der Lunge). Ein Patient zeigte das Bild eines Sharp-Syndroms (Kombination aus Raynaud-Syndrom, einer Poliomyositis, Rheumatoiden-Arthritis und Sklerodermie) aus dem Formenkreis der Kollagenosen. Schließlich mußten wir bei einem Patienten die Diagnose einer seronegativen Rheumatoiden-Arthritis stellen. Bei 8 Patienten ergab sich keine Grunderkrankung.

11 Patienten litten bei Aufnahme bzw. Übernahme in unsere Klinik an einem lebensbedrohlichen Blutungsereignis und waren transfusionspflichtig (s. Tabelle 1).

Ergebnisse

Im Folgenden ist in Abbildung 1 exemplarisch der Behandlungsverlauf einer Patientin im Alter von 60 Jahren mit einem Faktor-VIII-Hemmkörper von 32 Bethesda-Einheiten graphisch dargestellt. Die Patientin litt an Kniegelenks- und multiplen Weichteilblutungen im Bereich der rechten Körperhälfte, die zu einer Transfusionspflichtigkeit bis zum Beginn der Apheresebehandlung führte.

Die schrittweise Reduktion des Hemmkörpertiters ist in Abbildung 1 in Säulenform dargestellt. Am 11. Behandlungstag konnte diese bis auf 2,2 Bethesda-Einheiten reduziert werden. Schließlich fielen die weiteren Hemmkörper-Bestimmungen negativ aus. Parallel zum Absinken des Hemmkörpertiters sind die steigenden Faktor-VIII-Aktivitäten dargestellt. Diese zeigen ein stufenweises Ansteigen in Verbindung der sich verringernden Nachweisbarkeit des Hemmkörpers und dem weiteren Ansteigen der Faktor-VIII-Aktivität.

Tabelle 1. n=12

Patient	Alter (Jahre)	Geschlecht	Faktor-VIII	HK-Titer	Indikation zur Apherese
M., U.	87	w.	<1%	8.400	OP: Pleurodese bei rezidivierendem malignem Pleuraerguß
R., A.	62	m.	<1%	33	Z. n. Kniegelenkblutung, Hämaturie, Weichteil- und Extremitätenblutungen
H., W.	34	w.	<1%	298	Postpartale Extremitätenblutungen, OP: Hämatomausräumung
P., K.	79	w.	<1%	67	Retroperitonealblutung, Kompartmentsyndrom, intraabdominelle Blutung nach Hämatompunktion
H., G.	35	w.	<1%	70	Postpartale Retroperitonealblutung
M., G.	76	m.	<1%	33	intrathorakale Blutung nach V.-Jugularis-Punktion
S., H.	59	m.	<1%	665	Retroperitonealblutung und Extremitätenblutung
W., S.	89	m.	<1%	49	Multiple Extremitätenblutungen
K., F.	60	w.	<1%	32	Extremitäten- und Rumpfblutungen, Retroperitonealblutung
G., F.	74	w.	<1%	22	Kniegelenk- und Extremitätenblutungen
H., H.	81	w.	<1%	15	Extremitätenblutungen und Rumpfblutung
H., W.	66	m.	F.V <1%	76	Retroperitonealblutung, Hämaturie

Patient: G.F. 60 J. (w.)

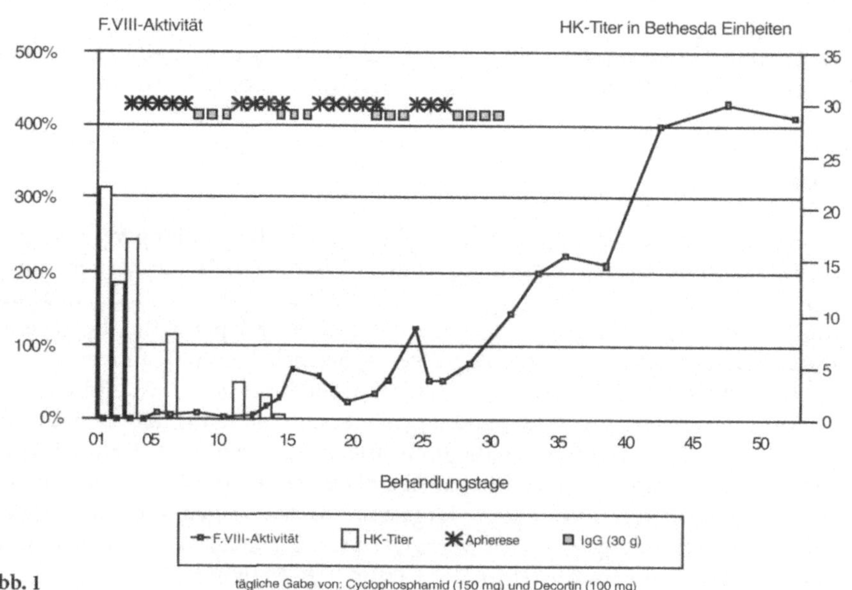

Abb. 1

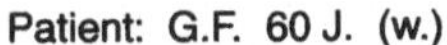

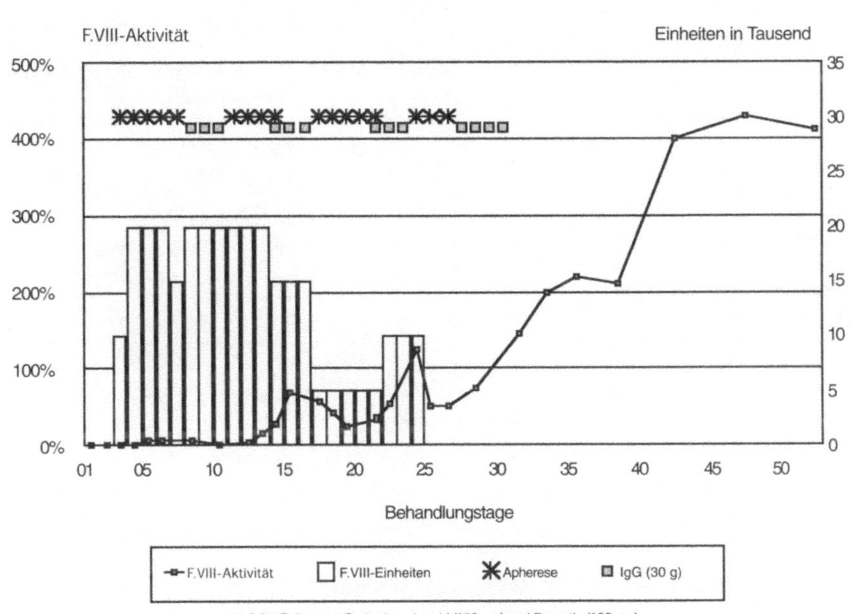

Abb. 2

Die begleitenden Faktor-VIII-Applikationen sind in Abbildung 2 dargestellt. Diese konnten im Laufe der Apheresebehandlung schrittweise reduziert werden. Nach 22 Behandlungstagen verzichteten wir bei einer Faktor-VIII-Aktivität von 125% auf weitere Faktorenapplikationen. Hinsichtlich der sich daraufhin wieder erniedrigenden Faktor-VIII-Werte führten wir zur Stabilisierung des Behandlungserfolges an 2 weiteren Tagen eine Apheresebehandlung durch und verordneten während der sich anschließenden Beobachtungszeit über 4 Tage täglich 30 g Immunglobulin.

In Abbildung 3 sind die Faktor-VIII- und Novo Seven-Verbräuche über den Behandlungszeitraum von 35 Tagen dargestellt. Nach 6 Behandlungstagen konnten wir bereits auf die Gabe von NOVO SEVEN bei sich klinisch zurückbildender Blutungsneigung und stabilen Hämoglobinwerten verzichten.

Wir behandelten insgesamt 12 Patienten (Tabelle 2). Bei 3 Patienten konnte die Therapie nicht planmäßig durchgeführt bzw. zu Ende geführt werden. Die Gründe hierfür sind im Folgenden zusammengefaßt.

Bei einer Patientin ergab sich nach Therapiebeginn die Diagnose eines malignen Grundleidens (Adenokarzinom der Lunge). Die Dringlichkeit einer operativen Pleurodese-Behandlung wie auch die ablehnende Haltung der Patientin im Wissen um die infauste Prognose führten zum Therapieabbruch.

Ein zweiter Patient verstarb bei weit fortgeschrittenem Therapieerfolg im Alter von 89 Jahren an den Folgen einer globalen kardiopulmonalen Problematik.

Tabelle 2. Ergebnisse

Patienten	Gesamtanzahl der Apherese-behandlungen	Anzahl der Apherese-behandlungen bis zum negativen Hemmkörper-nachweis	Anzahl der Apherese-behandlungen bis zum Verzicht auf Gerinnungs-konzentrate	Anzahl zusätzlicher Apheresen nach Erreichen normalisierter Faktorwerte (60%–80% F VIII)	Beobachtungs-zeitraum nach Hemmkörper-elimination (in Monaten)
n = 12	n=9	n= 11	n = 9	n = 9	n = 9
Mittelwert	18,6	6,5	16	2,6	15,4
Median	17	5	15	2	12
Minima	10	3	8	1	0,5
Maxima	37	12	35	5	31

Patient: G.F. 60 J. (w.)

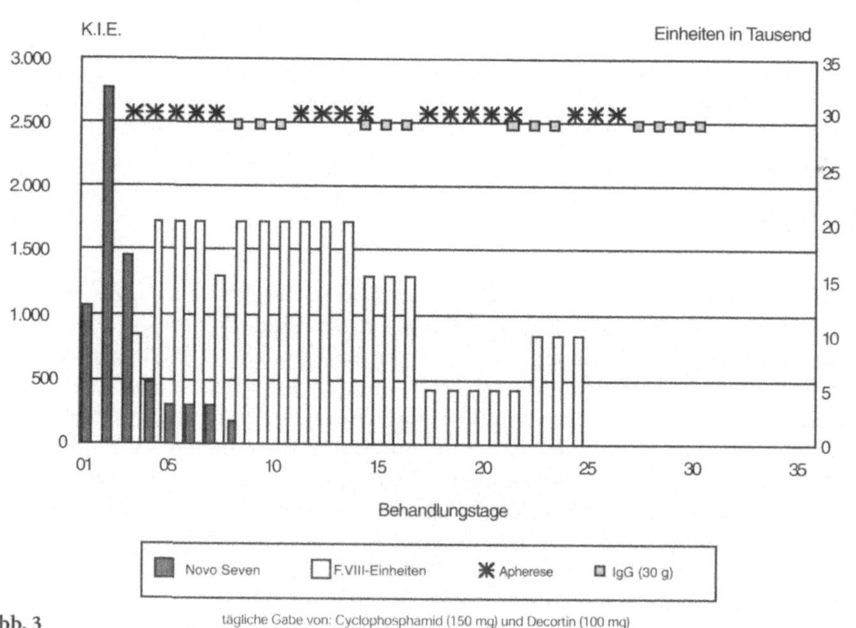

Abb. 3

Ein weiterer Patient erlitt während der Behandlung aufgrund seiner vorbestehenden schlechten vaskulären Situation (AVK) im Alter von 81 Jahren einen Apoplex. Die sich daraus ergebende Verschlechterung der Prognose und die verringerte Kreislaufbelastbarkeit führten gleichfalls zum Therapieabbruch.

Die durchschnittliche Gesamtzahl der Apheresebehandlungstage lag bei 18,6 Tagen unter Einbeziehung von 9 Patienten, bei denen planmäßig eine Behandlung durchgeführt werden konnte (Tabelle 2). Bei 11 Patienten lag die durchschnittliche Anzahl der Apheresebehandlungen bis zum negativen Hemmkörper-Nachweis bei 6,5 Apheresetagen. Bei den 9 planmäßig behandelten Patienten konnte nach durchschnittlich 16 Apheresebehandlungen auf die Applikation von Gerinnungskonzentraten verzichtet werden. Im Durchschnitt benötigten wir bei diesen 9 Patienten 2,6 zusätzliche Apheresebehandlungen, um eine dauerhafte Normalisierung der Faktor-VIII-Werte zwischen 60 und 80% zu erreichen. Bei allen Patienten konnten wir ein Ansteigen der Faktorwerte in der sich anschließenden Nachbeobachtungszeit auf über 100% nachweisen. Die durchschnittliche Beobachtungsdauer lag im November 1998 bei 15,4 Monaten.

Ein Patient zeigte nach 7 Monaten ein erneutes und nach 12 Monaten ein wiederholtes Absinken der Faktor-VIII-Werte auf 10 bzw. auf 50%. In beiden Fällen wiederholten wir die Apheresebehandlung im Mittel mit 6 Apheresetagen, jedoch ohne Einsatz von Gerinnungskonzentraten. Nach beiden Behandlungen erreichten wir normale Faktor-VIII-Spiegel. Dieser Patient zeigt sich nunmehr seit 12 Monaten stabil. Hinsichtlich der angegebenen Beobachtungszeiträume wurde der Patient mit 12 Monaten in die Tabelle Nr. 2 aufgenommen. Dies sehen wir als einen wichtigen Hinweis auf die grundsätzliche Notwendigkeit eines Monitorings, auch nach erfolgreicher Therapie mit dem Ziel, einer hämostaseologische Dekompensation frühzeitig vorbeugen zu können.

Eine Kosten-Nutzen-Analyse (Tabelle 3), die wir im Vergleich von 5 Patienten ohne Apheresebehandlung mit einem durchschnittlichen Beobachtungszeitraum von 54 Monaten bzw. mit einer maximalen Beobachtungsdauer von 118 Monaten gegenüber den 9 erfolgreich behandelten Patienten mittels modifiziertem Bonn-Protokoll in einem Beobachtungszeitraum von 15,4 Monaten mit (max. Beobachtungszeit von 31 Monaten) zusammengefaßt haben, ist in Tabelle 3 dargestellt.

Beide Patientengruppen schließen nur hochtitrige Hemmkörper-Patienten ein. Alle mittels Apherese behandelten Patienten erlitten lediglich *ein* gravierendes Blutungsereignis, hingegen mußten die Patienten der koventionell behandelten Gruppe durchschnittlich *12* gravierende Blutungsereignisse erleiden.

Der Faktor-VIII-Verbrauch lag im Mittel bei Einsatz der Apheresebehandlung bei 0,7 Mio. Einheiten gegenüber einem Verbrauch von 2,3 Mio. Einheiten ohne Einsatz der Apherese. FEIBA wurde unter der Apheresebehandlung lediglich bei einem Patienten zum Einsatz gebracht (mit 0,024 Mio. Einheiten). Bei den Patienten ohne Apheresebehandlung war im Mittel die Applikation von 4,6 Mio. Einheiten FEIBA erforderlich. Ein Patient verbrauchte 15,1 Mio. Einheiten in einem Zeitraum von über 10 Jahren. Gleichfalls waren in der Gruppe der konventionell behandelten Patienten 210 stationäre Behandlungstage notwendig, hingegen verbrachten die unter dem modifizierten Bonn-Protokoll behandelten Patienten im Mittel 66,5 Tage im Krankenhaus.

Diskussion

Die Problematik der massiven Blutungsneigung, die bei Patienten mit erworbenen Hemmkörpern im Vordergrund steht, stellt den Behandler im akuten Blutungsfall

Tabelle 3. Patienten mit F-VIII-Hemmkörper

		OHNE Apheresebehandlung n = 5	MIT Apheresebehandlung n = 9 1 Patient mit F-V-HK
Alter	Ø	75 Jahre	60 Jahre
	min.	62 Jahre	34 Jahre
	max.	89 Jahre	79 Jahre
Geschlecht	m.	1	4
	w.	4	5
HK-Titer	Ø	3,898	144
	min.	67	33
	max.	10.000	665
Blutungen	Ø	12	1
	min.	1	1
	max.	27	1
Verbrauch F VIII (Einheiten in Mio.)	Ø	2.3	0,7
	min.	1.0	0,2
	max.	6.2	2,0
Verbrauch FEIBA (Einheiten in Mio.)	Ø	4,6	0,024
	min.	1,9	0,024
	max.	15,1	0,024
Verbrauch F.VIIa (K.I. Einheiten)	Ø	–	23,720
	min.	–	14,880
	max.	–	29,100
Stationäre Tage	Ø	210,2	66,5
	min.	29	11
	max.	379	92
Beobachtungszeitraum (in Monaten)	Ø	54	15,4
	min.	5	0,5
	max.	118	31

wie auch in der Langzeitbetreuung vor das Problem der Blutungsbeherrschung und der Blutungsprävention. Das modifizierte Bonn-Protokoll stellt nach unseren Erfahrungen eine effiziente Blutungsbehandlung wie auch ein wirkungsvolles Konzept zur meist dauerhaften Elimination des Hemmkörpers dar.

Vier Behandlungskonzepte wurden zu einem eigenen Behandlungszyklus verbunden.

1. Die immunstimmulierende Antigenexposition durch die Applikation von Faktor-VIII-Gaben (100 E. bis 200 E./kg Körpergewicht) trägt den positiven Erfahrungen in der Behandlung angeborener Hemmkörper nach dem Bonn-Protokoll Rechnung [1, 2, 3].
2. Der Immunsuppressive Eingriff in das Immunsystem durch Applikation von Cyklophosphamiden und Corticosteroiden gilt seit Jahrzehnten als therapeutischer Ansatz zur Überwindung der Hemmkörperproblematik [4, 5].

3. Die deutliche Reduzierung der Hemmkörpertiter durch die angewendete Immunapherese und
4. die anschließende Substitution von Immunglobulin zur Senkung der Hemmkörperspiegel und Durchbrechung der Hemmkörperaktivität wurde bereits von Nilsson als wirkunsvoller Therapieansatz beschrieben und von anderen Arbeitsgruppen bestätigt [7, 11, 12, 13, 14, 16].

Die konsequente Anwendung der einzelnen Therapieansätze ist aus unserer Sicht für die außerordentlich hohe Erfolgsquote verantwortlich. Der rasche Behandlungserfolg (nach 18,6 Apheresetagen) und die durchschnittliche Beobachtungsdauer bei erfolgreich behandelten Patienten von 15,4 Monaten und die als günstig zu bezeichnende Kostenreduktion in der Behandlung von erworbenen Hemmkörpern sowie die rasche Beherrschung des Blutungsereignisses stellen für uns die Hauptargumente in der Fortführung unserer Anstrengungen dar.

Literatur

1. Brackmann HH (1984) Induced immunotolerance in factor VIII inhibitor patients. Prog Clin Biol 150: 181–185
2. Brackmann HH, Formsen J (1977) Massive factor VIII infusion in hemophilic patients with factor VIII inhibitor. Lancet II; 933
3. Brackmann HH, Oldenburg J, Schwaab R (1996) Immune tolerance for the treatment of factor VIII inhibitors – Twenty years' 'Bonn Protocol' Vox Sang 70: 30–35
4. Green D, Lechner K (1981) A survey of 215 non-hemophilic patients with inhibitors to factor VIII. Thromb Haemost 45: 200–203
5. Green D, Rademaker AW, Briet E (1993) A prospective, randomized trial of prednisone and cyclophosphamide in the treatment of patients with factor VIII autoantibodies Thromb Haemost 70 (5): 753–757
6. Kessler, CM (1991) Aquired factor VIII inhibitors in the nonhemophiliac: Historical perspectives, current therapies, and future approaches. Am J Med 91 (5 A): 1–48
7. Knöbl P, Derfler K, Korninger L, Kapiotis S, Jager U, Maier-Dobersberger T, Horl W, Lechner K, Pabinger I (1995) Elimination of acquired factor VIII antibodies by extracorporal antibody-based immunadsorbtion (Ig-Therasorb). Thromb-Haemost. 74 (4): 1035–8
8. Lottenberg R, Kentro TB, Kitchins CS (1987) Acquired Haemophilia: A natural history study of 16 patients with factor VIII inhibitor receiving little or no therapy. Arch Intern Med 147: 1077–1081
9. Ludlam CA, Morrison AE, Kessler C (1994) Treatment of Acquired Hemophilia. Seminars in Hematology 31 2(4): 16–19
10. Morrison AE (1995) Acquired haemophilia and its management. British Journal of Haematology 89: 231–236
11. Nilsson IM, Berntorp E, Zettervall O (1988) Induction of immune tolerance in patients with hemophilia and antibodies to factor VIII by combined treatment with intravenous IgG, Cyclophosphamide, and Factor VIII N Eng J Med 318: 947–50
12. Nilsson IM, Jonsson S, Sundquist SB, Ahlberg A, Bergentz SE (1981) A procedure for removing high titer antibodies by extracorporal protein A sepharose adsorption in hemophilia. Blood 58: 38–42
13. Nilsson IM, Freiburghaus C (1993) Treatment of patients with factor VII and IX inhibitors. Thromb Haemost 79: 56–9
14. Nilsson IM, Freiburghaus C (1995) Apheresis Inhibitors to Coagulation Factors Inhibitors to Coagulation Factors, Plenum Press, New York

15. Spero JA, Lewis JH & Hasaiba U (1981) Corticosteroid therapy for acquired FVIII-C inhibitors. British Journal of Haematology 48: 635–642
16. Zeitler H, Unkrig C, Brackmann H, Effenberger C, Hanfland D, Ko Y, Vetter H (1997) An immunmodulatory treatment of acquired hemophilia A with long-term-IgG-immunoadsorption, immunsupression, and antigensubstutiton-A modified Bonn-protocoll inducing immuntolerance ASH Meeting 39th (Abstract)

III. Hämophiliebehandlung 2000: Hämophiliezentren, Präparate, Therapiemöglichkeiten

Diskussionsleitung:

W. SCHRAMM (München)
G. AUERSWALD (Bremen)

Hämophilietherapie in Deutschland

I. Scharrer

Der heutige Stand der Hämophilietherapie in Deutschland ist geprägt von der Normalisierung der Lebensqualität und der Lebenserwartung. Dieser Standard wurde erreicht durch die Verfügbarkeit von hochgereinigten, intensiv virusinaktivierten Plasmapräparaten sowie von rekombinanten Präparaten.

Dadurch wurden möglich: eine adäquate Bedarfstherapie, die frühzeitige Prophylaxe und die Durchführung der kontinuierlichen Infusion bei Operationen.

Auch eine frühzeitige, dosisadäquate Immuntoleranztherapie bei Hemmkörperpatienten ist möglich.

Zur ganzheitlichen Therapie gehört auch eine psychosoziale Begleitung.

Grundvoraussetzung für die Weiterentwicklung dieser umfassenden Therapie ist die klinische Forschung. Dies darf nicht vergessen werden.

Die Hämophilietherapie erfolgt nach den Konsensusleitlinien, die im Deutschen Ärzteverlag 1995 veröffentlicht wurden. Die Prophylaxe sollte möglichst frühzeitig beginnen mit einer Dosierung von 20–30 E/kgKG – 3mal/Woche bei der Hämophilie A und 2mal/Woche bei der Hämophilie B.

Bei der kontinuierlichen Infusion werden in der Regel nach der Bolusinjektion von etwa 50 E/kgKG in den ersten beiden Tagen 4–5 E/kgKG/Std. gegeben. An den folgenden Tagen kann wegen der Abnahme der Clearance auf 2–3 E/kgKG/Std. reduziert werden.

Der derzeitige Stand der Inhibitortherapie (Tabelle 1) entspricht durch die Möglichkeiten sowohl bei der Akuttherapie (Immunadsorptionspp, Novo Seven, Feiba) als auch bei der Elimination dem neusten Stand der Wissenschaft.

Bei der orthopädischen Hämophilietherapie können Weichteileingriffe, Arthroskopien und Radiosynoviorthesen durchgeführt werden.

Weiterhin gehören zum Standard der orthopädischen Hämophilietherapie Resektions- und Alloarthroplastiken und Arthrodesen sowie alle Arten von konservativer orthopädischer Therapie inklusive den verschiedensten Rehabilitationsmaßnahmen. Die Knorpeltransplantation wird erst in den nächsten Jahren möglich sein.

Tabelle 1. Stand der Hemmkörpertherapie

Akut	Immunadsorption (Novo Seven, Feiba)
Elimination	ITT (HR: 100 E/kgKG – 2mal/Tag)

I. Scharrer/W. Schramm (Hrsg.)
29. Hämophilie-Symposion Hamburg 1998

Tabelle 2. Derzeitige Verfügbarkeit rekombinanter Konzentrate

Hersteller/Name	Stabilisiert mit Albumin	Rinderprotein in der Herstellung	Produktions-zelle
Bayer - Kogenate	ja	nein	BHK
Baxter - Recombinate	ja	ja	CHO
Pharmacia - Refakto	nein	nein	CHO
Genetics Inst. - BeneFIX	nein	nein	CHO
NovoNordisk - NovoSeven	nein	ja	BHK

Aufgrund der Forderung nach erhöhter viraler Sicherheit und vermehrter Reinheit wurden rekombinante Konzentrate entwickelt. In Deutschland werden derzeitig etwa 50–60% der Patienten damit behandelt. 5 Präparate sind verfügbar, Refakto nur als Studienpräparat und BeneFIX erst ab Anfang 1999. In Tabelle 2 sind die Produktionszellen, der Gehalt an Rinderproteinen und die Stabilisierung mit Albumin bei den verschiedenen Präparaten aufgelistet.

Inzwischen liegen langjährige Erfahrungen mit rek. Präparaten, insbesondere den beiden F-VIII-Präparaten Kogenate und Recombinate, vor. Von Studienbeginn an, 1987 und '88 wurde die Inzidenz der Hemmkörper mit großer Sorge beobachtet. In Tabelle 3 sind 5 prospektive Studien gegenübergestellt. Die Patienten hatten eine Restaktivität von <2%. Bei dem Vergleich dieser Studien zeigte sich eine Inzidenz zwischen 20–30%. Die Inzidenz der high responder variierte zwischen 7–15%, die der low responder zwischen 6–20%.

Bei dem Vergleich von rek. und plasmatischen Präparaten (Tabelle 4) liegt zwar in den prospektiven Studien die Gesamtinzidenz mit 23% für die plasmatischen Präparate niedriger, jedoch ist die Inzidenz der high responder bei den plasmatischen Präparaten vergleichbar der der rek. Präparate. Einschränkend muß jedoch noch auf die kleine Zahl der Patienten hingewiesen werden.

In den Studien ist die Häufigkeit transienter Inhibitoren aufgefallen, die Definition dafür ist noch nicht einheitlich.

Die in Deutschland derzeit (Okt. 1998) verfügbaren Plasmapräparate sind in Tabelle 5 aufgelistet. Durch die Weiterentwicklung der Virusinaktivierungsver-

Tabelle 3. Inhibitorinzidenz bei schwerer Hämophilie A

	Gruppo et al. 1998	Lusher et al. 1997	Rothschild et al. 1998	Gringeri et al. 1997	Lusher et al. 1998
Konzentrat	Recombinate	Kogenate	Recombinate, Kogenate	Kogenate	r-VIII SQ
Beginn der Studie	1990	1989	1993	1993	1994
Anzahl der Patienten mit F VIII <2%	72	64	52	29	97
Inzidenz	22 (30,5%)	18 (28,1%)	15 (28,8%)	6 (20,7%)	26 (27,6%)
HR	8 (11,0%)	10 (15,6%)	5 (9,6%)	2 (6,9%)	9 (9,0%)
LR	15 (20,8%)	8 (12,5%)	10 (18,9%)	4 (13,8%)	17 (5,8%)

Tabelle 4. Vergleich von rekombinanten und plasmatischen Präparaten bezgl. der Inhibitorinzidenz

Studie	Konzentrat	Zeitraum	n	Inhib. (total)	HR (total)
Gruppo et al. 1998	Recombinate	90–97	72	30% (22)	11% (8)
Lusher et al 1997	Kogenate	89–96	64	28% (18)	15% (10)
de Biasi et al. 1994	PD.-Konz.	75–92	48	23% (11)	19% (9)

Tabelle 5. Verfügbare Plasmapräparate (Oktober 1998)

Präparat	Virusinaktivierung
Haemate HS	Pasteurisierung
Profilate	SD und Hitze
Beriate	Pasteurisierung
Immunate	Dampferhitzung
Haemoctin-SD H	SD und Hitze
Hemofil M	SD und Chromatogr.
Monoclate P	Pasteurisierung

Tabelle 6. Verfügbare F-IX-Präparate (Oktober 1998)

- Mononine
- Immunine
- Berinine
- Benefix
- Octonine

Nur bei Hepatitis-A-geimpften Patienten.

fahren bzw. deren Kombination sind auch diese Präparate virussicher und bezgl. der Reinheit hoch bis ultrahoch.

Die derzeit verfügbaren F-IX-Präparate sind in Tabelle 6 zu sehen. Auch sie zeichnen sich durch eine hohe Reinheit und Sicherheit aus. Die Gefahr der Thrombogenität soll bei diesen Präparaten nicht mehr bestehen.

Voraussetzungen für die Garantie dieser Hämophilietherapie sind eine sorgfältige Dokumentation, eine faire, kollegiale Kooperation und Kommunikation, eine kritische Diskussion des Erreichten und Erreichbaren und eine Qualitätssicherung und Validierung.

Blutungen sollten so früh wie möglich und so ausreichend wie notwendig behandelt werden, um keine Dauerschäden zu hinterlassen. Der Behandlungserfolg liegt aber nicht nur in der Hand der Therapeuten, sondern ist auch abhängig von einer engen Kooperation zwischen Arzt und Patient.

Eine optimale und optimierte Therapie kann nur durch erfahrene Spezialisten in qualifizierten Zentren kostengünstig durchgeführt werden. Neben der Berufserfahrung der Spezialisten sind jedoch auch Rahmenbedingungen hinsichtlich räumlicher und personeller Ausstattung erforderlich.

Tabelle 7. Situation der Hämophilie-Therapeuten in Deutschland (Umfrage des DHG-Beirates 1995, Barthels)

- Große langjährige Erfahrung (80% >10 Jahre)
- Rahmenbedingungen (z. B. Räume) nur befriedigend bis sehr mäßig
- Kontinuität oft schwierig, da Zentren nicht institutionalisiert

Der Ärztliche Beirat der Deutschen Hämophiliegesellschaft (DHG) hat im September 1995 unter der Leitung von Frau Prof. Barthels eine bundesweite Umfrage bei den Behandlern bezüglich der personellen und räumlichen Ausstattung durchgeführt. Die Ergebnisse sind in Tabelle 7 zusammengefaßt.

Ein Behandlungszentrum ist davon abhängig, ob sich der jeweilige Vorgesetzte dafür interessiert und es in seiner Arbeitseinheit toleriert. Zukünftig müssen Zentren institutionalisiert werden. Sowohl von Universitäten als auch von Politikern und Krankenkassen muß gefordert werden, daß diese risikoreiche und einem ständigen Wechsel unterworfene Therapie sowohl in personeller als auch in räumlicher Ausstattung optimiert wird. Entscheidend für die Kontinuität ist, die Möglichkeit und Freiheit zur Behandlung, zur Forschung und Lehre. Notwendig sind weiterhin die konsequente Ausbildung des Nachwuchses sowie die enge Kooperation zwischen den einzelnen Zentren mit regelmäßigem Erfahrungsaustausch und auch der Kontakt zu Hausärzten.

Bei einer erneuten Umfrage des Ärztlichen Beirates der DHG wurden in Deutschland 75 Behandlungseinrichtungen, 19 Behandlungszentren und 14 spezialisierte Behandlungszentren gemeldet, insgesamt 108 Therapiemöglichkeiten im Jahre 1998.

Diese Aufstellung basiert auf Ergebnissen der Rückantworten eines Fragebogens, der von Frau Prof. Barthels an alle deutschen Hämophilietherapeuten versandt und später ausgewertet wurde. Die Einteilung bedeutet keine Bewertung des persönlichen Einsatzes der einzelnen Hämophiliebehandler. Der Beirat der DHG ist sich bewußt, daß ein solches Verzeichnis nie vollständig sein kann. Eine regelmäßige Ergänzung ist in 3-jährigen Abständen vorgesehen.

Die Hämophilietherapie in Deutschland hat noch viele ungelöste Aufgaben (Tabelle 8).

Als zukünftige Gefahren der Hämophilietherapie sind das Auftreten neuer Viren oder anderer infektiöser Agenzien, weiterhin Hemmkörperprobleme oder Kostenfragen sorgfältig zu beachten, sowie nie völlig vermeidbare technische Fehler bei der Herstellung von Gerinnungspräparaten.

Tabelle 8. Aufgaben der Hämophilietherapie

- Erstellung eines Nebenwirkungsregisters (z.B. auch seltene wie Minirin und Psychopharmaka)
- Ergänzung der Konsensusleitlinien
- Überarbeitung des Ortsverzeichnisses (auch Europa, USA etc.)
- strategische Allianz mit Krankenkassen

Die derzeitigen Probleme in der Hämophilietherapie liegen in der Garantie eines unbegrenzten Vorrates der Präparate und zunehmend auch in den Kosten.

Literatur

1. Leitlinien zur Therapie mit Blutkomponenten und Plasmadrivaten. Deutscher Ärzte-Verlag 1995
2. Biasi R de, Rocino A, Papa ML, Salerno E, Mastrullo L, Biasi D de (1994) Incidence of factor VIII inhibitor development in hemophilia A patients treated with less pure plasma derived concentrates. Thromb Haemost 71: 544–547
3. Gringeri A, Kreuz W, Escuriola-Ettinghausen C et al. (1997): Anti-F.VIII inhibitor incidence in previously untreated patients (PUPs) with hemophilia exposed to Kogenate (G.I.P.S.I. - German-Italian PUP Study on Inhibitor). Abstract no. 2642, ISTH Florence. Thromb Haemost, (Suppl.): 648
4. Gruppo R, Chen H, Schroth P, Bray GL (1998): Safety and immunogenicity of recombinant factor VIII (Recombinate) in previously untreated patients (PUPs). A 7.3 years update. Abstract no. 291, XXIII Congress of the WFH, The Hague, Haemophilia, 4: 228
5. Lusher J, Arkin S, Hurst D (1997): Recombinant F.VIII (Kogenate) treatment of previously untreated patients (PUPs) with hemophilia A. Update of safety, efficacy and inhibitor development after seven study years. Abstract no. PD-664, ISTH Florence. Thromb Haemost, (Suppl.): 162
6. Lusher JM, Courter S, Spira J (1998): Safety, efficacy and inhibitor development in previously untreated patients (PUPs) treated exclusively with recombinant B domain deleted F.VIII (rFVIII SQ). Abstract no 284, XXIII Congress of the WFH, The Hague, Haemophilia, 4: 227
7. Rothschild C, Laurian Y, Satre EP et al. (1998): Inhibitor incidence in French previously untreated patients (PUPs) with severe hemophilia A receiving recombinant factor VIII. One-year additional exposure of rF.VIII. Abstract no. 285, XXIII Congress of the WFH, The Hague, Haemophilia, 4: 227

Problempunkte in der Hämophiliebehandlung

E.O. Meili

Dieser Beitrag soll als Diskussionsgrundlage die wesentlichen Problempunkte der Hämophiliebehandlung aufzeigen, ohne Anspruch auf Vollständigkeit, als derzeitige Standortbestimmung mit schweizerischem Lokalkolorit und als Ausblick ins nächste Jahrtausend.

Substitutionsbehandlung

Präparatewahl

In der Schweiz werden derzeit für Kinder rekombinante Präparate empfohlen. Erwachsene treffen die Präparatewahl zusammen mit dem behandelnden Spezialisten nach eingehender Aufklärung. Der Anteil an rekombinanten Faktor-VIII-Präparaten beträgt Ende 1998 in der Schweiz 50% des gesamten Faktor-VIII-Verbrauchs. Für das Jahr 2000 stehen verschiedene rekombinante Präparate in Aussicht, die keine menschlichen oder tierischen Proteine mehr enthalten. Gentherapie und neuartige Applikationssysteme, wie subcutane oder orale Anwendungen, auch Applikation per Fertigspritzen, werden noch länger auf sich warten lassen.

Verabreichungsmodus

Das Ziel, daß ein Hämophiler heutzutage voll sozialisiert ist und mit einer seinen Fähigkeiten entsprechenden optimalen Ausbildung einen anspruchsvollen Beruf ausüben kann, ist erreicht. Das nächste Ziel ist, daß er ohne körperlich erheblich behindernde Blutungsfolgen leben kann. Dieses Ziel ist in Aussicht. Daß ein schwer Hämophiler ohne jegliche Einschränkungen leben kann, ist ein nicht erreichbares Ziel, weil es der hämophilen Blutungsneigung nicht Rechnung trägt und mit zu großem Aufwand für die Solidargemeinschaft verbunden wäre.

An diesen Zielsetzungen orientiert sich die Entscheidung bezüglich Verabreichungsmodus oder Dosierung der Substitutionsbehandlung. Als Maximallösung präsentiert sich die *Primärprophylaxe* mit Substitution von 25–40 IE Faktor VIII 3mal wöchentlich unter Einhaltung eines minimalen Faktor-VIII-Spiegels im Hämophilen von >1–2%, mit Beginn bald nach der Geburt bzw. Diagnosestellung

I. Scharrer/W. Schramm (Hrsg.)
29. Hämophilie-Symposion Hamburg 1998

der Hämophilie. Aus der Beobachtung, daß bei gewissen, ebenfalls schwer hämophilen Kindern, erstens erst später erste Gelenkblutungen auftreten, und zweitens die Blutungen selten bleiben, wird in der Schweiz heute üblicherweise die *Sekundärprophylaxe* angewandt: Der Beginn der Dauersubstitution erfolgt bei rezidivierenden Blutungen in ein Gelenk oder wiederholten Blutungen innerhalb einer gewissen Zeitspanne, die derzeit neu festgelegt wird.

Dritte Möglichkeit ist die *Bedarfsbehandlung*, die kombiniert wird mit Phasen von zeitlich befristeter Dauerbehandlung dann, wenn es die Klinik gemäß den obengenannten Kriterien erfordert. Entscheidungshilfen für den einen oder anderen Verabreichungsmodus bietet in erster Linie eine sorgfältige Beobachtung des Blutungsverlaufs, dann aber auch die Erfassung von Kombinationsdefekten der Blutgerinnung, die eine vermehrte Blutungshäufigkeit verursachen können. Möglicherweise werden bereits für das Jahr 2000 Resultate von prospektiven randomisierten klinischen Studien aus UK, USA, Italien und Kanada verfügbar sein. Vielleicht läßt sich auch aus den Daten von molekulargenetischen Studien bald ein Zusammenhang zwischen der Art der Mutation im Faktor-VIII- bzw. -IX-Gen und der zu erwartenden Blutungshäufigkeit ableiten.

Hemmkörperbehandlung

Die *Immuntoleranztherapie* hat sich mindestens für das Kindesalter etabliert. Kontrovers diskutiert werden nach wie vor die dafür wirksame Dosierung des Faktor-VIII-Konzentrates, ein allfälliger Vorteil einer parallelen Immunmodulation und die Notwendigkeit einer Dauersubstitution nach erreichter Immuntoleranz. An der 2. Immuntoleranzkonferenz in Bonn-Königsberg von 1997 wurde folgender Konsens erarbeitet: Nach der Stellung der Hemmkörperdiagnose soll vor Beginn der Immuntoleranz-Therapie beobachtet werden, ob der Hemmkörper hoch-, niedrigtitrig oder passager ist.

Bei einem hochtitrigen Hemmkörper soll, wenn möglich, ein spontanes Absinken bis auf ein Plateau abgewartet werden. Es wurde nämlich beobachtet, daß die Immuntoleranz bei niedrigerem Initialtiter nach kürzerer Zeit erreicht werden kann. Blutungen während der Beobachtungszeit werden wenn möglich mit rekombinantem aktiviertem Faktor VII (NovoSeven) behandelt, um eine Hemmkörperboosterung zu vermeiden.

Über die geeignete Behandlung von erwachsenen Hämophilen, die ihren Hemmkörper seit Jahren haben, ist wenig bekannt und nichts publiziert. Die Immuntoleranztherapie bei einem 80 kg schweren Erwachsenen mit 2mal 100 IE eines rekombinanten Faktor-VIII-Präparates würde pro Tag Sfr 20.000 kosten. Beim seltenen Ereignis eines erwachsenen Hämophilen, der nach jahrelanger Substitution ohne Präparatewechsel einen Hemmkörper bildet, liegt möglicherweise eine unterschiedliche Pathogenese der Hemmkörperbildung vor, die mit einer andersartigen Behandlung angegangen werden muß.

Es ist zu erwarten, daß nach der Jahrtausendwende eine Immuntoleranztherapie mit epitopcharakterisierten synthetischen Peptiden möglich wird.

Hämophile Arthropathie

Die hämophile Arthropathie wird seltener werden dank einer rigoroseren Blutungsbehandlung. Angesichts dessen, daß von den am Universitätsspital in Zürich behandelten 70 erwachsenen Patienten mit schwerer Hämophilie 63% vor 1964 geboren sind und deshalb einige Jahre gar keine Substitutionsbehandlung hatten, und die 28% zwischen 1964 und 1974 geborenen in ihrem Kindesalter unterdosiert substituiert wurden, wird uns die Problematik der hämophilen Arthropathie weit ins nächste Jahrtausend begleiten. Die betroffenen Hämophilen profitieren von den Fortschritten der orthopädischen Chirurgie, v. a. der prothetischen Versorgung der großen Gelenke.

Am Universitätsspital Zürich erfolgten 1978–1998 93 große orthopädische Operationen, 1/3 Implantationen von Kniegelenksprothesen. Bei der Art der Eingriffe besteht ein Trend weg von den korrigierenden Operationen hin zur prothetischen Versorgung. Bei der perioperativen Substitutionsbehandlung wird eine Faktor-VIII–Normalisierung (≥ 100%) angestrebt für den Operationstag und die ersten postoperativen Tage, was am besten mit der kontinuierlichen Faktor-VIII–Zufuhr gelingt. Mit den demnächst verfügbaren noch höher konzentrierten, albuminfreien Faktor-VIII–Präparaten sind Schwierigkeiten zu erwarten (kleines Perfusionsvolumen führt zu Dosierungsungenauigkeiten, Adsorption des Albuminfreien Präparates am Infusionsmaterial).

Die Präparatehersteller sind aufgefordert, die Technologie zur Verfügung zu stellen, die es erlaubt, diese Hochkonzentrate kontinuierlich zu verabreichen über geeignete Infusionssysteme, die nicht-signifikante Mengen Faktor VIII bzw. IX adsorbieren.

Chronische Hepatitis C und HIV-Infektion

Chronische Hepatitis C

Mehr als 90% der am Universitätsspital Zürich betreuten erwachsenen Hämophilen, die früher mit nicht-virusinaktivierten Gerinnungspräparaten behandelt worden sind, haben eine chronische Hepatitis C, 1/3 davon mit persistierend erhöhten Leberenzymen. Von 70 Hämophilen mit chronischer Hepatitis C sind bisher 4 an Leberversagen bzw. hepatozellulärem Karzinom verstorben. Einer von diesen 4 Patienten hatte, berufsbedingt, einen außerordentlich hohen Alkoholkonsum; bei den anderen 3 handelte es sich um Patienten mit leichter Hämophilie, die in fortgeschrittenem Alter erstmals substituiert und dabei infiziert wuden. Weitere 4 Hämophile haben derzeit eine manifeste Hepatopathie.

Die übrigen Betroffenen, insbesondere die seit Kindes- oder Jugendalter regelmäßig substitutierten schweren Hämophilen zeigen weder subjektiv noch labormäßig eine Hepatopathie. Trotzdem wurde Ende 1997 den schweizerischen Hämophilen mit chronischer Hepatitis C und erhöhten Leberwerten die Interferon/ Ribavirin-Kombinationstherapie angeboten. 46 Hämophile wurden in die Therapiestudie eingeschlossen. Die Jahre nach 2000 werden zeigen, welche Rolle der Zeitfaktor bei der Hepatitis C des Hämophilen spielt – bei allen liegt die Infektion mittlerweilen mehr als 14 Jahre zurück - und welche Zusatzfaktoren bzw. Schutzmechanismen die Entwicklung hin zur Zirrhose und zum hepatozellulären Karzinom beschleunigen bzw. verhindern.

HIV-Infektion

In der Schweiz haben bisher 50% der HIV-infizierten Hämophilen überlebt. Die Kombinationsbehandlung hat zu einer markanten Verbesserung der Situation geführt. Dennoch zwingen die Langzeitnebenwirkungen dieser Medikamente und die beobachteten Resistenzbildungen, den Zeitpunkt des Behandlungsbeginnes genau zu überlegen. Es scheint verantwortbar zu sein, bei einem viral load von <10.000 Viruskopien/ml und einer gleichzeitigen CD4-Zellzahl von >200/μl mit einer Behandlung zuzuwarten.

Gemäß der heutigen Lehrmeinung ist es wichtig, daß die Erstbehandlung so potent wie möglich ist, und daß die Behandlung nicht abgebrochen wird. Eine zusätzliche Unterstützung des Immunsystems wird diskutiert. Bei der bei Hämophilen häufigen HIV/HCV-Koinfektion ist die Hepatotoxizität der antiviralen Substanzen problematisch. Eine erhöhte Blutungstendenz bei Hämophilen unter Proteasehemmern wird beobachtet und könnte v. a. zusammen mit einer HIV- oder HCV-bedingten Thrombozytopenie folgenschwer sein.

Qualitätsmanagement und Qualitätssicherung in der Hämophiliebehandlung (aus der Sicht des Bonner Hämophiliezentrums)

H.H. Brackmann, W. Effenberger, L. Hess, P. Hanfland

Präambel

Die mit der Grunderkrankung der Hämophilie verbundene Gerinnungsstörung führt in Abhängigkeit von dem Schweregrad der Grunderkrankung insbesondere bei der schweren Verlaufsform zu zum Teil schwersten Blutungsereignissen, die insbesondere durch rezedivierendes Auftreten in Gelenke und Muskulatur zu schwersten Blutungsfolgen bis hin zu Verkrüppelungen führen können. Darüber hinaus hat die Anwendung nicht virusinaktivierter aus Plasma gewonnener Gerinnungskonzentrate zu schweren Behandlungsfolgen geführt wie insbesondere der Übertragung der Hepatitis B- und C- sowie HIV-Infektionen. Diese Virusübertragungen sind durch ausreichende Virusinaktivierungsverfahren wie auch die Einführung rekombinant hergestellter Konzentrate nahezu ausgeschlossen. Andere Nebenwirkungen wie allergische Reaktionen sowie Hämolysen sind mit der Reinigung der Konzentrate deutlich zurückgegangen. Als wesentlichste und schwerwiegendste Komplikation konnte die Entwicklung von Hemmkörpern (ca. 30%) bislang nicht beeinflußt werden.

Um Blutungsfolgen durch eine rechtzeitige Blutungsbehandlung sowie prophylaktische Maßnahmen zu vermeiden, ist die ärztlich kontrollierte Selbstbehandlung eingeführt worden, die die eigentliche intravenöse Substitutionsbehandlung in die Hand des Patienten selbst legt. Darüber hinaus sind die oben beschriebenen Nebenwirkungen der Behandlung durch entsprechende Produktsicherheit und -kontrolle auszuschließen oder rechtzeitig zu erkennen. Sowohl die mit der grundsätzlichen Behandlung der Hämophilie und hier insbesondere der ärztlich kontrollierten Selbstbehandlung wie auch der Produktsicherheit verbundenen gesetzlichen Auflagen [Gesetz über die Angleichung der Leistung zur Rehabilitation (1974), § 10; Entscheidung des UHM (= Untersuchungs- und Heilmittel-)Ausschusses der Kassenärztlichen Bundesvereinigung zum 25. Februar 1981, Leitfaden zur Therapie mit Blutkomponenten und Blutderivaten der Bundesärztekammer (1995); Arzneimittelgesetz (letzte Fassung 1998) § 47; Transfusionsgesetz (1998) § 13 und 14] fordern ein gezieltes Qualitätsmanagement und Sicherungssystem.

Unter Berücksichtigung der dargelegten Behandlungsprobleme sowie der gesetzlichen Forderungen und Anforderungen lassen sich folgende Behandlungsziele definieren:
- Vermeidung von Blutungen und deren Folgen
- Behandlung von Blutungen, deren Folgen, Komplikationen und Nebenwirkungen

I. Scharrer/W. Schramm (Hrsg.)
29. Hämophilie-Symposion Hamburg 1998

- Vermeidung von Nebenwirkungen (Produktsicherheit)
- Integration des Patienten in die soziale Gesellschaft (Kindergarten, Schule, Berufsausbildung und Beruf, Familie, Freizeit, sportliche Aktivitäten)

Im Hinblick auf das Qualitätsmanagement und die Qualitätssicherung der oben angeführten Behandlungsziele sind daher folgende problemorientierte Grundsätze besonders zu berücksichtigen:

1. **Ärztlich kontrollierte Selbstbehandlung der Hämophilie:**
   Da dem Patienten im Rahmen dieser Selbstbehandlung die Therapie im Sinne der intravenösen Injektion des erforderlichen Gerinnungspräparates selbst an die Hand gegeben wird, ist eine enge Kooperation zwischen Patient und Arzt unabdingbar.
   Dies setzt die ständige Verfügbarkeit des Arztes, regelmäßige Kontrollen der von dem Patienten selbst durchgeführten Maßnahmen sowie die Führung von Behandlungprotokollen mit exakter Chargendokumentation voraus.

2. **Vermeidung von Blutungsfolgen:**
   Da der Gerinnungsdefekt nicht permanent ausgeglichen werden kann (wie zum Beispiel beim Diabetiker), ist es erforderlich, durch
   eine individuell an die jeweilige Blutungssituation [Häufigkeit und Schweregrad der Blutung, Blutungslokalisation (target joint)] sowie an den klinischen Zustand des entsprechenden Bewegungsapparates angepaßte Akut- und Dauerbehandlung mit entsprechender Dosierung Gelenksveränderungen zu vermeiden. Dies hat regelmäßige Kontrollen der Gelenke und Muskulatur zur Folge.

3. **Vermeidung von Nebenwirkungen:**
   Dies setzt *Produktsicherheit* voraus. Darüberhinaus gilt es insbesondere durch *rechtzeitige Rückmeldung* mögliche chargen- bzw. produktabhängige Virusinfektionen, allergische Reaktionen oder Hämolysen oder anderweitige *Nebenwirkungen bekannt zu geben,* um durch einen *rechtzeitigen Rückruf das Ausmaß dieser Nebenwirkungen so gering wie möglich zu halten.*
   Hinsichtlich der Entwicklung von Hemmkörpern gilt es, *mögliche Produktabhängigkeiten* – wie in der Vergangenheit geschehen – *rechtzeitig aufzudecken und bekannt zu machen* sowie durch regelmäßige Kontrollen eine Hemmkörperentwicklung generell frühzeitig zu erkennen (Prinzip der Hämovigilanz).

4. **Behandlung von Hemmkörpern:**
   Wegen der mit der Hemmkörperentwicklung verbundenen Schwierigkeit der Behandlung akuter Blutungsereignisse sowie der notwendigen regelmäßigen Substitutionstherapie bei der Durchführung der ITT sind *engmaschige Kontrollen* eine wesentliche Voraussetzung.

Unter Berücksichtigung der oben beschriebenen Probleme und gesetzlichen Voraussetzungen sind am Bonner Hämophiliezentrum folgende Maßnahmen zum Qualitätsmanagement und zur Qualitätssicherung etabliert:

Qualitätsmanagement

Allgemein

- Außerhalb der Dienstzeit und am Wochenende besteht ein ständiger ärztlicher, ein medizinisch-technischer und ein Ambulanz-Dienst (Krankenschwester).
- Enge Kooperation mit anderen Einrichtungen der Medizinischen Klinik (insbesondere mit der Orthopädischen Klinik, HIV- und hepatologischen Ambulanz der Medizinischen Klinik, Medizinischen Poliklinik, Kinderklinik, Mikrobiologie und anderen).
- Ausstellung eines Bluterpasses mit individuellen therapeutischen Angaben
- Aufklärungsgespräch mit dem Patienten selbst sowie mit der Familie, dem Kindergarten, der Schule, der Ausbildungseinrichtung sowie der Arbeitsstelle hinsichtlich Verletzungsgefahr und Maßnahmen im Notfall.
- Genetische Beratungen und entsprechende Aufklärung für Patient und Familienangehörige.
- Zusammenarbeit mit Patientenorganisationen
- Veranstaltungen und Besuch von Fortbildungen

Speziell

Ärztlich kontrollierte Selbstbehandlung

- Ausbildung der Patienten in der ärztlich kontrollierten Selbstbehandlung unter Maßgabe enger Kooperationsbereitschaft.
- Individuelle Dosierungen anläßlich von Blutungsereignissen wie auch bei erforderlicher Prophylaxe entsprechend dem jeweiligen orthopädischen Befund, der individuellen Recovery und Halbwertszeit sowie der Blutungshäufigkeit, dem Schweregrad der Blutung und der Blutungslokalisation (target joint).
- Enge Kooperation mit dem Hausarzt.
- Direkte Konzentratabgabe an den Patienten durch das Institut mit gesetzlich geforderter Chargendokumentation.
- Psychologische und soziale Beratung durch eine am Zentrum angestellte Psychologin.

Vermeidung von Blutungsfolgen

- Rechtzeitige Unterrichtung bei schweren Blutungen oder Blutungskomplikationen.
- Regelmäßige Untersuchung des Patienten unter besonderer Berücksichtigung des Gelenk- und Muskelstatus.
- Regelmäßige Kontrolle der Gerinnung unter besonderer Berücksichtigung der Faktor VIII- und IX-Aktivität sowie der Recovery und der Halbwertszeit.

Vermeidung von Nebenwirkungen

- Allergische Reaktionen
  - Bei gehäuftem Auftreten bei ein und demselben Patienten wird eine verträgliche Charge in einem größeren Umfang zurückgestellt.
  - Patient hat eine Cortison-Fertigspritze zu Hause zur Verfügung wie auch Cortison-Suppositorien.
- Hämolyse
  - Regelmäßige Kontrolle des Blutbildes.
  - Bei Verdacht auf Hämolyse, Anwendung isoagglutininkompatibler Produkte
  - In vitro-Untersuchung bestimmter Produkte auf den Isoagglutinin-Anteil.
- Virusinfektionen
  - Regelmäßige Kontrollen der Transaminasen sowie klinisch-chemischer Untersuchungsparameter.
  - Regelmäßige serologische Untersuchungen auf Hepatitis A bis G und HIV 1+2.
  - Unregelmäßige serologische Untersuchungen auf Parvovirus B 19, CMV und Epstein-Barr.
- Hemmkörperentwicklung
  - Abklärung des Gendefektes.
  - Regelmäßige Untersuchung auf Hemmkörper, insbesondere bei Patienten, die weniger als 50 Behandlungen erhalten haben und bei denen ein Gendefekt vorliegt, der eine höhere Inzidenz zur Hemmkörperentwicklung erwarten läßt.
- Spezifische Hemmkörpertherapie = Immuntoleranztherapie (ITT):
  - Regelmäßige Kontrolle des Hemmkörpertiters.
  - Bei sehr schlechten Venenverhältnissen ggfs. Portimplantation.
  - Falls Port implantiert, auführliche Instruierung des Patienten hinsichtlich der erforderlichen Hygienemaßnahmen sowie deren regelmäßige Kontrolle.
  - Rückstellung einer größtmöglichen Charge für den jeweiligen Hemmkörperpatienten, um ein häufiges Wechseln der Charge zu vermeiden.
- EDV
  - Seit 20 Jahren besteht ein spezielles EDV-System: **„IHIS = Interaktives Hämophilie Informationssystem“**, das alle wesentlichen Bereiche der Hämophilie-Ambulanz unterstützt durch Erfassung der
    - Labordaten
    - Behandlungsprotokolle mit Chrargendokumentation
    - Orthopädische Untersuchungsdaten
    - Lagerhaltung mit Chargendokumentation

Qualitätssicherung

Ambulanz

ärztlicher Bereich

- Diktat aller Patientengespräche (ambulant, stationär, telefonisch).
- Kontrolle aller Blutungsereignisse durch entsprechende EDV-Liste.

- Sichtung aller pathologischen Laborparameter durch entsprechende EDV-Liste.
- Kontrolle der ärztlich kontrollierten Selbstbehandlung.
- Regelmäßige (tägliche) Besprechung der Ambulanzärzte.
- Regelmäßige Konsiliarbesuche.

Nichtärztlicher Bereich

- Erstellung des täglichen Laborlaufzettels anhand vorgegebener Kriterien unter EDV-Kontrolle.
- Einhaltung der Hygiene-Maßnahmen.
- Regelmäßige Hygiene-Kontrollen.
- Kontrolle der Selbstbehandlung – speziell Auflösen des Konzentrates sowie der Injektionen selbst.
- Venenpflege.
- Venentraining.

Labor

Interne Qualitätssicherungsmaßnahmen

- Eichung der Laborgeräte.
- Validierung der Methoden.
- Erstellung von Eichkurven.
- Tägliche Präzisions- und Richtigkeitskontrollen.
- Erstellung eigener Plasmapools.
- Bezüglich der Faktor VIII- bzw. Faktor IX-Bestimmungen werden täglich 2 unterschiedliche Methoden (Einphasen-Methode und chromogene Bestimmung) verwendet.
- Dokumentation einschließlich EDV.
- Regelmäßige Besprechung.
- Fortbildung des Personals
- Hygienekontrollen.

Externe Qualitätssicherungsmaßnahmen

- Teilnahme an internationalen Ringversuchen.
- Regelmäßige Teilnahme an nationalen Ringversuchen (Instand).
- Mitgliedschaft in der Arbeitsgruppe „Hämophilie“ der GTH (= Gesellschaft für Thrombose- und Hämostaseforschung) sowie dem ärztlichen Beirat der DHG (= Deutsche Hämophilie-Gesellschaft).

Sekretariat

- Führen des Patienten-Terminkalenders mit Rückruf bei Nichteinhaltung des Termins.

- EDV-gestützte Vorbereitung des Bestellscheines für die Auslieferung von Gerinnungskonzentraten mit entsprechenden Sicherheitskontrollen, um Verwechslungen zu vermeiden.
- Kopie jedes einzelnen Rezeptes.
- Dokumentation jedes einzelnen Telefongespräches.

2.4 EDV

„IHIS = Interaktives Hämophilie-Informationssystem"
- Sichtung und Überprüfung der Labor- und Befundbelege auf Vollständigkeit.
- Eingabe mittels spezieller Erfassungsprogramme sowohl auf PC als auch auf Großrechner.
- Ausgabe und Prüfung der Daten auf Soll und Ist anhand der Urbelege und Kontrollisten.
- Korrektur bzw. Ergänzung fehlerhafter oder fehlender Daten.
- Neuerliche Ausgabe und Prüfung der korrigierten und ergänzten Daten.
- Eingabe und spezielle Kontrolle (insbesondere auf Richtigkeit der Chargendokumentation) der Behandlungsprotokolle.
- Ausdruck der Behandlungsprotokolle und Vergleich zu der Eingabe durch eine 2. Person.
- Mikroverfilmung der Protokolle auf 2 separaten Mikrofilmen.
- Archivierung der Mikrofilme an 2 unterschiedlichen Aufbewahrungsorten.
- Computergestützte Ausgabe von Dokumentationslisten.

Lager

- Eingang von Gerinnungspräparaten durch EDV-Erfassung und Lagerung.
- Ausgabe von Gerinnungsprodukten mit gesetzlich geforderter Chargendokumentation mit entsprechenden Sicherheitskontrollen, um Verwechslungen zu vermeiden.
- Täglich Bestandsaufnahme.

Gerade das Qualitätssicherungssystem ist so ausgelegt, daß Daten und Maßnahmen ständig zum Teil mehrfach interaktiv kontrolliert werden, um bei der großen Anzahl der durch das Bonner Zentrum betreuten Hämophilie-Patienten (800) trotz der außerordentlich großen Datenmenge (z. B. tägliche Eingabe von 500 Protokollen) die Qualität zu sichern.

Wir sind uns im Klaren darüber, daß Verbesserungsmöglichkeiten notwendig und den jeweiligen sich erweiternden Gegebenheiten angepaßt werden. Hierzu ist unserer Ansicht nach ein gemeinsamer Konsens aller Hämophilie-Behandler in der Zukunft von Vorteil und würde für alle Beteiligten ein hohes Maß an Sicherheit mit sich bringen.

Qualitätsanforderungen der Kostenträger

J. FAHN

Vorbemerkung

Die aktuellen Diskussionen über das Gesundheitswesen beschäftigen sich im Prinzip ausnahmslos mit den ökonomischen Faktoren des Systems. Betrachtet man das Thema aus der Sicht der Kostenträger, dann drängt es sich auf, auch Aussagen darüber zu treffen, welche Rolle der Krankenversicherung im Gesundheitswesen zugewiesen ist oder welche Rolle die Krankenversicherung für sich beansprucht. Sollen die Krankenkassen nur zahlen, steuern oder die Behandlungsabläufe koordinieren?

Bei einer ausschließlich zahlenden Funktion reduzieren sich die Überlegungen auf die übliche Kosten- bzw. Ausgabendiskussion: Wieviel kostet die Versorgung bestimmter Patientengruppen? Hier geht es vorrangig um chronisch Kranke, ob Bluter, Diabetiker, Asthmatiker, Rheumatiker, Herz-Kreislauf-Kranke. Das Ergebnis einer solchen Betrachtung müßte sich zwangsläufig in der Wiedergabe der bekannten Probleme der Finanzierbarkeit eines in seiner Struktur unveränderten Gesundheitssystems erschöpfen. Die Frage kann darum nicht sein, ob wir uns die Anwendungen für bestimmte Erkrankungen noch leisten wollen, sondern ob wir uns die Fortführung von historisch gewachsenen, teilweise veralteten Gesamtstrukturen noch leisten können.

Mit den Vorschriften über die Qualitätssicherungsmaßnahmen im Gesundheitsreformgesetz 1989 hat der Gesetzgeber erstmals ein neues Instrument einer möglichen Steuerung in das Gesundheitswesen eingeführt. Qualitätsanforderungen dürfen sich aber nicht ausschließlich auf Einzelverfahren oder Einzelparameter beschränken. Qualitätssicherung muß als ganzheitliche Denkstrategie gesehen werden, die die Bereiche der Struktur-, Prozeß- und Ergebnisqualität umfaßt. Qualitätsanforderungen richten sich auch an das System und schon deshalb sind Qualitätssicherungsmaßnahmen nicht isoliert, sondern auch strukturbezogen zu verwirklichen. Völlig offen bleibt natürlich, aus welcher Sicht Qualität definiert werden soll, aus der Sicht der Handelnden oder der Betroffenen.

Strukturen

Historisch gewachsene Strukturen wie die Kostenträgerstruktur (Kranken-, Unfall-, Renten-, Pflegeversicherung, Sozialhilfe) mit unterschiedlichen, auch kon-

I. Scharrer/W. Schramm (Hrsg.)
29. Hämophilie-Symposion Hamburg 1998

kurrierenden Zuständigkeiten oder die Versorgungsstruktur mit relativ isolierten Versorgungsbereichen (ambulante, stationäre Behandlung, Rehabilitation, Pflege) erschweren durchgängige Behandlungskonzepte.

These 1: Die Kostenträger sind verpflichtend in das System der Qualitätssicherung eingebunden

Der aktuelle Stand in der Umsetzung von Qualitätssicherungsmaßnahmen entspricht sicher nicht den denkbaren Möglichkeiten. In der Regel beschränkt sich das Einführen von Maßnahmen auf Bundes- und Landesebene mehr auf vertraglich fixierte Anforderungsprofile und weniger auf Prozeß- und Ergebnisbewertung. Inhaltlich muß stärker herausgearbeitet werden, mit welcher Zielsetzung Qualitätssicherung gesehen wird, als Instrument zur Kostensenkung, als reines Kontrollsystem oder als Voraussetzung für eine qualitativ hochwertige Versorgung.

These 2: Präventive Maßnahmen sind untrennbarer Bestandteil für eine zukunftsorientierte Versorgungsqualität

Wenn Qualitätssicherung die Voraussetzung einer neuen Versorgungsqualität darstellen soll, muß der Prävention künftig ein entscheidender Stellenwert im Gesamtkonzept der Patientenversorgung zugewiesen werden. Dabei kommt es darauf an, wie sich die Medizin generell versteht. Geht es um Schadensregulierung im traditionellen Sinn (wenn Erkrankung als Schadensereignis gesehen wird) oder kann es möglich sein, durch präventive Maßnahmen den Eintritt eines »Schadens« hinauszuschieben. Prävention darf dabei nicht allein auf dem kurativen Bereich aufsetzen, sondern es bedarf einer eigenen Präventionsstruktur. Dazu gehören auch ein interdisziplinär besetztes Präventionsteam und institutionsübergreifende Präventionsmaßnahmen (Abb. 1).

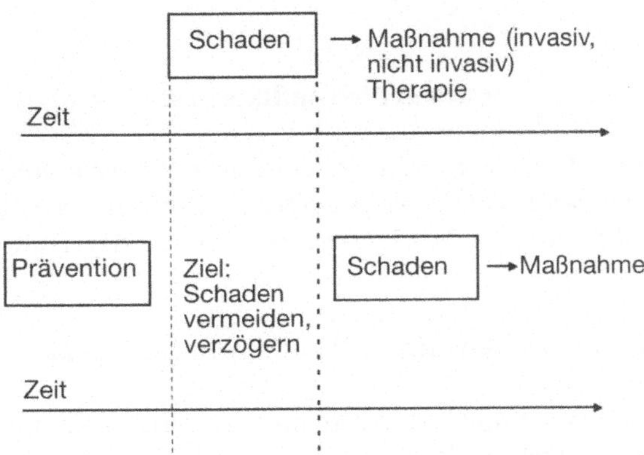

Abb. 1. Wo setzt Qualitätsmanagement an?

These 3: Die Vernetzung von Behandlungsabläufen sollte patientenorientiert gestaltet werden

Unser Gesundheitssystem ist dadurch gekennzeichnet, daß Behandlungsangebote, Behandlungsabläufe, Zuständigkeiten und Handlungsweisen der Institutionen für den Patienten eine fast dickichtartige Struktur aufweisen. Steuerungsmöglichkeiten sind entweder kaum oder überhaupt nicht vorhanden. Beispiel: Ein Patient ist wegen seiner Erkrankung laufend in den unterschiedlichsten Einrichtungen in Behandlung, ambulant oder stationär, vielleicht findet auch noch eine Reha-Maßnahme statt, ohne einen Erfolg der Heilung. Das System bietet keine Möglichkeit, diesen Behandlungsablauf unter Qualitätsgesichtspunkten darauf abzuklopfen, ob überhaupt die zielführenden diagnostischen Maßnahmen eingesetzt wurden (Abb. 2).

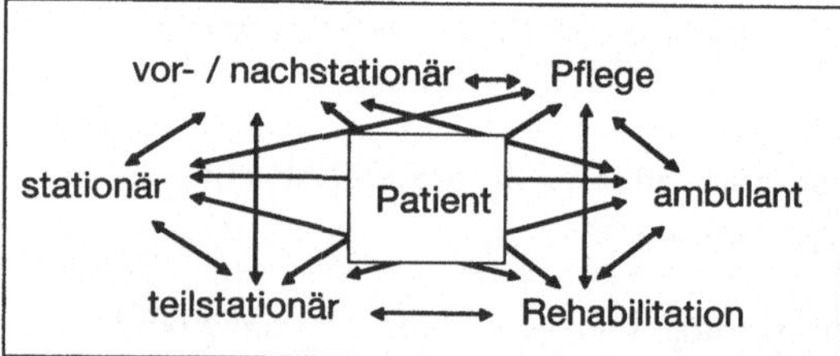

Abb. 2. Interaktion bei Versorgungsabläufen

These 4: Qualitätsmanagement korrespondiert mit den Bedürfnissen der Patienten

Der Patient befindet sich mit seiner Versorgung in einem vorgegebenen Raster von Behandlungsstruktur und Behandlungsweg. Diesem Prozeß hat sich der Patient gleichsam zu unterziehen, er findet sich oft in seinen Bedürfnissen nicht wieder. Qualitätsmanagement soll und muß verstärkt aus der Sicht der Patienten und von ihren medizinischen und psychosozialen Bedürfnissen ausgehend organisiert werden.

These 5: Es bestehen Zielkonflikte in der Versorgung

Erwartungen, Vorstellungen und auch Wünsche von Patienten und Behandlern weichen zwangsläufig voneinander ab. Dies führt zu Zielkonflikten, die einem patientenorientierten Qualitätsmanagement zuwiderlaufen (Abb. 3).

These 6: Es bestehen Zielkonflikte in der Therapie

Die Erwartungen des Patienten an seine Therapie und die bestehenden Versorgungsangebote des Systems sind nicht immer deckungsgleich. Die therapeutischen

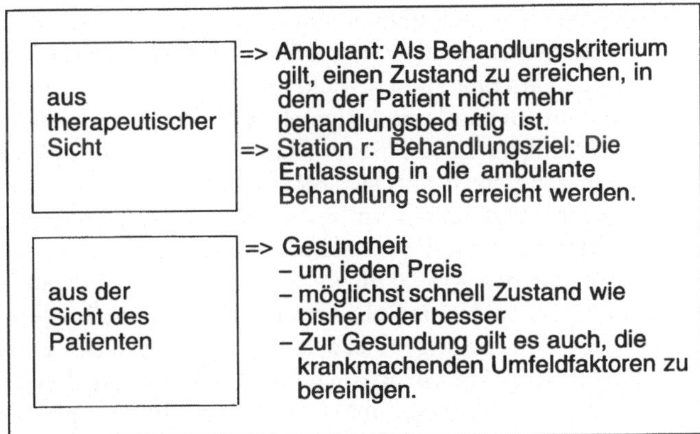

Abb. 3. Zielkonflikte in der Versorgung

Strategien und die Erwartungsziele differieren vielfach, die Qualität der Versorgung wird vom Patienten in Frage gestellt. Bildlich gesehen laufen die Therapieangebote, die teilweise völlig unkoordiniert nebeneinander bestehen, wie auf eine Linse zu. Die Angebote werden auf den Patienten fokussiert, der diese Angebote gar nicht will, möglicherweise auch nicht benötigt. Seine Bedarfssituation wird dabei aber nicht abgedeckt (Abb. 4).

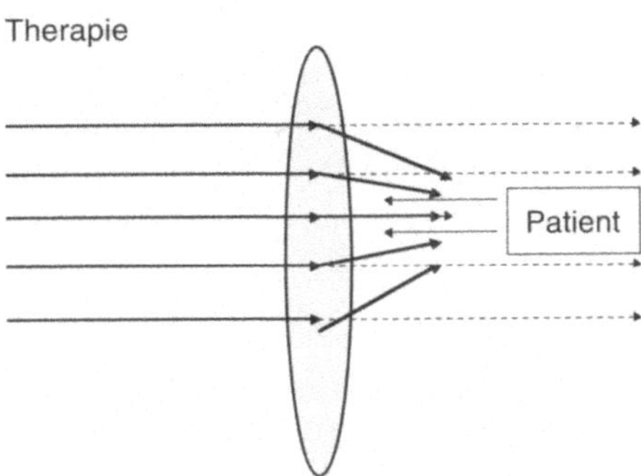

Abb. 4. Zielkonflikte in der Therapie

These 7: Es besteht ein angebotsorientiertes und kein bedarfsorientiertes Versorgungssystem

Die derzeitigen Angebotsstrukturen entsprechen nur teilweise den Bedürfnissen des Patienten nach interdisziplinärer, ambulanter Behandlung. Es dominiert bei komplexen Erkrankungen weitgehend die stationäre Versorgung. Diese Strukturen sind in ihren Grundzügen über 100 Jahre alt. Steuerungsmöglichkeiten sind entweder kaum oder überhaupt nicht vorhanden. Auch die gesellschaftliche, soziale und demographische Entwicklung führte zu einem Patiententypus, der sich von dem aus den Anfängen des Systems völlig unterscheidet. Auch die medizinische Entwicklung, die Qualität der medizinischen Fachkompetenz bieten heute Verfahren an, die weitgehend in ambulanter Form erbracht werden können. Dagegen hat sich die Patientenstruktur im Krankenhaus vielfach zu multimorbiden, schwerpflegebedürftigen Patienten hin entwickelt.

Ambulante Behandlung bedeutet nach dem bestehenden System fast ausnahmslos Behandlung durch den niedergelassenen Arzt. Ob ein Patient ambulant oder stationär zu versorgen ist, darf sich nicht allein an der behandelnden Einrichtung (niedergelassener Arzt immer ambulant, Krankenhaus immer stationär) orientieren. Wer wie behandelt, müßte vom klinischen Zustand des Patienten abhängig gemacht werden. Wenn das Krankenhaus als medizinisches Kompetenzzentrum gesehen wird, muß dort auch eine Behandlung ohne Hospitalisierung möglich sein.

Die bestehenden Angebote, dies entspricht auch den gesetzlichen Normen, nehmen darauf keine Rücksicht. Auch die Möglichkeiten, den Bedarf an medizinischer Versorgung zu definieren, sind wenig ausgeprägt. Beispiel: Die ambulante ärztliche Bedarfsplanung orientiert sich an der Bevölkerungszahl einer Region, die Krankenhauslandschaft entstammt einer Zeit mit einer Planung nach weitgehend örtlichen Gegebenheiten. So stellt sich im Prinzip das Versorgungsangebot als Fortschreibung traditioneller Strukturen dar. In der Konsequenz verfügen wir damit über ein angebotsorientiertes und nicht über ein bedarfsorientiertes System. Für den Patienten bedeutet es: Er hat das in Anspruch zu nehmen, was wir im Angebot haben und nicht das, was er benötigt. Aber gerade die Bedarfsorientierung wäre bei den chronisch Kranken ein Weg in eine neue Versorgungsstrategie (Abb. 5).

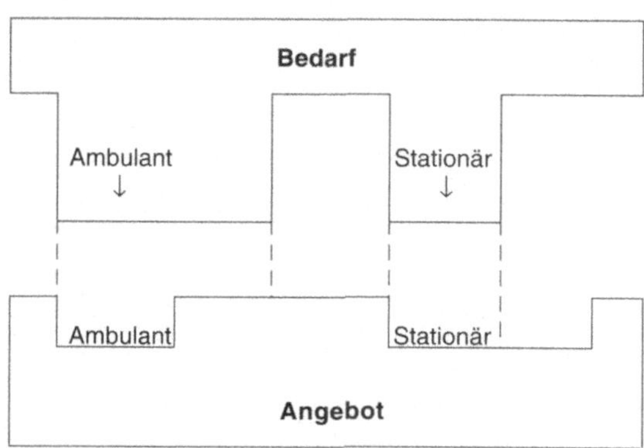

Abb. 5. Angebotsorientierte gegenüber bedarfsorientierter Versorgung

These 8: Der gesamte Behandlungsweg des Patienten muß das Kriterium für die Ergebnisqualität sein

Die Ergebnisqualität aus der Sicht des Patienten sollte das entscheidende Kriterium für die Qualitätsbewertung der Versorgung sein. Damit wäre auch die bestmögliche ökonomische Effizienz erreichbar. Dagegen finden wir eine Vielfalt von Qualitätsebenen vor, ob ambulante Behandlung, stationäre Behandlung, Reha-Bereich oder Pflege, die isoliert für sich ihre Qualitätsbewertung vornehmen. Für den Patienten stellen sich die Erwartungen an die Qualitätsebene ganz anders dar. Für den

Patienten bildet die Ergebnisqualität, wie geheilt bin ich, wie weit ist mein krankhafter Zustand gelindert, wie kann ich mit meinem Zustand leben, neben der Prozeßqualität den entscheidenden Schwerpunkt seiner Betrachtung. Daraus folgert die Forderung nach einer Gesamtbewertung des Behandlungsweges, in die auch die Krankenversicherung einzubeziehen ist. Auf diese Weise unterliegen alle Versorgungsabläufe einer entsprechenden Qualitätsbewertung (Abb. 6).

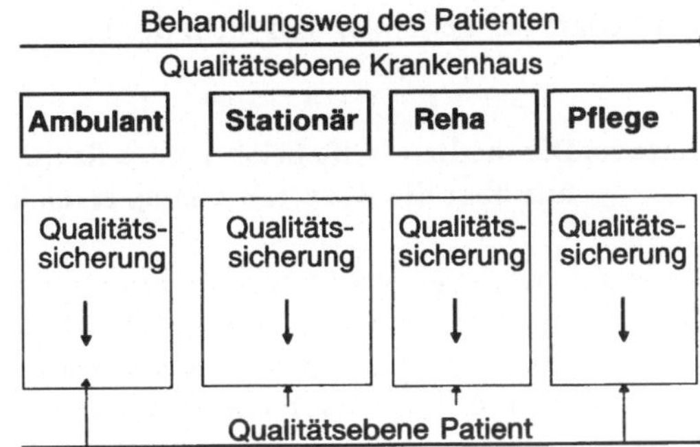

Abb. 6. Behandlungsweg des Patienten und Qualitätsebene Patient

These 9: Neue Versorgungsangebote führen oft nur außerhalb des Regelkreises zur Qualitätsbesserung

Das bestehende, traditionell geprägte Gesundheitssystem läßt sich modellhaft als Regelkreis darstellen. Im Prinzip steht dem Versorgungssystem das Finanzierungssystem gegenüber. Die starre Struktur verhindert aber, daß neue, bedarfsorientierte Versorgungsangebote eingeführt werden können. Aber gerade neue Versor-

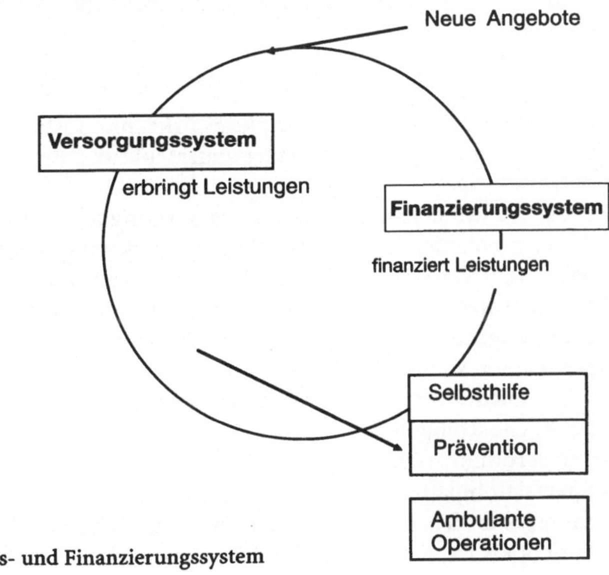

Abb. 7. Regelkreis Versorgungs- und Finanzierungssystem

gungsformen erscheinen unerläßlich, um den Qualitätsstandard zu verbessern (Abb. 7).

Eine qualitätsorientierte Versorgung muß Erkenntnisse des Einzelfalles in eine Systemänderung umsetzen. Dies bedeutet auch, daß sich die Angebote nicht allein an der Finanzierungsstruktur orientieren dürfen.

Aktuell gilt: Das Finanzierungssystem schafft Angebote. Als Ziel müßte gelten: Die Bedarfssituation gestaltet das Finanzierungssystem. Damit folgt das Angebot dem Bedarf des Patienten und nicht der Patient den Strukturen.

These 10: Die medizinische Leistung des Krankenhauses ist im Prinzip nur über die Hospitalisierung erreichbar

Das Krankenhaus als medizinisches Kompetenzzentrum wird in seiner fachlichen und versorgungsmäßigen Kapazität ausnahmslos nach der Bettenzahl bewertet. Diese Bettenzahl ist für das Krankenhaus die entscheidende Größe, ob es um die Investitionsförderung, Personalbesetzung, Raumkapazität oder Weiterbildung geht. Deshalb bedeutet ein zahlenmäßiger Bettenabbau eine sehr tiefgreifende und nachhaltige Veränderung.

Teilt man das Krankenhaus in einen »Medizinblock« und in einen »Hotelblock«, dann wird erkennbar, daß es das Ziel sein müßte, den Zugang zur medizinischen Kompetenz ohne Hospitalisierung zu ermöglichen. Gleichzeitig müßte die Krankenhausfinanzierung danach ausgerichtet werden, daß sie sich nicht mehr an der Bettenzahl eines Krankenhauses, sondern an den Leistungen oder an der Zahl der versorgten Patienten orientiert. Auf diese Weise ließen sich bei gleicher Kapazität mehr Patienten medizinisch versorgen (wichtig angesichts der demographischen Entwicklung) und trotzdem würden sich durch den Wegfall der stationären Infrastrukturkapazitäten die Betriebskosten reduzieren.

These 11: Zur Behandlung komplexer Erkrankungsformen ist eine bedarfsgerechte Versorgungsstruktur notwendig

Bei der traditionellen ambulanten Versorgung fehlen weitgehend die Angebote für zeitgleich ablaufende interdisziplinäre Versorgungswege. Die Behandlungsschritte werden hier zeitlich hintereinander organisiert. Verbesserte Möglichkeiten in der Patientenversorgung sind aber bei einer Komplexversorgung nur im Sinne einer Versorgungskette erreichbar, in der ein Arzt die Funktion einer »Steuereinheit« übernehmen sollte.

Ein solches vernetztes System verlangt:
- Fachliche Kompetenz,
- Schwerpunktpraxen,
- Spezialambulanzen,
- therapeutisches Team unter Einbindung nichtärztlicher Therapeuten (auch der Patient als Experte seiner Krankheit) (Abb. 8).

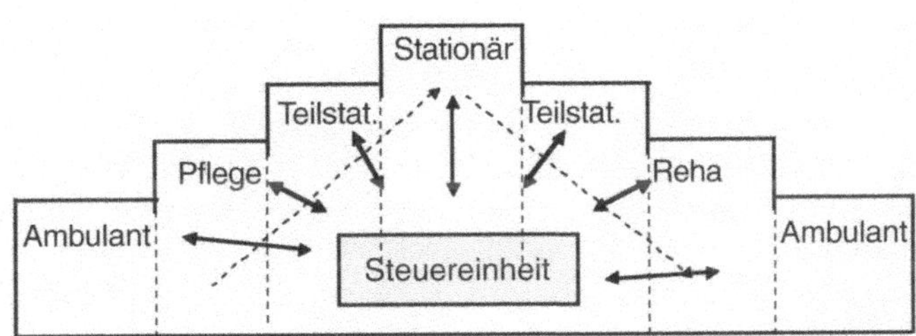

Abb. 8. Komplexversorgung

These 12: Ein System fester Budgets genügt den aktuellen Anforderungen an Versorgungsqualität nicht mehr

Die Lösung der Probleme des Gesundheitswesens wird überwiegend über den Weg der starren Budgetierung von Ausgabeblöcken gesehen. Budgets steuern in sich keine Kosten, weil sie im Grunde ein Begrenzungssystem bilden und für die Kostenträgerseite die Ausgaben darstellen. Erkenntnisse über Kosten der Therapieangebote lassen sich aus Budgets nicht ableiten. Ein solches System verhindert auch die Entwicklung neuer Versorgungsformen. In festen Budgets werden medizinische Abläufe verfestigt, die teilweise nicht mehr zeitgemäß sind. Anzustreben wären Budgets im Sinne kommunizierender Röhren. Auf diese Weise würde die Vernetzung der Finanzierung auch eine Vernetzung der Strukturen ermöglichen.

Ausblick

Qualitätssicherung stellt auch eine vorrangige gesundheitspolitische Aufgabe dar. Das Ziel aller Beteiligten im Gesundheitswesen muß dabei sein, die Versorgung auf hohem Niveau zu erhalten, bei wirtschaftlich vertretbaren Ausgaben. Hier gilt es, über Leitlinien Qualitätsstandards auch als Mindeststandards zu definieren. Die Versorgung von Patienten wird sich verstärkt hin zu interdisziplinären Angeboten in vernetzten und miteinander kooperierenden Strukturen entwickeln.

Als Grundsatz müßte gelten, die Finanzierung von Leistungen mit öffentlichen Geldern an entsprechende Qualitätsnachweise zu binden. Die Krankenkassen erfüllen wiederum ihren Auftrag nicht nur als Kostenträger, sondern auch als Verantwortungsträger für die Versorgung der Versicherten. Zusammenfassend gilt: Wir diskutieren nicht ein abstraktes Versorgungs- und Finanzierungssystem, sondern es geht um die Grundelemente der qualitativen Versorgung kranker Menschen in unserer Gesellschaft.

IV. Medikamentös induzierte Thrombophilie

Diskussionsleitung:

H.D. Bruhn (Kiel)
E. Lechler (Köln)

Thromboserisiko von Faktor-V-Leiden-Mutationsträgerinnen unter oraler Kontrazeption: Vorschlag für ein selektives Screening dieser Mutation

C.M. Schambeck, S. Schwender, I. Haubitz, U. Geisen, R. Grossmann, F. Keller

Eine Fallgeschichte

Im September 1994 erlitt die damals 30jährige Patientin, Frau S., eine tiefe Bein- und Beckenvenenthrombose links. Nach der stationären Aufnahme wurde die Patientin voll heparinisiert und eine orale Antikoagulation mit Marcumar bis Ende Mai 1995 durchgeführt.

Die Patientin nahm in den 18 Monaten vor dem Ereignis orale Kontrazeptiva ein. Zudem flog die Patientin eine Woche vor dem Ereignis aus den USA zurück und setzte sich damit einer 9stündigen Immobilisation aus.

Im Juni 1995 suchte Frau S. unsere Gerinnungsambulanz zum Zwecke einer hämostaseologischen Abklärung auf. Bei näherem Befragen gibt die Patientin an, daß ihr thromboembolische Ereignisse in ihrer Verwandtschaft bislang nicht bekannt wurden. Wir konnten weder einen Defekt des Antithrombin, des Protein C und Protein S noch Antiphospholipidantikörper nachweisen. Jedoch wies die Patientin eine heterozygote Faktor-V-Leiden-Mutation auf.

Soll vor der Erstverschreibung oraler Kontrazeptiva der Faktor V-Genotyp erhoben werden?

Die Faktor-V-Leiden-Mutation stellte sich als das häufigste hereditäre Thromboserisiko heraus. In Deutschland schwankt die Prävalenz von 3,0% bis 8,5% [10]. Treten weitere Risiken hinzu, könnte die Thrombosegefährdung deutlich zunehmen. Einen häufigen, zusätzlichen Risikofaktor stellt die Einnahme oraler Kontrazeptiva dar. Nahmen Faktor-V-Leiden-Trägerinnen orale Kontrazeptiva ein, errechneten in der Tat Vandenbroucke et al. eine Thromboseinzidenz von 28,5 gegenüber nur 6 pro 10 000 Personenjahre bei nur einem dieser Risikofaktoren [11].

Es lag auf der Hand, angesichts der hohen Prävalenz der Mutation und der großen Zahl Frauen, die orale Kontrazeptiva einnehmen, über ein Screening dieser Mutation vor Erstverschreibung oraler Kontrazeptiva nachzudenken. Ein generelles Screening jedoch erschien nicht akzeptabel. So kann zwar die venöse Thrombose infolge einer Lungenembolie lebensbedrohend sein, aber die Letalität ist recht niedrig. »Nur« 1% der Frauen, die die Pille einnehmen und eine Thrombose erleiden, sterben an einer Lungenembolie. Geht man von einer Prävalenz der Mutation von

I. Scharrer/W. Schramm (Hrsg.)
29. Hämophilie-Symposion Hamburg 1998

10% in einer beliebigen Population aus, so müßten 200.000 Frauen gescreent werden, um einen Todesfall zu verhindern [12].

Diese Betrachtungen ließen aber das postthrombotische Syndrom außer acht. Diese typische Komplikation einer Thromboembolie zieht eine langwierige, oftmals vergebliche Behandlung nach sich. Die Gesellschaft muß pro Patient DM 140.000 an Kosten für die Therapie des postthrombotischen Syndroms aufwenden [5]. Von den epidemiologischen Aspekten abgesehen, würde ein generelles Screening, so Kreis et al., »nur Sinn machen, wenn allen Frauen mit APC-Resistenz die Pille vorenthalten würde«. Es »würde bedeuten, daß diesen Patientinnen der Benefit einer oralen Kontrazeption vorenthalten würde« [6]. Es wäre zu befürchten, daß Frauen ungewollt schwanger werden und, sofern kein Schwangerschaftsabbruch folgen würde, nun dem Thromboserisiko einer Schwangerschaft ausgesetzt wären [1].

Vorgeschlagen wurde hingegen ein selektives Screening: Erst eine positive Familienanamnese, d. h. bekannte thromboembolische Ereignisse bei den Eltern, Geschwistern oder anderen Verwandten, sollte den verschreibenden Arzt dazu veranlassen, die APC-Resistenz zu testen. Winkler meint hierzu: »Wir halten nach wie vor die Familienanamnese für das einzige geeignete Selektionskriterium« [13]. Wir wollten herausfinden, ob die positive Familienanamnese tatsächlich ein geeignetes Kriterium ist, Faktor-V-Leiden-Trägerinnen zu identifizieren. Ferner sollte untersucht werden, ob ein Screening auch dann von Nutzen sein kann, wenn auf die orale Kontrazeption nicht verzichtet werden möchte [8].

Patienten und Methoden

Patienten

Ein Gruppe von 115 Patienten, die unter oraler Kontrazeption eine tiefe Venenthrombose oder Lungenembolie entwickelten, wurden nacheinander durch den behandelnden Haus- oder Facharzt in unsere Ambulanz überwiesen. Alle Patientinnen nahmen niedrigdosierte Kontrazeptiva mit einem Ethinylestradiol-Gehalt von 0,05 bis 0,2 mg oder Mestranol-Gehalt von 0,05 bis 0,1 mg ein; die Präparate enthielten verschiedene Gestagene. 14 Patientinnen litten an rezidivierender Thrombose. Um eine Verzerrung der Daten (bias) infolge rezidivierender thromboembolischer Ereignisse auszuschließen, wählten wir für unsere Fall-Kontroll-Studie nur die verbleibenden 101 Patientinnen im Alter zwischen 15 und 49 Jahren mit einem ersten thrombotischen Ereignis aus.

Ferner wurden 609 Frauen ohne ein vorangegangenes thromboembolisches Ereignis nacheinander durch vier gynäkologische Kollegen im Umkreis unserer Klinik rekrutiert. Diese Frauen füllten einen Fragebogen zur Einnahme oraler Kontrazeptiva, Familienanamnese und zu erworbenen Risikofaktoren aus. 451 Frauen nahmen zum Zeitpunkt der Befragung orale Kontrazeptiva ein. Es wurde versucht, von diesen 451 Frauen pro Thrombosepatientin 3 Kontrollpersonen, die nach Alter »gematchet« wurden, zu rekrutieren. Der Tag des thromboembolischen Ereignisses bei der Patientin und der Tag der Blutentnahme bei der Kontrollperson wurde als Indextag definiert. Schließlich wurden 101 altersentsprechende Kontrollen nach dem Zufallsprinzip ausgewählt.

Als erworbene Risikofaktoren wurden betrachtet: Operation, Beinfrakturen, mehr als eine Woche Bettlägerigkeit oder eingeengte Sitzhaltung über mehr als 6 Stunden (Flug, Bus- oder Autofahrt) in den 4 Wochen vor dem Indextag.

Methoden

Assays: Die Faktor-V-Leiden-Mutation wurde mit einer Methode, wie sie von Bertina et al. [2] zuerst beschrieben und von Schwender [10] modifiziert wurde, nachgewiesen.

Statistik: Um die Beziehung zwischen Familienanamnese und Faktor-V-Leiden-Trägerstatus zu beschreiben, wurden Kreuztabellen angefertigt und der Likelihood-X^2-Test angewandt. Der Mann-Whitney-U-Test wurde durchgeführt, um Gruppen zu vergleichen (SPSS, Chicago, USA). Der positive prädiktive Wert spiegelt in dieser Studie die Wahrscheinlichkeit einer Frau wider, Faktor-V-Leiden-Trägerin zu sein, wenn sie ihren Arzt aufsuchen und über thromboembolische Ereignisse in ihrer Verwandtschaft berichten würde.

Um die Ergebnisse der Fall-Kontroll-Studie zu analysieren, wählten wir die logistische Regression (MEDAS Software, Würzburg, Deutschland). Die »odds ratio« wurde mit dem 95%-Vertrauensbereich angegeben. Wir führten ebenso eine multiple Regression durch: Dies ist ein mathematisches Modell, dem eine additive und nicht, wie im Falle der logistischen Regression, eine multiplikative Risikoabschätzung zugrundeliegt. Berechnungen der Interaktion von Risikofaktoren (der gegenseitigen Verstärkung von Risikofaktoren) wurden erstellt. Ein Wahrscheinlichkeitsniveau von $p<0,05$ wurde als signifikant betrachtet.

Ergebnisse

Die Analyse aller 609 Personen der gynäkologischen Praxen ergab eine Prävalenz der Faktor-V-Leiden-Mutation von 7,4%. Wurden Verwandte 1. Grades berücksichtigt, so konnte bei diesem Kollektiv keine signifikante Beziehung zwischen Familienanamnese und der Faktor-V-Leiden-Mutation nachgewiesen werden (Tabelle 1). Ein Trend war erkennbar, wurden Patienten mit vorangegangenem thromboembolischen Ereignis betrachtet ($p=0,05$). Wurden zusätzlich bei diesen Patienten Angehörige des 2. Verwandtschaftsgrades berücksichtigt, errechnete sich wiederum keine signifikante Beziehung von Familienanamnese und Faktor-V-Leiden-Mutation von Patienten nach erlittener venöser Thromboembolie ($p=0,14$). Der positiv prädiktive Wert der positiven Familienanamnese im Hinblick auf die Faktor-V-Leiden-Mutation unterschied sich nur geringfügig bei Frauen ohne und mit vorangegangenem thromboembolischen Ereignis (<15% in beiden Fällen).

Einen signifikanten Unterschied in der Dauer der oralen Kontrazeption gab es zwischen Thrombosepatientinnen und Kontrollpersonen nicht ($p=0,55$). Erworbene Risikofaktoren waren bei 39% der Thrombosefälle (5% der Kontroll-

Tabelle 1. Positive Familienanamnese: Ein Prädiktor der Faktor-V-Leiden (FVL)-Mutation? [Nach Schambeck et al. (1997)]

	609 konsekutive Patientinnen gynäkologischer Praxen				
	FVL+ [n=45]	FVL– [n=564]	p	Sensitivität [%]	Positiver prädiktiver Wert [%]
Positive Familienanamnese Verwandte 1. Grades	9	67	0,14	20	12

personen) zu finden. 35% der Thrombosepatientinnen (30 Heterozygote und 5 Homozygote) und 8% der Kontrollpersonen (7 Heterozygote und 1 Homozygote) wiesen eine Faktor-V-Leiden-Mutation auf. Erworbene Risikofaktoren oder eine Faktor-V-Leiden-Mutation wurden bei 56% der Thrombosefälle (n=57), gleichzeitig beide Risiken bei 17% (n=17) beobachtet. Sowohl die logistische als auch die multiple Regressionsanalyse zeigten, daß erworbene Faktoren und die Faktor-V-Leiden-Mutation unter oraler Kontrazeption als die herausragenden, zudem unabhängigen Risiken, eine venöse Thromboembolie zu erleiden, anzusehen sind (Tabellen 2 und 3). Wurden nur Heterozygote, nicht aber Homozygote in die Berechnung einbezogen, resultierte eine »odds ratio« von 4,4. Gemäß logistischer Regression waren Übergewicht und Nikotinabusus nicht als signifikante und unabhängige Risikofaktoren zu werten, während mittels multipler Regression diese Faktoren durchaus als signifikante Risiken einzuschätzen waren. Eine Interaktion der Risikofaktoren konnte nicht demonstriert werden, d. h. die Risikofaktoren verstärken sich nicht gegenseitig. Vom Thromboserisiko der »Pille« selbst abgesehen, würden Mutationsträgerinnen bei Immobilisation ein entsprechend der logistischen Regression 40fach erhöhtes Risiko eingehen.

Tabelle 2. Thromboserisiko unter oraler Kontrazeption. [Nach Schambeck et al. (1997)]

Risikofaktor	Logistische Regression Odds Ratio	95%-Konf.-intervs.	(p)
Operation, Immobilisation	10,1	3,7–27,7	0,00001
Faktor-V-Leiden-Mutation	4,9	2,0–11,7	0,0004

Tabelle 3. Thromboserisiko unter oraler Kontrazeption.

Risikofaktor	Multiple Regression β-Gewicht	p
Operation, Immobilisation	0,34	<0,00001
Faktor-V-Leiden-Mutation	0,21	<0,00001
Log BMI	0,19	<0,00001
Nikotinabusus	0,14	<0,00001

Diskussion

Gegenwärtig erscheint ein Screening dann akzeptabel, wenn die Rat suchende Frau zwar bislang keine Thrombose zu beklagen hatte, aber von einer familiären Thromboseneigung ausgegangen werden muß. Die positive Familienanamnese stellte sich jedoch als unbrauchbares Mittel zur Suche von Mutationsträgerinnen heraus. Der beobachtete positive prädiktive Wert war nie größer als 15%! Dies stimmt mit den Ergebnissen zweier anderer Studien überein [7, 9]. Viele Trägerinnen einer Faktor-V-Leiden-Mutation, unseren Daten zufolge 80%, würden übersehen werden, würde sich der Arzt nur auf die Familienanamnese verlassen.

Die Unzuverlässigkeit der Familienanamnese, Patienten mit den selteneren Inhibitordefekten zu identifizieren, wurde von anderen Autoren bereits demonstriert [4]. Ein Grund für diese Unzuverlässigkeit ist, daß die Manifestation einer Thrombose oder Embolie nicht einfach nur das Spiegelbild eines bestimmten Genotyps sein muß. Vielmehr ist die Thromboembolie ein multifaktorielles Geschehen, das individuell ganz unterschiedlich ausgeprägt sein kann. Anzuführen ist ein weiterer Grund: Die Familienanamnese ist erheblichen subjektiven Einflüssen ausgesetzt. Ein gestörtes soziale Gefüge innerhalb der Familien und der weiteren Verwandtschaft und die Unkenntnis des Krankheitsbildes sind nicht zu unterschätzende Faktoren, die den Wert der Familienanamnese diesbezüglich mindern. Die klinische Bedeutung der Familienanamnese bleibt dennoch unverändert. Eine positive Familienanamnese kann ein Hinweis auf genetische Risiken sein, die wir zum momentanen Zeitpunkt noch gar nicht kennen.

Wie können nun der Nutzen oraler Kontrazeptiva und die Prävention der gefährlichen Lungenembolie und des häufigen postthrombotischen Syndroms in ein vernünftiges Gleichgewicht gebracht werden? Einen Ausweg könnte eine Strategie weisen, die ganz entscheidend auf der Beratungstätigkeit des Arztes und der Eigenverantwortlichkeit der Patientin beruht: Kommen im Einzelfall alternative Methoden der Kontrazeption (z. B. IUP oder die moderne und ziemlich sichere natürliche Familienplanung [Pearl-Index <2!, [3]] in Betracht, könnte sich die Patientin für den Fall, daß die Mutation nachgewiesen wird, gegen eine orale Kontrazeption entscheiden.

Die Frage »Screening – ja oder nein« muß nicht immer, wie des öfteren der Eindruck erweckt wird, auf die Frage »Pille – ja oder nein« hinauslaufen. Möchte die Patientin und der behandelnde Arzt auf die orale Kontrazeption aus den verschiedensten Gründen, z. B. geringes Alter der Patientin etc., nicht verzichten, so kann ein Screening im Einzelfall sinnvoll sein, wenn die Patientin eine hohe Bereitschaft signalisiert, in Risikosituationen selbst einer Thrombose vorzubeugen. In Risikosituationen sind Faktor-V-Leiden-Trägerinnen besonders gefährdet, denn drei unabhängige Risiken fördern dann die Gerinnselbildung: das erworbene Risiko wie z. B. Immobilisation, die Einnahme oraler Kontrazeptiva und die Faktor-V-Leiden-Mutation.

Wäre Frau S. mit unserer Strategie zu helfen gewesen?

Wenn die Patientin auf eine orale Kontrazeption nicht verzichten wollte, wäre sie im Gebrauch von Kompressionsstrümpfen und der subkutanen Gabe von niedermolekularem Heparin unterwiesen worden. Sie hätte sich, bevor sie das Flugzeug bestiegen hätte, Heparin gespritzt. Und vielleicht wäre ihr die Thrombose erspart geblieben.

Literatur

1. Bauersachs R, Lindhoff-Last E, Ehrly AM, Kuhl H (1996) Die Bedeutung der hereditären Thrombophilie für das Thromboserisiko unter der oralen Kontrazeption. Zentralbl Gynäkol 118:262–70
2. Bertina RM, Koeleman BPC, Koster T, Rosendaal FR, Dirven RJ, Ronde H de, Velden PA van der, Reitsma PH (1994) Mutation in blood coagulation factor V associated with resistance to activated protein C. Nature 369: 64–7
3. European Natural Family Planning Study Groups (1993) Prospective European multicentre study of natural family planning: interim results. Adv Contracept 9: 269–83
4. Heijboer H, Brandjes DPM, Büller HR, Sturk A, Cate JW ten (1990) Deficiencies of coagulation-inhibiting and fibrinolytic proteins in outpatients with deep-vein thrombosis. N Engl J Med 323: 1512–6
5. Koppenhagen K, Häring R (1995) Aktuelle Aspekte zur stationären und ambulanten Thromboembolie-Prophylaxe. Mitt Dtsch Ges Chir 3:1–19
6. Kreis I, Weiss T, Rabe TN, Ziegler R, Nawroth PP (1996) APC-Resistenz und orale Antikonzeptiva. Geburtsh. u. Frauenheilk. 56:231–3
7. Legnani C, Palareti G, Frascaro M, Lo Manto G, Ludovici S, Coralluzzo D, Promenzio M, Coccheri S (1998) Screening for congenital thrombophilic alterations before oral contraception (OC): The »PREP« pilot study. Thrombosis Res 91 [suppl 1]: S60–1
8. Schambeck CM, Schwender S, Haubitz I, Geisen UE, Grossmann RE, Keller F (1997) Selective screening for the factor V Leiden mutation: is it advisable prior to the prescription of oral contraceptives? Thromb Haemost 78:1480–3
9. Schramm W, Dick A, Spannagl M, Szucs T, Mörlein HM, Schröder E, Heinemann L (1997) Bavarian study on clinical relevance of thromboembolic risk factors in women taking oral contraceptives - preliminary results. Ann Hematol 74; suppl II: A 108
10. Schwender S, Großmann R, Keller F (1997) High prevalence of factor V Leiden mutation is detected in a north to south axis through Germany. J Lab Med 21:347–52
11. Vandenbroucke JP, Koster T, Briet E, Reitsma PH, Bertina RM, Rosendaal FR (1994) Increased risk of venous thrombosis in oral contraceptive users who are carriers of factor V Leiden mutation. Lancet 344:1453–7
12. Vandenbroucke JP, Meer van der FJM, Helmerhorst FM, Rosendaal FR (1996) Factor V Leiden: should we screen oral contraceptive users and pregnant women? BMJ 313:1127–30
13. Winkler UH (1996) Thrombophilie und die Verschreibung oraler Kontrazeptiva. Der Frauenarzt 37:892–8

Sinusthrombose – eine Komplikation der Asparaginasetherapie bei Kindern mit akuter lymphatischer Leukämie (ALL) und Hyperhomozysteinämie

R. Schobess, T. Reiss, U. Lieser, W. Hirsch, U. Nowak-Göttl

Einleitung

Asparaginase als essentieller Bestandteil der Remissionsinduktion im ALL-BFM 90/95-Protokoll hat neben der Asparagindepletion Imbalancen der pro- und antikoagulatorischen Faktoren zur Folge.

Wir haben neben einer Reihe anderer Autoren [2–4, 7, 8] bereits 1993 [10] und 1997 [11] über 45 Kinder mit ALL berichtet, bei denen nach Asparaginaseapplikationen differenter Dosen und Herstellung signifikante Abfälle von Fibrinogen, Plasminogen, Alpha$_2$-Antiplasmin, AT III und Protein C sowie Anstiege der Aktivierungsmarker TAT, F_{1+2}, D-Dimere und des von Willebrand-Faktors, wie auch bei Pui 1985 [9] berichtet, beobachtet wurden. In dieser Patientengruppe erlitt ein Kind einen hämorrhagischen Hirninfarkt.

Die Inzidenzen thrombembolischer Ereignisse bei Leukämiekindern, die mit L-ASP, Vincristin und Prednison behandelt wurden, schwanken zwischen 2,4% bis 11,5%.

Nowak-Göttl et al. werden in »Blood« [6] über Thrombosen bei 32 von 289 Kindern mit ALL (11%) während der Induktion (n = 29) und Reinduktion (n = 3), die nach dem ALL-BFM 90/95-Protokoll therapiert wurden, berichten. An erster Stelle standen cerebrale venöse Thrombosen (n = 15).

Interessant ist, daß 55 der Kinder einen prothrombotischen genetischen Risikofaktor hatten, davon 20 Träger des TT 677 MTHFR-Genotyps waren und 11 eine Faktor V-Leiden-Mutation (10 heterozygot, 1 x homozygot) hatten. 4 Kinder mit Homozygotie für den MTHFR TT 677-Genotyp erlitten Sinusthrombosen. 46,5% der Leukämiepatienten mit einem oder mehreren prothrombotischen Risikofaktoren hatten ein thromboembolisches Ereignis.

Vor diesem Hintergrund möchten wir eine Patientenkasuistik darstellen, wobei mehrere exogene Risikofaktoren und ein prothrombotischer Defekt eine Thrombose des Sinus saggitalis superior auslösten.

Kasuistik

Wir berichten über einen 14 Jahre alten Jungen mit einer ALL, behandelt nach dem ALL-BFM-95-Protokoll, bei dem exogene Risikofaktoren, wie ZVK, Krebserkrankung, Immobilisation, Adipositas, Asparaginase- und Kortikosteroid-

I. Scharrer/W. Schramm (Hrsg.)
29. Hämophilie-Symposion Hamburg 1998

therapie, intrathekale Methotrexat-Gaben als Trigger für die Auslösung einer Sinusvenenthrombose angesehen werden können.

Erst nach dem thrombotischen Ereignis wurde eine Homozygotie für eine Mutation im MTHFR-Gen nachgewiesen. Der Homocysteinspiegel lag mit 9 µmol/l noch im oberen Normbereich. Der Vater zeigte neben der Homozygotie für MTHFR TT 677 einen PAI-1-Polymorphismus 5G/5G und war symptomfrei.

Andere genetische prothrombotische Risikofaktoren wie Faktor-V-Leiden-Mutation, Lipoprotein (a)-Erhöhung, PAI 1-Polymorphismus, Mutation im Prothrombin-Gen (20210 A), Protein C-, Protein S-Mangel konnten ausgeschlossen werden.

Symptome

Am Tag 21 des Behandlungsprotokolls (nach der 3. Asparaginasetherapie) und 2. MTX (intrathekalen) Verabreichung fiel der Patient auf durch innere Unruhe, zunehmende Verwirrtheit, frontoparietalen Kopfschmerz, grobschlägigen Tremor und schließlich Bewußtlosigkeit.

Im ***CT*** (12. 08. 1997) Hypotensitäten frontal bds. mit Einblutungen und generalisiertes Hirnödem. In der ***cerebralen Angiographie*** bestätigte sich die Verdachtsdiagnose: Thrombose des Sinus sagittalis superior im frontalen Anteil mit zusätzlichen Thromben im hochparietalen Anteil sowie geringer venöser Kollateralisation im hochparietalen Anteil. Im ***EEG*** Nachweis schwerer Allgemeinveränderungen mit frontaler und linksseitiger Betonung.

Zur ***Gerinnung:*** Die Dynamik der Gerinnungsparameter und Aktivierungsmarker sind in Tabelle 1, die Gerinnungsparameter am Tag der Thrombose sind in Tabelle 2 dargestellt.

Therapie und Verlauf

Es erfolgten intensivtherapeutische Maßnahmen wie Respiratorbehandlung, Hirndrucksenkung und sofortige Einleitung einer Antikoagulanzientherapie mit niedermolekularem Heparin (Clexane – 1,5 mg/kgKG 1mal täglich bei Anti-Xa-Spiegeln zwischen 0,5–0,9 U/l).

Am 3. Behandlungstag konnte die Extubation erfolgen.

Neurologischer Status: 8 Tage nach dem thrombembolischen Ereignis unter Antikoagulanzientherapie: Kraft in allen Extremitäten noch deutlich reduziert, MDR kam auslösbar, einzig TS rechts gut auslösbar, keine Pyramidenbahnzeichen, Babinski-Reflex negativ, Sensibilität intakt.

Im ***Angio-MR*** am 29.08.1998, 18 Tage nach Beginn der Antikoagulationsbehandlung, war jetzt eine Rekanalisierung des Sinus sagittalis superior im vorher kompletten Verschluß des vorderen Drittels erfolgt. Eine Teilthrombosierung am Übergang vom mittleren zum frontalen Drittel war noch nachweisbar.

Stauungsblutungen links frontal, rechtsseitig bis nach temporal reichend.

Im ***Angio-MR*** vom 05. 03. 1998 (ca. 7 Monate nach dem Ereignis) war der Sinus sagittalis superior wieder vollständig rekanalisiert.

Tabelle 1. Dynamik der Gerinnungsparameter und Aktivierungsmarker im ALL-BFM-95-Protokoll vor Thrombosemanifestation

	Tag 0	Tag 8	Tag 12	Tag 15	Tag 18	Tag 21
Fibrinogen (g/l)	6,7	7,6	2,1	0,9	0,6	< 0,5 nach Substitut.
AT III (%)	102		130	68	58	75
D-Dimer (mg/l)			0,5	1,1	< 0,5	3,3
vWF-RiCoF (%)				125	150	> 200
Protein C (%)			144	89	79	108
F_{1+2} (nmol/l)			0,9	1,3		3,5
TAT (µg/l)				11		20,9
APC-Ratio	2,1					

Tabelle 2. Gerinnungsparameter und Aktivierungsmarker am Tag des thrombotischen Ereignisses (Tag 21 von Protokoll I im ALL-BFM-95-Protokoll nach 3. Asparaginasegabe)

Fibrinogen	< 0,5 g/l ⇓
AT III	75 % nach Substitution am Tag 18
D-Dimer	3,3 mg/l ⇑ (N < 0,5)
F_{1+2}	3,5 nmol/l (N 0,4–4,0)
TAT	20,9 µg/l ⇑ (N 1,0–4,0)
vWF-RiCoF	> 200 %
Protein C	108 %

Neurologische Defektzustände waren nach intensiver Physiotherapie nicht nachweisbar. Sprache und Verhalten waren alters- und situationsgerecht nach Durchlaufen eines psychoorganischen Durchgangssyndroms.

Im ***EEG*** 2 Monate und 5 Monate nach dem Ereignis kindlich dysrhythmisches EEG ohne pathologischen Befund.

Eine Reocclusionsprophylaxe mit Clexane wurde fortgesetzt, auch unter der Hochdosis-MTX-Therapie unter Beachtung der Thrombozytenwerte.

Diskussion

Unsere Kasuistik demonstriert, daß unter der L-AsparaginaseTherapie (5.000 E/m^2 Coli-Asparaginase Medac) ein starker Anstieg der Aktivierungsmarker der Gerinnung: D-Dimere auf 3,3 mg/l (N <0,5) des TAT auf 20,9 µg/l (N 1,0–4,0) sowie des Prothrombin-Fragmentes F_{1+2} in den oberen Normbereich 3,5 nmol/l zu beobachten war bei gleichzeitigem Abfall des Fibrinogenspiegels von initial 6,7 g/l auf <0,5 g/l am Tag des thrombotischen Ereignisses.

Gleichzeitig war ein starker Anstieg des von Willebrand-Ristocetin-Cofaktors auf über 200% als Zeichen der Endothelaktivierung nachweisbar.

Protein C und AT III zeigten keine bemerkenswerten Abfälle. Letztere Tendenz wird durch die Untersuchungen von Nowak-Göttl [6] bestätigt, wobei sich die

Prävalenzen erworbener Protein C-, Protein S- und Antithrombin Typ 1-Defizienzen unter kombinierter Steroid- und Asparaginasemedikation im ALL-BFM 90/95 Protokoll nicht von denen gesunder Caucasiens unterscheiden.

Als zweiter Risikofaktor für die Auslösung der Thrombose ist neben der Asparaginase die intrathekale MTX-Applikation anzusehen.

Homocystein ist das demethylierte Derivat der essentiellen Aminosäure Methionin. Methionin wird über Homocystein und Cystathionin zu Cystein umgewandelt. Die enzymatische Umwandlung ist von den Co-Faktoren Vitamin B_{12}, B_6 und Folsäure abhängig. Methotrexat als Folsäureantagonist kann eine Hyperhomocysteinämie auslösen und wäre in der Lage, den Homocysteinspiegel passager zu erhöhen, was bei einem Patienten mit einem homozygoten Defekt im MTHFR-Gen zu Spitzenspiegeln führen könnte und somit das Thromboserisiko erhöht.

Der zentrale Venenkatheter, der aufgrund der extremen Wehleidigkeit des Patienten bei schlechten Venenverhältnissen und Adipositas zwangsläufig zu einem sehr frühen Zeitpunkt der Therapie implantiert wurde, ist als zusätzlicher Trigger für die Auslösung des thrombembolischen Ereignisses anzusehen.

Nowak-Göttl und Vielhaber [5] beschreiben, daß die Anlage von zentralen Venenkathetern der häufigste Auslöser von Thrombosen im Zusammenhang mit einem heterozygoten Thrombophilierisiko (FVR 506 Q, Protein C, Protein S) ist.

Von 17 Kindern mit katheterassoziierten Thrombosen hatten 15 einen Defekt im Protein-C-System. In der Vergleichsgruppe von 18 Kindern mit genetischem prothrombotischen Risikofaktor und ohne zentralen Venenkatheter entwickelte kein Kind eine Thrombose.

Kinder mit einer akuten lymphatischen Leukämie, die nach dem ALL-BFM 95-Protokoll mit der Kombination Asparaginase plus Kortikosteroide behandelt werden, sollten in ein Screening-Programm zum Ausschluß eines hereditären prothrombotischen Risikofaktors eingeschlossen werden. Neben der Faktor-V-Leiden-Mutation, Lipoprotein-a-Erhöhung, dem Prothrombin-G-20210A-Allel, Protein-C-, Protein-S-Mangel ist bei der hohen Prävalenz des MTHFR-TT-677-Genotyps bis zu 20% letzterer unbedingt in die Ausschlußdiagnostik mit einzubeziehen.

Margaglione wies 1998 bei 277 Patienten mit tiefen Venenthrombosen in 25,6% den MTHFR-TT-677-Genotyp nach [1].

Es sollten prospektive klinische Studien folgen, die im Ergebnis etablierte und adäquate antikoagulatorische Behandlungsstrategien für Kinder mit einem genetischen prothrombotischen Risikofaktor und ALL-Behandlung erstellen können.

Schlußfolgerungen

Kinder mit onkologischen Erkrankungen, insbesondere unter kombinierter Asparaginasetherapie mit Kortikosteroiden und ZVK, sind extrem gefährdet im Hinblick auf ein thrombembolisches Ereignis. Deshalb sollten genetische prädisponierende Faktoren vor Implantation eines Port- oder Broviac-Katheters ausgeschlossen werden. Insbesondere der Konstellation Homozygotie für den MTHFR-TT-677-Genotyp und Methotrexat intravenös und intrathekal sollte erhöhte Aufmerksamkeit geschenkt werden.

Beim Nachweis eines oder mehrerer Gendefekte sollte eine Prophylaxe mit unfraktioniertem oder niedermolekularem Heparin während der Chemotherapie in Abhängigkeit von der Thrombozytenzahl erfolgen.

Literatur

1. Margaglione, M; d' Andrea, G; d' Addedda, M; Giuliani, N; Cappucci, G; Iannaccone, L; Vecchione, G; Grandone, E; Brancaccio, V; Di Minno, G: The methylenetetrahydrofolate reductase TT 677 genotype is associated with venous thrombosis independently of the coexistence of the FV Leiden and the Prothrombin 20210 A mutation. Thromb Haemost 1998; 79; 901–911
2. Mitchell, L; Halton, J; Vegh, PA; Barr, RD; Pal, M; Andrew, M: Effect of disease and chemotherapy on hemostasis in children with acute lymphoblastic leukemia. J. Pediatr. Hematol. Oncol. 16, 1994, 120–126
3. Mitchell, L; Hoogendoorn, H; Giles, AR; Vegli, PA; Andrew, M: Increased endogenous thrombin generation in children with ALL: Risk of thrombotic complications in L-asparaginase induced antithrombin III deficiency. Blood 83, 1994, 386–391
4. Mitchell, LG; Sutor, AH; Andrew, M: Hemostasis in childhood acute lymphoblastic leukemia: coagulopathy induced by disease and treatment. Semin. Thromb-Hemost. 21 (4), 1995, 390–401
5. Nowak-Göttl, U; Dübbers, A; Kececioglu, D; Koch, HG; Kotthoff, S; Runde, J; Vielhaber, H: Factor V Leiden, protein C and lipoprotein (a) in catheter-related thrombosis in childhood - a prospective study. J Pediatr 131, 1997, 608
6. Nowak-Göttl, U; Wermes, C; Junker, R; Koch, HG; Schobeß, R; Fleischhack,G ; Schwabe, D; Ehrenforth, S: Prospective Evaluation of the Thrombotic Risk in Children with Acute Lymphoblastic Leukemia carrying the MTHFR TT 677 Genotype, the Prothrombin G20210 A Variant and Further Prothrombotic Risk Factors Eingereicht in Blood 11/1998
7. Nowak-Göttl, U; Wolff, JE; Kuhn, N; Boos, J; Kehrel, B; Lilienweiss, V; Schwabe, D; Jürgens, H: Enhanced thrombin generation, P. von Willebrand factor, P. fibrinogen, D-dimer and P-plasminogen-activator inhibitor 1. Prediction for venous thrombosis in asparaginase treated children. Fibrinolysis 8, 1994, 63–65
8. Priest, JR; Ramsay, NKC; Bennett, AJ; Krivit, W; Edson, JR: A syndrome of thrombosis and hemorrhage complicating L-asparaginase therapy for childhood acute lymphoblastic leukemia. J. Ped. 100, 1982, 984-989
9. Pui, CH; Chesney, CM; Weed, J, Jackson, CW: Altered von Willebrand factor molecule in children with thrombosis following asparaginase-prednison-vincristin therapy for leukemia. J Clin Oncol 3, 1985, 1266
10. Schobeß, R; Exadaktylos, P; Lautenschläger, Ch; Reiß, T: Veränderungen der Gerinnungs- und Fibrinolyseparameter unter zytostatischer Behandlung bei Kindern mit akuter Leukämie Sozialpäd. in der Pädiatrie: Kinderonkologie 15, 1993, 659–664
11. Schobeß, R; Exadaktylos, P; Reiss, T; Lautenschläger, CH: Changes in hemostatic and fibrinolytic parameters in children with ALL receiving L-asparaginase (L-ase) therapy. Thrombosis and Haemostasis Suppl., June 1997, P 126

Thrombophilie bei akuter lymphoblastischer Leukämie (ALL) und Mukoviszidose

C. Wermes, K. Sykora, M. Ballmann, U. Nowak-Göttl,
M. von Depka Prondzinski, K. Welte

Hintergrund

Die Koinzidenz von ALL und Mukoviszidose ist sehr selten (ca. 1: $6{,}5 \cdot 10^7$), daher ist in Deutschland nur alle 5 Jahre mit der Kombination beider Erkrankungen zu rechnen. In der Literatur wurden bisher nur vereinzelt Patienten mit beiden Erkrankungen beschrieben, von denen einer im Rahmen der Chemotherapie (ALL-BFM-95) einen rechtsartrialen Thrombus entwickelte [18], wohingegen bei den übrigen Patienten die Thrombose als Komplikation nicht erwähnt wird [9, 10].

Patienten mit akuter lymphoblastischer Leukämie weisen häufig Gerinnungsveränderungen auf. In der Literatur schwanken die Angaben über die Häufigkeit von Thrombosen zwischen 2,4 bis 11,5% [2, 6, 7, 11, 17]. Im Rahmen der ALL-Therapie nach BFM entwickeln etwa 10% der Patienten eine Thrombose [14]. Ätiologisch spielen sowohl eine genetische Prädisposition als auch exogene Faktoren eine Rolle. Zu den genetischen Risikofaktoren dieser Kinder zählen die Faktor V G1691A-Mutation, die G20210A-Variante des Prothrombin-Gens, die homozygote Form der MTHFR-Mutation (TT677), der kongenitale Protein C-, Protein S- und der AT-III-Mangel und erhöhte Werte für Lipoprotein(a) (>30 mg/dl) [14].

Thrombotische Ereignisse werden ferner mit der Chemotherapie und hier insbesondere mit der Gabe von Asparaginase als Monotherapie oder in Kombination mit Vincristin oder Prednison in Zusammenhang gebracht [3, 4, 7, 11, 16]. Als weitere exogene Risikofaktoren sind zentralvenöse Katheter, Immobilität, Infektionen und parenterale Ernährung zu nennen.

Bei Kindern mit Mukoviszidose ist keine erhöhte Thromboseneigung bekannt. Lediglich im Zusammenhang mit einem zentralvenösen Katheter (Port-a-cath-System) wurde bei diesen Kindern gelegentlich über das Auftreten von Katheterthrombosen berichtet, deren Häufigkeit aber von denen anderer nicht-onkologischer Patienten nicht differiert [8].

Kasuistik

Bei einer 9jährigen Patientin mit bekannter Mukoviszidose (Schweregrad I, Homozygotie für ΔF508, chronische Infektion mit Pseudomonas aeruginosa) diagnostizierten wir im Dezember 1995 eine akute lymphoblastische Leukämie (common-ALL, ZNS negativ) und behandelten sie gemäß Therapiestudie ALL-BFM-95, mitt-

I. Scharrer/W. Schramm (Hrsg.)
29. Hämophilie-Symposion Hamburg 1998

lere Risikogruppe. Zu Beginn der Erkrankung konnten im Rahmen umfangreicher Untersuchungen auf genetische Thromboserisikofaktoren die folgenden Defekte ausgeschlossen werden: Protein C-, Protein S-, und ATIII-Mangel, APC-Resistenz, Faktor-V-Leiden-Mutation, Prothrombin-Mutation, Dysfibrinogenämie, Antiphospholipid-Antikörper-Syndrom, erhöhtes Lipoprotein(a), PAI-1-Polymorphismus. Im Verlauf wurde die Diagnostik erweitert. Für die MTHFR-Mutation ist die Patientin heterozygot, der Nüchtern-Homocysteinspiegel betrug 7,8 µmol/l (normal <15 µmol/l). Die Messung dieses Wertes erfolgte, nachdem sich die Patientin in Remission befand.

Im Rahmen der Ersttherapie der Leukämie entwickelte die Patientin an Therapie-Nebenwirkungen einen insulinpflichtigen Steroiddiabetes, eine schwere bakterielle Pneumonie, eine chronische Aspergillose der Lunge, eine schwere Vincristin-Neuropathie und rezidivierende, durch bildgebende Verfahren (Röntgen-Darstellung mit Kontrastmittel, Sonographie und CT) gesicherte Katheterthrombosen. Das erste Ereignis manifestierte sich im Protokoll I bei liegendem Portkatheter im Rahmen einer Pneumonie (Abb. 1). 14 Tage zuvor erfolgte die letzte Applikation von Asparaginase Medac und 1 Woche zuvor war die Steroidtherapie mit Prednison beendet worden.

Therapeutisch erfolgte eine Vollheparinisierung über 3 Tage und eine anschließende tägliche Heparinprophylaxe mit Embolex in altersentsprechender Dosierung bis zur Entfernung des Katheters 10 Tage später bei Katheterinfektion (Abb. 2). Die folgenden drei Thrombosen diagnostizierten wir im Protokoll M (Abb. 1). Dieses Protokoll beinhaltet eine Dauermedikation mit Mercaptopurin per

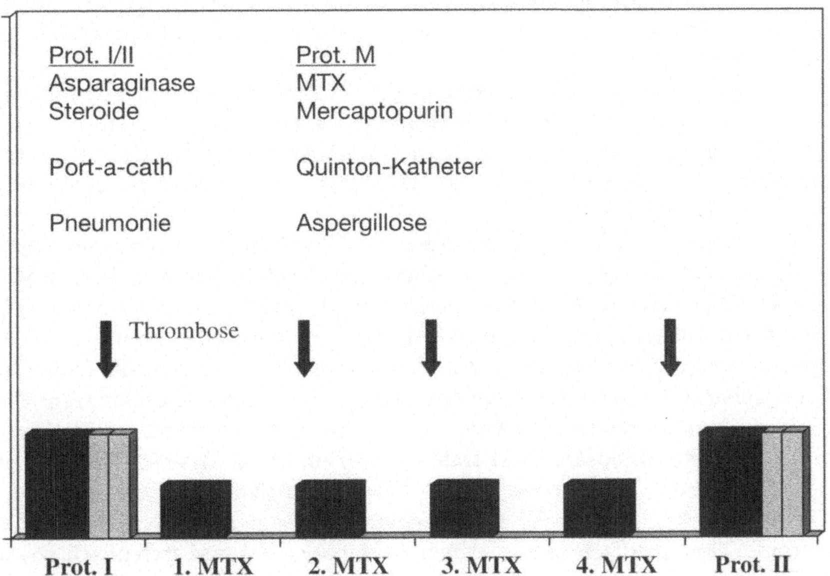

Abb. 1. Thrombosen unter ALL-BFM 95

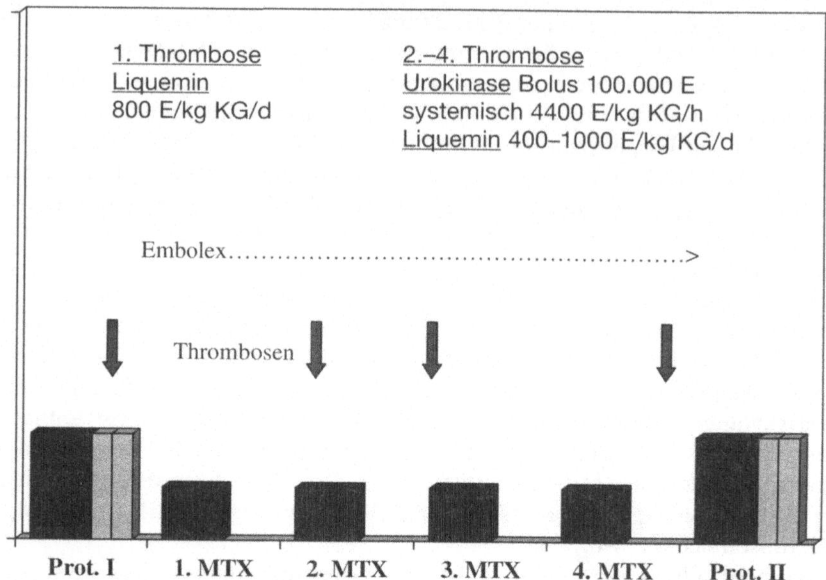

Abb. 2. Thrombosetherapie unter ALL-BFM 95

os über 56 Tage und die Applikation von 4 Blöcken Hochdosis-Methotrexat (5 g/m^2 KOF über 24 h) im Abstand von je 14 Tagen. Die Thrombosen ereigneten sich vor Beginn des 2. und 3. MTX-Blockes und am Ende von Protokoll M, direkt vor Beginn von Protokoll II. Die Behandlung dieser Thrombosen erfolgte jeweils mittels einer lokalen und systemischen Lysetherapie mit Urokinase und einer Vollheparinisierung (Abb. 2).

Im Anschluß an die Lysetherapie wurde die Thromboseprophylaxe mit Embolex jeweils konsequent fortgeführt. Die Patientin war zum Zeitpunkt des Auftretens der Thrombosen mit einem mehrlumigen Quintonkatheter versorgt. Aufgrund einer afebrilen pulmonalen Aspergillose wurde sie in dieser Zeit regelmäßig mit Amphotericin B i.v. behandelt.

Im Mai 1998 wurde bei dem Mädchen ein Rezidiv der akuten lymphoblastischen Leukämie diagnostiziert. Die Rezidivtherapie erfolgte gemäß ALL-Rez.-BFM-95, S2. Erneut entwickelte die Patientin einen insulinpflichtigen Steroiddiabetes. Aufgrund einer kontinuierlichen i.v.-antibiotischen Behandlung konnten schwerere Pneumonien verhindert werden. Im Therapieverlauf entwickelte die Patientin trotz konsequenter Thromboseprophylaxe mit einem niedermolekularen Heparin (Clexane) und ausreichenden Anti-X-a-Spiegeln von 0,3 E/ml bis 0,6 E/ml zwei weitere Katheterthrombosen. Diese traten wiederum erst nach mehrtägiger Therapiepause auf (Abb. 3). Zuvor war ein R1- bzw. ein R2-Block appliziert worden. Diese Therapieblöcke enthalten die Medikamente Asparaginase, Methotrexat (MTX) und Steroide. Therapeutisch kamen erneut Urokinase lokal und systemisch, sowie eine Vollheparinisierung zum Einsatz (Abb. 4). Die Patientin hatte zu diesem Zeitpunkt einen mehrlumigen Quintonkatheter.

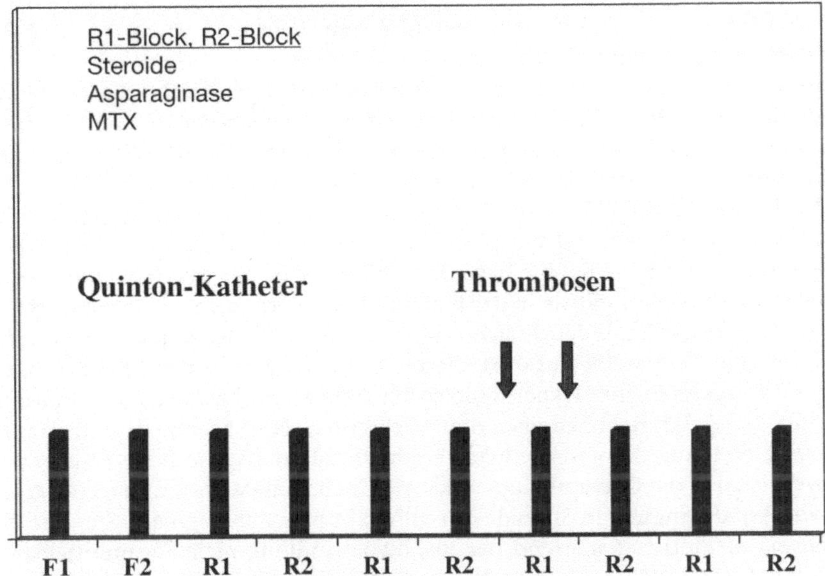

Abb. 3. Thrombosen unter ALL-Rez.-BFM 95

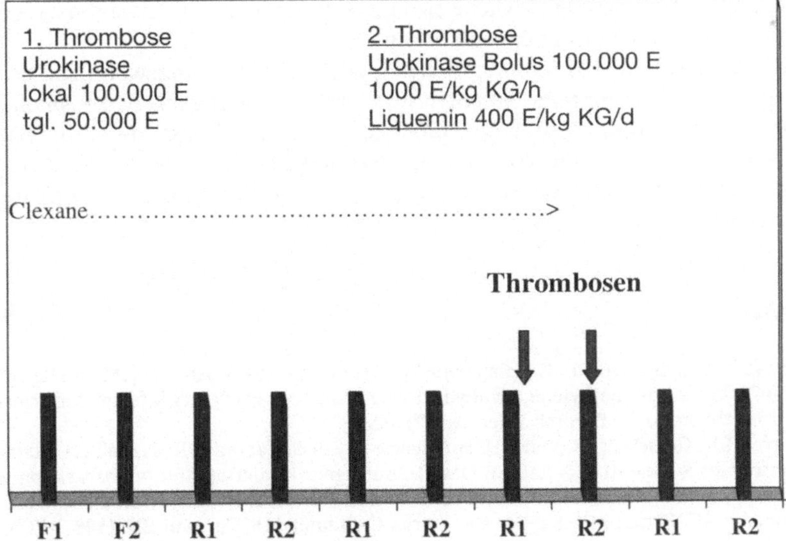

Abb. 4. Thrombosetherapie unter ALL-Rez.-BFM 95

Diskussion

Die hier beschriebene Patientin weist eine außergewöhnliche Thromboseneigung auf. Trotz ausreichender prophylaktischer Behandlung mit Heparin kam es wiederholt zu diagnostisch gesicherten Katheterthrombosen. Die Ätiologie ist wahrscheinlich als multifaktoriell anzusehen.

Im Rahmen der Untersuchung auf bisher bekannte genetische Risikofaktoren konnte lediglich die MTHFR-Mutation heterozygot nachgewiesen werden. Diese Mutation geht bekanntermaßen mit einer verminderten Aktivität der 5,10-Methylentetrahydrofolsäurereduktase, einem Enzym des Folsäurestoffwechsels, das der Methylierung der Tetrahydrofolsäure dient, einher. Konsekutiv kann es zu erhöhten Nüchtern-Homocysteinspiegeln im Plasma kommen. Trotz widersprüchlicher Angaben in der Literatur bzgl. des Stellenwertes der MTHFR-Mutation als Thromboserisikofaktor gilt sie in der heterozygoten Form nicht als thrombogen [1, 5]. Als isolierter Defekt findet sie sich zudem bei über 50% der Kinder mit ALL [19]. Unter der Gabe von Methotrexat ist allerdings ein synergistischer Effekt in Bezug auf die Entwicklung einer Hyperhomocysteinämie zu beobachten, da Methotrexat ebenfalls den Folsäure-abhängigen Stoffwechsel der Zelle beeinflußt und letztlich zu einer Hemmung der 5,10-Methylentetrahydrofolatreduktase führt [15]. Bemerkenswert ist, daß die Chemotherapeutika wie Hochdosis-Methotrexat im Protokoll M sowie Asparaginase und Steroide in Protokoll I bzw. Asparaginase, Steroide und Hochdosis-Methotrexat während der Rezidivbehandlung nicht in unmittelbarem zeitlichen Zusammenhang zum Auftreten der Thrombosen appliziert wurden.

Während des gesamten Zeitraums war die Patientin mit einem zentralvenösen Katheter versorgt. Zum Zeitpunkt der ersten Thrombose litt sie zudem an einer Pneumonie, im Verlauf entwickelte sie eine Aspergillose. Die Thrombosen ereigneten sich jeweils im Thrombozytenanstieg.

Die beobachtete Thrombophilie des Mädchens bleibt ungewöhnlich, da es bei den übrigen onkologischen Patienten mit vergleichbaren exogenen Risikofaktoren insbesondere unter Heparinprophylaxe nicht zu einer derartig häufigen Thrombosemanifestation kommt. Die Grunderkrankung Mukoviszidose spielt möglicherweise eine weitere pathogenetische Rolle in der Entwicklung der beschriebenen Thrombosen.

Literatur

1. Aruda VR, Zuben von PM, Chiaparini LC, Annichino JM, Costa FF (1997) The mutation Ala677-Val in the methylene tetrahydrofolate reductase gene: a risk factor for arterial and venous thrombosis. Thromb Haemost 77: 818
2. Clavell LA, Gelber RD, Cohen HJ, Hitchcock-Bryan S, Cassady JR, Tarbell NJ, Blattner SR, Tantravahi R, Leavitt P, Sallan SE (1986) Four agent induction and intensive asparaginase therapy for treatment of childhood acute lymphoblastic leukemia. N Engl J Med 315: 657
3. Homans AC, Rybak ME, Baglini RL, Tiarks C, Steiner ME, Forman EN. (1987) Effect of L-asparaginase administration on coagulation and platelet function in children with leukemia. J Clin Oncol 5:811
4. Kucuk O, Kwaan HC, Gunnar W, Wasquez RM (1985) Thromboembolic complications associated with L-asparaginase therapy. Cancer 55: 702
5. Margaglione M, Dandrea G, d'Addedda M, Giuliani N, Cappucci G, Iannaccone L, Vecchione G, Grandone E, Brancaccio V, Di Minno G (1998) The methylenetetrahydrofolate reductase TT677 genotype is associated with venous thrombosis independently of the coexistence of the FV Leiden and the prothrombin A20210 mutation. Thromb Haemost 79: 907

6. Miniero R, Saracco P, Einaudi S, Garofalo F, Lange MM, Madon E (1987) L-asparaginase-induced coagulopathy in children with acute lymphoblastic leukemia. Drugs Exptl Clin Res XIII: 377
7. Mitchell L, Hoogendoorn H, Giles AR, Vegh PA, Andrew MA (1994) Increased endogenous thrombin generation in children with acute lymphoblastic leukemia: risk of thrombotic complications in L-asparaginase-induced antithrombin-III deficiency. Blood 83:386
8. Morris JB, Occhionero ME, Gauderer MWL, Stern RC, Doershuk CF (1990) Totally implantable vascular access devices in cystic fibrosis: A four-year experience with fifty-eight patients. J Pediatr 117; 82–85
9. Neglia JP, Wielinski CL, Warwick WJ (1991) Cancer risk among patients with cystic fibrosis J Pediatr 119; 764–6
10. Neglia JP, FitzSimmons SC, Maisonneuve P, Schöni MH, Schöni-Affolter F, Corey M, Lowenfels AB, and the cystic fibrosis and cancer study group (1995) The risk of cancer among patients with cystic fibrosis N Engl J Med 332; 494–9
11. Nowak-Göttl U, Boos J, Wolff JEA, Erber G, Ahlke E, Pollmann H, Jürgens H (1994) Influence of two different E. coli asparaginase preparations on coagulation and fibrinolysis: a randomised trial. Fibrinolysis 8 (2): 66
12. Nowak-Göttl U, Ahlke E, Schulze-Westhoff P, Boos J (1996) Changes in coagulation and fibrinolysis in childhood ALL: a two-step dose reduction of one E. coli asparaginase preparation. Br J Haematol 95: 123
13. Nowak-Göttl U, Dübers A, Kececioglu D, Koch HG, Kotthoff S, Runde J, Vielhaber H (1997): Factor V Leiden, protein C and lipoprotein (a) in catheter-related thrombosis in childhood – a prospective study. J Pediatr 131: 608
14. Nowak-Göttl U, Wermes C, Junker R, Koch H-G, Schobess R, Fleischhack G, Schwabe D Ehrenforth S (1999) Prospective evaluation of the thrombotic risk in children with acute lymphoblastic leukemia carrying the MTHFR TT677 genotype, the prothrombin G20210 A variant and further prothrombotic risk factors. Blood, im Druck
15. Quinn CT, Kamen BA (1996) A biochemical perspective of methotrexate neurotoxicity with insight on nonfolate rescue modalities. J Invest Med 44; 522–530
16. Semerano N, Montemurro P, Giordano P, Schettini F, Santoro N, De Mattia D, Giordano D, Conese M, Collucci M (1990) Unbalanced coagulation – fibrinolysis potential during L-asparaginase therapy in children with acute lymphoblastic leukemia. Thromb Haemost 64: 38
17. Shapiro AD, Clarke SL, Christian JM, Odom LF, Hathaway WE (1993) Thrombosis in children receiving L-asparaginase. Determining patients at risk. Am J Pediatr Hematol Oncol 15: 400
18. Schroeter T, Würthwein G, Claass A, Schneppenheim R (1998) Therapie einer akuten lymphatischen Leukämie (ALL) bei cystischer Fibrose (CF) mit Hepatopathie. Monatsschrift Kinderheilkunde Suppl 2;170
19. Wermes C, Sykora KW, von Depka Prondzinski M, Rutjes J, Lichtinghagen R, Aschermann G, Welte K. (1999) Gendefekte als Ursache für Thrombosen in der pädiatrischen Onkologie. 29. Hämophilie-Symposium Hamburg 1998, 325–328

V. Pädiatrische Hämostaseologie

Diskussionsleitung:

A.H. Sutor (Freiburg)
H. Pollmann (Münster)

Hereditäre Thrombophiliefaktoren bei ischämischen Hirninfarkten und Sinusvenenthrombosen im Kindesalter: eine retrospektive Studie

S. Berweck, A. Riegelsberger, F. H. Herrmann, F. Heinen, R. Korinthenberg, B. Zieger, A. Peters, M. Nauck, A.H. Sutor

Einleitung

Eine wachsende Zahl von Mutationen und Polymorphismen sind als molekulargenetische Risikofaktoren für Thrombophilien, cardiovaskuläre Erkrankungen und Schlaganfall in den letzten Jahren diskutiert und auf ihre Relevanz hin untersucht worden. Es konnten dabei die Faktor-V-Leiden-Mutation, der G20210 A-Polymorphismus des Prothrombin-Gens und die C677 T Mutation im Gen der Methylentetrahydrofolatreduktase (MTHFR) als mögliche Risikofaktoren für venöse Thrombosen nachgewiesen werden.

Hinsichtlich ihres Einflusses auf die Entstehung arterieller Thrombosen existiert in der Liteartur ein uneinheitliches Bild, es bestehen aber Hinweise, daß gerade in jungem Lebensalter molekulargenetische Faktoren eine größere Rolle als Risikofaktor zu spielen scheinen als bei Erwachsenen, zumal sich weitaus seltener die herkömmlichen exogenen Risikofaktoren arterielle Hypertonie, Nikotinkonsum, Diabetes mellitus und Fettstoffwechselstörungen finden lassen. In dieser Studie sollten deshalb Kinder mit ischämischem Hirninfarkt auf diese Faktoren hin untersucht werden, da nach Nicolaides und Appleton [12] noch immer ein Drittel der Hirninfarkte ätiologisch nicht zugeordnet werden kann und als »idiopathisch« klassifiziert wird.

Material und Methoden

Im Rahmen einer retrospektiven Studie zum neurologischen Langzeitverlauf wurden an der Universitäts-Kinderklinik Freiburg 15 Kinder nachuntersucht, die zwischen März 1988 und September 1997 in stationärer Behandlung aufgrund eines Hirninfarktes durch einen arteriellen Gefäßverschluß (n=11) oder einer Sinusvenenthrombose (n=4) waren. Um auf »spontan erworbene« Ereignisse zu fokussieren, wurden perinatal erworbene Hirninfarkte, die in großer Zahl durch eine Asphyxie mit hypoxisch-ischämischer Schädigung bedingt sind, nicht berücksichtigt; ausgeschlossen wurden auch posttraumatische Ereignisse, bei denen die Contusio cerebri zunächst den entscheidenden Pathomechanismus der cerebralen Schädigung darstellt.

Zum Zeitpunkt des Ereignisses waren die 15 Kinder zwischen 10 Monaten und 14 Jahren alt, 9 waren männlich, 6 weiblich. Im Rahmen der 1998 erfolgten Nach-

I. Scharrer/W. Schramm (Hrsg.)
29. Hämophilie-Symposion Hamburg 1998

untersuchung wurde eine umfangreiche Gerinnungsdiagnostik durchgeführt, die folgende Parameter umfaßte: G1691A-Faktor-V-Leiden-Mutante, C677T-MTHFR-Mutante, F-II-G20210A-Mutante, PTT, Antithrombin, Plasminogen, Protein C, Protein S, Alpha-2-Antiplasmin, PAI-1, Prothrombinfragmente I+II, Lipoprotein (a), Antiphospholipid-Antikörper, vWF_{AG}, vWF_{CBA}, CBA/AG, Multimere. Die molekulargenetischen Untersuchungen erfolgten im Institut für Humangenetik (Direktor Prof. Dr. Dr. F. Herrmann) der Universität Greifswald (Methodik s. Schröder et al. [17]). Fragestellung der Untersuchung war, ob sich in der 1998 durchgeführten laborchemischen und molekulargenetischen Gerinnungsdiagnostik hereditäre Thrombophiliefaktoren finden lassen, die zum Zeitpunkt der akuten Erkrankung möglicherweise nicht diagnostiziert werden konnten und ob damit ein Beitrag zur ätiologischen Zuordnung der Hirninfarkte geleistet werden kann.

Ergebnisse

In Tabelle 1 sind die Ergebnisse zusammengefaßt.

Tabelle 1. Übersicht über Alter bei Ereignis, die zum Zeitpunkt der stationären Behandlung gefundenen Ursache-/Risikofaktoren, die Ergebnisse der molekulargenetischen Untersuchungen und die weiteren pathologischen Befunde des Gerinnungsstatus [*SVT* Sinusvenenthrombose, *he* heterozygot, *ho* homozygot, *Lip(a)* Lipoprotein (a)]

Patient	Alter bei Infarkt	Ereignis	Ursache/ Risiko	F-V-LM	MTHFR-Mutante	F-II-G20210 A	Weitere Befunde
1	0 10/12	SVT	Keine	neg	he	neg.	Keine
2	1 2/12	Infarkt	Keine	neg.	neg.	neg.	Keine
3	2 11/12	Infarkt	Sichelzell-anämie	neg.	neg.	neg.	Keine
4	4 4/12	Infarkt	Keine	neg.	neg.	neg.	Protein-C-Mangel
5	4 5/12	Infarkt	Keine	he	neg.	neg.	Keine
6	4 5/12	SVT	Infekt obere Luftwege	neg.	neg.	neg.	Keine
7	4 9/12	Infarkt	Keine	neg.	he	neg.	Lip(a) erhöht
8	5 6/12	Infarkt	Keine	neg.	neg.	neg.	Keine
9	7 3/12	Infarkt	Keine	neg.	ho	neg.	Keine
10	8 3/12	Infarkt	Keine	neg.	neg.	neg.	Protein-S-Mangel
11	9 10/12	Infarkt	Moya-Moya-Syndrom, Trisomie 21	neg.	he	neg.	Protein-C-Mangel
12	14	SVT	Eitrige Mastoiditis	neg.	neg.	neg.	Protein-C- und S-Mangel, Lip(a) erhöht
13	14 5/12	SVT	Kontrazeptivum	neg.	neg.	neg.	Keine
14	14 6/12	Infarkt	Keine	neg.	he	neg.	Keine
15	5 5/12	Infarkt	AV-Malformation	neg.	ho	neg.	Keine

Für 7 Patienten wurde zum Zeitpunkt des akuten Ereignisses keine Ursache gefunden und der cerebrale Infarkt als idiopathisch klassifiziert. Bei den nicht idiopathischen Patienten bestand eine Sichelzellanämie, ein Moya-Moya-Syndrom oder ein AV-Angiom, bei 2 Patienten wurde eine Infektassoziation (Infekt der oberen Luftwege oder Mastoiditis) gesehen, bei jeweils einem Patient wurden die Risikofaktoren Lipoprotein (a)-Erhöhung, Mutation im F-V-Leiden-Gen oder die Einnahme eines Kontrazeptivums gefunden.

Die Ergebnisse des 1998 durchgeführten Gerinnungsstatus zeigten eine heterozygote Mutation des Faktor-V-Leiden-Gens (n=1), eine heterozygote (n=4) oder homozygote (n=2) Mutation im Gen der Methylentetrahydrofolatreduktase, einen Protein-C-Mangel (n=2), einen Protein-S-Mangel (n=1), einen kombinierten Protein-C- und S-Mangel (n=1), eine Lipoprotein (a)-Erhöhung (n=2), eine erhöhte Funktion des von-Willebrand-Faktors (n=1), ein erhöhtes Verhältnis von Funktion zu Antigen des von-Willebrand-Faktors (n=6). Bei keinem Patienten fand sich ein G20210 A-Polymorphismus des Prothrombin-Gens (Ergebnisse für 14 der 15 Patienten liegen vor).

Von den 7 als idiopathisch klassifizierten Patienten wiesen 5 einen möglichen genetischen Risikofaktor im durchgeführten Screening auf. Im Einzelnen waren dies: heterozygoter MTHFR-Polymorphismus bei 2/7 Patienten, homozygoter MTHFR-Polymorphismus bei 1/7 Patienten, Nachweis eines Protein C-Mangels bei 1/7, eines Protein S-Mangels bei 1/7.

In Kombination traten ätiologische Faktoren und mögliche Risikofaktoren bei 4 Patienten wie folgt auf: die MTHFR-Mutante wurde in homozygoter Form bei einem Patienten mit AV-Angiom diagnostiziert, in der heterozygoten Form fand sich zum einen die Kombination mit erhöhtem Lipoprotein (a) bei einem idiopathisch klassifizierten Patienten, zum anderen die Verknüpfung mit einem Protein-C-Mangel bei dem Patienten mit Moya-Moya-Syndrom. Schließlich konnte ein kombinierter Protein-C- und S-Mangel zusammen mit einer Erhöhung des Lipoprotein (a) bei einem Kind mit eitriger Mastoiditis bestimmt werden.

Diskussion

Dahlbäck et al. wiesen 1993 estmals einen genetischen Defekt, der mit der Resistenz gegen aktiviertes Protein C (APC-Resistenz) assoziiert ist, nach. Bertina et al. [6] konnten nachweisen, daß in über 90% der Phänotyp »APC-Resistenz« mit dem Genotyp Mutation im Faktor-V-Leiden-Gen verknüpft ist. Die Bedeutung dieser Mutation als Risikofaktor thrombovenöser Ereignisse wurde zwischenzeitlich gut belegt. Ob die Mutation für arterielle Thrombosen ebenfalls prädisponiert, wird kontrovers diskutiert, für die heterogene Mutation fanden Ridker et al. [16] kein erhöhtes Risiko bei jungen Erwachsenen. Bisherige Arbeiten zur Faktor-V-Leiden-Mutation bei Kindern mit Schlaganfällen ergeben ein uneinheitliches Bild. Erste Daten von Nowak-Göttl et al. [13] belegten eine Prävalenz der heterozygoten Form bei gesunden Kindern von 5,1%. Dieselbe Arbeitsgruppe fand in einer prospektiven Studie [14] bei der Untergruppe der Kinder mit postnatal erworbenem cerebralen Infarkt bei 1/11 eine heterozygote, bei 1/11 eine homozygote Mutation des Faktor-V-Leiden-Gens.

Ganesan et al. [8] fanden bei 6/67 Kindern mit arteriellem cerebralem Gefäßverschluß die Mutation, konnten damit aber keine signifikant erhöhte Prävalenz nachweisen. Zenz et al. [19] wiederum beschrieben die Mutation bei 6/33 Kindern (heterozygot n=5, homozygot n=1) mit postnatalem Hirninfarkt, was 18% entsprach und damit signifikant über der Normalbevölkerung (4,6%, Österreich) lag. Für die vergleichbare Altersgruppe beschrieben Aschka et al. [2] allerdings keine erhöhte Prävalenz für die Gesamtheit der Patienten mit thrombotischen Ereignissen (12% vs. 13%), nur für die Untergruppe spontan aufgetretener Thrombosen wurde der Unterschied signifikant (29%).

In einer von Balasa et al. [4] vorgestellten retrospektiven Studie ließ sich bei 13,6% (3/22) der Kinder mit Hirninfarkt vs. 3,6% in der Normalbevölkerung signifikant eine erhöhte Prävalenz nachweisen. Es ergibt sich das Bild, daß die Mutation einen prädisponierenden Faktor für postnatal erworbene, thrombembolische cerebrale Ereignisse darstellt, in der Mehrzahl aber dieses Ereignis erst im Zusammenspiel mit anderen Erkrankungen und Risikofaktoren manifest wird. In unserem Patientenkollektiv fand sich die Mutation im Faktor-V-Leiden-Gen nur bei einem von 15 Patienten in heterozygoter Form bei einem Patienten mit idiopathisch klassifiziertem Hirninfarkt ohne weitere Risikofaktoren. Die Prävalenz mag angesichts der bislang publizierten Daten überraschend niedrig sein, die Gesamtzahl der Studienpatienten läßt allerdings noch keine weitergehenden Schlüsse daraus zu.

Der C677T-Polymorphismus des Methylentetrahydrofolatreduktase-Gens führt zu einer verminderten Enzymaktivität und geht bei homozygoten Patienten mit einem Anstieg des Plasma-Homocystein-Spiegels einher (Reuner [15]). Die Hyperhomocysteinämie ist als Risikofaktor für kardiovaskuläre Erkrankungen anerkannt, ob der MTHFR-Polymorphismus möglicherweise ebenfalls einen eigenständigen Risikofaktor darstellt, ist bislang nicht eindeutig geklärt. Die Mutation tritt in einem Normalkollektiv mit einem Lebensalter unter 45 Jahren in ihrer heterozygoten Form in 42,8%, in ihrer homozygoten Form in 10,4% auf (Reuner [15]). Dieser Autor verneinte nach seinen Befunden eine Bedeutung der homozygoten Mutation als eigenständigen Risikofaktor für cerebrale Infarkte, was mit den Ergebnissen mehrerer anderer Arbeitsgruppen übereinstimmt (Markus et al. [11], Harmon et al. [9], während Arruda et al. [3] durchaus eine höhere Prävalenz in der Patientengruppe fanden.

Zimmerman und Ware [20] konnten auch bei Kindern und Erwachsenen mit einer Sichelzellanämie kein erhöhtes Risiko durch die Mutation finden. Balasa et al. [4] fanden bei Kindern mit Hirninfarkt bei 2/22 (9,6%) die homozygote Form der Mutation. In unserem Kollektiv fand sich bei 4 Patienten (28%) eine heterozygote Form und bei 2 Patienten (14%) eine homozygote Form der MTHFR-Polymorphismus, so daß weder in den Daten von Balasa [4] noch in den eigenen Befunden eine Bedeutung der Mutation als eigenständiger Risikofaktor für cerebrale Ereignisse belegt werden kann. Zur eindeutigen Beurteilung sind jedoch Untersuchungen an größeren Kollektiven notwendig.

Die G20210 A-Variante des Prothrombin-Gens fand sich bei keinem unserer Patienten. Für venöse Thrombosen wurde für diese Mutation ein dreifach erhöhtes Risiko gefunden. Für arterielle Thrombosen wurde nach Arruda et al. [1] die Mutation als eigenständiger Risikofaktor zumindest diskutiert. Die Daten von

Bentolila [5] bei jungen Erwachsenen mit Schlaganfall sprechen allerdings gegen diese Hypothese. Der Polymorphismus wurde im Normalkollektiv in 3,7% der Probanden gefunden, in der Patientengruppe bei 6,4% (nichtsignifikanter Unterschied), die Bedeutung zumindest als prädisponierender Faktor blieb offen. Balasa et al. [4] fanden im Kindesalter bei keinem von 22 Patienten die Variante des Prothrombin-Gens. Zenz et al. [19] beschrieben eine Prävalenz von 3,85% (1/26) in ihren pädiatrischen Patienten, nicht signifikant erhöht gegenüber der Prävalenz in der Normalbevölkerung von 1%. Unsere Daten (0/14) sprechen ebenfalls gegen eine Bedeutung der G20210A-Variante des Prothrombin-Gens als Risikofaktor.

Für jeweils 2 Patienten (13%) fand sich ein Protein-C-Mangel bzw. eine Erhöhung des Lipoprotein (a), für jeweils 1 Patienten (6,6%) ein Protein-S-Mangel bzw. ein kombinierter Protein-C- und -S-Mangel. Nowak-Göttl et al. [13] beschrieben in ihrer prospektiven Studie zu Hirninfarkten im Kindesalter den Nachweis eines Protein-C-Mangels bei 3/14 Patienten, eine Erhöhung des Lipoprotein (a) bei 2/14 Kindern. Sträter et al. [18] beschrieben einen Protein-C-Mangel in 13%, einen Protein-S-Mangel in 3,2%, eine Lipoprotein (a)-Erhöhung in 29%.

Für diese Faktoren scheint eine Assoziation mit thrombembolischen Ereignissen gesichert, obwohl sich diese Ereignisse bei der Mehrzahl der Fälle erst bei Auftreten zusätzlicher triggernder Faktoren bereits im Kindesalter zu manifestieren scheinen (Mammen [10]). Bei 2 Kindern unseres Kollektivs fand sich allerdings ein Protein-C- bzw. ein Protein S-Mangel ohne eine erkennbare weitere Erkrankung oder Risikofaktor.

Zusammenfassend wurden für 7 Patienten mögliche molekulargenetische Risikofaktoren gefunden. Deren klinische Relevanz scheint für die MTHFR-Mutation und die Prothrombin-Variante allenfalls in einer Prädisposition zu thrombembolischen Ereignissen zu liegen, einen eigenständigen Risikofaktor stellen sie nach derzeitigem Kenntnisstand eher nicht dar. Diese Hypothese bedarf der Überprüfung an einem größeren Patientenkollektiv.

Die Faktor-V-Leiden-Mutation könnte einen eigenständigen Risikofaktor darstellen, es spielt aber sicher die Assoziation mit gleichzeitig bestehenden Risikofaktoren und Grunderkrankungen eine Rolle, wie es in ersten Ansätzen modellhaft gezeigt wurde (Sträter et al. [18]). Hinweise zu einer multifaktoriellen Ätiologie der Mehrzahl der Schlaganfälle im Kindesalter fanden sich auch in unseren Daten: bei jeweils 2 Patienten konnte die Kombination aus 2 bzw. 3 Risikofaktoren oder Grunderkrankungen gefunden werden. Weitere Untersuchungen sind notwendig, um eine Aussage zu klinisch relevanten Kombinationen von Risikofaktoren zu erhalten und daraus, in einem nächsten Schritt, Therapieempfehlungen ableiten zu können.

Literatur

1. Arruda VR, Annichino-Bizzacchi JM, Concalves MS, Costa FF (1997b) Prevalence of the prothrombin gene variant (nt20210 A) in venous thrombosis and arterial disease. Thromb Haemost 78: 1430–1433
2. Aschka I, Aumann V, Bergmann F, Budde U, Eberl W, Eckhof-Donovan Ś, Krey S, Nowak-Göttl U, Schobess R, Sutor AH, Wendisch J, Schneppenheim R (1996) Prevalence of factor V Leiden in children with thrombo-embolism. Eur J Pediatr 155: 1009–1014

3. Arruda VR, von Zuben PM, Chiaparini LC, Annichino-Bizzacchi JM, Costa FF (1997a) The mutation Ala677-Val in the methylene tetrahydrofolate reductase gene: a risk factor for arterial disease and venous thrombosis. Thromb Haemost 77: 818–821
4. Balasa V, Gruppo RA, Palasis S, DeGrauw A, Stroop D, Becker A, Pillow A (1998) Pediatric Stroke and Thrombophilia: A Retrospective Study. 27th National Meeting of the Child Neurology Society, Abstract S. 31 f.
5. Bentolila S, Ripoll L, Drouet L, Mazoyer E, Woimant F (1997) Thrombophilia due to 20210 G-A prothrombin polymorphism and cerebral ischemia in the young. Stroke 28: 1846–1847
6. Bertina RM, Reitsma PH, Rosendaal FR, Vandenbroucke JP (1995) Resistance to activated protein C and factor V Leiden as risk factors for venous thrombosis. Thromb Haemost 74: 449–453
7. Dahlbäck B, Carlsson M, Svensson PJ (1993) Familial thrombophilia due to a previously unrecognized mechanism characterized by poor anticoagulant response to activated protein C: prediction of a cofactor to activated protein C. Proc Natl Acad Sci USA 90: 1004–1008
8. Ganesan V, McShane MA, Liesner R, Cookson J, Hann I, Kirkham FJ (1998) Inherited prothrombotic states and ischaemic stroke in childhood. J Neurol Neurosurg Psychiatrie 65: 508–511
9. Harmon DL, Doyle RM, Meleady R, Doyle M, Shields DC, Barry R, Coakley D, Graham IM, Whitehead AS (1999) Genetic analysis of the thermolabile variant of 5,10-methylenetetrahydrofolate reductase as a risk factor for ischemic stroke. Arterioscler Thromb Vasc Biol 19: 208–211
10. Mammen EF (1998) Thrombembolic Disorders in Childhood. Biomedical Progress 11: 49–51
11. Markus HS, Ali N, Swaminathan R, Sankaralingam A, Molloy J, Powell J (1997) A common polymorphism in the methylenetetrahydrofolate reductase gene, homocysteine, and ischemic cerebrovascular disease. Stroke 28: 1739–1743
12. Nicolaides P, Appleton RE (1996) Stroke in children. Dev Med Child Neurol 38: 172–180
13. Nowak-Göttl U, Koch HG, Aschka I, Kohlhase B, Vielhaber H, Kurlemann G, Oleszcuk-Raschke K, Kehl HG, Jürgens H, Schneppenheim R (1996a) Resitance to activated protein C (APCR) in children with venous or arterial thrombembolism. Br J Haematol 92: 992–998
14. Nowak-Göttl U, Sträter R, Dübbers A, Oleszuk-Raschke K, Vielhaber H (1996b) Ischemic stroke in infancy and childhood: role of the Arg 506 to Gln mutation in the factor V gene. Blood Coagulation and Fibrinolysis 7: 684–688
15. Reuner KH (1998) The Mutation C677 T in the Methylene Tetrahydrofolate Reductase Gene and Stroke. Thromb Haemost 79: 450–451
16. Ridker PM, Hennekens CH, Lindpaintner K, Stampfer MJ, Eisenberg PR, Miletich JP (1995) Mutation in the gene coding for coagulation factor V and the risk of myocardial infarction, stroke, and venous thrombosis in apparently healthy men. N Engl J Med 332: 912–17
17. Schröder W, Siegemund A, Berrouschot J, Voigt H, Vorberg B, Scheel H, Herrmann FH (1997) Molekulargenetische Marker bei Patienten mit venösen und arteriellen Thrombosen: Der G-20210A-Prothrombin-Polymorphismus, die C677T-MTHFR-Mutation und die Faktor- V-Leiden (G1691A)-Mutation. In: Scharrer I, Schramm W (Hrsg.) 28. Hämophilie-Symposium Hamburg 1997, Spinger-Verlag 1999, Berlin, Heidelberg, New York
18. Sträter R, Vielhaber H, Göbel U, von Kries R, Kurlemann G, Nowak-Göttl U (1997) Ischämische Schlaganfälle im Kindesalter: Rolle der familiären Thrombophilie – erste Ergebnisse der ESPED-Studie. In: Scharrer I, Schramm W (Hrsg.) 28. Hämophilie-Symposium Hamburg 1997, Spinger-Verlag 1999, Berlin, Heidelberg, New York
19. Zenz W, Bodo Z, Plotho J, Streif W, Male C, Bernert G, Rauter L, Ebetsberger G, Kaltenbrunner K, Kurnik P, Lischka A, Paky F, Ploier R, Hofler G, Mannhalter C, Muntean W (1998) Factor V Leiden and prothrombin gene G20210 A variant in children with ischemic stroke. Thromb Haemost 80: 763–766
20 Zimmerman SA, Ware RE (1998) Inherited DNA mutations contributing to thrombotic complications in patients with sickle cell disease. Am J Hematol 59: 267–272

Erfolgreiche Lysetherapie mit rt-PA (Actilyse) und Befunde der Thrombophiliediagnostik bei einem 12jährigen Mädchen mit Becken-Bein-Venenthrombose

R. Knöfler, I. Lauterbach, H. Taut-Sack, G. Siegert, S. Gehrisch

Einleitung

Rekombinanter Gewebsplasminogenaktivator (rt-PA) sowie niedermolekulare Heparine sind bisher nur begrenzt für den Einsatz im Kindesalter zugelassen. Dementsprechend liegen nur wenige publizierten Daten zu klinischen Erfahrungen mit diesen Medikamenten vor. In einer weiteren kasuistischen Mitteilung wollen wir über eine erfolgreiche und nebenwirkungsarme Therapie mit beiden Medikamenten bei einer 12jährigen Patientin mit einer ausgedehnten Becken-Bein-Venenthrombose berichten. Außerdem werden die Befunde der Thrombophiliediagnostik bei der Patientin sowie bei den teilweise mit Thromboseereignissen belasteten Familienmitgliedern dargestellt.

Anamnestische Angaben

Patientenanamnese

Aufgrund febriler Temperaturen bis 39°C bei nachgewiesenem Harnwegsinfekt wurde durch den ambulanten Kinderarzt Bettruhe sowie eine 10tägige Nitrofurantointherapie verordnet. Drei Tage nach Abschluß dieser Behandlung traten erstmals linksseitige Beinschmerzen auf, welche zunächst als Symptom einer Coxitis gedeutet wurden. Trotz analgetischer Behandlung nahm die Schmerzintensität zu und es kam zu einer linksseitigen Beinschwellung. Nach stationärer Einweisung in ein auswärtiges Krankenhaus erfolgte dort aufgrund der klinischen Symptomatik und der mit mehreren Thromboseereignissen belasteten Familienanamnese eine Phlebographie, welche eine ausgedehnte linksseitige Becken-Bein-Venenthrombose (Abb. 1) nachweisen konnte. Daraufhin wurde die Patientin an unsere Klinik verlegt.

Familienanamnese

Beim 52jährigen Vater der Patientin traten im Alter von 45 und 46 Jahren linksseitige Unterschenkelvenenthrombosen auf. Eine vor 2 Jahren manifestierte linksseitige Oberschenkelvenenthrombose wurde erfolgreich lysiert und danach die Einstellung

I. Scharrer/W. Schramm (Hrsg.)
29. Hämophilie-Symposion Hamburg 1998

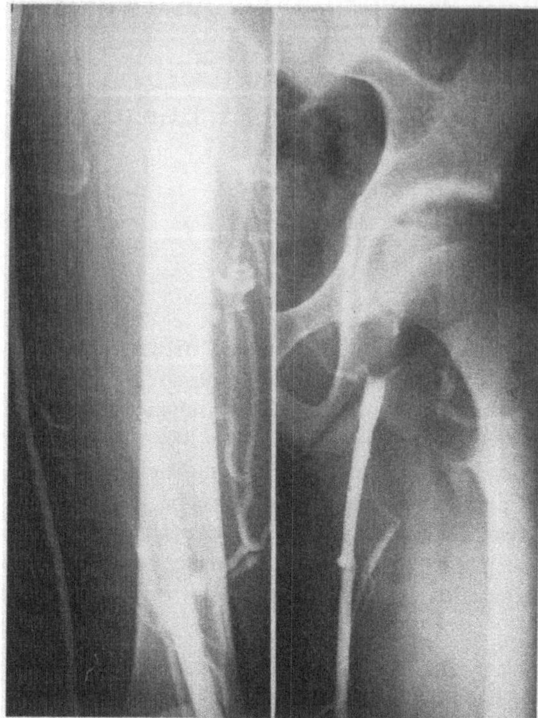

Abb. 1. Phlebographischer Nachweis einer Thrombose der V. femoralis sinistra bis etwa 10 cm oberhalb des Knies reichend (*linker Abbildungsteil*). Kompletter Verschluß der V. iliaca externa sinistra mit beginnender Kollateralkreislaufbildung (*rechter Abbildungsteil*)

auf ein Cumarinderivat vorgenommen. Die Schwester der Patientin (25 Jahre) berichtete uns von einer im Alter von 23 Jahren aufgetretenen Beinschwellung, welche eine Heparintherapie sowie eine anschließende Antikoagulation mit einem Cumarin für 1 Jahr erforderlich machte. Da die Behandlung im Ausland erfolgte, liegen uns dazu keine weiteren Angaben vor. Keine Thromboseereignisse wurden bei der Mutter (46 Jahre) sowie dem Bruder (18 Jahre) der Patientin beobachtet.

Verlauf

Bei der klinischen Untersuchung fanden sich typische Thrombosezeichen – Palpationsschmerz im linken Unterbauch, in der linken Wade und der linken Fußsohle. Bei seit dem Vortag hochgelagertem Bein ließ sich noch eine Unterschenkelumfangsdifferenz von 1,5 cm zugunsten der linken Seite nachweisen. Unmittelbar nach Aufnahme in unsere Klinik wurde als Ausgangsbefund eine Dopplersonographie (Abb. 2) durchgeführt und anschließend die Lysetherapie mit rekombinantem Gewebsplasminogenaktivator (Actilyse) begonnen.

Die Lysetherapie erfolgte für insgesamt 6 Tage. Begonnen wurde mit einer Kurzinfusion von 0,2 mg/kg und einer anschließenden Dauerinfusion mit 1,0 mg/kg/d. Bei einem Fibrinogenabfall auf 0,4 g/l am 2. Lysetag reduzierten wir auf 0,5 mg/kg/d,

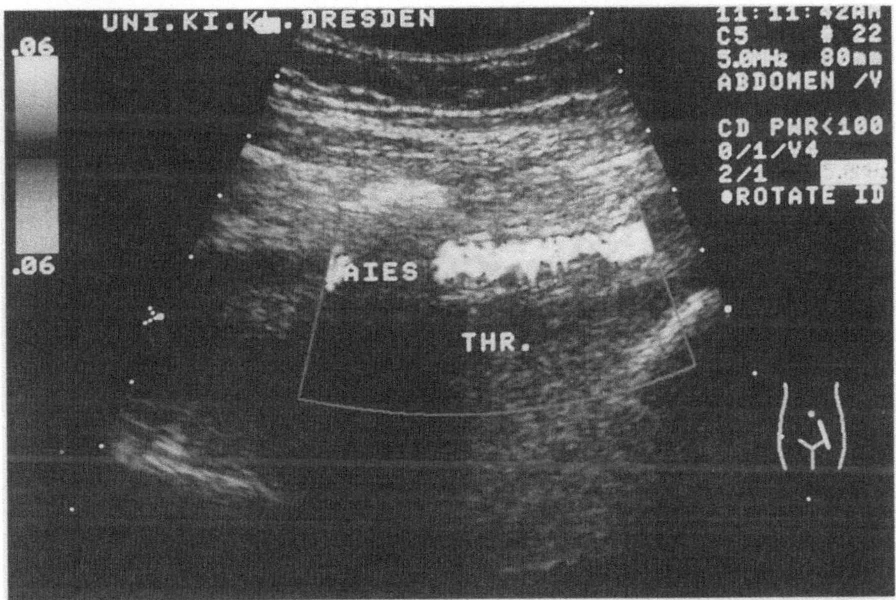

Abb. 2. Dopplersonographischer Ausgangsbefund vor Lysetherapie – kompletter thrombotischer Verschluß der V. iliaca externa (THR) und Durchgängigkeit der A. iliaca externa sinistra (AIES)

und nach Fibrinogensubstitution wurde die Applikation mit 0,75 mg/kg/d bis zum Lyseende fortgesetzt. Parallel zur Lysetherapie führten wir eine low dose-Heparinisierung mit 200 I.E./kg/d eines unfraktionierten Heparins (Liquemin) als Dauerinfusion durch. Nach Absetzen von Actilyse wurde das Heparin für weitere 10 Tage auf eine Dosis von 400 I.E./kg/d erhöht, woraus die gewünschte 1,5 fache Verlängerung der aktivierten partiellen Thromboplastinzeit (aPTT) resultierte.

Außer einer verstärkten Hämatomneigung und leichteren Blutungen aus den Venenpunktionsstellen wurden keine weiteren Nebenwirkungen der fibrinolytischen Behandlung beobachtet. Am 1. Tag der Lyse wurde Antithrombin III bei einem Spiegel von 74% substituiert und am 2. Tag das bereits erwähnte Fibrinogen.

Die Thromboseprophylaxe erfolgte mit einem niedermolekularen Heparin (Clexane) für insgesamt 6 Monate. Die Kindesmutter erlernte die Injektionstechnik und applizierte einmal täglich subcutan 2000 I.E., welches einer Dosis von 50 I.E./kg Körpergewicht entspricht. Bei den monatlichen Vorstellungen in unserer hämatologischen Ambulanz wurde die Anti-Xa-Aktivität stets im gewünschten Bereich zwischen 0,3 bis 0,4 Anti-Xa-Einheiten/ml bestimmt. Vier Monate nach Behandlungsbeginn trat ein etwa 4 Wochen anhaltender Haarausfall ein, welcher spontan ohne Dosisreduktion sistierte. Eine heparininduzierte Thrombozytopenie wurde nicht beobachtet.

Tabelle 1. Zusammenstellung auffälliger Befunde bei der Thrombophiliediagnostik

	Patientin	Schwester	Bruder	Mutter	Vater
Protein C	Vermindert	Vermindert*	Normal	Normal	Vermindert
Lipoprotein (a)	Erhöht	Normal	Erhöht	Erhöht	Normal
G 20210 A Prothrombin	Heterozygot	Heterozygot	Heterozygot	Heterozygot	Keine
C 677 T MTHFR#	Keine	Heterozygot	Heterozygot	Keine	Heterozygot

*Werte erniedrigt bei Einnahme eines Cumarinderivates. #*MTHFR* Methylen-Tetrahydrofolat-Reduktase.

Befunde der Thrombophiliediagnostik (Tabelle 1)

Nach Abklingen der Akutphase, d. h. 3 Monate nach Thrombosemanifestation wurde eine ausführliche Thrombophiliediagnostik bei der Patientin durchgeführt. Pathologische Befunde wurden mit Ausnahme der molekulargenetischen Untersuchungen kontrolliert. Aufgrund der belasteten Familienanamnese führten wir auch eine ausführliche Familiendiagnostik durch.

Bei der Patientin liegt folgende Kombination hereditärer thrombophiler Risikofaktoren vor: Protein-C-Mangel Typ I (Protein-C-Aktivität 40–43%, Protein-C-Konzentration 55–67%), heterozygote Prothrombinmutation, Hyperlipoproteinämie (Lipoprotein (a) 896–1215 mg/l).

Die Schwester und der Vater der Patientin sind ebenfalls mit Thromboseereignissen belastet. Bei der Schwester fand sich ein Heterozygotenstatus für die Prothrombinmuation und die MTHFR (Methylen-Tetrahydrofolat-Reduktase)-Mutation, wobei der Gesamthomocysteinspiegel im Normbereich lag. Ein zusätzlicher Protein-C-Mangel ließ sich aufgrund einer wenige Tage vorher erfolgten Cumarinderivateinnahme als kurzzeitige Thromboseprophylaxe während eines Transatlantikfluges nicht nachweisen. Beim Vater unserer Patientin fand sich ein Protein-C-Mangel Typ I (Aktivität 52% und Konzentration 57%) sowie eine heterozygote MTHFR-Mutation bei normalem Gesamthomocysteinspiegel.

Obwohl beim Bruder und bei der Mutter bisher keine Thromboseereignisse auftraten, ließen sich mehrere hereditäre thrombophile Risikofaktoren finden. Beide wiesen eine heterozygote Prothrombinmutation sowie eine Hyperlipoproteinämie (Lipoprotein (a) bei der Mutter 992–1184 mg/l und beim Bruder 1228–1368 mg/l) auf. Der Bruder hatte zusätzlich eine heterozygote MTHFR-Mutation bei normalem Gesamthomocysteinspiegel.

Unauffällige Befunde bei der Patientin und den weiteren Familienmitgliedern fanden sich für Protein S, Antithrombin III, Plasminogen, Gerinnungsfaktor XII, Plasminogenaktivator-Inhibitor Typ 1, APC-Resistenz einschließlich Molekulargenetik für den Faktor-V-Leiden, Plasminogen, Gesamthomocystein, spontane Thrombozytenaggregation und Lupusantikoagulanz.

Diskussion

Zur fibrinolytischen Therapie mit rt-PA bei Kindern wird in der Literatur sowohl von erfolgreichen Behandlungen [13, 9, 16, 6] als auch von fehlendem Therapieerfolg [14, 7] berichtet. So wie bei der hier vorgestellten Patientin haben wir bereits mehrfach rt-PA mit gutem Erfolg bei Kindern mit venösen Verschlüssen eingesetzt, wobei außer einer Hämatomneigung und Blutungen aus Venenpunktionsstellen keine weiteren Nebenwirkungen beobachtet wurden [8].

Für die Anwendung niedermolekularer Heparine im Kindesalter sind die verfügbaren Literaturangaben ebenfalls limitiert und beziehen sich v. a. auf den prophylaktischen Einsatz bei Hämodialyse [1, 4, 2], nach Nieren- und Lebertransplantation [3, 5], in der postoperativen Phase [15], eine Dosisfindungsstudie im Rahmen des therapeutischen Einsatzes bei tiefen Beinvenen- und zerebralvenösen Thrombosen [10] sowie die Zusammenstellung klinischer Erfahrungen eines Zentrums bei prophylaktischem und therapeutischem Einsatz [11].

Die hier vorgestellte Kasuistik bestätigt ebenfalls die gute Wirksamkeit (Abb. 3) und Verträglichkeit von niedermolekularem Heparin im Kindesalter. Außer einem temporären und reversiblen Haarausfall haben wir keine weiteren Nebenwirkungen bei unserer Patientin beobachtet. Aufgrund der konstant im gewünschten Bereich liegenden Anti-Xa-Aktivität wurden keine Dosismodifikationen notwendig und monatliche ambulante klinische sowie laborchemische Kontrollen waren ausreichend.

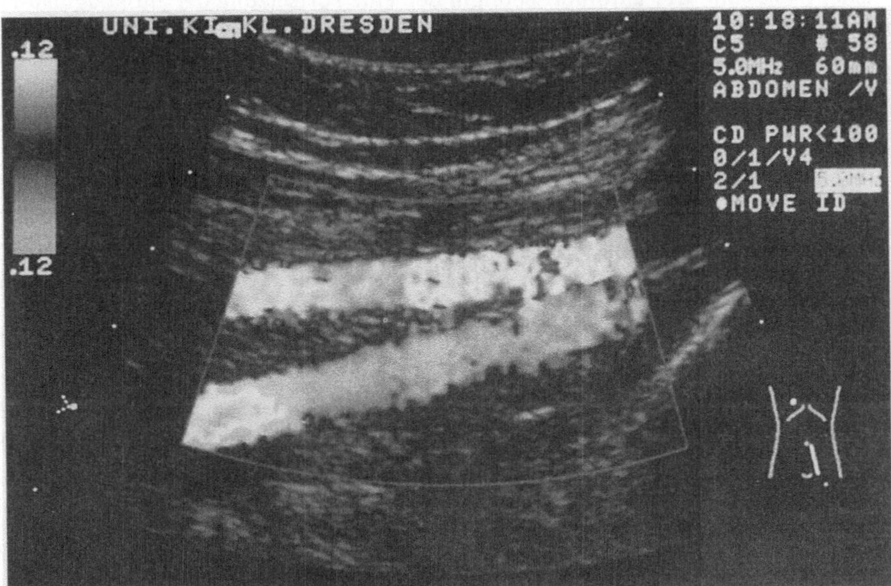

Abb. 3. Am 5. Tag der fibrinolytischen Therapie ist die linke Beckenachse wieder komplett durchgängig. Eine weitere Kontrollsonographie 5 Monate später zeigte den gleichen Befund

Die Befunde der Thrombophiliediagnostik bestätigen die bereits an einem größeren Patientenkollektiv nachgewiesene klinische Bedeutung der Kombination von hereditären thrombophilen Risikofaktoren für die Thromboseentstehung im Kindesalter [12]. Bei unserer Patientin liegt ein Protein-C-Mangel Typ I, eine heterozygote Prothrombinmutation sowie eine Erhöhung der Lipoprotein (a)-Serumkonzentration vor. Die Thrombose manifestierte sich jedoch nicht spontan sondern kurz nach Ende einer Phase partieller Immobilisation bei einem Infektgeschehen.

In diesem Zusammenhang sollte auch erwähnt werden, daß die Mutter der Patientin, welche die Kombination einer heterozygoten Prothrombinmutation mit einer erhöhten Lipoprotein (a)-Serumkonzentration aufweist, bisher keine Thrombosen entwickelte. Selbst während der insgesamt drei Schwangerschaften, welche thrombogene Risikosituationen darstellten, wurden keine Gefäßverschlüsse klinisch manifest. Dagegen wiesen sowohl der Vater (Protein-C-Mangel Typ I und heterozygote MTHFR-Mutation) als auch die Schwester der Patientin (heterozygote Prothrombin-und MTHFR-Mutation) Thromboseereignisse in der Voranamnese auf. Wahrscheinlich ist die Art der hereditären Faktorenkombination sowie der exogenen Risikosituation von Bedeutung für die Thrombosemanifestation.

Zur Festlegung der Dauer einer Thromboembolieprophylaxe sollte bei jedem Kind bzw. Jugendlichen mit Thrombose eine umfangreiche Thrombophiliediagnostik durchgeführt werden. Diese kann nach entsprechender Beratung über sich daraus ergebende mögliche prophylaktische Konsequenzen, wie z. B. dem Abraten von der Einnahme oraler Antikonzeptiva, und vorliegendem Einverständnis auch auf weitere Familienmitglieder ausgedehnt werden. In unserem Beispiel wurde dem Vater der Patientin bei Nachweis eines Protein-C-Mangels Typ I und Zustand nach bisher insgesamt drei Thromboseereignissen eine Fortsetzung der antikoagulatorischen Behandlung empfohlen.

Literatur

1. Bianchetti MG, Speck S, Müller R, Oetliker OH (1990) Simple coagulation prophylaxis using low molecular weight heparin enoxparin in pediatric hemodialysis. Schweiz Rundsch Med Prax 79: 730–731
2. Biljon I van , Damme Lombaerts R van , Demol A, Gate C van , Proesmans W, Arnout J (1996) Low molecular weight heparin for anticoagulation during hemodialysis in children – a preliminary study. Eur J Pediatr 155: 70
3. Broyer M, Gagnadony MF, Sierro A, Fischer AM, Revillong Y, Jan D, Beurtou D, Niaudet P (1991) Prevention of vascular thrombosis after renal transplantation using low molecular weight heparin. Ann Pediatr (Paris) 38: 397–399
4. Fijnvandraat K, Nurmohamed MT, Peters M, Ploos van Amstel SLB, ten Cate JW (1993) A cross-over dose finding study investigating a low molecular weight heparin (Fragmin) in six children on chronic hemodialysis. Thromb Hemost 69: 649
5. Hashikura Y, Kawasaki S, Okumura N, Ishikawa F, Matsumami H, Ikegami T, Nakazawa Y, Makuuchi M (1995) Prevention of hepatic artery thrombosis in pediatric liver transplantation. Transplantation 60: 1109–1112
6. Klinge J, Ries M, Hofbeck M, Singer H (1995) Thrombolyse im Kindesalter mit niedrigdosiertem rekombinantem Plasminogenaktivator (rt-PA). Sozialpädiatrie und Kinderärztliche Praxis 17: 563–567

7. Knees U, Macdonald E, Stiegler H, Ohly A, Pontz BF (1993) Beckenvenenthrombose bei Protein-C-Mangel nach infektiöser Mononukleose. Monatsschr Kinderheilkd 141: 928–931
8. Knöfler R, Weißbach G, Rupprecht E, Kabus M, Lauterbach I (1996) Thrombolytische Therapie mit rt-PA. Hämostaseologie 16: 232–235
9. Levy M, Benson LN, Burrows PE, Bentur Y, Strong DK, Smith J, Johnson D, Jacobson S, Koren G (1991) Tissue plasminogen activator for the treatment of thromboembolism in infants and children. J Pediatr 118: 467–472
10. Massicotte P, Adams M, Marzinotto V, Brooker LA, Andrew M (1996) Low-molecular-weight heparin in pediatric patients with thrombotic disease: A dose finding study. J Pediatr 128: 313–318
11. Nohe N, Rümler M, Praun M, Auberger K (1999) The low molecular weight heparin dalteparine in pediatrics. Ann Hematol 78 (Suppl I): A 63
12. Nowak-Göttl U, Ehrenforth S, Koch HG, Kreuz W, Münchow N, Scharrer I, Schneppenheim R (1999) Multicentre evaluation of combined prothrombotic defects in childhood thromboembolism. In: Scharrer I, Schramm W (eds) 28. Hämophilie-Symposion Hamburg 1997. Springer, Berlin Heidelberg, pp 105–116
13. Nowak-Göttl U, Kreuz WD, Schwabe D, Linde R, Kornhuber B (1991) Thrombolyse mit rt-PA bei Kindern mit arteriellen und venösen Thrombosen – ein neuer Therapieansatz. Klin Pädiatr 203: 359–362
14. Ryan CA, Andrew M (1992) Failure of thrombolytic therapy in four children with extensive thromboses. Am J Dis Child 146: 187–193
15. Willital GH, Tsokas J (1995) Derzeitiger Stand der Thromboembolieprophylaxe nach chirurgischen Eingriffen bei Kindern und Jugendlichen. Notfallmedizin 21: 259–262
16. Zenz W, Muntean W, Beitzke A, Zobel G, Riccabona M, Gamillscheg A (1993)Tissue plasminogen activator (alteplase) treatment for femoral artery thrombosis after cardiac catheterisation in infants and children. Br Heart J 70: 382–385

Analyse von Genmutationen bei hereditärem Faktor-VII-Mangel

K. Wulff, C. Glenschek, K. Auberger, V. Aumann, F. Bergmann, K. Bergmann, E. Bratanoff, M. Grundeis, W. Kreuz, H. Lenk, H. Losonczy, B. Maak, G. Marx, U. Mauz-Körholz, H. Scheel, M. Serban, H. Sutor, G. Syrbe, G. Vogel, N. Weinstock, E. Wenzel, K. Wolf, F.H. Herrmann

Einleitung

Der hereditäre Faktor-VII-Mangel ist ein seltener autosomal rezessiv vererbter Hämostasedefekt (1:500 000). Die hämorrhagische Prädisposition der Betroffenen ist hoch variabel, und es gibt eine eher schlechte Korrelation zwischen Faktor-VII Aktivität und Blutungsneigung. Paradoxerweise wurden bei eine Reihe von Patienten mit Faktor-VII-Mangel auch Thrombosen beschrieben [5, 12, 13].

Die humane Faktor-VII-Gensequenz wurde 1987 von O'Hara et al. [11] aufgeklärt. Das Gen besteht aus 8 Exons und umfaßt einen DNA-Bereich von 13 kb. Es wurde im Chromosom 13q34, etwa 2,8 kb upstream des Gens für den Gerinnungsfaktor X, lokalisiert.

Die Aminosäuresequenz von Faktor-VII ist homolog zu der von Faktor-IX, X und Protein C, die Gla-Domäne ist außerdem homolog zu der von Prothrombin, Protein S und Protein Z.

Die Charakterisierung der Molekulardefekte im Faktor-VII-Gen bei Faktor-VII-Mangel steht am Anfang. Bisher wurden weltweit 30 Basenpaarsubstitutionen (26 missense, 1 nonsense und 3 donor splice site Mutationen) und 4 kleine Deletionen, die dreimal ein Nukleotid und einmal 17 Nukleotid betreffen, beschrieben. Die Daten wurden von Tuddenham et al. [13] und Cooper et al. [5] zusammengestellt und sind im Internet abrufbar (FVII Database 1998). Im folgenden werden die im Rahmen der »Greifswalder Mutationsstudie bei Faktor-VII-Mangel« nachgewiesenen Veränderungen im FVII-Gen auf ihren möglichen Einfluß auf die Funktion des FVII untersucht.

Material und Methoden

Im Rahmen einer Studie wurden 40 Patienten mit Faktor-VII-Mangel bzw. erniedrigten FVII-Aktivitäten (FVII: C von < 1 bis 48%) auf das Vorliegen von Mutationen untersucht. Das Material der Probanden wurden von den betreuenden Einrichtungen zugesandt, wobei die klinische Befundung und die Bestimmung der Gerinnungsparameter in den entsprechenden Laboratorien der betreuenden Einrichtungen erfolgte. DNA wurde isoliert aus weißen Blutzellen nach der NaCl-Methode [10].

In Kombination von PCR und direkter Sequenzierung wurden bei nicht verwandten Probanden (ein Fall pro Familie) die Promotorregion, die codierenden

I. Scharrer/W. Schramm (Hrsg.)
29. Hämophilie-Symposion Hamburg 1998

Bereiche sowie die Exon/Intron/Übergänge auf Veränderungen im Faktor-VII-Gen untersucht. Aus der bekannten Sequenz für das FVII Gen wurden exonspezifische Primerpaare abgeleitet, die sowohl für die PCR-Reaktion als auch für die Sequenzanalyse eingesetzt wurden. Die Sequenzierung der doppelsträngigen PCR Produkte erfolgte mit dem Taq Dye Deoxy-Terminator Cycle Sequencing Kit (PE/ABI). Alle Mutationen wurden mindestens zweifach bestimmt.

Ergebnisse

Der Einfluß von verschiedenen Mutationstypen auf die Funktion des Faktor-VII soll anhand der Patienten aus der »Greifswalder Mutationsstudie bei FVII-Mangel« diskutiert werden. Alle in dieser Studie nachgewiesenen 27 Mutationen waren Punktmutationen. 31% aller Mutationen entstanden in einem CpG-Island, einer DNA Konstellationen, die im Genom als Hotspot für Mutationen bekannt sind [4].

In der Greifswalder Mutationsstudie [7–9, 15, 16] konnten wir in 40 nicht verwandten Patienten 27 verschiedene Mutationen identifiziert werden: 19 missense Mutationen, 2 nonsense Mutationen und 6 splice site Mutationen. 21 von diesen Mutationen wurden erstmals beschrieben.

16 verschiedene Mutationen wurden in nicht verwandten Patienten nur einmal bestimmt als sogenannte »private« Mutationen. Andere Mutationen sind mehrfach beschrieben worden. Die Ala294>Val Substitution wurde als die häufigste Mutation in unserer Studie bei 19 nicht verwandten Patienten aus Deutschland bestimmt [7, 9, 16]. Diese Mutation wurde auch in polnischen Patienten [1, 5] und in Italien [2, 3, 6] beschrieben, offensichtlich stellt sie den häufigsten Mutationstyp bei Faktor-VII-Mangel in Europa dar.

Der Einfluß der nachgewiesenen Mutationen auf die Faktor-VII-Aktivität und den Faktor-VII-Antigenwert in Korrelation zur klinischen Symptomatik sind in den Tabellen 1 und 2 dargestellt. Homozygot waren die Faktor-VII-Mutationen (Tabelle 1): Val(-17) Ile, Phe4 Leu, Cys135 Arg, Ala244 Val, Ala294 Val und IVS4+1G>A in FVII Genen nachweisbar. Die FVII-Aktivität dieser Patienten lag bei 8%, < 1%, 1–4%, 3%, < 1% und 7%. Bei 18 nicht verwandten Patienten wurden zwei unterschiedliche Mutationen im FVII Gen analysiert (Tabelle 2). Die FVII-Aktivitäten bei 15 dieser compound heterozygoten Patienten lag zwischen 1 bis 15%. Compound-Heterozygotie für die Veränderungen IVS7+7/Met298 Ile, IVS7+7/Ala294 Val und IVS7+7/Ala206 Thr führte zu FVII-Aktivitäten von 41%, 23% und 30%.

In den FVII Allelen von 21 Patienten konnte nur eine Mutation nachgewiesen werden. Sie waren heterozygot mit FVII-Aktivitäten von 22% bis 48%. Subnormale FVII-Aktivitäten (75%, 80%) waren nachweisbar in zwei heterozygoten Probanden (beide Eltern von compound heterozygoten Probanden) mit der FVII-donor-splice-Veränderung IVS7+7A>G. Die hier vorgestellten Ergebnisse deuten darauf hin, daß die genetische Variation IVS7+7A>G kaum einen Einfluß auf die Faktor-VII-Aktivität hat [7].

In den Probanden 8366, 8350 (s. Tabelle 2) mit FVII-Aktivitäten von < 1% und 12% wurde bisher nur eine Mutation nachgewiesen. Da die erniedrigten FVII-Aktivitäten von < 1% bei Proband 8366 und von 12% beim Probanden 8350 auf

Tabelle 1. FVII-Mangel: Patienten mit homozygot nachgewiesenen FVII-Genmutationen und deren klinischer Phänotyp

Amino acid substitution	FVII:C (FVII:Ag)	Genetical conditions	Clinical phenotype	Patient ID
Phe4 Leu	< 1 (2)	Homozygous	Epistaxis, joint bleedings after trauma	8052
Cys135 Arg	1–4 (2)	Homozygous	Severe neonatal bleeding, cephalic hematomas, prophylactic FVII substitution	8672
Ala244 Val	3.4 (4.1)	Homozygous	Hypermenorrhagia	3719
Ala294 Val	< 1 (< 1)	Homozygous	Frequent epistaxis	8629
IVS4+1G A	7	Homozygous	After birth bloody stools	8056
Val(-17) Ile splice site?	8 (4)	Homozygous	Postpartal cephalic hematomas, no other bleeding episodes	3999

Tabelle 2. FVII-Mangel: Patienten mit compound heterozygoten FVII-Genmutationen und deren klinischer Phänotyp

Amino acid substitution	FVII:C (FVII:Ag) (%)	Genetical conditions	Clinical phenotype	Patient ID
Tyr 68 Cys	1	Double heterozygote, IVS3-1>A	Severe, recurrent spontaneous haemarthrosis	3811
Val252 Met	4 (29)	Double heterozygote, IVS2+5G>T	Bleeding after tooth extraction, spontaneous bleeding into liver cysts	8300
Val281 Phe	7 (7)	Double heterozygote, Cys135 Arg	Frequent epistaxis, anaemia, tarry stool	8466
Ala294 Val	< 1	Double heterozygote, Val281 Phe	Hypermenorrhagia, extensive bleeding after negligible trauma, moderate	3994
Ala294 Val	5	Double heterozygote, Val281 Phe	Severe joint bleeding after trauma	8087
Ala294 Val	4 (30)	Double heterozygote, Val281 Phe	Large subcutaneous hematomas, menorrhagia	3421
Ala294 Val	1.3 (0.6)	Double heterozygote, Arg152 stop	Epistaxis, bleeding into the oral cavity	3698
Ala294 Val	10	Double heterozygote, Gln(-35) stop	Hematomas, epistaxis	8213
Ala294 Val	9 (31)	Double heterozygote, Val252 Met	Severe bleeding after trauma	8319
Ala294 Val	15	Double heterozygote, Gly156 Asp	Frequent epistaxis, gingival bleedings, requiring transfusion	3677
Thr359 Met	2–4	Double heterozygote, Asp 242 His	Severe, recurrent bleedings into soft tissue and joints, spontaneous hematomas	8346
Leu(-20) Pro	11	Double heterozygote, Val252 Met	Asymptomatic	8088
Ala206 Thr	15 (60)	Double heterozygote, Pro303 Arg	Asymptomatic	8627
IVS7+7	2–9	Double heterozygote, Ser60 Pro	Menorrhagia	8676

Tabelle 2. Fortsetzung

Amino acid substitution	FVII:C (FVII:Ag) (%)	Genetical conditions	Clinical phenotype	Patient ID
IVS7+7	23 (52)	Double heterozygote, Ala294 Val	Gingival bleedings	8354
IVS7+7	41	Double heterozygote, Met298 Ile	Asymptomatic	8678
IVS7+7	30	Double heterozygote, Ala206 Thr	Asymptomatic	3967
Arg247 Cys	< 10	Double heterozygote, IVS2+1G>C	Asymptomatic (age 2 years)	8810
Ala294 Val	< 1 (< 1)	Double heterozygote, other lesion unknown	Mild bleeding tendency, hyper-menorrhagia	8366
Ala294 Val	12	Double heterozygote, other lesion unknown	Asymptomatic	8350

Compound-Heterozygotie hinweisen, ist es wahrscheinlich, daß bei beiden Probanden eine weitere noch nicht identifizierte Mutation im FVII Gen vorhanden ist.

Bemerkenswert ist die Variabilität in der klinischen Symptomatik bei Patienten mit gleich erniedrigten FVII Aktivitäten. Extrem auffällig war ein Patient (Tabelle 1), bei dem die FVII-Mutation Cys135Arg homozygot nachgewiesen wurde (FVII:C 1–4%). Die schwere Blutungsneigung erforderte eine Substitutions-Therapie [14]. Epistaxis, Hypermenorrhagie, Gelenkblutungen nach Traumen und Blutstühle waren die Symptome, die bei homozygoten FVII- Mutationsträgern mit den Veränderungen Val(-17) Ile, Phe4 Leu, Cys135 Arg, Ala244 Val, Ala294 Val und IVS4+1G>A mit FVII-Aktivitäten von 8%, < 1%, 1–4%, 3%, < 1% und 7% diagnostiziert wurden (Tabelle 1).

21 Personen mit erniedrigten FVII-Aktivitäten hatten nur eine FVII-Genmutation. Die Faktor-VII-Aktivitäten dieser heterozygoten Probanden lagen zwischen 22% und 48%.

Größere Unterschiede in der FVII-Aktivität, die besonders bei heterozygoten Mutationsträgern auffällig waren, können zum Teil auch durch das Vorhandensein von Faktor-VII beeinflussenden Polymorphismen mitbedingt werden. Von drei dieser FVII-Variationen [9] ist bisher bekannt, daß die seltener vorkommenden Allele die Faktor-VII-Aktivität und den Antigenwert reduzieren. Der ermittelte Faktor-VII-Wert widerspiegelt somit die genetischen Konstellation beider FVII-Allele – das Vorliegen von seltenen Mutationen und polymorphen Variationen.

Schlußfolgerungen

Mit modernen hämostaseologischen und molekularbiologischen Methoden ist es heute möglich, die Basisdefekte bei genetisch bedingten Hämostasestörungen aufzuklären. In Familienuntersuchungen kann die Weitergabe entsprechender familiärer Veränderungen aufgezeigt werden. Es lassen sich Korrelationen zwischen entsprechender Mutation und Klinik herstellen. Die Analyse von spezifischen Mutationen und deren Korrelation mit spezifischer klinischer Symptomatik steht am Anfang. Es ist zu erwarten, daß Genotyp-Phänotyp-Korrelationen neue Einblicke in die Molekularpathologie des FVII-Mangels ermöglichen.

Zusammenfassung

Der hereditäre Faktor-VII-Mangel ist eine seltene autosomal rezessiv vererbte Hämostasestörung. Die Charakterisierung von Genmutationen im Faktor-VII (FVII) bei Patienten mit FVII-Mangel hat gezeigt, daß vorwiegend Punktmutationen die Ursache dieser Gerinnungsstörung sind. In der Greifswalder Mutationsstudie bei FVII-Mangel wurden in 40 nicht verwandten Probanden 27 verschiedene Veränderungen im FVII-Gen in unterschiedlicher Häufigkeit nachgewiesen. Am häufigsten analysiert wurden die Mutationen Ala294 Val (in 21 mutanten Allelen), IVS7+7 (in 7 Allelen) und Val281 Phe (in 4 Allelen). Die FVII-Genmutationen wurden in unterschiedlichen Genbereichen und genetischen Konstellationen nachgewiesen. Klinisch symptomatisch waren Probanden, bei denen die Mutationen Phe4 Leu, IVS2+1G>C, Cys135 Arg, Ala244 Ala und Ala294 Val homozygot vorlagen und Patienten mit Compound-Heterozygotie für die Mutationen Tyr68 Cys/IVS3-1G>A, Val252 Met/IVS2+5G>T, Val281 Phe/Cys135 Arg, Ala294 Val/Val281 Phe (3 Probanden), Ala294 Val/Arg152 stop, Ala294 Val/Gln(-35) stop, Ala294 Val/Val252 Met, Ala294 Val/Gly156 Asp und Thr359 Met/Asp242 His. Dagegen waren compound heterozygote Mutationsträger mit den Veränderungen Arg247 Cys/IVS2+1G>C, Ala206 Thr/Pro303 Arg, Leu(-20) Pro/Val252 Met wie auch IVS7+7/Ala294 Val, IVS7+7/Ala206 Thr und IVS7+7/Met298 Ile asymptomatisch. Die durchgeführten Untersuchungen bestätigen die Aussage, daß es keine unmittelbare Korrelation zwischen Höhe der FVII-Aktivität und klinischer Symptomatik gibt. Die Klinik beim Faktor-VII-Mangel wird wahrscheinlich vorrangig durch die Art und die Lokalisation der FVII-Genmutation beeinflußt.

Literatur

1. Arbini AA, Bodkin D, Lopaciuk S, Bauer KA (1994) Molecular analysis of Polish patients with factor VII deficiency. Blood 84:2214–2220
2. Bernardi F, Castaman G, Redaelli R, Pinotti M, Lunghi B, Rodeghiero F, Marchetti G (1994) Topologically equivalent mutations causing dysfunctional coagulation factors VII (294Ala→Val) and X (334Ser→Pro). Hum Molec Genet 3:1175–1177
3. Bernardi F, Castaman G, Pinotti M, Ferraresi P, Di Iasio MG, Lunghi B, Rodeghiero F, Marchetti G (1996) Mutation pattern in clinically asymptomatic coagulation factor VII deficiency. Human Mutation 8:108–115
4. Cooper DN, Krawczak M (1993) Human Gene Mutation. Bios Scientific, Oxford
5. Cooper DN, Millar DS, Wacey A, Banner DW, Tuddenham EGD (1997) Inherited factor VII deficiency: Molecular genetics and pathophysiology. Thromb and Haemost 8:151–160
6. FVII Mutation Database, http://europium.mrc.rpms.ac.uk/usr/WWW/WebPages/FVII/database.dir/referenc.htm. 1998

7. Herrmann FH, Wulff K 1999) Molecular biology and clinical manifestation hereditary factor VII deficiency. Seminar Thromb Hemost (im Druck)
8. Herrmann FH, Wulff K (1998a) Molekulare Genanalyse und Gendiagnostik bei Hämophilie B und Faktor-VII-Mangel. Hämostasiologie 18:89–155
9. Herrmann FH, Wulff K, Glenschek C, Ruf W, Auberger K, Aumann V, Bergmann F, Bergmann K, Bratanoff E, Grundeis M, Kreuz W, Lenk H, Losonczy H, Maak B, Marx G, Scheel H, Serban M, Sutor H, Syrbe G, Vogel G, Weinstock N, Wenzel E, Wolf K (1998) FVII gene analysis in inherited FVII deficiency. submitted
10. Miller SA, Dykes DD, Polesky HF (1988) A simple salting out procedure for extracting from human nucleated cells. Nucleic Acid Res 16:1215
11. O'Hara PJ, Grant FJ, Haldemann BA, Gray CL, Insley MY, Hagen FS, Murray MJ (1987) Nucleotide sequence of the gene coding for human factor VII, a vitamin K-dependent protein participating in blood coagulation. Proc Natl Acad Sci USA 84:5158–5162
12. Tuddenham EGD, Cooper DN (1994) The molecular genetics of haemostasis an its inherited disorders. Oxford University Press, New York Tokyo, pp 78–110
13. Tuddenham EGD, Pemberton S, Cooper DN (1995) Inherited factor VII deficiency: genetics and molecular pathology. Thromb Haematol 74:313–321
14. Weinstock N, Schindera F, Girolami A, Tuddenham EGD, Patscheke H (1994) Hereditärer Faktor-VII-Mangel mit ausgeprägter Blutungsneigung. In: Scharrer I, Schramm W (eds) 24. Hämophilie-Symposium Hamburg. Springer, Berlin, pp 390–393
15. Wulff K, Glenschek C, Auberger K, Aumann V, Bergmann F, Bergmann K, Bratanoff E, Grundeis M, Kreutz W, Losonczy H, Maak B, Syrbe G, Vogel G, Herrmann FH (1997) Faktor-VII-Genanalyse bei hereditärem Faktor-VII-Mangel. In: Scharrer I, Schramm W (Hrsg) 28. Hamburger-Symposion, Hamburg. Springer, Berlin, pp 163–169
16. Wulff K, Herrmann FH (1998) Mutationsanalyse bei Faktor-VII-Mangel. In: Herrmann FH (Hrsg) Molekulare (DNA) Diagnostik hereditärer Hämostasedefekte. Pabst, Lengerich, pp 65–74

Plasma-Vitamin-K-Spiegel nach intravenöser Verabreichung von mizellarem Vitamin K an intensiv gepflegte Früh- und Neugeborene

W. Raith, G. Fauler, G. Pichler, W. Muntean

Einleitung

Die intramuskuläre Vitamin-K-Gabe nach der Geburt wurde lange Zeit als die effektivste Prophylaxe der Vitamin-K-Mangelblutung (Vitamin-K-Deficiency-Bleeding = VKDB) angesehen [7, 10, 13]. Seit jedoch durch die Veröffentlichung von Golding und Mitarbeitern (1990) der Verdacht entstand, daß diese Applikationsform das Krebsrisiko im Kindesalter statistisch signifikant erhöhte [5, 6], wurde in einigen Ländern statt der intramuskulären Prophylaxe die orale Vitamin-K-Prophylaxe eingeführt. Dieser Verdacht konnte bisher durch keine andere Studie bestätigt werden [1, 2, 11], und es stellte sich heraus, daß die orale Prophylaxe nicht so sicher in Hinsicht auf die späte Form der VKDB sei, da es in Folge zu einer steigenden Anzahl von Vitamin-K-Mangelblutungen kam. Seither wurden immer wieder neue Konzepte der Vitamin-K-Prophylaxe diskutiert. In den USA wird Vitamin K immer noch intramuskulär gegeben, in Deutschland wurde die Dosis einer dreimaligen oralen Gabe von 1 mg auf 2 mg erhöht, und Dänemark bietet eine tägliche oder wöchentliche sehr niedrige Gabe an, was physiologisch erscheint. Auch hinsichtlich der Dosierung bei oraler/intramuskulärer/intravenöser Gabe herrscht Uneinigkeit.

Als gesichert gilt aber, daß eine 3malige orale Gabe und auch eine einmalige orale Gabe 4 Wochen nach einer intramuskulären Vitamin-K-Prophylaxe notwendig sind, um die späte Form der VKDB zu verhindern.

Bei unreifen Frühgeborenen oder stark deprimierten Neugeborenen ist die orale Gabe aber als Regel nicht möglich. Auch die intramuskuläre Gabe an sehr kleine Neugeborene ist aufgrund der Vermeidung jeglicher Manipulationen schlecht durchführbar. Zudem führt die intramuskuläre Gabe häufig zu Traumatisierung und zu pflegerisch problematischen Läsionen.

Es liegen bisher wenige Daten über Plasmaspiegel nach intramuskulärer oder oraler Vitamin-K-Gabe vor, und es sind keine Daten über Vitamin-K-Plasmaspiegel nach intravenöser Applikation an Früh- und Neugeborenen bekannt.

Deshalb untersuchten wir Vitamin-K-Plasmaspiegel von 18 Früh- und Neugeborenen nach intravenöser Verabreichung von 0,3 ± 0,1 mg/kg Vitamin K (KONAKION MM, Roche) nach der Geburt.

I. Scharrer/W. Schramm (Hrsg.)
29. Hämophilie-Symposion Hamburg 1998

Patienten und Methode

Patienten: An unserer Abteilung für Neonatologie erhalten alle Kinder 0,2–0,4 mg/kg/Woche Vitamin K (KONAKION MM, Roche) intravenös, und zwar so lange eine orale Prophylaxe nicht durchführbar ist. Aufgrund der oben angeführten Gründe wird keine intramuskuläre Gabe durchgeführt.

Insgesamt wurden 18 Blutproben von 14 Frühgeborenen, mit einem Geburtsgewicht von 1785 ± 648 g und von 4 Neugeborenen, mit einem Geburtsgewicht von 3167 ± 510 g gesammelt.

Die exakte Menge des intravenös verabreichten Vitamin K, das Gestationsalter, die Diagnose, die Ernährung, die Zeit der Blutabnahme und die gemessenen Plasma-Vitamin-K-Spiegel der von uns untersuchten Kinder sind in Tabelle 1 zusammengefaßt.

Es wurde 0,3 ± 0,1 mg/kg Vitamin K einige Minuten lang über einen Perfusor intravenös verabreicht. Es erfolgte keine extra Blutabnahme nur für diese Untersuchung. Nur dann, wenn für Routineuntersuchungen Blut abgenommen wurde, konnte die Restmenge, die übrigblieb, nachdem alle Untersuchungen durchgeführt wurden, von uns verwendet werden.

Diese Untersuchung wurde von der Ethikkommission der Medizinischen Fakultät der Karl-Franzens-Universität Graz genehmigt (Nr. 4-077ex94/95).

Methode: Das Blut wurde durch Venenpunktion oder über arterielle Zugänge direkt in Plastikröhrchen, die Lithium-Heparinat als Antikoagulant enthielten, abgenommen. Die Blutprobe wurde bei 3000 U/min zentrifugiert und 200 µl des so erhaltenen Plasmas wurde mit deuteriertem Vitamin K als internem Standard (3 ng $^{2}H_{3}$ in 75 µl Methanol, synthetisiert in unserem Labor) versetzt.

Auf Lichtschutz wurde bei der gesamten Untersuchung besonderen Wert gelegt. Die Blutproben wurden bei −70 °C eingefroren.

Vitamin $K_{1(20)}$ wurde von Hoffmann La Roche (Basel, Schweiz) verwendet; 1,4-Naphtoquinon, deuterierte Essigsäure, Hepatofluorobuttersäureanhydrid und die Hepatofluorobuttersäure stammen von Aldrich, Wien, Österreich. Alle anderen Lösungsmittel und Reagenzien wurden von Merck, Darmstadt, Deutschland verwendet. Das mit stabilen Isotopen ($^{2}H_{3}$) markierte Vitamin $K_{1(20)}$ wurde in unserem Labor synthetisiert.

Zur Bestimmung der Plasma-Vitamin-K-Konzentration wurde eine von uns entwickelte Methode basierend auf Gaschromatographie-Massenspektrometrie unter Verwendung von deuteriertem Vitamin K als internem Standard, wie von Fauler et al. 1996 [3, 4] beschrieben, verwendet. In Kürze: es wurde ein Fisons Gas chromatograph gekoppelt mit einem Fisons MD 800 Quadropol Massenspektrometer verwendet. Das Temperaturprogramm des Gaschromatographen war wie folgt: 1 min zu 160 °C, gefolgt von einem Temperaturanstieg von 30 °C pro Minute bis auf 310 °C, wobei diese Temperatur für 2 Minuten stabil gehalten wurde. Die »transfer-line« zwischen dem Gaschromatographen und dem Massenspektroskop wurde bei 308 °C gehalten. Die Ionenquellentemperatur war 208 °C. Die Elektronen-Impakt-Spektra wurden mit einer Elektronenenergie von 70 eV und einem Emissionsstrom von 100 µA aufgenommen. Die Massenchromatogramme

Tabelle 1. Geschlecht, Gestationsalter, Diagnose, Ernährung, die exakte Menge des intravenös verabreichten Vitamin K, die Zeit der Blutabnahme und die gemessenen Plasma-Vitamin-K-Spiegel der von uns untersuchten Kinder.

		GG	GA (Wochen)	Diagnose	Ernährung	Vit. K (mg/kg)	1. Blutabnahme (h)	2. Blutabnahme (h)	Vitamin K (ng/ml), 1. Blutabnahme	Vitamin K (ng/ml), 2. Blutabnahme
1	w.	3,89	40	Mekoniumaspiration	MM_1, SM_2	0,3	1,3	174	357,7	9,5
2	w.	3,16	39	Sepsis	MM, SM	0,3	2,5	117,5	330,4	26,6
3	m.	2,57	37	IRDS, Sepsis	MM, SM	0,4	10,6	145,5	237,5	13
4	w.	1,35	29	IRDS, Sepsis	MM, SM	0,7	17,6	88,6	105	130,5
5	m.	0,84	27	Intraventrikuläre Blutung	MM	0,4	19,5	40,3	428,1	199,9
6	m.	1,86	34	IRDS, Sepsis	MM, SM	0,2	25,1	191,5	286,1	10,9
7	w.	2,93	37	Plexusblutung	MM, SM	0,3	25,2	49,2	143,9	5,9
8	m.	2,55	35	IRDS, Sepsis	MM	0,2	45	94	362,6	307,9
9	w.	0,93	37	Sepsis	MM, SM	0,5	52,4	123,1	65,4	23,6
10	w.	2,84	39	IRDS, Mekoniumaspiration	MM	0,4	71,4	94,5	68,9	23,8
11	m.	2,01	36	Amniotic fluid aspiration	MM, SM	0,3	3,3		15,8	
12	m.	1,47	30	Sepsis	MM, SM	0,3	11		982,9	
13	w.	2,3	31	Asphyxie	MM, SM	0,3	12,5		105	
14	m.	2,78	39	Asphyxie	MM, SM	0,4	14,5		182,5	
15	m.	2,06	36	IRDS, Sepsis	MM, SM	0,2	18,5		100,7	
16		1,07	31	IRDS, Sepsis	MM	0,4	19,5		146	
17	w.	1,52	34	Small for date, IRDS	MM	0,4	26		180	
18	m.	1,53	30	IRDS	MM	0,3	37		79,2	

1 MM = Muttermilch, 2 SM = adaptierte Säuglingsmilch, h = Stunden

wurden aufgenommen in Elektron-Impakt-Single-Ion-Recording-Mode unter der Verwendung von, mit stabilen Isotopen markiertem Vitamin K, als internem Standard.

Ergebnisse

Abbildung 1 zeigt den Zusammenhang der gemessenen Plasma-Vitamin-K-Konzentration in ng/ml und die verstrichenen Stunden nach intravenöser Verabreichung von 0,3 ± 0,1 mg/kg Vitamin K.

Bei allen 14 Kindern wurden 22,9 ± 18,4 Stunden nach der intravenösen Vitamin-K-Gabe Blutproben gesammelt. Bei 10 dieser Kinder konnte eine zweite Blutprobe 111,8 ± 49,1 Stunden nach dieser ersten Vitamin-K-Gabe und vor der zweiten Vitamin-K-Gabe gesammelt werden.

Zusammenfassung

Die VKDB tritt in drei Erscheinungsformen auf. Die Einteilung in eine frühe, eine klassische und eine späte Form ist aufgrund unterschiedlicher pathogenetischer Mechanismen von Bedeutung und hat daher Konsequenzen für die Prophylaxe. Die frühe Form der VKDB tritt in den ersten 24 Lebensstunden auf, vor allem bei Kindern, deren Mütter die den Vitamin-K-Metabolismus beeinflussenden Medikamente eingenommen haben (z.B.: Phenobarbital, Primidon). Die klassische Form der VKDB tritt zwischen dem 2.–7. Lebenstag auf und zeigt sich durch gastrointestinale Blutungen und Hautblutungen. Die späte Form kann bei jungen Säuglingen in der 2. Lebenswoche–8. Lebensmonat bei noch unklarer Genese auftreten.

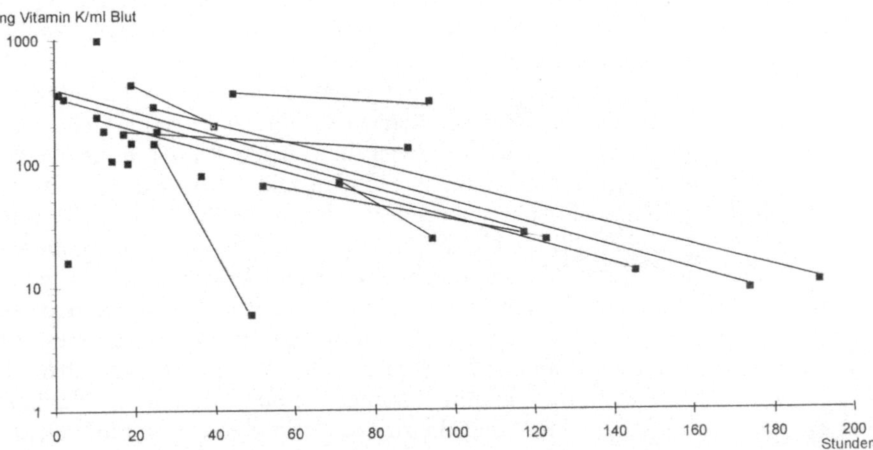

Abb. 1. Individuelle Plasmaspiegel nach intravenöser Verabreichung von 0,3 ± 0,1 mg Vitamin K

Einige der bisher erklärten Ursachen für die VKDB sind, daß Vitamin K kaum bis gar nicht über die Plazenta transportiert wird [16]. Der Vitamin-K-Gehalt im Nabelschnurblut ist kleiner als 10% der Vitamin-K-Menge, die im Blut der Mutter gemessen wurde. Ein weiteres gemeinsames Merkmal fast aller betroffenen Kinder ist, daß sie gestillt werden. Da der Vitamin-K-Gehalt der Muttermilch gering ist, und insbesondere bei geringer Trinkmenge, steht dem Neugeborenen dadurch wenig Vitamin K zur Verfügung um es in seine Speicher aufzunehmen.

Verhinderbar ist die Vitamin-K-Mangelblutung durch die Vitamin-K-Prophylaxe [1, 2, 3]. Bis 1990 wurde die Vitamin-K-Prophylaxe vorwiegend intramuskulär durchgeführt. Seit der Veröffentlichung prospektiver Studien von Golding und Mitarbeitern, 1990 und 1992 [5, 6], die ein statistisch signifikantes Ansteigen des Krebsrisikos bei Kindern, denen Vitamin K intramuskulär appliziert wurde, zeigen, wurde in den meisten Ländern zu einer oralen Vitamin-K-Prophylaxe übergegangen. Diese Erkenntnisse konnten aber bisher von keiner anderen klinischen Studie bestätigt werden [1, 2, 11].

Die intramuskuläre Gabe bringt aber einige Probleme wie schlechte Akzeptanz durch die Eltern und mögliche lokale Komplikationen mit sich. Vor allem bei Frühgeborenen und deprimierten Neugeborenen ist sie in der Regel nicht durchführbar, da Manipulationen an diesen Kindern auf ein Minimum beschränkt werden müssen.

Es liegen bisher wenige Daten über Plasmaspiegel nach intramuskulärer oder oraler Vitamin-K-Gabe vor und es sind keine Daten über Vitamin-K-Plasmaspiegel nach intravenöser Applikation an Früh- und Neugeborenen bekannt.

Aufgrund von Untersuchungen bei Erwachsenen [8, 14, 17] wurde nach intravenöser Verabreichung eine kurze Halbwertszeit gemessen. Eine mögliche Erklärung dafür dürfte sein, daß es zu einem sehr hohem Ansteigen der Vitamin-K-Plasmaspiegel nach intravenöser Verabreichung kommt, die schneller absinken, verglichen mit den Plasmaspiegeln nach intramuskulärer Verabreichung und daß es deshalb zu einer verminderten Aufnahme vom Blut in die Vitamin-K-Speicher nach intravenöser Gabe kommt. Intramuskulär verabreichtes Vitamin K zeigt aufgrund der verzögerten Freisetzung von der Injektionsstelle eine längere Halbwertszeit als intravenös verabreichtes Vitamin K.

Passend zu dieser Hypothese gibt es eine Fallbeschreibung in der Literatur von zwei Neugeborenen die eine intravenöse Vitamin-K-Prophylaxe [12] erhielten und die beide die späte Form der VKDB entwickelten. Beide Kinder erhielten nur 0,1 mg/kg Vitamin K intravenös 2 bzw. 30 Stunden und 3 bzw. 5 Tage nach der Geburt. Eine dritte Vitamin-K-Gabe von wiederum nur 1,0 mg/kg wurde oral am 28. bzw. 30. Lebenstag verabreicht. Die Blutung trat in der 10. bzw. 12. Lebenswoche auf, wurde als Vitamin-K-Mangelblutung diagnostiziert und konnte durch Gabe von 1,0 mg/kg intravenös bzw. intramuskulär gestoppt werden. Die Autoren dieser Fallbeschreibung vertreten die Meinung, daß intravenös verabreichtes Vitamin K weniger effektiv sei als intramuskulär verabreichtes Vitamin K, vor allem in Hinsicht auf die späte Form der Vitamin-K-Mangelblutung. Eines der Kinder hatte aber eine chronische Lebererkrankung, die zu Absorptionsstörungen führen kann.

Das Sammeln von Blutproben bei kleinen Früh- und Neugeborenen bedingt verschiedene Probleme. Auf unserem Department für Neonatologie wird sehr viel

Wert darauf gelegt, jegliche Manipulationen auf ein Minimum zu beschränken. Aufgrund der kleinen Blutmenge des Neugeborenen steht auch nur wenig Blut für Untersuchungen zur Verfügung. Dies sind wohl auch die Gründe, warum so wenig Informationen über Vitamin-K-Spiegel bei Neugeborenen in der Literatur zu finden sind. Der Vorteil der von uns neu entwickelten Methode basierend auf Gaschromatographie–Massenspektrometrie ist, daß nur eine sehr kleine Blutmenge zur Bestimmung von Vitamin K benötigt wird [3, 4].

Die von uns gemessenen Plasmaspiegel nach intravenöser Verabreichung von 0,3 ± 0,1 mg Vitamin K sind vergleichbar mit jenen Plasmaspiegeln nach intramuskulärer Gabe von 1,5 mg Vitamin K und oraler Gabe von 3 mg Vitamin K [15, 18]. Auch der Abfall der Vitamin-K-Plasmaspiegel ist ebenfalls ähnlich. Aufgrund der Probleme, die bei der Blutabnahme bei Früh- und Neugeborenen entstehen, können wir keine kompletten Halbwertszeitdaten angeben. Deshalb unterstützt unsere Untersuchung auch nicht die Meinung, daß Vitamin K intravenös verabreicht nicht sicher für Neugeborene sei. Bei der Gabe von 0,3 ± 0,1 mg/kg Vitamin K zeigte sich nach einer Woche bei keinem der von uns untersuchten Kindern ein Plasma-Vitamin-K-Spiegel der unter 0,4 ng/ml war. Jener Plasmaspiegel [18, 19] unterhalb dessen die Manifestation der Vitamin-K-Mangelblutung erwartet werden kann. Es erscheint deshalb die Empfehlung des Erzeugers 0,4 mg/kg Vitamin K intravenös an Neugeborene, bei denen eine orale oder intramuskuläre Prophylaxe nicht durchführbar ist, zu verabreichen, als vernünftig und sicher.

Da sich aber gezeigt hat, daß für die Prophylaxe der Spätform der VKDB wiederholte Vitamin-K-Gaben notwendig sind [9], empfehlen wir, an alle Neugeborenen, die während ihrer Intensivpflege Vitamin K intravenös verabreicht bekamen, eine abschließende orale Gabe beim Verlassen des Spitals oder einige Wochen nach intravenöser Vitamin-K-Gabe.

Literatur

1. Ansell P, Bull D, Roman E (1996) Childhood leukaemia and intramuscular vitamin K: findings from a case-control study. BMJ 313:204–205
2. Ekelund H, Finnström O, Gunnarskog J, Källen B, Larson Y: Administration of vitamin K to newborns infants and childhood cancer. BMJ 307:89–91
3. Fauler G, Leis HJ, Schalamon J, Muntean W, Gleispach H (1996) Method for the determination of vitamin K in human plasma by stabile isotope dilution/gas chromatography/mass spectrometry. J Mass Spectrom 31:655–660
4. Fauler G, Muntean W, Leis HJ (±) Vitamin K. In: Bocxlaer J van, Lambert W, de Leenheer AP (eds): Modem Chromatography Analysis of Vitamins 3rd edn. Marcel Dekker, New York, in press
5. Golding J, Greenwood R, Birmingham K, Mott M (1992) Childhood cancer, intramuscular vitamin K, and pethidine given during labour. BMJ 305:341–346
6. Golding J, Paterson M, Kinlen LJ (1990) Factors associated with childhood cancer in a national cohort study. Br J Cancer 62:304–308
7. Hathaway WME, Lane PA (1985) Vitamin K deficiency in infants. J Pediatr 107:990
8. Havel M, Muller M, Graninger W, Kurz R, Lindemayr H (1987) Tolerability of a new vitamin K preparation for parenteral administration to adults: one case of anaphylactoid reaction. Clin Ther 9 (4):373–379
9. Kries R von, Göbel U (1994) Oral vitamin K prophylaxis and late hemorrhagic disease of the newborn. Lancet (5), 343:352

10. Kries R von, Shearer MJ, Göbel U (1988) Vitamin K in infancy. Eur J Pediatr 147:106
11. Kries R von, Goebel U, Hachmeister A, Kaletsch U, Michaelis J (1996) Vitamin K and childhood cancer: a population based case-control study in Lower Saxony, Germany. BMJ 313:199–203
12. Loughnan PM, McDougall PN, Balvin H, Doyie LW, Smith AL (1996) Late onset haemorrhagic disease in premature infants who received intravenous vitamin K. J Paediatr Child Health 32:268–269
13. McNinch AW, Tripp JH (1991) Haemorrhagic disease of the newborn in the British Isles: two year prospective Studie. BMJ 303:1105–1109
14. Øie S, Trenk D, Guentert TW, Mosberg H, Jähnchen E (1988) Disposition of vitamin K after intravenous and oral administration to subjects on phenprocoumon therapy. Int J Pharm 48:223–230
15. Schubiger G, Tönz O, Grüter J, Shearer MJ: Vitamin K concentration in breast-fed neonates after oral or intramuscular administration of a single dose of a new mixed micellar preparation of phylloquinone. J Pediatr Gastroenterol Nutr 16:435–439
16. Shearer MJ, Rahim S, Barkhan P, Stimmler L (1982) Plasma vitamin K 1 in mothers and their newborn babies. Lancet II:460–463
17. Shepers GP, Dimitry AR, Eckhauser FE, Kirking DM (1988) Efficacy and safety of low-dose intravenous versus intramuscular vitamin K in parenteral nutrition patients. J Parenter Enteral Nutr 12 (2):147–177
18. Stoeckl K, Joubert PH, Grüter J (1996) Elemination half-life of vitamin K in neonates is longer as generally assumed: implications for the prophylaxis of hemorrhagic disease of the newborn. Eur J Clin Pharmocol 49:421–423
19. Sutor AH, Drages N, Niederhoff H (1993) Parenteral verabreichtes Vitamin K und erhöhtes Krebsrisiko? Hautnah Paed 3:164–180

Effekt von $\alpha 2$-Makroglobulin und Antithrombin auf die Thrombininhibierung im Neugeborenenplasma

G. Cvirn, S. Gallistl, J. Kutschera, W. Muntean

Abkürzungen

α_2-M α_2-Makroglobulin
AT Antithrombin
TP Thrombinpotential
TGC Thrombingenerationskurve
F1+2 Prothrombinfragment 1+2

Hintergrund

Neugeborene weisen eine wesentlich geringere Inzidenz an thromboembolischen Komplikationen auf als Erwachsene. Einer der möglichen Gründe dürfte die geringere Plasmakonzentration an Vitamin-K-abhängigen Gerinnungsfaktoren (F II, F VII, F IX, F X) sowie an Kontaktfaktoren (F XI, F XII, Präkallikrein, hochmolekulares Kinninogen) und die damit verbundene geringere Thrombingeneration sein [1, 3, 4]. Andrew et. al. haben gezeigt, daß Neugeborenenplasma nur 30–50% der Thrombinbildungskapazität des Erwachsenenplasmas aufweist [2]. Weiters wurde dem $\alpha 2$-M, das im Neugeborenenplasma wesentlich höher ist als im Erwachsenenplasma, eine besondere Bedeutung bei der Thrombininhibierung zugeschrieben [11]. Es wurde postuliert, daß die niedrigere Antithrombin (AT)-Konzentration im Neugeborenenplasma durch die höhere α_2-M-Konzentration kompensiert wird [9, 10]. Mit unserer Studie wollten wir diese Annahme überprüfen.

Material und Methoden

Blutentnahme und -aufbereitung

Nabelschnurblut wurde unmittelbar nach der Geburt entnommen, zentrifugiert, gepoolt und bei −70°C aufbewahrt. Die Konzentrationen der Gerinnungsfaktoren und -inhibitoren waren in den für Neugeborene üblichen Bereichen.

I. Scharrer/W. Schramm (Hrsg.)
29. Hämophilie-Symposion Hamburg 1998

Herstellung von Plasma mit unterschiedlicher α_2-M-Konzentration

Die α_2-M-Konzentration wurde durch Zusatz von gereinigtem α_2-M-Konzentrat (Sigma, Wien, Österreich) erhöht bzw. durch Zusatz von Proteinase A (Pentapharm, Basel, Schweiz) erniedrigt [12, 13]. Die α_2-M-Konzentration wurde mittels Testkit Coaset α_2-M/α_1-Antitrypsin von Chromogenix, Schweden bestimmt.

Herstellung von Plasma unterschiedlicher AT-Konzentration

Die AT-Konzentration wurde durch Zusatz von gereinigtem AT-Konzentrat (Immuno AG, Wien, Österreich) erhöht bzw. mittels immobilisiertem Antikörper gegen humanes AT (Affinity Biologicals, Inc., USA) erniedrigt. Die AT-Konzentration wurde mittels standardisierter, chromogener Methode gemessen.

Aktivierung des Neugeborenenplasmas

Nabelschnurplasma wurde mit 1,5 mg/ml GPRP (Pentapharm, Basel, Schweiz) zur Verhinderung der Fibrinbildung versetzt und mittels Thromborel S (Behring, Marburg, Deutschland) extrinsisch aktiviert.

Messung des Thrombinpotentials (TP)

Entsprechend der von Hemker et al. entwickelten Methode [10, 11] wurden dem aktivierten Plasma alle 20 s Aliquote entnommen und in eine Lösung pipettiert, die das chromogene Substrat S2238 (Chromogenix, Schweden) enthielt. Die Amidolyse des S 2238 wurde nach 6 min durch Zusatz von 50%iger Essigsäure gestoppt. Die jeweiligen Extinktionen wurden bei 405 nm am Anthos Plate Reader von Anthos Labtec Instruments, USA, gemessen. Mit dieser Methode bestimmt man die Summe der amidolytischen Aktivitäten von freiem Thrombin und α_2-M/Thrombin-Komplex. Die Fläche unter der sogenannten TGC bezeichnet man als Thrombinpotential.

Messung des Prothrombinfragmentes 1+2

Dem aktivierten Plasma wurden zu bestimmten Zeitpunkten Aliquote entnommen und in eine Stopplösung (8 Teile Natriumzitrat, 1 Teil EDTA, 1 Teil Trasylol und 110 µM PPACK) pippettiert. Mittels Testkit Enzygnost F 1+2 micro von Behring, Marburg, Deutschland, wurde die Konzentration des Prothrombinfragmentes 1+2 bestimmt.

Ergebnisse

Einfluß der AT-Konzentration auf das TP

Die Experimente wurden über einen Konzentrationsbereich von 1,5 bis 4,5 μM AT, jeweils in Doppelbestimmung, durchgeführt. Eine Erhöhung der AT-Konzentration von 3,1 μM (physiologische Konzentration für Neugeborene) auf 4,2 μM führt zu einer beträchtlichen Abnahme, eine Erniedrigung auf 2,1 μM zu einer beträchtlichen Zunahme des TPs (Abb. 1).

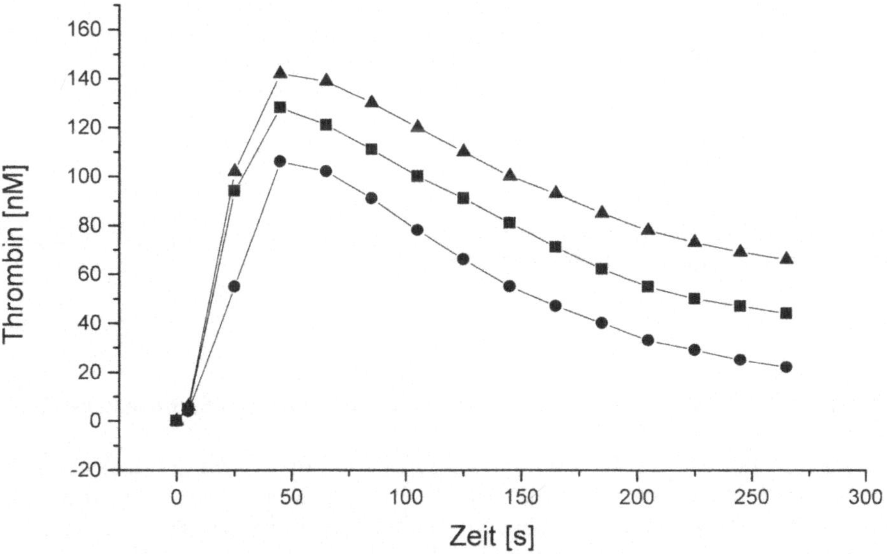

Abb. 1. Effekte von verschiedenen AT-Konzentrationen (▲ 2,1 μM, ■ 3,1 μM, ● 4,2 μM) auf die Thrombinbildung im Neugeborenenplasma

Einfluß der α_2-M-Konzentration auf das TP

Die Experimente wurden über einen Konzentrationsbereich von 3,2 bis 5,8 μM α_2-M, jeweils in Doppelbestimmung, durchgeführt. Eine Erhöhung der α_2-M-Konzentration von 4,5 μM (physiologische Konzentration für Neugeborene) auf 5,8 μM bzw. eine Erniedrigung auf 3,2 μM führen nur im Bereich des Endniveaus der Thrombinentstehungskurve (TGC) zu einem leichten Anstieg bzw. Absenken der gemessenen amidolytischen Aktivität (Abb. 2).

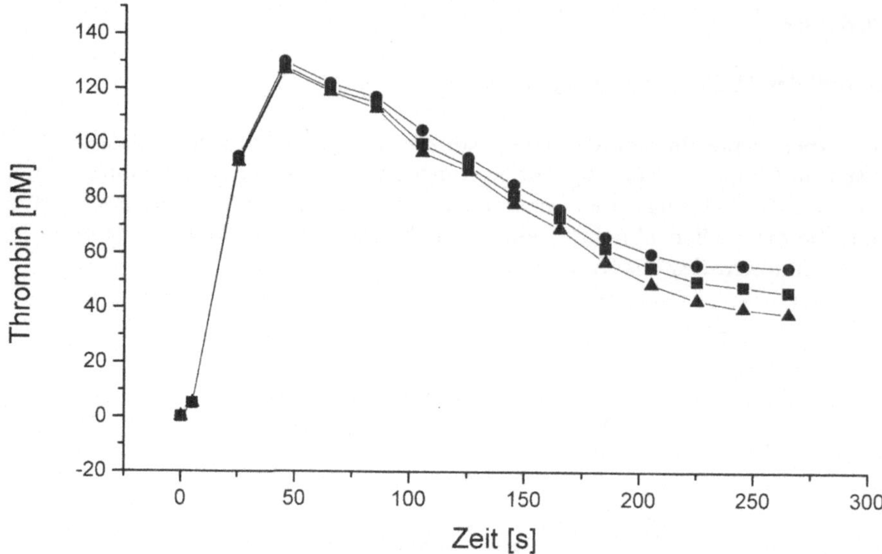

Abb. 2. Effekte von verschiedenen α_2-M-Konzentrationen (▲ 3,2 µM, ■ 4,5 µM, ● 5,8 µM) auf die Thrombinbildung im Neugeborenenplasma

Einfluß verschiedener α_2-M- und AT-Konzentrationen auf das Endniveau der TGC

Eine Erhöhung der α_2-M-Konzentration um 30% (von 4,5 auf 5,8 µM) führt zu einem geringen Anstieg, eine Erniedrigung der α_2-M-Konzentration um 30% (von 4,5 auf 3,2 µM) zu einer geringen Absenkung der Höhe des Endniveaus. Eine Erhöhung der AT-Konzentration um 30% (von 3,1 auf 4,1 µM) führt zu einer beträchtlichen Absenkung des Endniveaus (Abb. 3).

Einfluß verschiedener α_2-M- und AT-Konzentrationen auf die Thrombinbildung

Eine Erhöhung der α_2-M-Konzentration um 30% (von 4,5 auf 5,8 µM) bewirkt keine Änderung, hingegen eine Erhöhung der AT-Konzentration um den gleichen Prozentsatz (von 3,1 auf 4,1 µM) eine beträchtliche Absenkung der F1+2-Konzentration (Abb. 4).

Diskussion

Um den Einfluß verschiedener AT- und α_2-M-Konzentrationen in gepooltem, plättchenfreien Neugeborenenplasma zu bestimmen, haben wir das TP nach extrinsischer Aktivierung gemessen.

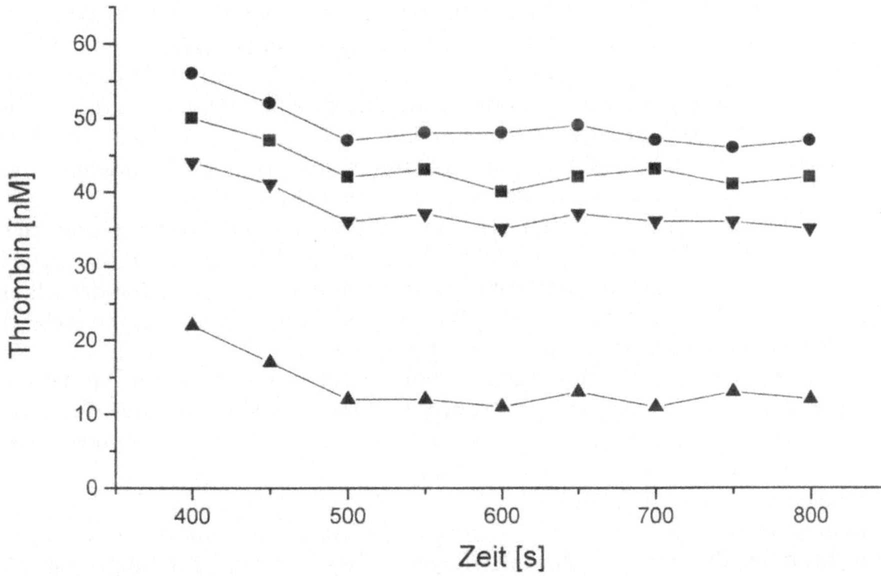

Abb. 3. Effekte von verschiedenen AT- und α_2-M Konzentrationen (● 3,1 μM AT, 5,8 μM α_2-M; ■ 3,1 μM AT, 4,5 μM α_2-M; ▼ 3,1 μM AT, 3,2 μM α_2-M; ▲ 4,1 μM AT, 4,5 μM α_2-M) auf das Endniveau der Thrombinbildungskurve

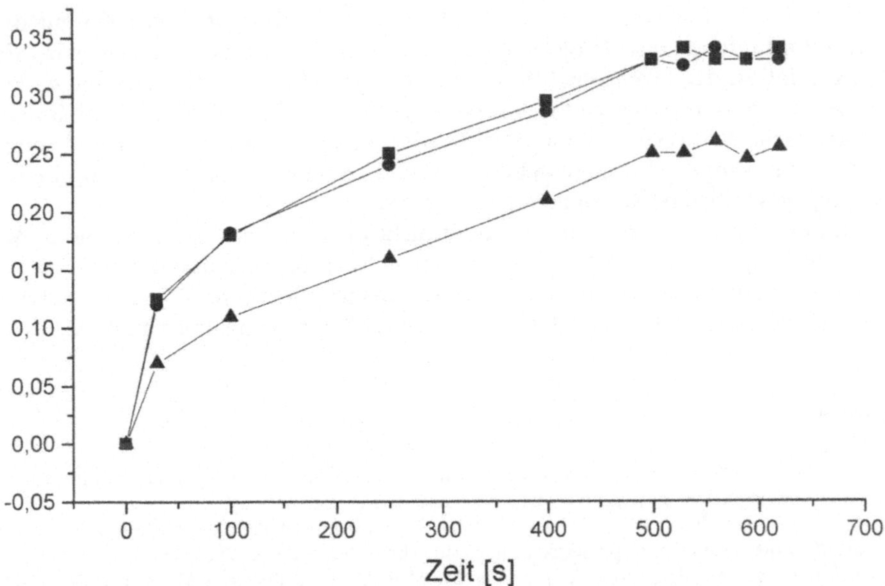

Abb. 4. Effekte von verschiedenen AT- und α_2-M Konzentrationen (■ 3,1 μM AT, 4,5 μM α_2-M; ● 3,1 mM AT, 5,8 mM α_2-M; ▲4,1 mM AT, 4,5 μM α_2-M) auf die Bildung des Prothrombinfragmentes 1+2

Das TP ist ein Maß für die Substratmenge, die von dem in der Probe gebildeten Thrombin gespalten werden kann. Mit der von uns verwendeten Methode bestimmt man die Summe der amidolytischen Aktivitäten des freien Thrombins und des α_2-M/Thrombin-Komplexes. Da alles freie Thrombin ca. 4 bis 5 Minuten nach Aktivierung von den Inhibitoren bereits inaktiviert ist, stammt die verbleibende Restaktivität vom α_2-M/Thrombin-Komplex. Somit ist die Höhe des Endniveaus direkt proportional der Konzentration des α_2-M/Thrombin-Komplexes.

Andrew et al. haben gezeigt, daß mit steigender α_2-M-Konzentration mehr Thrombin an α_2-M gebunden wird. Den höheren α_2-M-Konzentrationen entsprechend wird im Neugeborenenplasma mehr Thrombin an α_2-M gebunden als im Erwachsenenplasma. Daraus wurde gefolgert, daß α_2-M im Neugeborenenplasma für die Thrombininhibierung gleich wichtig ist wie AT.

Unsere Experimente zeigen jedoch, daß der Effekt von α_2-M auf das TP sehr gering ist. Eine Erhöhung der α_2-M-Konzentration um 30% bewirkt nur eine geringe Erhöhung des Endniveaus der TGC und somit nur eine geringe Erhöhung der Konzentration des α_2-M/Thrombin-Komplexes. Eine Erniedrigung der α_2-M-Konzentration um 30% bewirkt nur eine geringe Absenkung der Höhe des Endniveaus und folglich nur eine geringe Erniedrigung der Konzentration des α_2-M/Thrombin-Komplexes (Abb. 3). Hingegen bewirkt eine Erhöhung der AT-Konzentration um 30% eine beträchtliche Absenkung des Endniveaus der TGC [5, 6], zurückzuführen auf eine beträchtlich erniedrigte Bildung des α_2-M/Thrombin-Komplexes zugunsten des Thrombin/AT-Komplexes (Abb. 3). Somit scheint die Komplexbildung des Thrombins mit AT der mit α_2-M stark bevorzugt und AT der wesentlich effektivere Thrombininhibitor zu sein.

Um den Einfluß verschiedener α_2-M- und AT-Konzentrationen auch auf die Thrombinbildung im Neugeborenenplasma zu bestimmen, haben wir die Konzentration der Prothrombinfragmente 1+2 gemessen. Erhöht man die α_2-M-Konzentration um 30% ergibt sich keine geänderte Thrombinbildung. Erhöht man hingegen die AT-Konzentration um 30% wird wesentlich weniger F1+2 und somit wesentlich weniger Thrombin gebildet (Abb. 4). Somit scheint AT die Thrombinbildung wesentlich besser zu hemmen als α_2-M.

Unsere Ergebnisse unterstützen somit nicht die Annahme, daß die hohe α_2-M-Konzentration die niedrige AT-Konzentration im Neugeborenenplasma kompensieren kann. AT scheint im Neugeborenenplasma ein weitaus effektiverer Thrombininhibitor zu sein und auch die Thrombinbildung wesentlich besser zu hemmen als α_2-M.

Literatur

1. Andrew M (1995) Developmental hemostasis: relevance to thromboembolic complications in pediatric patients. Thromb Haemost 74: 415–425
2. Andrew M, Mitchell L, Vegh P, Ofosu F (1994) Thrombin regulation in children differs from adult in the absence and presence of heparin. Thromb Haemost 72: 836–842
3. Andrew M, Paes P, Milner R, Johnson M, Mitchell L, Tollefsen DM, Powers P (1987) Development of the human coagulation system in fullterm infants. Blood 70: 165–172
4. Andrew M, Vegh P, Johnson M, Bowker J, Ofosu F, Mitchell L (1992) Maturation of the hemostatic system during childhood. Blood 8: 1998–2005

5. Gallistl S, Muntean W (1994) Thrombin-hirudin complex formation, thrombin/antithrombin III complex formation, and thrombin generation after intrinsic activation of plasma. Thromb Haemost 72: 387–392
6. Gallistl S, Muntean W, Leis HJ (1995) Effects of heparin and hirudin on thrombin generation and platelet aggregation after intrinsic activation of platelet rich plasma. Thromb Haemost 74: 1163–1168
7. Hemker HC, Wielders S, Kessels H, Beguin S (1993) Continuous registration of thrombin generation in plasma, its use for the determination of the thrombin potential. Thromb Haemost 70: 617–624
8. Hemker HC, Willems GM, Beguin S (1986) A computer assisted method to obtain the prothrombin activation velocity in whole plasma independent of thrombin decay processes. Thromb Haemost 56: 9–17
9. Ling X, Delorme M, Berry L, Ofosu F, Mitchell L, Paes B, Andrew M (1995) α_2-macroglobulin remains as important as antithrombin III for thrombin regulation in cord plasma in the presence of endothelial cell surfaces. Pediatr Res 37: 373–378
10. Massicote P, Leaker M, Marzinotto V, Adams M, Freedom R, Williams W, Vegh P, Berry L, Shah B, Andrew M (1998) Enhanced thrombin regulation during warfarin therapy in children compared to adults. Thromb. Haemost 80: 570–574
11. Mitchell L, Piovella F, Ofosu F, Andrew M (1991) α_2-macroglobulin may provide protection from thromboembolic events in antithrombin III-deficient children. Blood 78: 2299–2304
12. Rijkers DTS, Simone JH, Beguin S, Hemker HC (1998) Prevention of the influence of fibrin and α_2-macroglobulin in the continous measurement of the thrombin potential: implications for an endpoint determination of the optical density. Thromb Res 89: 161–169
13. Svoboda P, Meier J, Freyvogel TA (1995) Purification and characterization of three α_2-antiplasmin and α_2-macroglobulin inactivating enzymes from the venom of the Mexican coast rattlesnake (crotalus basiliscus). Toxicon 33: 1331–1346

VI. Freie Vorträge

Diskussionsleitung:

E. Wenzel (Homburg)
M. Barthels (Hannover)

Haltbarkeit und Reinheit von Faktor-VIII-Gerinnungspräparaten

I. Budek, B. Neugebauer, E. Schörner-Burkhardt, C. Goy, S. Breitner-Ruddock, W. F. Schilow, A. Ebrecht, R. Seitz

Nach fast drei Jahren regulärer Prüfung von 300–350 Chargen Faktor-VIII-Konzentraten pro Jahr im Paul-Ehrlich-Institut (PEI) werden einige Ergebnisse vorgestellt, die informativ sein könnten, da im PEI alle Faktor-VIII-Produkte, die sich in Deutschland auf dem Markt befinden, vergleichend getestet werden.

Uns interessierte die Haltbarkeit der Produkte am Ende ihrer jeweiligen Haltbarkeitsdauer und die Frage, welche sonstigen Plasmaproteine neben Faktor-VIII und von Willebrand Faktor sind bei den als »high purity« bezeichneten Faktor-VIII-Produkten noch nachzuweisen. Die Meldung einer unerwünschten Arzneimittelwirkung über eine Hämolyse bei einem Patienten mit schwerer Hämophilie A und Immuntoleranztherapie war Anlaß, den Gehalt an Anti-A und Anti-B Hämagglutininen in Faktor-VIII-Konzentraten zu analysieren bzw. neu zu bestimmen.

Material und Methoden

Für die Wertbestimmung des FVIII in den Konzentraten wurde entsprechend der europäischen Pharmakopoe der chromogene Test (Immunochrom v. Immuno; FVIII-Mangelplasma v. Organon Technica; ACL Futura plus, Instrumentation Laboratory) eingesetzt. Des weiteren wurde die FVIII-Aktivität mit Hilfe der Ein-Stufen-Methode nach einem Standardprotokoll ermittelt (Dapttin, 25 mM $CaCl_2$, Imidazolpuffer v. Immuno). Kommerzielle ELISA's wurden zur Bestimmung des vWF:Antigens (Boehringer Mannheim) und des Fibronectins (TAKARA Biomedicals) verwendet. Der Gehalt an Fibrinogen wurde im Gerinnungstest nach Clauss quantifiziert.

Zum Nachweis von α_2-Makroglobulin oder Fibrinogen im Westernblot wurden die Proben in der SDS-PAGE unter reduzierenden Bedingungen (7,5% Acrylamid) aufgetrennt, auf Nitrocellulose geblottet, mit polyklonalen Antikörpern inkubiert (Kaninchen anti-human α_2-Makroglobulin (Sigma) oder Kaninchen anti-human Fibrinogen (ICN) und mit ECL-Reagenz (enhanced chemiluminescence reagens, Amersham) detektiert.

Folgende monospezifische Antiseren (Ig-Fraktion) wurden für die Immunelektrophorese, die mit dem Beckman Paragon Electrophoresis System durchgeführt wurde, eingesetzt:
alpha 2-Macroglobulin v. Kaninchen (Calbiochem); C1-INH v. Schaf; AT III v. Schaf, Ceruloplasmin v. Schaf, alpha 1-Antitrypsin v. Schaf, (The Binding Site);
Transferrin v. Schaf (Sigma).

I. Scharrer/W. Schramm (Hrsg.)
29. Hämophilie-Symposion Hamburg 1998

Im indirekten Antiglobulintest (EP-Methode) wurden die Anti-A und Anti-B Hämagglutinine mit polyspezifischem Antihuman-IgG (Biotest Dreieich) bestimmt.

Ergebnisse

Von den in Deutschland zugelassenen 19 Faktor-VIII-Konzentraten sind 9 aus humanem Plasma hergestellte (pd FVIII) und 4 gentechnische Produkte (rFVIII) z. Zt. auf dem Markt (Tab. 1).

Für 7 pd-FVIII-Konzentrate werden ca. 300 Chargen pro Jahr im Paul-Ehrlich-Institut komplett geprüft, für 2 Produkte erkennen wir die Chargenprüfung anderer EG-Mitgliedsstaaten an, und die gentechnischen Produkte fallen per Gesetz nicht unter die Chargen-Prüfpflicht.

1 Zur Überprüfung der Stabilität wurden 28 Chargen von 5 aus Plasma hergestellten FVIII-Konzentraten 1 Monat vor Ablauf der zweijährigen Haltbarkeit untersucht. 27 Chargen wiesen Faktor-VIII-Werte, die mit dem Chromogentest gemessen wurden, innerhalb der geforderten Spezifikation von +/- 20% auf. Auch die Ergebnisse des 1-Stufen-Tests zeigen keine Hinweise auf Aktivierung während der Lagerzeit bei 2–8 °C, und der Gehalt an vWF-Antigen blieb innerhalb der methodisch bedingten Variabilität stabil. Eine Charge mit 250 IE Faktor-VIII lag schon bei der Freigabe mit 41,6 IE/ml FVIII am unteren Rand der geforderten 40–60 IE/ml und am Ende der Laufzeit bei 35,1 IE/ml. Insgesamt werten wir die Ergebnisse als sehr befriedigend. Auf den Abbildungen 1–3 sind die Details dargestellt.

2. Neben der Überprüfung der Endproduktspezifikation für die Chargenfreigabe setzten wir eine Reihe weiterer Methoden zur Charakterisierung der FVIII-

Tabelle 1. Zugelassene und fiktiv zugelassene Faktor-VIII-Produkte in Deutschland aktuell auf dem Markt

Arzneimittelname	Antragsteller	ZNR/ENR-Nr.	Chargen-prüfung
Haemate HS 250/500/1000	Centeon Marburg	2416.00.-02.00	ja
Profilate 250/500/1000	Alpha Therapeutic Langen	10509a/96-1-3	ja
Haemoctin SDH 250/500/1000	Biotest Dreieich	16841.00.-02.00	ja
Faktor VIII SDH Intersero 250/500/1000	Intersero Mainz Kastell	16844.00-02.00	ja
Octanate 250/500/1000	Octapharma Langenfeld	10500a/97-1-3	ja
Immunate STIM plus 250/500/1000	Baxter Deutschl. Unterschl.	3854.01.-03.00	ja
Beriate HS 250/500/1000	Centeon Marburg	16462.00.-02.00	ja
Monoclate P 250/500/1000	Armour Pharma Marburg	16471.00.-02.00	ja
Hemofil M 250/500/1000	Baxter Deutschl. Unterschl.	28972.00.-02.00	ja
Kogenate 250/500/1000	Bayer Leverkusen	30485.00.-02.00	nein
Helixate 250/500/1000	Bayer Leverkusen	33854.00.-02.00	nein
Recombinate	Baxter Deutschl. Unterschl.	28530.00-02.00	nein
Bioclate	Centeon Marburg	34223.00-02.00	nein

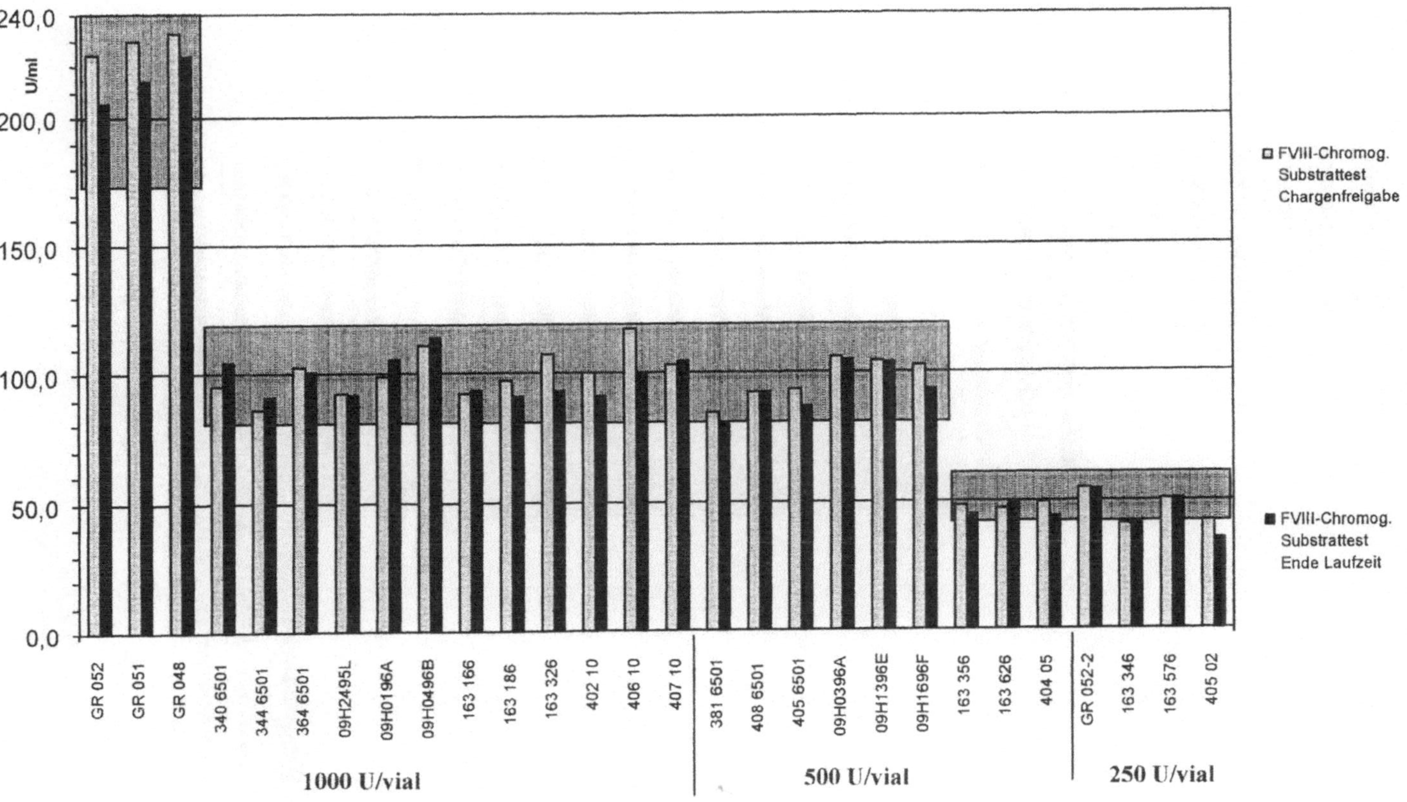

Abb. 1. FVIII-chromogener Substrattest

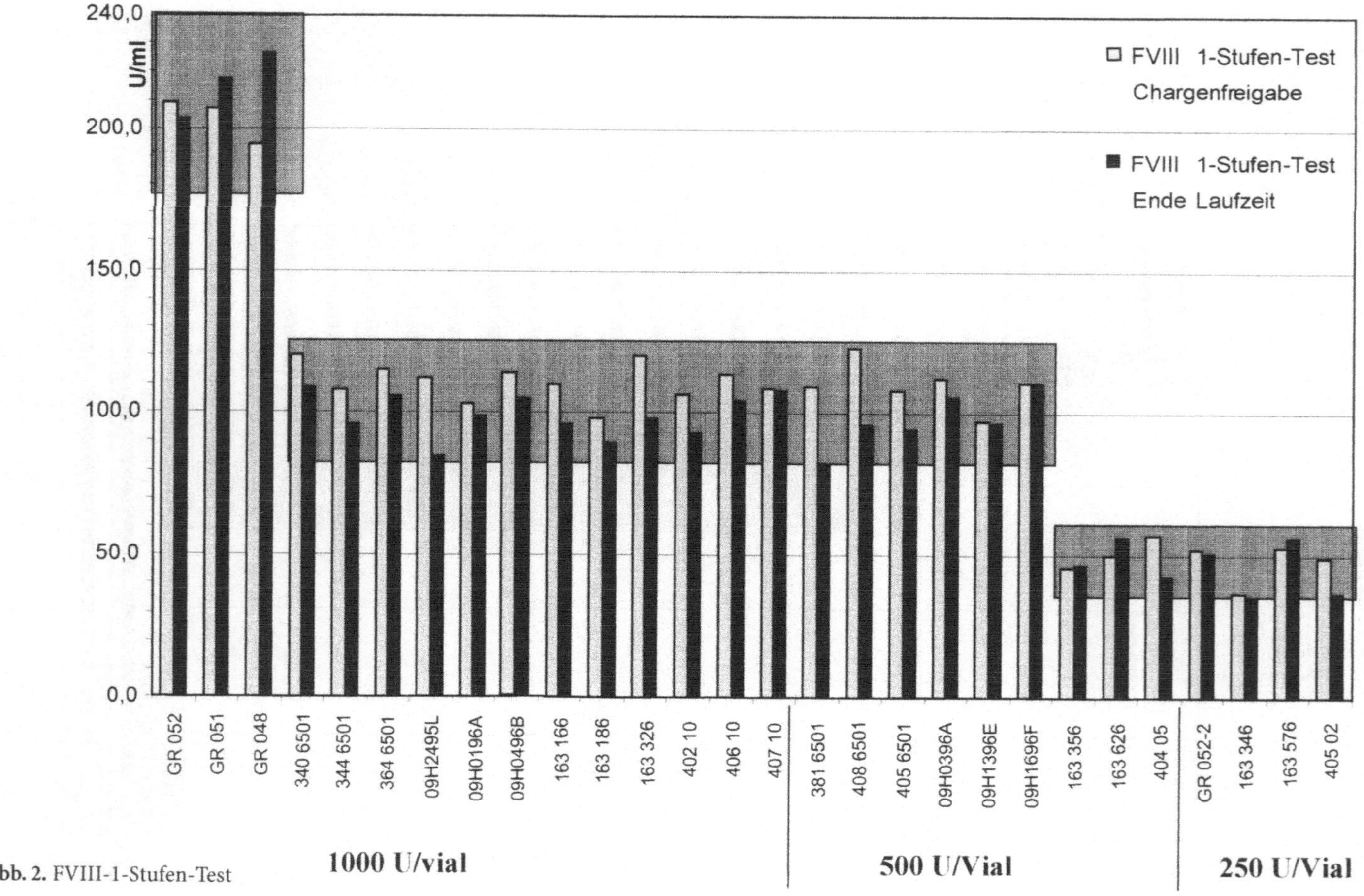

Abb. 2. FVIII-1-Stufen-Test

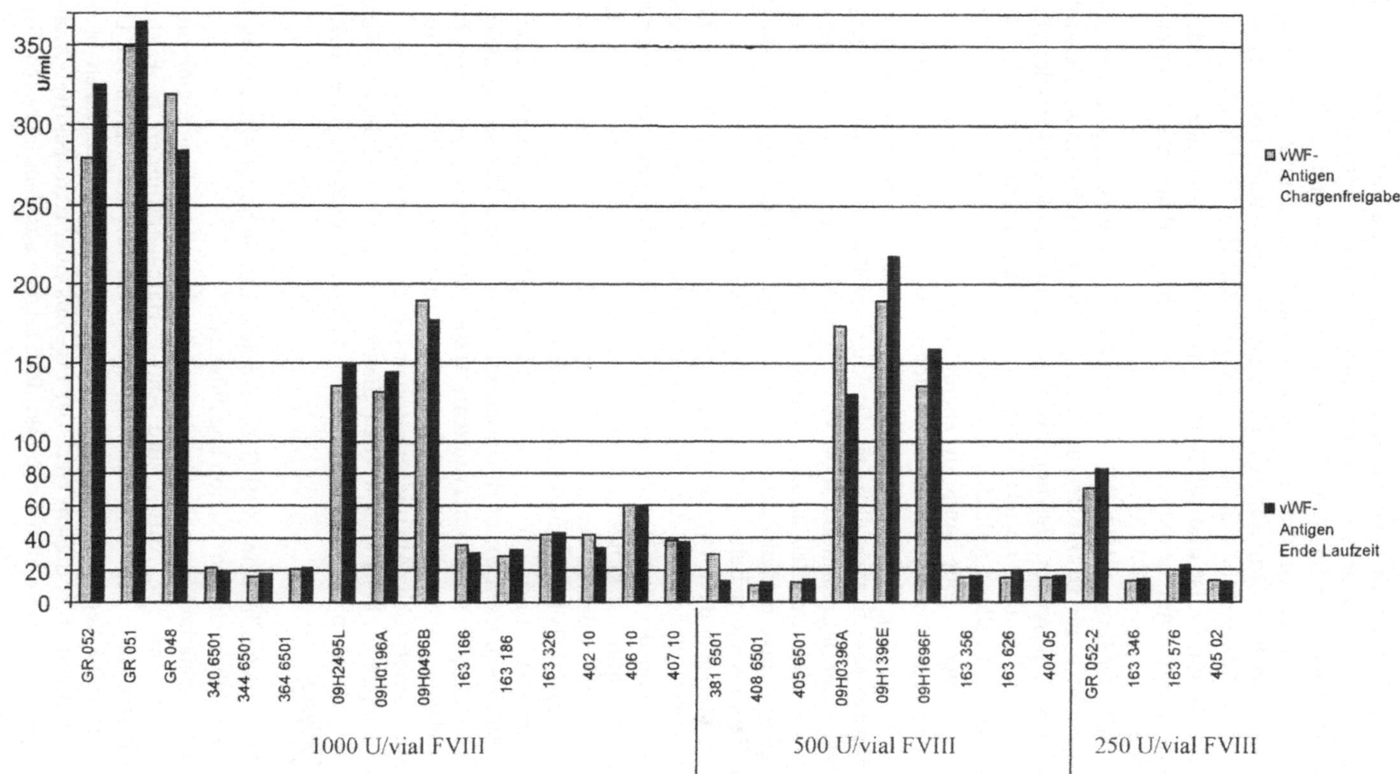

Abb. 3. vWF-Antigen

Produkte ein und suchten nach Plasmaproteinen, die mit aufgereinigt wurden. Zunächst wurden die Untersuchungen mit der Serum- und der Immunelektrophorese und mit einem ELISA für Fibronectin sowie mit dem Gerinnungstest für Fibrinogen durchgeführt. Die ersten Ergebnisse sind in Tabelle 2 enthalten. Wie erwartet, kann man Fibrinogen und Fibronectin in Abhängigkeit von der spezifischen Aktivität (IE FVIII/mg Protein ohne Albumin) nachweisen. Zum Fibronectin-Test ist anzumerken, daß der Kit für die Messung im Plasma bestimmt ist und für FVIII-Konzentrate nicht validiert wurde, so daß die Ergebnisse nur orientierend im Vergleich der Präparate gewertet werden können.
Mit Hilfe der Immunelektrophorese konnten bei 10 verschiedenen Faktor-VIII-Konzentraten nur 1x Transferrin, 1x AT III sowie 2x schwach Anti-C1-Inhibitor nachgewiesen werden. Das negative Ergebnis für alpha-2-Makroglobulin überraschte, so daß dann mittels Westernblot eine empfindlichere Methode eingesetzt wurde. In allen Produkten aus Plasma sowie im Normal-Plasma fanden wir bei ca. 170 000 Da eine Bande, die ebenfalls mit alpha-2 Makroglobulin (Markerprotein) auftrat und der Größe eines Monomers von alpha-2 Makroglobulin entspricht. Fibrinogen war mit dieser Methode nur bei den Produkten mit der geringsten spezifischen Aktivität detektierbar. Weitere Untersuchungen, insbesondere zur Immunmodulation von Faktor-VIII-Produkten sind noch nicht abgeschlossen. Da alle Plasmaproteine physiologischer Natur und nur in sehr geringer Menge in den Faktor-VIII-Konzentraten vorhanden sind, dürften sie für die Anwendung beim Menschen ohne Belang sein.
O.g. Untersuchungen zur Reinheit eines Arzneimittels sind für eine Kontrollbehörde von Bedeutung für die Bewertung der Chargenhomogenität sowie zur Einschätzung der Qualität von Chargen, die als Ursache gemeldeter unerwünschten Arzneimittelwirkungen angesehen werden. Auch in Amtshilfe für die Überwachungsbehörden in den Ländern muß das Paul-Ehrlich-Institut in der Lage sein, fragliche FVIII-Produkte identifizieren zu können.

3. Die alte Frage nach der Notwendigkeit blutgruppenspezifischer Faktor-VIII-Konzentrate müssen wir noch einmal aufwerfen, da das PEI im Juli dieses Jahres eine Meldung über eine unerwünschte Arzneimittelwirkung bei einem Patienten mit schwerer Hämophilie und Immuntoleranztherapie erhielt, bei dem eine immunhämolytische Anämie aufgetreten war. Der Patient war nacheinander mit zwei Präparaten behandelt worden, die einen hohen Anteil an von Willebrand Faktor enthalten. Er entwickelte unter beiden Präparaten eine Anämie mit Hämolyse.

Eine Hämolyse nach Faktor-VIII-Gabe ist eine bekannte Nebenwirkung, die in jeder Fach- und Gebrauchsinformation angeführt ist.

Die Europäische Pharmakopoe schreibt den indirekten Immunglobulintest für die Bestimmung von Anti-A und Anti-B Hämagglutininen in Faktor-VIII-Konzentraten mit einer Vorverdünnung des Faktor-VIII auf 3 IE/ml vor. Der Titer muß unter 1:64 liegen. Alle vom PEI freigegebenen Produkte lagen in eigenen Untersuchungen unter diesem Wert. Das Ergebnis einer retrospektiven Analyse der Titer aller Konzentrate zum Zeitpunkt der Freigabe aus dem Jahre 1998 ist in der

Tabelle 2. Reinheit von Faktor-VIII-Gerinnungspräparaten

Präparat		Spez. Aktivität (IE FVIII/mg Protein) (ohne Albumin)		vWF-Ag (IE/100 IE FVIII)		Fibrinogen (mg/ml)		Fibronectin (µg/100 IE FVIII)	Immunelektrophorese						SDS-PAGE Westernblot	
									α_2 Makroglobulin	C1-INH	AT III	Coeruloplasmin	α_1-Antitrypsin	Transferin	α_2-Makroglobulin	Fibrinogen
	n =		n =		n =		n =									
Haemate HS	92	13,2	37	375,0	37	< 0,15*	1	97,3	–	(+)	–	–	–	+	+++	++
Profilate	6	115,7	4	201,0	5	< 0,15**	1	57,4	–	–	–	–	–	–	+++	+
Haemoctin SDH	31	88,0	22	49,0	22	0,39	1	51,2	–	–	–	–	–	–	++	+++
Octanate	6	62,5	6	64,0	5	0,23	1	30,0	n.d.	n.d.	n.d.	n.d.	n.d.	n.d.	n.d.	+++
Immunate STIMplus	18	58,6	18	135,0	18	< 0,15	2	35,1	–	–	+	–	–	–	+++	++
Beriate HS	90	196,0	98	9,5	36	< 0,15	1	12,0	–	–	–	–	–	–	+	++
Monoclate P	1	> 500	1	26,9					n.d.	n.d.	n.d.	nd.	n.d.	n.d.	n.d.	n.d.
Hemofil M	1	> 500	1	1,6	1	< 0,15	1	0	–	–	–	–	–	–	–	(+)
Recombinate		> 1000	1	0					–	(+)	–	–	–	–	–	n.d.
Kogenate		> 1000	1	0					–	–	–	–	–	–	n.d.	n.d.

* 33 IE FVIII/ml.
** 217,4 IE FVIII/ml.

Tabelle 3. Hämagglutinine in FVIII-Konzentraten (1)

Präparat		Hämagglutinine pro 3 IE FVIII (1998)	
	n	Anti A	Anti B
Haemate HS	68	1:10,8	1:4,3
Profilate	4	1: 8	1:4
Haemoctin SDH	36	1: 1,4	1:1,1
Octanate	5	1: 1,5	1:1,5
Immunate STIM plus	19	1: 2,7	1:1,5
Beriate HS	70	1: 1,4	1:1,2
Monoclate P	1	0	0
Hemofil M	2	1: 2	1:2
Kogenate Recombinate	1	0	0

Tabelle 3 aufgelistet. Mit mittleren Titern von 1:1 bis 1:14 zeigt sich kein Anhalt für die Auslösung von immunhämolytischen Anämien durch Faktor-VIII-Produkte.

Allerdings fällt auf, daß es bei den Produkten mit einem hohen vWF-Antigengehalt einzelne Chargen gibt, die einen Anti-A Titer von 1:32 erreichen können. Wiederholt man die Untersuchung auf Hämagglutinine mit diesen ausgesuchten Chargen und verdünnt nicht auf 3 IE Faktor-VIII vor, sondern bestimmt die Hämagglutinine im gelösten Präparat, wie es den Patienten verabreicht wird, findet man Titer bis zu 1:512 (Tabelle 4). Der Zusammenhang mit dem Gehalt an vWF im Präparat ist offensichtlich und nicht verwunderlich, da der vWF die Blutgruppensubstanzen trägt. Auch alpha 2-Makroglobulin gehört zu den Plasmaproteinen mit

Tabelle 4. Hämagglutinine in FVIII-Konzentraten (2)

Präparat	Chargen bezeichnung	Hämagglutinine pro 3 IE FVIII		Hämagglutinine pro 100 IE FVIII		vWF-Ag (IE/100 IE FVIII)
		Anti A	Anti B	Anti A	Anti B	
Haemate HS	6966641	1:32	1:8	1:512	1:128	403,0
Profilate	GR 055	1:16	1:8	1:512*	1:256*	411,0*
Haemoctin SDH	163607	1:8	1:4	1:16	1:16	53,6
Octanate	8260051200	1:4	0	1:16	1:16	63,3
Immunate STIM plus	09H 1497G	1:16	1:8	1:256	1:64	134,1
Beriate HS	5856501	1:4	1:2	1:8	1:8	7,6
Monoclate P	T 88504	0	0	0	1:2	26,9
Hemofil M	98 B 17B 04	0	0	1:4	0	1,6
Kogenate Recombinate	670G002/390893C	0	0	0	0	0

* Bezogen auf 217 IE/ml.

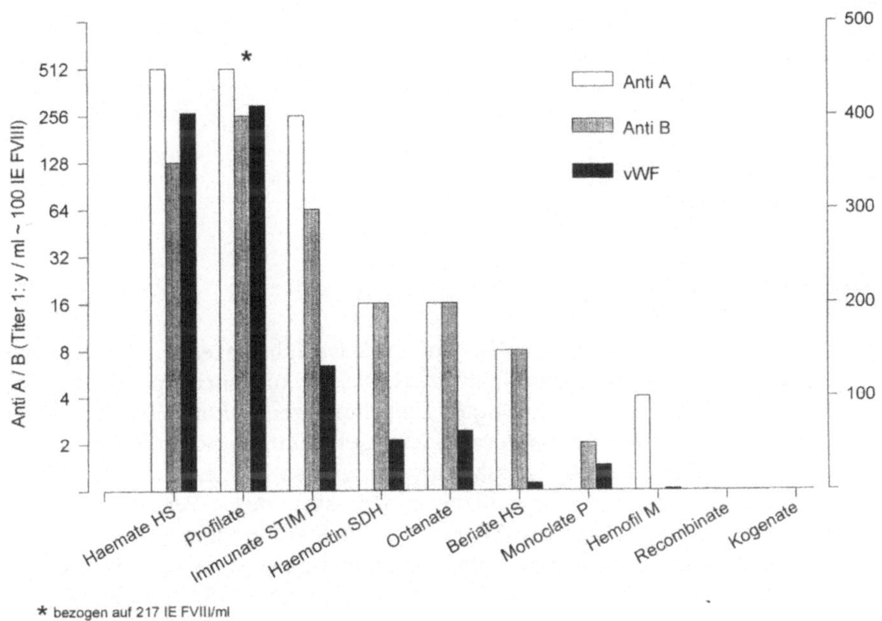

Abb. 4. Hämagglutinine und vWF-Ag in FVIII-Konzentraten

Blutgruppeneigenschaft; daß Faktor-VIII-Konzentrate mit hoher Quantität an vWF auch höhere Werte an alpha 2-Makroglobulin aufweisen, ist in Tabelle 2 gezeigt worden (s. auch Abb. 4).

Bei einer Immuntoleranztherapie oder einer großen Operation werden u. U., insbesondere sehr kleinen Kindern, zusammen mit dem Faktor-VIII und dem von Willebrand Faktor auch nennenswerte Mengen an Hämagglutininen und vermutlich auch Blutgruppensubstanzen verabreicht. Inwieweit die verschiedenen Blutgruppenantigene und Antikörper sowie zu vermutende Immunkomplexe die sich gerade erst herausbildende Blutgruppeneigenschaft bei den Säuglingen und Kleinkindern beeinflussen, ist unklar.

Es drängt sich die Frage auf, ob es nicht doch wünschenswert oder notwendig wäre, für bestimmte Patienten blutgruppenkompatiblen Faktor-VIII zur Verfügung zu haben. Eine Firma hat auf unsere Anfrage sofort zustimmend reagiert, auf Anforderung solche Konzentrate produzieren zu können.

Wenn der oben dargestellte Sachverhalt eine klinische Relevanz hat, wird das Paul-Ehrlich-Institut notwendige Maßnahmen überlegen müssen.

Effekt von FEIBA und rekombinantem Faktor VIIa auf das Thrombinpotential

S. Gallistl, G. Cvirn, W. Zenz, W. Muntean

Hintergrund

FEIBA und rekombinanter Faktor VIIa sind effektive Substanzen zur Therapie von Blutungen bei Hemmkörperhämophilie [2, 4]. Das Wirkungsprinzip beider Präparate beruht auf Thrombinbildung unter Umgehung von Faktor VIII [5]. Weiters beinhalten beide Produkte bereits voraktivierte Gerinnungsfaktoren, welche unmittelbar nach Applikation proteolytisch wirksam werden können. Es stellt sich die Frage, in wie weit man sich die suffiziente Hämostase durch Verabreichung von aktivierten Gerinnungsfaktoren auf der einen durch ein möglicherweise erhöhtes Thromboserisiko auf der anderen Seite erkauft. Es wurde ja bereits vereinzelt von thrombotischen Komplikationen nach Verabreichung von FEIBA berichtet [1]. Wir fragten uns, mit welcher in vitro-Methode man eine mögliche thrombogene Potenz eines Präparates untersuchen könnte und haben dafür die Bestimmung des Thrombinpotentials verwendet. Das Thrombinpotential gilt als zuverlässiger Parameter für das Zusammenspiel zwischen gerinnungsfördernden und gerinnungshemmenden Faktoren [3]. Es ist bei Thrombosepatienten erhöht, andererseits findet man es unter Antikoagulation vermindert [6].

Material und Methoden

Wir verwendeten für unsere Untersuchungen plättchenarmes Kontroll- sowie Faktor-VIII- und Faktor-IX-Mangelplasma. Den Plasmen wurden entweder 2 U FEIBA/ml oder 150 U rekombinanter Faktor VIIa (rVIIa)/ml zugesetzt. Die Aktivierung der Plasmen erfolgte mit einem PT Reagenz und Zusatz von Kalziumchlorid. Die Bildung von freiem Thrombin (Thrombinpotential) wurde mit einem chromogenen Substrat bestimmt.

Ergebnisse und Diskussion

Die Ergebnisse sind in den Abbildungen 1–3 dargestellt. FEIBA und rVIIa führten in allen untersuchten Plasmen zu einer Verkürzung der Latenzzeit bis zur Entstehung von freiem Thrombin, was einer Verkürzung der Gerinnungszeiten gleichkommt. Zusätzlich führte FEIBA auch zu einer deutlichen Erhöhung der Bildung von freiem

I. Scharrer/W. Schramm (Hrsg.)
29. Hämophilie-Symposion Hamburg 1998

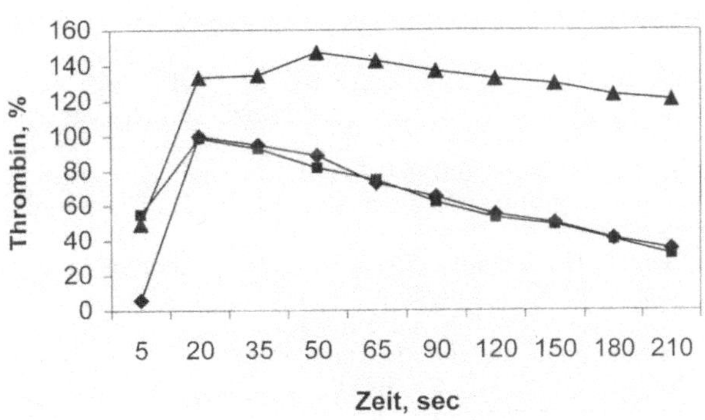

Abb. 1. Effekt von 150 U rVIIa (■) oder 2 U FEIBA (▲) auf das Thrombinpotential in Normalplasma. Die Thrombinbildung ist in % des Thrombinpeaks des Kontrollplasmas (◆) angegeben.

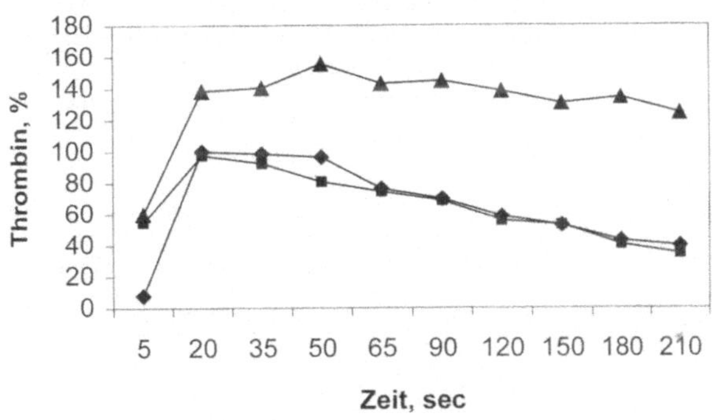

Abb. 2. Effekt von 150 U rVIIa (■) oder 2 U FEIBA (▲) auf das Thrombinpotential in Faktor-VIII-Mangelplasma. Die Thrombinbildung ist in % des Thrombinpeaks des Kontrollplasmas (◆) angegeben.

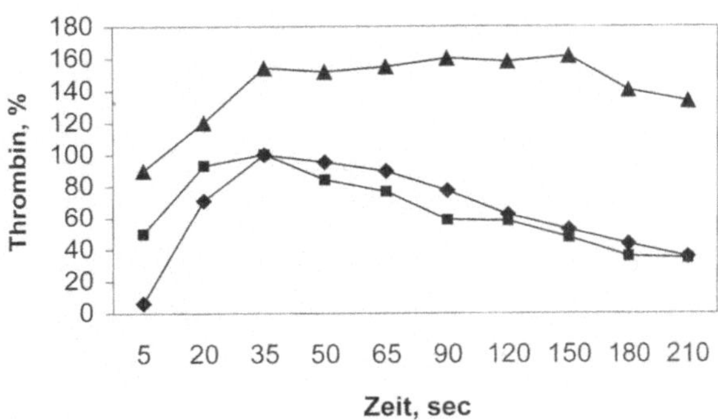

Abb. 2. Effekt von 150 U rVIIa (■) oder 2 U FEIBA (▲) auf das Thrombinpotential in Faktor-IX-Mangelplasma. Die Thrombinbildung ist in % des Thrombinpeaks des Kontrollplasmas (◆) angegeben.

Thrombin. Andererseits fanden wir nach Zusatz von rVIIa keine Veränderung der Thrombinbildung. Unserer Ansicht nach ist die Erhöhung des Thrombinpotentials ein direkter Nachweis für die gerinnungsfördernde Wirksamkeit von FEIBA. Die Erhöhung des Thrombinpotentials könnte aber auch ein Hinweis für eine höhere Thrombogenität von FEIBA im Vergleich zu rVIIIa sein.

Literatur

1. Chavin SI, Siegel DM, Rocco TA, Olsen JF (1988) Acute myocardial infarction during treatment with an activated prothrombin complex concentrate in a patient with factor VIII deficiency and a factor VIII inhibitor. Am J Med 85:244–249
2. Hedner U, Glazer S, Falch J (1993) Recombinant activated factor VII in the treatment of bleeding episodes in patients with inherited and acquired bleeding disorders. Transfus Med Rev 7:78–83
3. Hemker HC, Beguin S (1995) Thrombin generation in plasma: its assessment via the endogenous thrombin potential. Thromb Haemost 74:134–138
4. Lusher JM (1994) Use of prothrombin complex concentrates in the management of bleeding in hemophiliacs with inhibitors-benefits and limitations. Semin Haematol 31:49–52
5. Sultan Y, Loyer F (1993) In vitro evaluation of factor VIII-bypassing activity of activated prothrombin complex concentrate, prothrombin complex concentrate, and factor VIIa in the plasma of patients with factor VIII inhibitors: thrombin generation test in the presence of collagen-activated platelets. J Lab Clin Med 121:444–452
6. Wielders S, Mukherjee M, Michiels J, Rijkers DT, Cambus JP, Knebel RW, Kakkar V, Hemker HC, Beguin S (1997) The routine determination of the endogenous thrombin potential, first results in different forms of hyper- and hypocoagulability. Thromb Haemost 77:629–636

Toleranzinduktion gegen humanen Faktor VIII in Mäusen – Untersuchungen zur Toleranzaufhebung durch denaturierten Faktor VIII

B. M. Reipert, R. Ahmad, K. Olas, H. Gritsch, P. L. Turecek, H. P. Schwarz

Einleitung

Die Ausbildung inhibitorischer Antikörper gegen Faktor VIII stellt die schwerste Komplikation bei der Behandlung von Hämophilie A-Patienten mit Faktor-VIII-Produkten dar. Diese Antikörper, die die biologische Wirksamkeit von Faktor VIII hemmen, sind bei bis zu 50% aller Patienten mit schwerer Hämophilie A (Faktor VIII Restaktivität < 2%) nachweisbar und treten dort gewöhnlich in den ersten Monaten nach Behandlungsbeginn erstmals auf [3, 5, 6]. Im Unterschied dazu zeigen Patienten mit mittelschwerer (Faktor VIII Restaktivität 2–5%) und leichter Hämophilie A (Faktor VIIII Restaktivität > 5%) nur in 5–30% der Fälle inhibitorische Antikörper [7], was möglicherweise auf eine zumindest teilweise ausgeprägte immunologische Toleranz gegen endogen produzierten Faktor VIII zurückzuführen ist. Die Entwicklung immunologischer Toleranz gegen endogenen bzw. exogenen Faktor VIII könnte auch erklären, warum Patienten nach Langzeitbehandlung mit Faktor-VIII-Produkten äußerst selten inhibitorische Antikörper produzieren. Dennoch gab es in den letzten Jahren mehrere Berichte über ein vermehrtes Auftreten von Inhibitoren bei Patienten nach Langzeitbehandlung in Holland, Belgien und Deutschland, die mit bestimmten Faktor-VIII-Präparaten assoziiert waren, die neuartige Pasteurisierungsverfahren zur Virusinaktivierung durchlaufen hatten [2, 8, 9, 12]. Die Mechanismen, die der Bildung von inhibitorischen Antikörpern bei diesen Patienten zugrunde lagen, sind weitestgehend unklar, könnten jedoch unmittelbar mit möglichen strukturellen Veränderungen des Faktor-VIII-Moleküls in Folge ungeeigneter Virusinaktivierungsverfahren zusammenhängen [11, 13]. Es erscheint denkbar, daß geringfügige strukturelle Veränderungen zur Aufhebung einer bereits ausgebildeten immunologischen Toleranz gegen Faktor VIII führen und damit die Antikörperbildung stimulieren. Aus diesem Grunde ist es erforderlich, geeignete Versuchsmodelle zu entwickeln, die detaillierte immunologische Untersuchungen zum Wirkungsmechanismus von Toleranzinduktion und Toleranzaufhebung gegen humanen Faktor VIII zulassen.

In unseren Untersuchungen wurde das von Pittman et al. [10] beschriebene Modell der neonatalen Toleranzinduktion gegen humanen Faktor VIII in Balb/c-Mäusen etabliert und weiterentwickelt. Dabei war insbesondere die Frage von Bedeutung, ob die gegen Faktor VIII induzierte neonatale Toleranz durch ein denaturiertes Faktor-VIII-Produkt durchbrochen wird.

I. Scharrer/W. Schramm (Hrsg.)
29. Hämophilie-Symposion Hamburg 1998

Material und Methoden

Neonatale Toleranzinduktion und Immunisierung

Zur Toleranzinduktion gegen humanen Faktor VIII (FVIII) wurde Balb/c-Mäusen (IFFA CREDO, Frankreich) innerhalb der ersten 24 Stunden nach Geburt 20 µg rekombinanter FVIII (Baxter, Hyland Immuno, CA) intraperitoneal appliziert. Die Immunisierungen erfolgten an den Tagen 10, 16 und 24 durch subkutane Injektion von 5 µg rekombinantem FVIII in Gegenwart eines geeigneten Adjuvants (TiterMax Gold, CytRx Corporation, GA). Am Tag 32 wurden die Tiere getötet und durch Herzpunktion entblutet.

Nachweis von anti-Faktor-VIII-Antikörpern

Der Nachweis von anti-FVIII Antikörpern erfolgte sowohl in einem ELISA als auch mittels Bethesda-Assay.

Für den Nachweis im ELISA wurde rekombinanter FVIII an die feste Phase gebunden und anschließend mit den zu untersuchenden Mausplasmen inkubiert. Die gebundenen anti-FVIII Antikörper aus den Plasmen wurden mit einem polyklonalen HRP-Kaninchen anti-Maus Ig Antikörper (Dako, Dänemark) und anschließender Substratreaktion mit o-Phenylendiamindihydrochlorid nachgewiesen. Die Mausplasmen wurden in geometrischen Zweierschritten verdünnt. Der Antikörpertiter gibt die höchste Verdünnungsstufe des Plasmas an, bei der die Antikörper nachweisbar sind.

Inhibitorische anti-FVIII Antikörper wurden mit einem Bethesda-Assay [4] nach Standardvorschrift bestimmt.

Bestimmung der Faktor-VIII-Aktivität

Die biologische Aktivität von FVIII wurde sowohl mit einem Zweistufen-Gerinnungs-Test [1] als auch mit einem chromogenen Assay (Immunochrom Factor VIII:C, Baxter, Hyland Immuno, Österreich) bestimmt.

Denaturierung von Faktor VIII

Zur Herstellung von denaturiertem FVIII wurde humaner rekombinanter FVIII in PBS-Puffer 10 min bei 98 °C erhitzt.

Resultate

Neonatale Toleranzinduktion gegen F VIII

Die Behandlung von neonatalen Balb/c-Mäusen mit rekombinantem FVIII innerhalb der ersten 24 Stunden nach Geburt führte zu einer Toleranzinduktion, die sich in signifikant verminderten Antikörperspiegeln bei späterer Immunisierung dieser Tiere mit FVIII äußerte.

Wie in Abbildung 1 dargestellt, liegen die im ELISA gemessenen Antikörpertiter für nicht-tolerante Tiere bei 1:81920 bis 1:163840 und im Vergleich dazu etwa 40fach niedriger für tolerante Tiere, bei denen Antikörpertiter von 1:1280 bis 1:5120 bestimmt wurden.

Ähnliche Ergebnisse ergaben sich beim Nachweis der inhibitorischen Antikörper im Bethesda-Assay, wo für nicht-tolerante Tiere Werte von 42 bis 75 BU/ml gemessen wurden, während die toleranten Tiere Werte von 0,5 bis 2,5 BU/ml zeigten (Abb. 2).

Aufhebung der immunologischen Toleranz gegen F VIII durch stark denaturierten F VIII

Zur Klärung der Frage, ob denaturierter FVIII die antigenspezifische Toleranz gegen FVIII durchbrechen kann, wurden tolerante Tiere mit FVIII immunisiert, der 10 min bei 98 °C erhitzt worden war. Wie in Tabelle 1 dargestellt, führte diese thermische Behandlung zum kompletten Verlust der biologischen Wirkung des FVIII.

In Abbildung 3 sind die im ELISA gemessenen Antikörpertiter für nicht-tolerante Tiere und im Vergleich dazu die Titer für tolerante Tiere, die mit nativem

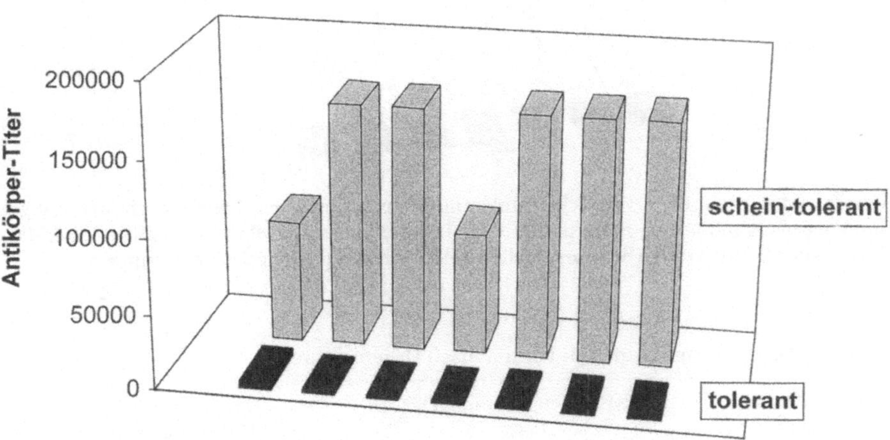

Abb. 1. Antikörper-Titer von toleranten und schein-toleranten Tieren nach dreimaliger Immunisierung mit je 5 μg FVIII in TiterMax. Dargestellt sind die Werte von individuellen Tieren einer typischen Versuchsgruppe

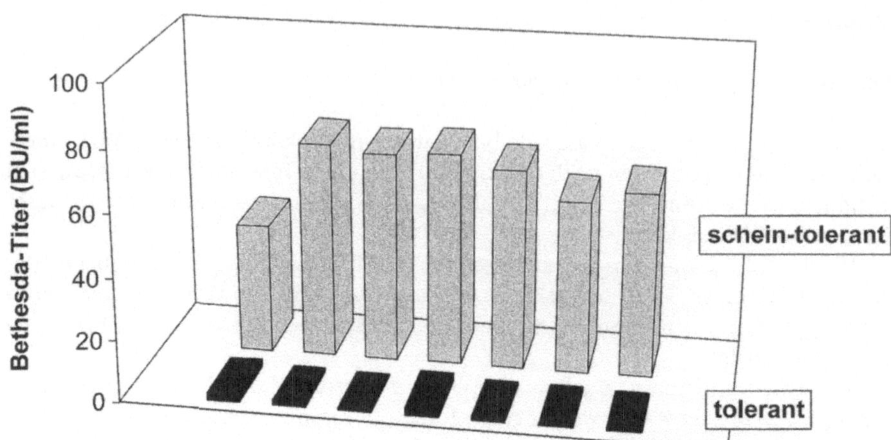

Abb. 2. Bethesda-Titer der inhibitorischen Antikörper von toleranten und schein-toleranten Tieren nach dreimaliger Immunisierung mit je 5 µg FVIII in TiterMax. Dargestellt sind die individuellen Werte derselben Tiergruppe wie in Abb. 1

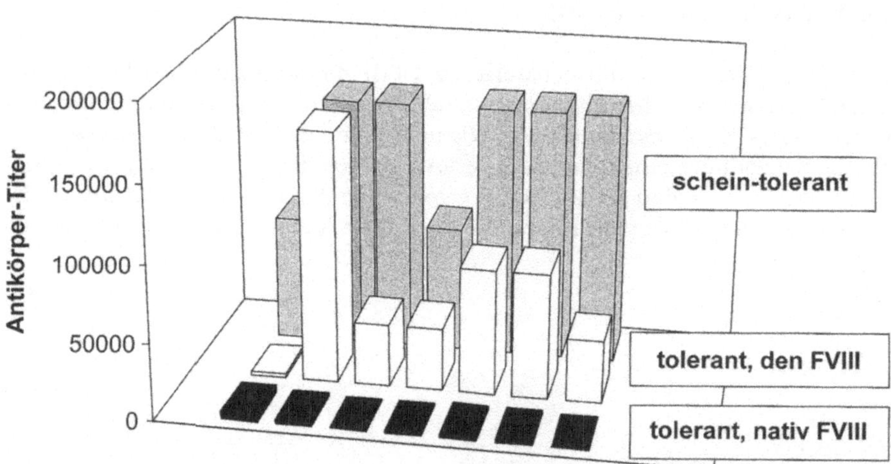

Abb. 3. Antikörper-Titer von schein-toleranten und toleranten Tieren nach dreimaliger Immunisierung mit je 5 µg nativem (nativ) FVIII oder denaturiertem (den) FVIII in TiterMax. Dargestellt sind die Werte von individuellen Tieren einer typischen Versuchsgruppe

Tabelle 1. Aktivität von Faktor VIII vor und nach Denaturierung

Faktor VIII	Zweistufengerinnungstest	Chromogene Aktivitätsbestimmung
Nativ	1315 U/ml	1428 U/ml
Denaturiert	< 0,01 U/ml	< 0,02 U/ml

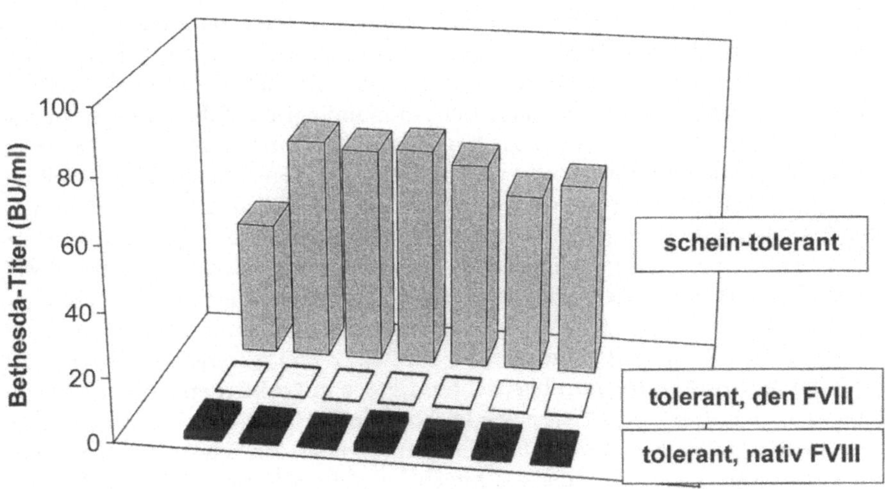

Abb. 4. Bethesda-Titer der inhibitorischen Antikörper von schein-toleranten und toleranten Tieren nach dreimaliger Immunisierung mit je 5 μg nativem (nativ) oder denaturiertem (den) FVIII in TiterMax. Dargestellt sind die individuellen Werte derselben Tiergruppe wie in Abb. 3

FVIII oder mit denaturiertem FVIII behandelt wurden, dargestellt. Während die Antikörpertiter der toleranten Tiere, die mit nativem FVIII immunisiert wurden, wiederum etwa 40- bis 80fach unter den Titern der nicht-toleranten Tiere lagen, wurden bei 6 von 7 toleranten Tieren, die mit denaturiertem FVIII behandelt wurden, Antikörpertiter nachgewiesen, die denen der nicht-toleranten Tiere vergleichbar sind.

Im Gegensatz zu den im ELISA gemessenen Antikörper-Titern wurden bei toleranten Tieren, die mit denaturiertem Faktor VIII immunisiert worden waren, keinerlei nachweisbare inhibitorische anti-FVIII Antikörper gefunden (Abb. 4).

Diskussion und Schlußfolgerungen

Die Gewährleistung eines hohen Sicherheitsstandards von Plasmaprodukten erfordert den Einsatz spezieller Virusinaktivierungsverfahren, die die Möglichkeit der Virusübertragung durch diese Produkte praktisch ausschließen. Kürzliche Berichte über das vermehrte Auftreten von inhibitorischen anti-Faktor VIII Antikörpern bei Hämophilie A-Patienten, die mit pasteurisierten Faktor-VIII-Produkten behandelt worden waren, zeigten jedoch, daß ungeeignete Virusinaktivierungsverfahren strukturelle Veränderungen in Plasmaprodukten induzieren können, die möglicherweise zu einer erhöhten Immunogenität dieser Produkte führen [2, 8, 9, 11, 12, 13]. Aus diesem Grund ist es notwendig, geeignete Versuchsmodelle zu entwickeln, die detaillierte Untersuchungen zum möglichen Einfluß von Virusinaktivierungsverfahren auf die Immunogenität von Plasmaprodukten zulassen.

In der vorliegenden Arbeit werden erste Ergebnisse zur Entwicklung von experimentellen Modellen vorgestellt, die die Untersuchung der Immunogenität von

Faktor-VIII-Produkten erlauben. Dabei wurde das erstmals von Pittman et al. [10] beschriebene Modell der Toleranzinduktion gegen humanen Faktor VIII in neonatalen Balb/c-Mäusen etabliert und weiterentwickelt. Es sollte die prinzipielle Frage geklärt werden, ob eine Antigen-spezifische immunologische Toleranz gegen humanen Faktor VIII durch hitzebehandelten Faktor VIII durchbrochen werden kann. Wie die Ergebnisse in Abbildung 1 und Abbildung 2 zeigen, führt die Behandlung von neonatalen Balb/c-Mäusen mit rekombinantem FVIII innerhalb der ersten 24 Stunden nach Geburt zu einer Toleranzinduktion, die sich in signifikant verminderten Antikörperspiegeln bei späterer Immunisierung dieser Tiere mit FVIII äußert. Diese verminderten Antikörperspiegel sind sowohl im ELISA (Abb. 1) als auch im Bethesda-Assay (Abb. 2) nachweisbar. Werden tolerante Tiere nun mit hitzebehandeltem Faktor VIII immunisiert, wird bei 6 von 7 Tieren eine Aufhebung der immunologischen Toleranz beobachtet, die sich in Antikörperspiegeln zeigt, die denen von nicht-toleranten Tieren vergleichbar sind (Abb. 3). Damit ist erstmals der prinzipielle Nachweis gelungen, daß eine immunologische Toleranz gegen humanen Faktor VIII durch die Gabe von hitzebehandeltem Faktor VIII durchbrochen werden kann.

Im Gegensatz zum Nachweis von Antikörpern im ELISA, konnten im Bethesda-Assay keine meßbaren inhibitorischen Antikörpertiter bei toleranten Mäusen, die mit denaturiertem FVIII immunisiert wurden, nachgewiesen werden (Abb. 4). Wir vermuten, daß die starke Hitzebehandlung des in wäßriger Lösung befindlichen FVIII (10 min bei 98 °C) eine komplette Zerstörung der für die Stimulation inhibitorischer Antikörper verantwortlichen B-Zell-Epitope verursacht hat. Diese Hypothese wird durch die Tatsache gestützt, daß der hitzebehandelte FVIII keinerlei nachweisbare biologische Aktivität hatte (Tabelle 1). Wie die Ergebnisse aus dem ELISA zeigen, gibt es aber offenbar genügend thermoresistente B-Zell-Epitope im FVIII-Molekül, die die Produktion von Antikörpern stimulieren können.

Gegenwärtig laufende Untersuchungen sollen die Frage klären, wie stark die hitzebedingten Veränderungen des FVIII-Moleküls sein müssen, um in dem von uns etablierten System die immunologische Toleranz gegen FVIII zu durchbrechen. Damit soll ein Modell zur Verfügung gestellt werden, welches die Evaluierung des Einflusses üblicher Virusinaktivierungsverfahren auf die Immunogenität von Plasmaprodukten erlaubt.

Literatur

1. Austen DEG, Rhymes IL (1975) A laboratory manual of blood coagulation. Oxford, Blackwell Scientific Publications
2. Effenberger W, Oldenburg J, Budde U (1997) Entwicklung von Faktor-VIII-Hemmkörpern bei zuvor behandelten Patienten (PTP) mit schwerer Hämophilie A unter Anwendung eines doppelt virusinaktivierten plasmatischen Faktor-VIII-Konzentrats (Octavi SD Plus). In: Scharrer I, Schramm W (eds) 26. Hämophilie-Symposium Hamburg 1995, Springer Berlin Heidelberg New York
3. Ehrenforth S, Kreuz W, Scharrer I, Linde R, Funk M, Güngör T, Krackhardt B, Kornhuber B (1992) Incidence of development of factor VIII and factor IX inhibitors in haemophiliacs. Lancet 339:594–598

4. Kasper CK, Aledort LM, Counts RB (1975) A more uniform measurement of factor VIII inhibitors. Thromb Diath Haemorr 34:869–872
5. Kreuz W, Auerswald G, Budde U, Lenk H, Klose HJ und die GTH PUP-Study Group (1998) Inhibitor incidence in previously untreated patients (PUPs) with hemophilia A and B. 42. Jahrestagung der GTH, Frankfurt, 25.–28. Februar, 1998
6. Kreuz W, Auerswald G, Budde U, Lenk H, Klose HJ und die GTH PUP-Study Group (1998) GTH-PUP-Studie zur Inhibitor-Inzidenz bei erstbehandelten Hämophilen. 29. Hämophilie-Symposium, Hamburg, 13.–14. November 1998
7. Kreuz W, Escuriola-Ettingshausen C, Martinez-Saguer, Güngör T, Kornhuber B (1996) Epidemiology of inhibitors in haemophilia A. Vox Sang 70 (Suppl 1):2–8
8. Peerlinck K, Amout J, di Giambattista M (1997) Factor VIII inhibitors in previously treated haemophilia A patients with a double virus-inactivated plasma derived factor VIII concentrate. Thromb Haemost 77:1402–1406
9. Peerlinck K, Arnout J, Gilles JG, Saint-Remy JM, Vermylen J (1993): A higher than expected incidence of factor VIII inhibitors in multitransfused haemophilia A patients treated with intermediate purity pasteurized factor VIII concentrate. Thromb Haemost 69:115–118
10. Pittman DD, Alderman EM, Tomkinson KN, Wang JH, Giles AR, Kaufman RJ (1993) Biochemical, immunological, and in vivo functional characterization of B-domain deleted factor VIII. Blood 81:2925–2935
11. Raut S, di Giambattista M, Bevan SA, Hubbard AR, Barrowcliffe TW, Laub R (1998) Modification of factor VIII in therapeutic concentrates after virus inactivation by solvent-detergent and pasteurisation. Thromb Haemost 80:624–631
12. Rosendaal FR, Nieuwenhuis HK, van den Berg HM (1993) A sudden increase in factor VIII inhibitor development in multitransfused haemophilia A patients in the Netherlands. Blood 81:2180–2186
13. Sawamoto Y, Prescott R, Zhong D, Saenko EL, Mauser-Bunschoten E, Peerlinck K, van den Berg M, Scandella D (1998) Dominant C2 domain epitope specificity of inhibitor antibodies elicited by a heat pasteurized product, factor VIII CPS-P, in previously treated hemophilia A patients without inhibitors. Thromb Haemost 79:62–68

Die hämostyptische Wirkung von Pflanzenlatices aus Ficusarten beruht auf der selektiven Aktivierung von Faktor X

G. Richter, P.L. Turecek, H.P. Schwarz

Einleitung

Xenogene Aktivatoren des humanen Blutgerinnungssystems konnten in Tieren, Pflanzen, Bakterien und Pilzen identifiziert und aus diesen isoliert werden. Tierische Aktivatoren umfassen einerseits Blutgerinnungsfaktoren verschiedener Spezies (z. B. bovines Thrombin, porciner Faktor VIII), andererseits proteolytische Enzyme, die in Schlangengiften als wirksame toxische Komponenten für das Schlagen von Beutetieren vorkommen. Solche Enzyme wirken teilweise hochspezifisch und aktivieren gezielt einzelne Blutgerinnungsfaktoren des humanen Gerinnungssystems, wie z. B. Faktor X (FX) [RVV-X aus *Daboia russellii*], Prothrombin [Ecarin aus *Echis carinatus*] oder Fibrinogen [Batroxobin aus *Bothrops atrox*; Ancrod aus *Calloselasma rhodostroma*] [5].

Der humane Blutgerinnungsfaktor X steht an zentraler Stelle im Gerinnungssystem und liegt in der Zirkulation als zweikettiges Glykoprotein in einer Größe von 59 kDa und einer Plasmakonzentration von 8 µg/ml vor. Nach Aktivierung durch die Faktoren IXa oder VIIa können zwei Aktivierungsprodukte entstehen:
Faktor Xa_α (FXa_α) durch Abspaltung eines N-terminalen Peptids von der schweren Kette und FXa_β nach zusätzlicher Abspaltung eines Peptids vom C-Terminus [11].

Die Enzyme Ficin, Papain und Bromelain entstammen der Gruppe von Proteasen pflanzlichen Ursprungs, die als Aktivatoren der Blutgerinnung beschrieben wurden [1]. Aktivatoren aus Bakterien wurden in *Porphyromonas gingivalis* gefunden, ebenso konnten in einigen *Candida*-Hefen blutgerinnungsaktivierende Proteasen identifiziert werden [6, 10].

Innerhalb des Pflanzenreichs lassen sich nur in relativ wenigen Arten höhere proteolytische Aktivitäten nachweisen. Eine Reihe dieser Pflanzen entstammen der Gattung *Ficus* (Feigengewächse), die mit rund 1300 Arten eine der größten Gattungen im Pflanzenreich bildet und zur Pflanzenfamilie der *Moraceae* zählt [12]. Die Feigengewächse sind in den Subtropen und Tropen beheimatet und stellen mit der Eßfeige (*F. carica*) eine der ältesten Kulturpflanzen der Menschheitsgeschichte [4]. Obgleich eine Vielzahl proteolytischer Enzyme aus dem Milchsaft (Latex) vieler Arten dieser Gattung gewonnen werden können, stellen hohe proteolytische Aktivitäten kein generelles gattungsspezifisches Merkmal dar [12]. Ende der 30er Jahre unseres Jahrhunderts wurde für diese Gruppe von Proteasen der Begriff Ficin geprägt [8].

I. Scharrer/W. Schramm (Hrsg.)
29. Hämophilie-Symposion Hamburg 1998

Die Verwendung dieser Proteasen in der Käseherstellung ist bis in die Zeit Homers (ca. 850 v. Chr.) belegt und der Latex einiger Arten wurde in der Volksmedizin vieler Kulturen als Anthelmintikum, Laxans, in der Wundbehandlung und zur Blutstillung eingesetzt [2, 4].

Latices von *Ficus*-Spezies lassen sich chromatographisch in bis zu 30 unterschiedliche, proteolytisch aktive Proteine auftrennen, die in die Gruppe der Cystein- oder Sulfhydryl-Proteasen einzureihen sind. Die Aktivitätsoptima liegen typischerweise in einem pH-Bereich von 4–9 und das Molekulargewicht liegt zumeist zwischen 23 und 27 kDa. Oxidierende und alkylierende Agenzien sowie Schwermetalle wirken inhibitorisch, reduzierende Agenzien und Chelatbildner hingegen wirken auf die Proteasen aktivierend [7].

In der vorliegenden Studie wurden die Eigenschaften von Ficin und daraus gereinigten Fraktionen als Aktivatoren von Gerinnungsfaktor X untersucht.

Ergebnisse

Im Zuge eines Screenings wurden 15 Pflanzenarten aus der Familie der Moraceae untersucht, wobei 12 Arten der Gattung *Ficus* angehörten. Neben dem Proteingehalt der geernteten Latices wurde die proteolytische Aktivität gegen ein Resorufin-markiertes Caseinsubstrat (RCA) und die FX-Aktivator-Aktivität (FXAA) bestimmt. Letztere ist ein Assay zur Bestimmung der Aktivierung von FX, basierend auf der Aktivierung von FX zu FXa und der nachfolgenden Umsetzung eines FXa-spezifischen chromogenen Substrats (AcOH-CH_3OCO-D-CHA-Gly-Arg-pNA). Eine Einheit FXAA wurde als Generation von 1 E FXa (kalibriert gegen das NIBSC reagent #75/595) pro Minute definiert. Als Maß für die spezifische Aktivierung von FX wurde die Spezifität als Quotient zwischen FXAA und RCA berechnet.

Als Ergebnis dieses Screenings konnten die untersuchten Spezies entsprechend ihrer Aktivitäten in 3 Gruppen unterteilt werden (Tabelle 1). Die höchsten proteolytischen Aktivitäten und FXAA konnten bei den *Ficus*-Arten *F. carica*, *F. parcelli* und *F. benjamina* festgestellt werden, gefolgt von einer Gruppe mit deutlich niedrigeren Aktivitäten, umfassend *F. cyanthistipula*, *F. lyrata*, *F. superba*, *F. retusa*, *F. longifolia* und *Brosimum utile*. Am Ende der Reihung finden sich 4 weitere *Ficus* Spezies und 2 Vertreter der Gattungen *Chlorophora* und *Dorstenia*, bei denen allesamt keine FXAA und nur sehr geringe proteolytische Aktivitäten meßbar waren. *F. carica*, *F. parcelli* und *F. benjamina* zeigten auch die höchste Spezifität gegenüber dem Substrat FX.

Da Ficin mehrere proteolytische Enzyme enthält, wurde anschließend untersucht, ob die verschiedenen Proteasen ein unterschiedliches Verhalten hinsichtlich der Aktivierung von FX haben.

Stellvertretend für Latices anderer Arten steht die chromatographische Auftrennung von *F. carica* Latex in verschiedene Proteasen über Carboxymethyl-Cellulose nach der Methode von Englund [3]. Der Latex ließ sich in 6 Fraktionen auftrennen, wobei 3 Fraktionen im Vergleich zum Ausgangsmaterial eine deutlich erhöhte spezifische Aktivität und ebenso eine teilweise deutlich erhöhte Substratspezifität zeigten, im Gegensatz zu 3 Fraktionen, deren Spezifität geringer als das

Tabelle 1. Übersicht über den Proteingehalt, proteolytische Aktivitäten, FX-Aktivator Aktivitäten und die Spezifität gegenüber FX innerhalb der Familie der *Moraceae*

Species	Proteingehalt in Latex %	Proteolytische Aktivität mU/mg Protein	FX-Aktivator Aktivität mU/mg Protein	Spezifität U FXAA / U RCA
Ficus parcelli	15,0	1189	1666	1,6
Ficus carica	14,8	1736	5514	3,3
Ficus benjamina	1,9	1415	3537	2,6
Ficus cyanthistipula	0,7	27	11,7	1,2
Ficus lyrata	1,5	23	20,2	1,0
Ficus superba	1,8	74	24,7	0,44
Ficus retusa	8,5	152	8,2	0,05
Ficus longifolia	6,2	345	7,5	0,02
Brosimum utile	1,1	108	10,2	0,10
Ficus murreyana, Ficus monkii, Ficus religiosa, Ficus elastica, Chlorophora excelsa, Dorstenia taikipiensis	1,2–11,4	3–37	< NWG	< NWG

Ausgangsmaterial war (Abb. 1). Ähnliche Ergebnisse wurden bei der chromatographischen Auftrennung von Latices der Spezies *F. benjamina* und *F. parcelli* erhalten.

Ficusproteasen spalten ihre Substrate im allgemeinen mit einer deutlich geringeren Spezifität als humane Gerinnungsenzyme oder spezifische Gerinnungsaktivatoren aus Schlangengiften. Daher wurden die Aktivierungsprodukte von hochgereinigtem humanem FX durch Ficin und dem spezifischen FX Aktivator RVV-X

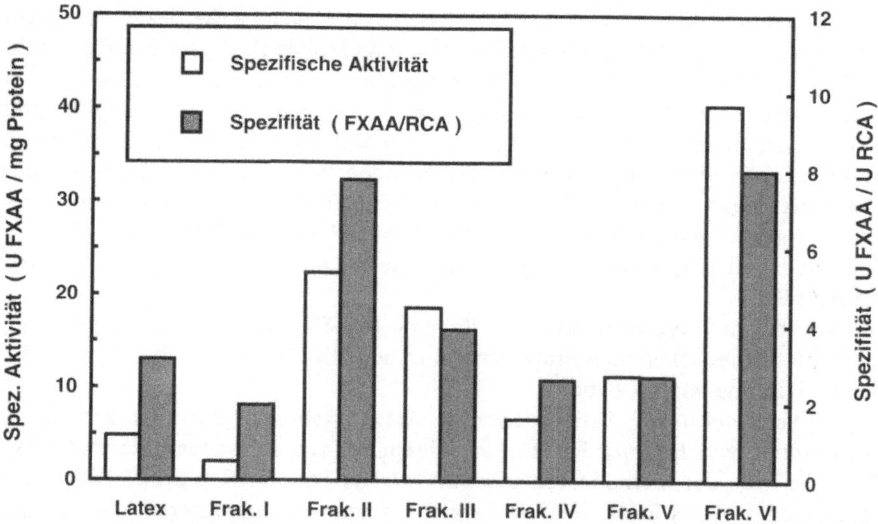

Abb. 1. Chromatographische Trennung von Proteasen aus *Ficus carica* – Latex über Carboxymethyl-Cellulose

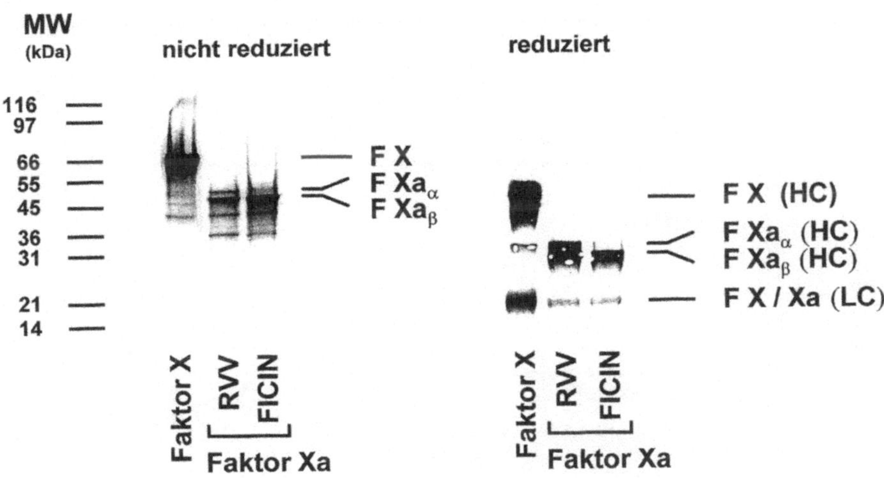

Abb. 2. Aktivierung von Faktor X: Vergleich zwischen RVV-X und Ficin. Elektrophoretische Analyse durch SDS-PAGE, Westernblot und Immunfärbung gegen Faktor X

mittels SDS-Polyacrylamid Gelelektrophorese verglichen. Während bei der Aktivierung durch RVV-X die α- und β-Modifikationen von FXa gebildet wurden, konnte bei der Aktivierung durch Ficin FXa_α nicht nachgewiesen werden, sondern lediglich FXa_β (Abb. 2). Unter reduzierenden Bedingungen, wobei es zu Aufspaltung von leichter (LC) und schwerer (HC) Kette von FX bzw. FXa kommt, sieht man deutlich, daß die Spaltung in Analogie zur physiologischen Aktivierung in der schweren Kette stattfindet, während die leichte Kette unverändert bleibt.

Vergleichende Untersuchungen mit den ebenfalls Vitamin-K-abhängigen Gerinnungsfaktoren Faktor VII, Faktor IX und Prothrombin zeigten lediglich unspezifische Degradation dieser Proteine.

Rubinstein beschrieb den gerinnungsfördernden Effekt von Ficin als Folge einer direkten Spaltung von Fibrinogen [9]. In Vollblutgerinnungsexperimenten, in denen die Gerinnungszeit nach Zusatz unterschiedlicher Ficinmengen und Recalzifizierung bestimmt wurde, konnte mit steigender Ficinmenge eine Verkürzung der Gerinnungszeit herbeigeführt werden (Abb. 3). Hohe Konzentrationen der Protease führten zu einer Verlängerung der Gerinnungszeit durch Zerstörung des Fibrinogens. Wurde die Vollblutgerinnung mit Zusatz des rekombinanten hochselektiven FXa-Inhibitors rTAP (TAP, Tick anticoagulant peptide aus *Ornithodoros moubata*) durchgeführt, so war keine Verkürzung der Gerinnungszeit meßbar. Dieses Ergebnis ist ein weiterer Hinweis darauf, daß der gerinnungsfördernde Effekt von *Ficus*-Proteasen auf der Aktivierung von FX beruht und nicht in der direkten Spaltung von Fibrinogen liegt. In den ersten Studien zur Verfolgung des Aktivierungsmechanismus durch Ficin könnte die festgestellte Gerinnungsaktivierung durch die Verwendung von Fibrinogenpräparationen erhalten worden sein, die noch andere Gerinnungsfaktoren (darunter FX und Prothrombin) enthielten [9].

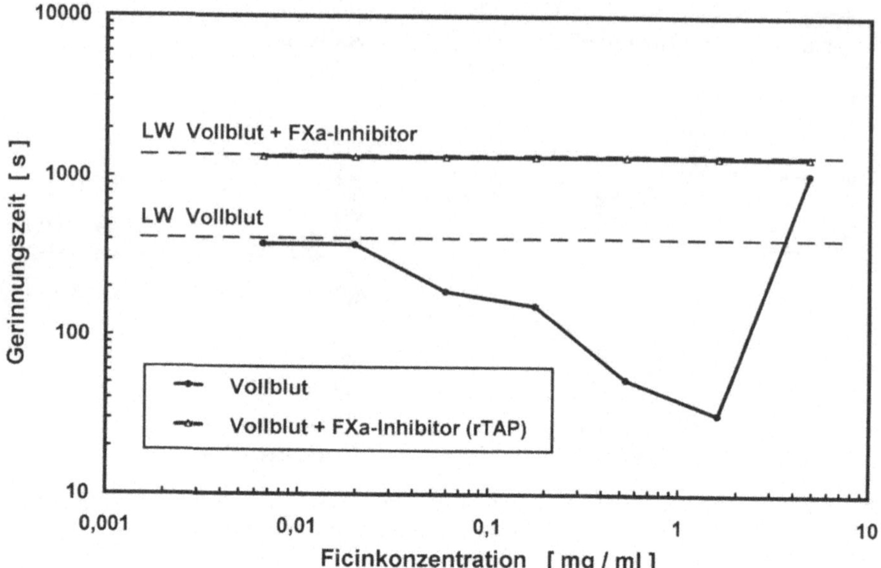

Abb. 3. Vollblutgerinnung: Einfluß von Ficin auf die Gerinnungszeit mit/ohne Zusatz eines hochselektiven, spezifischen FX-Inhibitors (rTAP)

Zusammenfassung

Xenogene Proteasen aus Ficus-Arten induzieren die humane Blutgerinnung über die spezifische Aktivierung von Faktor X. Die Aktivierung von FX durch *Ficus*-Proteasen führt zur Bildung von FXa_{β}, während das Aktivierungsprodukt FXa_{α}, das im Zuge der Aktivierung durch humane Gerinnungsenzyme oder durch den spezifischen FX-Aktivator aus dem Gift der Russell's Viper entsteht, nicht nachweisbar ist. Latices der Arten *F. carica*, *F. benjamina* und *F. parcelli* wiesen in einem Screening von 15 Arten der Gattung *Moraceae* die höchsten FX-Aktivator Aktivitäten und die höchsten Spezifitäten gegenüber FX auf. Die Latices sind chromatographisch in einzelne proteolytische Enzyme mit unterschiedlicher Spezifität auftrennbar.

Die Ergebnisse erklären den Mechanismus der hämostyptischen Wirkung pflanzlicher Milchsäfte der Gattung Ficus.

Literatur

1. Alexander B, Pechet L and Kliman A (1962), Proteolysis, fibrinolysis and coagulation: Significance in thrombolytic therapy, Circulation 26, 596–611
2. Boley E (1979), Feigen und Würgefeigen, Pharmazie in unserer Zeit, 4 (1979), 97–112
3. Englund PT, King TP, Craig LC and Walti A (1968), Studies on Ficin. Its Isolation and Characterisation, Biochemistry 7 (1), 163–175

4. Gaughran ERL (1976), Ficin: History and Present Status, Quart. J. Crude. Drug. Res. 14 (1976), 1–21
5. Hutton RA and Warrell DA (1993), Action of Snake Venom Components on the Haemostatic System, Blood Reviews 1993, 7, 179–189
6. Imamura T, Potempa J, Tanase S and Travis J (1997), Activation of blood coagulation factor X by arginine-specific cysteine proteinase (gingiparin-Rs) from Porphyromonas gingivalis, J. Biol. Chem., 272 (25), 16062–16067
7. Liener IE and Friedenson B (1970), Ficin, Methods Enzymol. 19, 261–273
8. Robbins BH (1930), Proteolytic enzyme in ficin, J. Biol. Chem. 87, 251 (1930)
9. Rubinstein HM (1957), Coagulant action of Proteolytic Enzymes, Nature 180, 1202–1203
10. Rüchel R (1983), On the Renin-Like Activity of Candida Proteinases and Activation of Blood Coagulation in vitro, Zentralbl. Bakteriol. Mikrobiol. Hyg. 255: 368–379
11. Watzke HH and High KA (1995), Factor X, in: Molecular Basis of Thombosis and Hemostasis, edited by High KA and Roberts HR, New York, Basel, Hong Kong: Marcel Dekker Inc., 239–255
12. Williams DC, Sgarbieri VC and Whitaker JR (1968), Proteolytic Activity in the Genus Ficus, Plant. Physiol. 43, 1083–1088

Mutationsanalyse bei Faktor-VII-Mangel-Patienten

F. Schakowski, J. Oldenburg, A. Müller, H.H. Brackmann, P. Hanfland, P. Zeitler, A.H. Sutor, R. Schwaab

Einleitung

Der Faktor VII ist ein 406 Aminosäure großes Vitamin-K-abhängiges Glycoprotein, welches als Serinprotease eine Schlüsselfunktion im exogenen Zweig der Gerinnungskaskade einnimmt. In Gegenwart von Gewebsthromboplastin (Tissue-Faktor) und Calcium wird der Faktor VII durch proteolytische Spaltung aktiviert und aktiviert seinerseits die Gerinnungsfaktoren IX und X.

Der heriditäre Faktor-VII-Mangel wurde 1951 [1] erstmals beschrieben und ist ein seltener, autosomal-rezessiver Defekt der Blutgerinnung (Inzidenz 1:500.000 [8]). Das Faktor-VII-Gen ist 12,8 kb groß und wurde auf Chromosom 13 lokalisiert (13q34). Der kodierende Bereich beträgt 1,4 kb und besteht aus 8 Exons (Abb. 1). Die Gensequenz wurde 1987 aufgeklärt [7]. Mutationen im Faktor-VII-Gen können in homozygoter, heterozygoter oder compound heterozygoter Form auftreten. Weiterhin wurden im Faktor VII mindestens sieben Polymorphismen beschrieben, von denen drei einen Einfluß auf die Faktor-VII-Aktivität (FVII:C) besitzen. Bei den übrigen vier handelt es sich anscheinend um neutrale Polymorphismen.

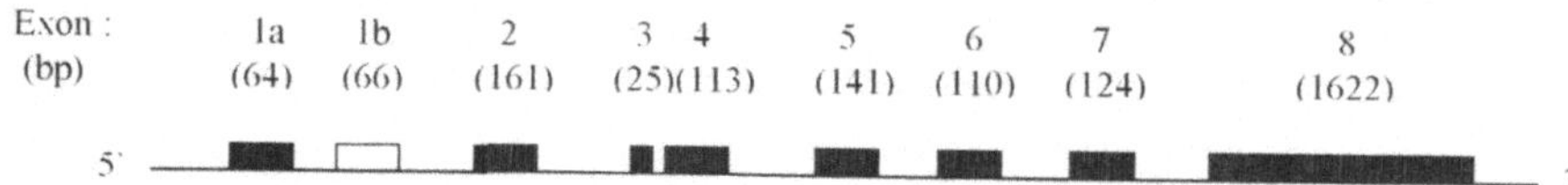

Abb. 1. Struktur des FVII-Gens mit Numerierung der Exons und deren Größe. *bp* Basenpaare/Exon

Patientenkollektiv

In unserer Studie wurden elf Patienten mit einem FVII-Mangel untersucht, wobei es sich um neun nicht miteinander verwandte Patienten handelt. Drei der Patienten hatten eine FVII:C von <1%, ein Patient von 5% und die übrigen Patienten besaßen eine FVII:C zwischen 20–60% (Tabelle 1).

Material und Methoden

Bei den oben beschriebenen Patienten wurde der gesamte kodierende Bereich (Exons 1a-8) des Faktor-VII-Gens einschließlich der Exon-Intron-Übergänge auf

I. Scharrer/W. Schramm (Hrsg.)
29. Hämophilie-Symposion Hamburg 1998

Tabelle 1. Übersicht aller untersuchten F-VII-Patienten, mit FVII:C, Polymorphismen und der genauen Charakterisierung der identifizierten Mutationen

Pat.-Nr.	FVII: C	Polymorphismen	Mutation Exon	Codon	Change	Bemerkung
1[1*]	<1%	A2A2H2H2M2M2S1S1I1I2	4	78	GGC(Gly)→GAC(Asp)	Homoz.
2[1*]	<1%	A2A2H2H2M2M2S1S1I1I2	4	78	GGC(Gly)→GAC(Asp)	Homoz.
3	<1%	A1A1H1H1M1M1S1S1I1I2	2		mögl. del Exon2	Homoz.
4	5%	A1A2H2H2M1M1S1S1I1I1	4	79	CGG(Arg)→TGG(Trp)	Heteroz.
			8	294	GCC(Ala)→GTC(Val)	Heteroz.
			8	403/4	delC	Heteroz.
5	<60%	A1A1H1H1M1M1S1S1I1I1	8	331	GGC(Gly)→AGC(Ser)	Homoz.
6	<60%	A1A2H2H2M2M2S1S1I1I2	8	294	GCC(Ala)→GTC(Val)	Heteroz.
				403/4	delC	Heteroz.
7	30–40%	A1A2H2H2M2M2S1S1I1I2	8	294	GCC(Ala)→GTC(Val)	Heteroz.
				403/4	delC	Heteroz.
8	<60%	A1A2H1H2M1M2S1S1I1I2			-	
9[2*]	20–30%	A2A2H2H2M1M2S1S1			-	
10[2*]	45%	A1A2H1H2M2M2S1S1I1I2			-	
11	58%	A1A2H1H2M1M2S1S1I1I	5	97	GGC(Gly)→AGC(Ser)	Heteroz.

*Patienten mit gleicher hochgestellter Ziffer sind miteinander verwandt; – keine Mutation gefunden; die Lage und Bezeichnung der Polymorphismen kann Tabelle 2 entnommen werden.

Mutationen und mehrere Polymorphismen untersucht (Tabelle 2). Die entsprechenden Regionen wurden mit Hilfe der PCR-Technik amplifiziert und mittels eines automatischen Sequenzers (310 Perkin Elmer/ABI) auf Genveränderungen untersucht.

Ergebnisse und Diskussion

In dieser Arbeit konnten bei sieben von elf Patienten homozygote, heterozygote oder compound heterozygote Mutationen gefunden werden. Bei den identifizierten

Tabelle 2. Untersuchte Polymorphismen

Genbereich	Polymorphismus	Literatur
5'-Promotorregion	10 bp Insertion bei nt-323 (A1/A2)	Marchetti et al. 1993 [6]
Exon 5	His115His-dimorphismus C →T (H1/H2)	Marchetti et al. 1993 [5]
Intron 7	I7-dimorphismus G →A (I1/I2)	
Exon 8	Arg353Gln G →A (M1/M2)	Green et al. 1991 [2]
Exon 8	Ser333Ser-dimorphismus G →A (S1/S2)	Marchetti et al. 1993 [5]

Mutationen handelt es sich um sechs unterschiedliche Mutationen, von denen zwei in dieser Arbeit zum erstenmal beschrieben werden (AS78, AS331, Tabelle 1). Beide neu entdeckten Mutationen liegen homozygot vor. Bei einer Patientin wurden zum erstenmal drei unterschiedliche Mutationen innerhalb des FVII-Gens identifiziert, die alle in heterozygoter Form vorliegen (AS79, AS294, AS403/4). Die Lage der Mutationen und die genaue Charakterisierung können der Abbildung 2 und der Tabelle 1 [Patient Nr. 4] entnommen werden.

Bei zwei blutsverwandten Patienten mit einem FVII:C von <1% konnte eine homozygote Mutation an Aminosäureposition 78 gefunden werden [Tabelle 1, Pat. Nr. 1 und 2]. Bei der dritten Patientin mit einem FVII:C von <1% vermuten wir eine homozygote Deletion des gesamten Exon 2 [Pat. Nr. 3]. Zwar sind die Untersuchungen noch nicht abgeschlossen, doch deuten mehrere Tatsachen darauf hin:

1. der stark erniedrigte FVII:C, der meist nur durch eine homozygote Mutation zu erklären ist;
2. das nicht amplifizierbare Exon 2 dieser Patientin,
3. keine weiteren Mutationen innerhalb der übrigen untersuchten Bereiche.

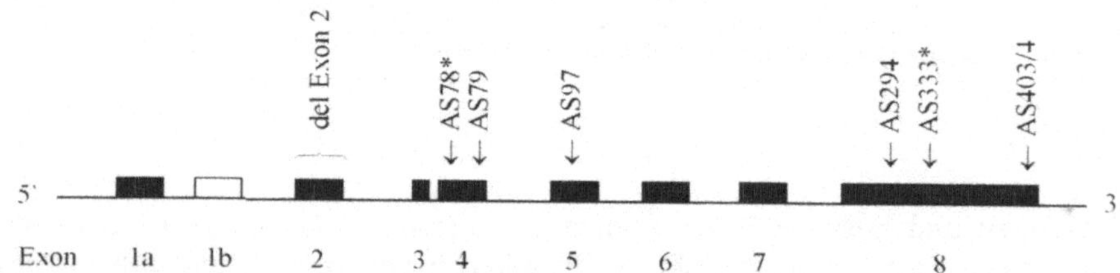

Abb. 2. Lage der identifizierten Mutationen innerhalb des Faktor-VII-Gens. *AS* Aminosäureposition, *Mutationen, die in dieser Arbeit zum erstenmal beschrieben werden

Bei drei Patienten konnten keine Mutationen identifiziert werden (Tabelle 1, Patienten Nr. 8, 9 und 10). Die erniedrigten FVII:C könnten auf die oben beschriebenen Polymorphismen zurückgeführt werden. Es ist bekannt, daß der Arg353Gln Polymorphismus in heterozygoter Form eine FVII:C-Minderung bis zu 23% und in homozygoter Form bis zu 67% verursachen kann [2, 4]. Auch die 10bp-Insertion im Promotorbereich ist für eine FVII:C-Minderung bekannt (heterozygote Form Reduktion der FVII:C um 19%, homozygote Form 35%, [3]).

Zusammenfassung

In dieser Arbeit wurden elf Patienten mit einem FVII-Mangel auf Mutationen bzw. Polymorphismen innerhalb des kodierenden Bereiches und der Promotorregion untersucht. Bei acht Patienten konnte die verantwortliche Mutation mit Hilfe der Direktsequenzierung identifiziert werden. Zwei Mutationen werden in dieser Arbeit zum erstenmal beschrieben (AS78, AS331). Bei den drei übrigen Patienten könnten Polymorphismen für die FVII:C Verminderung verantwortlich sein.

Literatur

1. Alexander B, Goldstein R, Landwehr G, Cook CD (1951) Congenital SPCA deficiency: A hitherto unrecognized coagulation defect with hemorraghe rectified by serum and serum fractions. J. Clin. Invest., 30, 596
2. Green F, Kelleher C, Wilkes H, Temple A, Meade T, Humphries S (1991) A common genetic polymorphism associated with lower coagulation factor VII level in healthy individuals. Arteriorscl. Thromb., 11, 540
3. Humphries S, Temple A, Lane A, Green F, Cooper J, Miller G (1996) Low plasma levels of factor VII:C and antigen are more strongly assosiated with the 10 base pair promoter (-323) insertion than the glutamine 353 variant. Thromb. Haemost., 75 (4), 567
4. Hunault M, Arbini AA, Lopaciuk S, Carew JA, Bauer KA (1997) The Arg353Gln polymorphism reduces the level of coagulation factor VII. In vivo and in vitro studies. Arteriorscl. Thromb. Vasc. Biol, 17, 28257. O´Hara PJ, Grant FJ, Haldemann B.A, Gray C.L, Insley M.Y, Hagen FS, Murray M.J. (1987) Nucleotide sequence of the gene coding for human factor VII, a vitamin K-dependent protein participating in blood coagulation. Proc. Natl. Acad. Sci. USA, 84, 5158
5. Marchetti G, Ferrati M, Petracchini P, Redaelli R, Bernardi F (1993) A missense mutation (178Cys-Tyr) and two neutral dimorphisms (115His and 333Ser) in the human coagulation factor VII gene. Hum. Mol. Gen., 2, 1055
6. Marchetti G, Petracchini P, Papacchini P, Ferrati M, Bernardi F (1993) A polymorphism in the 5´-region of coagulation factor VII gene (F7) caused by an inserted decanucleotide. Hum. Genet., 90, 575
8. Triplett DA, Brandt JT, Mc Gann Batard MA, Schaeffer Dixon JL, Fair DS (1985) Hereditary factor VII deficiency: Heterogenity defined by combined functional and immunochemical disorder. Oxford University Press, Oxford

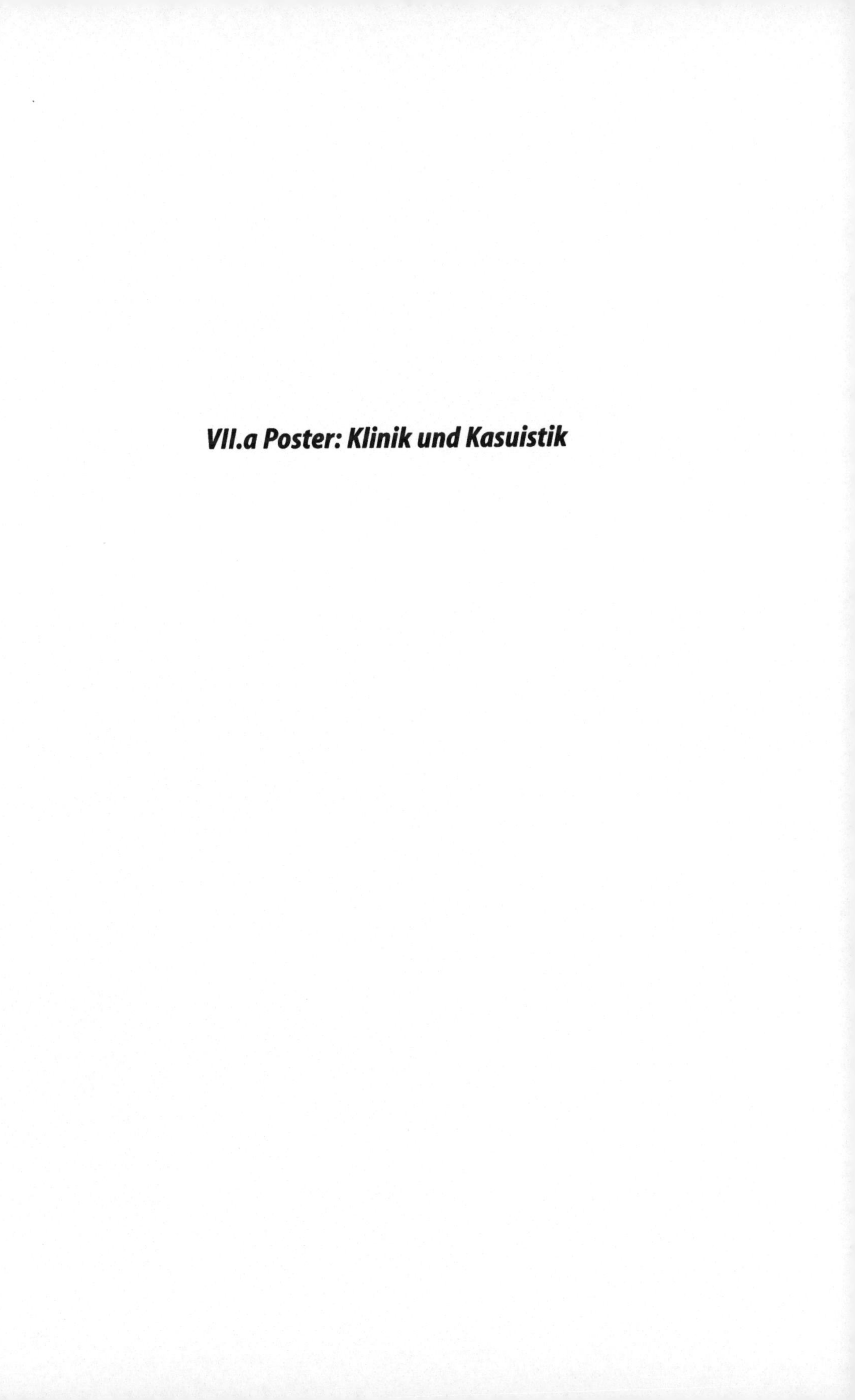

VII.a Poster: Klinik und Kasuistik

Kongenitale A-Dysfibrinogenämie – Drei erfolgreiche Schwangerschaften unter Fibrinogendauersubstitution

E. Aygören-Pürsün, D. Galanakis, I. Scharrer

Erfolgreiche Schwangerschaften bei der kongenitalen Afibrinogenämie sind selten. In der Regel führen Aborte in der Frühschwangerschaft zu einem vorzeitigem Schwangerschaftsende [1]. Bislang wurden nur 7 Fälle eines erfolgreichen Schwangerschaftsverlaufs und einer komplikationslosen Geburt bei Frauen mit kongenitaler Afibrinogenämie beschrieben [3–7, 9, 10]. In einem dieser Fälle lag eine Kombination mit einem heterozygoten Protein C-Mangel vor [9].

Wir beschreiben drei Schwestern einer Familie mit hereditärer A-Dysfibrinogenämie (Aα chain 16 Arg→Cys; Fibrinogen Frankfurt XIII), deren drei Schwangerschaften durch Substitution mit Fibrinogen aufrecht erhalten werden konnten und zu einer erfolgreichen Geburt führten.

Fibrinogen Frankfurt XIII – Laboranalyse

Die Gerinnungsanalysen und Fibrinogenbefunde der einzelnen Familienmitglieder sind in Tabelle 1 aufgeführt. Die beiden am schwersten betroffenen Familien-

Tabelle 1. Klinik und Laborbefunde aller Familienmitglieder.

Proband	F'gen Clauss	F'gen Hitzep.	F'gen Immunol.	FSP	TZ	RZ	Klinische Symptome bei Erstvorstellung
Proposita	<10	180	278	737	>120	>120	Keine Blutungsneigung (keine Op., keine Geburten)
Schwester 1	<10	180	208	1475	>120	>120	Blutungen nach Zahnextr., (keine Op., keine Geburten)
Schwester 2	35	180	332	737	40	90	Keine Blutungsneigung, (keine Op., keine Geburten)
Bruder	42	240	272	369	80	100	Keine Blutungsneigung, (keine Op.)
Vater	52	240	280	369	50	75	Keine Blutungsneigung, (keine Op.)
Mutter	200	240	218	4,2	18	18	Keine Blutungsneigung, (keine Op.)
Normbereich	200–400 (mg/dl)	150–300 (mg/dl)	150–300 (mg/dl)	<5 (μg/ml)	<22 (s)	<20 (s)	

(*F'gen* Fibrinogen, *hitzep.* hitzepräzipitiert, *FSP* Fibrin-Fibrinogenspaltprodukte, *TZ* Thrombinzeit, *RZ* Reptilasezeit)

I. Scharrer/W. Schramm (Hrsg.)
29. Hämophilie-Symposion Hamburg 1998

mitglieder sind die Proposita und ihre Schwester 1. In beiden Fällen liegt der Fibrinogenspiegel nach Clauss unterhalb der Nachweisgrenze. APTT, Thrombin- und Reptilasezeit sind nicht meßbar, der Spontan-TPZ ist <10%. Das Plasma beider Probanden ist somit praktisch nicht gerinnbar. Bei beiden Schwestern besteht folglich eine funktionelle Afibrinogenämie. Bruder, Schwester 2 und Vater zeigen lediglich eine deutliche Verminderung des Fibrinogen nach Clauss, bei pathologischer, jedoch meßbarer Thrombin- und Reptilasezeit.

Die HPLC-Analyse der Fibrinopeptidfreisetzung durch Thrombin zeigt bei der Proposita und ihrer ebenso schwer betroffenen Schwester 1 einen vollständigen Mangel an Fibrinopeptid-A-Freisetzung, während Fibrinopeptid B in normalem Ausmaß generiert wird. Das Fibrinogen des Bruders setzt nach Thrombininkubation zwar Fibrinopeptid A frei, quantitativ jedoch deutlich unter dem Niveau des Normalplasmas (Abb. 1). Die Inkubation des Patientenfibrinogens mit Thrombin über 20 Stunden bei 37°C belegt die Ungerinnbarkeit des Fibrinogens der Proposita unter physiologischen Bedingungen. Das Fibrinogen des Bruders zeigt bei 37°C, wenn auch mit zeitlicher Verzögerung, immerhin die Hälfte der normalen Gerinnselbildung (Abb. 2).

Die DNA-Sequenzierung des amplifizierten, für das entsprechende Segment der Aα-Kette kodierenden Exons zeigt eine Mutation, die zu einer Substitution von Arg → Cys in Position 16 der Aα-Kette führt. Der Vater und alle Geschwister sind heterozygot für diese Mutation [2].

Klinische Symptomatik

Obgleich die Dysfibrinogenämie bei Proposita und Schwester 1 förmlich zu einer Ungerinnbarkeit des Fibrinogens führt, war die klinische Symptomatik zum Zeit-

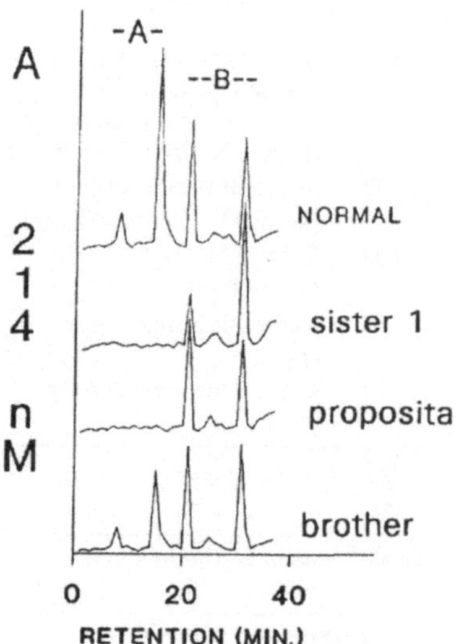

Abb. 1. Fibrinogen Frankfurt XIII. Thrombininduzierte Fibrinopeptidfreisetzung

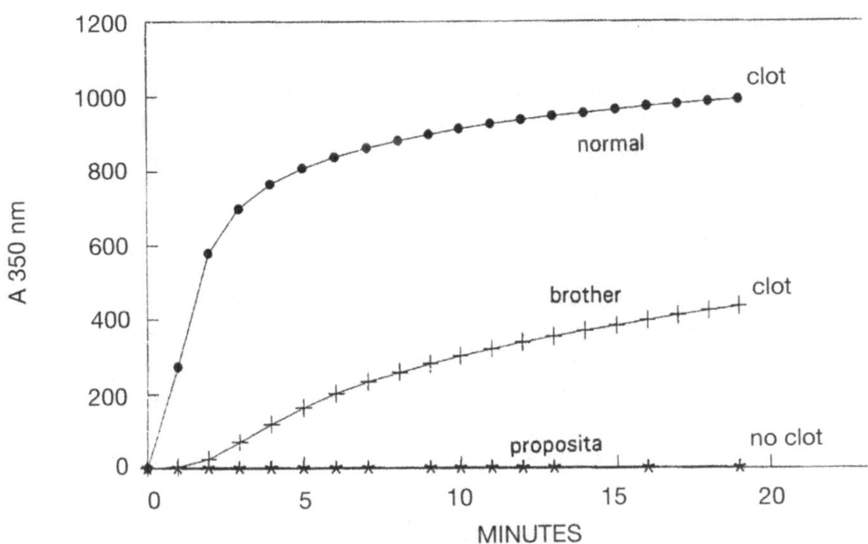

Abb. 2. Turbidimetrie nach Thrombininkubation (1μ M, fg, pH-Wert = 6,4, μ=0,15, 37°, Thrombin 0,5 U/ml). Proposita - ausschließlich mutierte Aα-Ketten. Bruder - normale und mutierte Aα-Ketten zu etwa gleichen Anteilen

punkt der Erstvorstellung auf eine leichte Blutungsneigung (Blutungen nach Zahnextraktionen) der Schwester 1 beschränkt. Die anderen Familienmitglieder einschließlich der Proposita waren zu diesem Zeitpunkt klinisch unauffällig.

Gravidität

Die Proposita hat drei Aborte in der 6., 11. und 7. Schwangerschaftswoche (SSW) erlitten, wie retrospektiv zu erfahren war. Bei Eintreten der vierten Schwangerschaft wurde unverzüglich eine Substitutionstherapie mit einem Fibrinogenkonzentrat begonnen (3 g Fibrinogen alle 3 Tage) und bis zur Sectio caesarea im Dezember 1994 fortgesetzt. Der Fibrinogenspiegel nach Clauss lag unter dieser Dosierung zwischen 30 und 50 mg/dl. Präoperativ wurden 8 g Fibrinogen infundiert. Bei einem Fibrinogenspiegel von 120 mg/dl verliefen Operation und postoperative Phase komplikationslos. Das Neugeborene war postpartal unauffällig und zeigt keinen Anhalt für eine Dysfibrinogenämie.

Schwester 1 wurde bei Eintreten der ersten Schwangerschaft sofort mit regelmäßigen Fibrinogeninfusionen behandelt (3 g alle 3 Tage). Der Fibrinogenspiegel nach Clauss lag bei diesem Regime zwischen 70 und 90 mg/dl. Nach einer komplikationslosen Schwangerschaft erfolgte die Geburt per Sectio am 18.8.1998. Die Neugeborene war postpartal unauffällig und zeigt keinen Anhalt für eine Dysfibrinogenämie.

Die erste Schwangerschaft der Schwester 2 endete trotz Fibrinogenbehandlung (3 g alle 3 Tage) mit einem Abort in der 10. SSW. In der darauffolgenden Schwangerschaft wurde das Behandlungsintervall auf 2 Tage reduziert. Nach einem unauffälligen weiteren Verlauf kam es zur Sectio am 15.10.1998. Der neugeborene Sohn war postpartal unauffällig und zeigt keinen Anhalt für eine Dysfibrinogenämie.

Diskussion und Zusammenfassung

Die vorgestellten drei Schwestern gehören einer Familie mit hereditärer Dysfibrinogenämie an (Aα chain 16 Arg→Cys; Fibrinogen Frankfurt XIII). Der Vater und alle Geschwister, auch die Proposita und Schwester 1 sind heterozygot für diese Mutation. Gleichwohl liegt bei diesen beiden Schwestern im Gegensatz zu den anderen Familienmitgliedern eine schwere Dysfibrinogenämie vor, die einer funktionellen Afibrinogenämie gleichkommt. Dieser Widerspruch wäre durch die Hypothese einer zweiten, durch die Mutter in die Familie eingebrachten Mutation, zu erklären. Eine Mutation in einem Promotorgen, die zu einer fehlenden Aα-Ketten-Synthese führt, wäre eine mögliche Begründung für die diskrepanten Befunde.

Die Gravidität bei kongenitaler Afibrinogenämie endet in der Regel mit einem Abort in der Frühschwangerschaft. Auch im Tierexperiment mit Gene-knock-out-Mäusen (Aα -/-) mit einer resultierenden Afibrinogenämie (Fehlen der Aα-, der Bβ- und der γ-Kette) wurde dies belegt. Die Gravidität dieser Tiere endet stets mit einem Abort am 10. Schwangerschaftstag [8]. Ein erfolgreicher Schwangerschaftsverlauf beim Menschen ist bislang nur in 7 Fallberichten dokumentiert worden, und ist in allen Fällen durch die Behandlung mit Fibrinogenkonzentrat oder Frischplasma ermöglicht worden [3–7, 9, 10].

Die hier vorgestellte Proposita hat ohne spezifische Behandlung drei Aborte in der Frühschwangerschaft erlitten. Alle drei Schwestern der Familie haben in vier Graviditäten eine Dauerbehandlung mit Fibrinogenkonzentrat erhalten. In einer Schwangerschaft kam es trotz Fibrinogensubstitution, bei einer relativ hohen Fibrinogenkonzentration (100 mg/dl) zu einem Abort in der 8. SSW. In diesem Fall ist eine psychogene Ursache nicht ausgeschlossen, da es bei der Patientin kurz zuvor zu einer psychogenen Traumatisierung kam. Die drei anderen Schwangerschaften konnten mit der Fibrinogendauersubstitution komplikationslos bis zur Geburt geführt werden.

Schlußfolgerung

Diese Fälle demonstrieren, daß eine ausreichende Konzentration an funktionsfähigem Fibrinogen eine Voraussetzung für den Erhalt einer Schwangerschaft sind. Eine schwangerschaftsbegleitende Substitution mit Fibrinogen ermöglicht einen erfolgreichen Verlauf der Gravidität bei der hereditären Afibrinogenämie.

Literatur

1. Evron S, Anteby S, Brzezinsky A, Samueloff A, Eldor A. (1985) Congenital afibrinogenemia and recurrent early abortion: a case report. Eur J Obstet Gynecol Reprod Biol 19: 307–11
2. Galanakis D, Spitzer S, Scharrer I (1993) Unusual Aα16Arg→Cys dysfibrinogenemic family: absence of normal Aα-chains in fibrinogen from two of four heterozygous siblings. Blood Coagul Fibrinolysis 4: 67–71
3. Grech H, Majumdar G, Lawrie AS, Savidge GF (1991) Pregnancy in congenital afibrinogenemia: Report of a successful case and review of the literature. Br J Haematol 78: 571–572
4. Inamoto Y, Terao T (1985) First report of case of congenital afibrinogenemia with successful delivery. Am J Obstet Gynecol 153: 803–804
5. Kobayashi T, Asahina T, Maehara K, Itoh M, Kanayama N, Terao T (1996). Congenital afibrinogenemia with successful delivery. Gynecol Obstet Invest 42: 66–9
6. Maehara K, Ito M, Inamoto Y, Kanayama N, Moniwa N, Kobeyashi T, Terao T (1993) Congenital afibrinogenemia and successful pregnancy outcome. Two case reports. Thromb Haemostas 69: Abstr. 637
7. Ridgway HJ, Brennan SO, Faed JM, George PM (1997) Fibrinogen Otago: a major α chain truncation associated with severe hypofibrinogenemia and recurrent miscarriage. Br J Haematol 98: 632–9
8. Suh TT, Holmback K, Jensen NJ, Daugherty CC, Small K, Simon DI, Potters S, Degen JL (1995) Resolution of spontaneous bleeding events but failure of pregnancy in fibrinogen-deficient mice. Genes Develop 9: 2020–2033
9. Takahashi H, Wada K, Shibata A. (1995) Planned pregnancy and delivery in a patient with congenital afibrinogenemia and heterozygous protein C deficiency. Blood Coagul Fibrinolysis 6: 141–144
10. Trehan A, Fergusson I (1991) Congenital afibrinogenemia and successful pregnancy outcome. Case report. Br J Obstet Gynaecol 98: 722–724

Diagnostik zur Einordnung einer stark verminderten FVIII-Aktivität bei zwei türkischen Geschwistern im Laufe von zwei Jahrzehnten

U. Budde, R. Schneppenheim, E. Drewke, F. Bergmann, G. Auerswald

Falldarstellung

Bei einer seit langem in Deutschland lebenden türkischen Familie fielen bei zwei heute über 20jährigen Geschwistern (Bruder und Schwester), Anfang der 80er Jahre, sehr niedrige Faktor VIII-Aktivitäten auf, die im Falle der Schwester für einen Konduktorinnen-Status der Hämophilie A ungewöhnlich niedrig waren. Das Mädchen wurde damals als weibliche Hämophilie A-Patientin klassifiziert. Die Familie wurde anläßlich des Hamburger Hämophilie-Symposiums 1982 vorgestellt und diskutiert (s. Abb. 1). Nachdem die Familie über mehrere Jahre nicht untersucht wurde, wurde erst kürzlich nach einem Umzug in den Norden Deutschlands die Nachuntersuchung zum Ausschluß eines von Willebrand Syndroms initiiert.

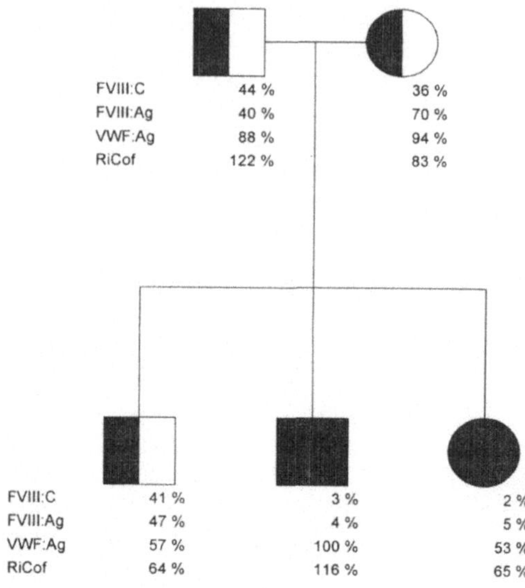

Abb. 1. Stammbaum und Laborwerte der 1982 beschriebenen Familie unter dem Titel: Auftreten einer weiblichen Hämophilie in einem Familienverband mit leichter bis mittelschwerer Hämophilie. U. Budde, 13. Hämophilie-Symposion, Hamburg 1982, Schattauer 1986

I. Scharrer/W. Schramm (Hrsg.)
29. Hämophilie-Symposion Hamburg 1998

Ergebnisse

Die Untersuchung der »klassischen« vWF-Parameter vWF:Ag, vWF:CBA und der Multimere zeigte Normalbefunde. Erst nachdem auf die stark erniedrigte FVIII-Aktivität hingewiesen wurde, konnte durch Untersuchung der Faktor VIII-Bindungsfähigkeit des von-Willebrand-Faktors die korrekte Diagnose gestellt werden. Beide Elternteile der Patienten hatten eine auf etwa 50% der Norm verminderte FVIII-Bindungsfähigkeit des von Willebrand Faktors, ebenso der Sohn. Dagegen war die FVIII-Bindungsfähigkeit des von Willebrand Faktors bei beiden klinisch betroffenen Geschwistern nicht nachweisbar, mit daraus resultierender stark verminderter FVIII-Aktivität von 5% bzw. 8%. Somit konnte nunmehr die Diagnose V.a. von Willebrand-Syndrom Typ Normandie (vWS 2N) gestellt werden.

Die molekulargenetische Untersuchung deckte bei allen Familienmitgliedern eine Mutation in der FVIII-Bindungsregion des von Willebrand Faktors auf (R816W, s. Abb. 2). Bei den betroffenen Geschwistern lag sie in homozygoter Form vor, bei den übrigen Familienmitgliedern in heterozygoter Form. Die Verdachtsdiagnose, vWS 2N wurde damit eindeutig bestätigt. In der Familie wurden Ehen seit Jahrhunderten nur innerhalb des Familienverbandes geschlossen. Daher kann das homozygote Auftreten dieser seltenen Mutation zwanglos durch Konsanguinität erklärt werden.

Diskussion

Die Betreuung einer Familie durch mehrere Zentren über fast zwei Jahrzehnte zeigt, daß nicht völlig plausible Diagnosen nach einigen Jahren durch modernere Methoden überprüft werden müssen. Im vorliegenden Fall konnte die irrtümliche

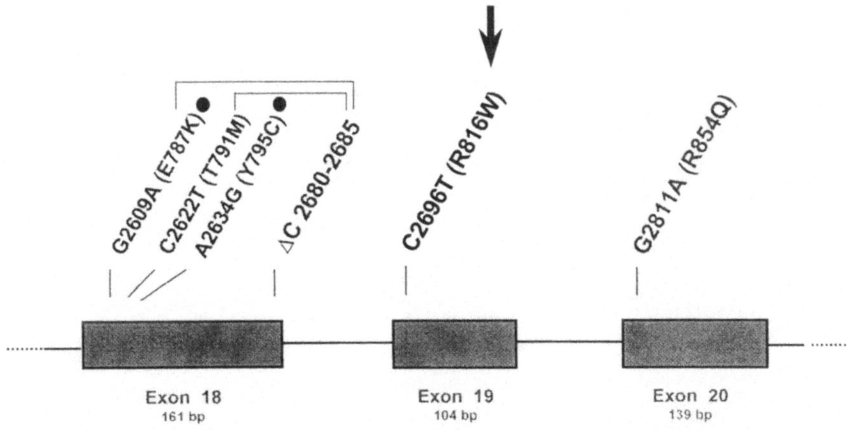

Abb. 2. Bisher in Deutschland beschriebene vWS-Typ-2N-Mutationen in den Exons 18–20 des vWF-Gens (1). Neben Homozygotie für FVIII-Bindungsdefekte kommt auch Compound-Heterozygotie mit Nullallelen (ΔC) vor. Im Fall der o.g. Familie besteht Homozygotie für R816W (s. **Pfeil**) im Exon 19. Schwarze Punkte = von uns neu beschriebene Mutationen.

Diagnose »Hämophilie A« korrigiert werden. Dies ist von therapeutischer Relevanz und ebenfalls für die genetische Beratung der Familie von Bedeutung, da das vWS Typ Normandie autosomal rezessiv vererbt wird. Es erweist sich auch als notwendig, alte Notfallausweise von Zeit zu Zeit zu aktualisieren.

Literatur

1. Schneppenheim R, Budde U, Krey S, Drewke E, Bergmann F, Lechler E, Oldenburg J, Schwaab R (1996) Results of a screening for von Willebrand disease type 2N in patients with suspected haemophilia A or von Willebrand disease type 1. Thromb Haemost 76:598–602

Kontinuierliche Infusion von Faktor-VIII-Konzentraten bei zwei Patienten mit schwerer Hämophilie A während Portkatheterimplantation

M. GIRISCH, R. RAUCH, M. RIES, J. KLINGE

Einleitung

Die Durchführung chirurgischer Eingriffe bei Patienten mit schwerer Hämophilie erfordert die Gabe von größeren Dosen von Faktorenkonzentraten. Neben den konventionellen Bolusapplikationen stellt die kontinuierliche Infusion eine effektive Alternative dar. Durch diese Applikationsart können konstante Faktorenspiegel aufrechterhalten werden und unnötige hohe Spitzen- oder sehr niedrige Talspiegel, mit der Gefahr einer Blutung, vermieden werden. Zusätzlich wird bei der kontinuierlichen Faktoreninfusion deutlich weniger Konzentrat benötigt, was zu Kostenersparnis und vermindertem Infektionsrisiko führt [1, 2, 3, 5].

Die Implantation eines Portkatheters kann bei Patienten mit Hämophilie und schlechten peripheren Venenverhältnissen notwendig werden, falls eine prophylaktische Behandlung zu Hause durchgeführt werden soll. Implantierte zentral-venöse Zugänge, wie z. B. Portkatheter, wurden bereits erfolgreich eingesetzt im Bereich der pädiatrischen Onkologie oder auch zur parenteralen Ernährung. Komplikationen wurden in Form von Blutungen, Thrombosen und Infektionen beschrieben [4].

Wir berichten im folgenden über die perioperative kontinuierliche Faktoreninfusion bei zwei Patienten mit schwerer Hämophilie A während Portkatheterimplantation.

Patienten

Unsere Patienten waren zum Zeitpunkt der Portkatheterimplantation 5 und 13 Jahre alt. Bei beiden bestand zusätzliche zur Hämophilie A ein Von-Willebrand-Jürgens-Syndrom. Präoperativ verabreichten wir eine Bolusgabe von 60 IE/kgKG (Haemate HS) und anschließend eine kontinuierliche Faktorensubstitution von anfangs 4 IE/kgKG/h am Tag der Operation sowie in den darauffolgenden Tagen 2–3 IE/kgKG/h. Der regelmäßig kontrollierte Faktor-VIII-Spiegel lag stets über 50%. Weder intra- noch postoperativ traten Blutungsereignisse auf, auch andere Komplikationen wie Wundheilungsstörungen, Infektionen oder thrombotische Episoden wurden nicht beobachtet. Während des stationären Aufenthaltes wurden die Eltern bezüglich Portkatheterpflege und prophylaktischer Substitution zu Hause angelernt. Am 5. postoperativen Tag konnten die beiden Jungen entlassen werden.

I. Scharrer/W. Schramm (Hrsg.)
29. Hämophilie-Symposion Hamburg 1998

Diskussion

Die Effektivität einer perioperativen kontinuierlichen Faktoreninfusion bei Patienten mit Hämophilie konnte bereits in einigen Berichten gezeigt werden. Martinowitz et al. [5] berichtet über 18 operative Patienten mit Hämophilie A, die mittels kontinuierlicher Faktoreninfusion behandelt wurden. Das Alter betrug im Median 33,6 Jahre (7–85 Jahre), die Infusionsdauer betrug im Minimum 4 Tage bis maximal 21 Tage, außer lokalen Thrombophlebitiden (7x) traten keine Komplikationen auf. Doughty et al. [2] schilderte den Fall eines jungen Mannes mit intrakranieller Blutung, die operativ versorgt wurde; nach längerdauernder kontinuierlicher Faktoreninfusion entwickelte sich ein Faktor VIII-Inhibitor.

Hay et al. [3] beschrieb über 24 hämophile Patienten, die sich erfolgreich einer Operation unterzogen und mit kontinuierlicher Infusion behandelt wurden. Auerswald [1] konnte die erfolgreiche kontinuierliche Faktoreninfusion bei insgesamt 48 Patienten mit schwerer Hämophilie, die sich elektiven chirurgischen Eingriffen unterzogen, aufzeigen. In o.g. Beschreibungen, wie auch in unserem Fall, stellt die kontinuierliche Faktoreninfusion eine effektive und v. a. kostengünstigere Alternative zu den herkömmlichen Bolusgaben dar.

Ljung et al. [4] berichtete die Implantation eines Portkatheters bei 12 Patienten mit schwerer Hämophilie A. Innerhalb eines Beobachtungszeitraums von 26 Monaten wurde bei einem Patienten die Entwicklung eines Faktor VIII-Inhibitors sowie beim gleichen Patienten eine Infektion mit nachfolgender Explantation des Katheters beobachtet. Weitere Komplikationen traten nicht auf. Perioperativ erfolgte die Faktorensubstitution als Bolusgaben.

Schlußfolgerung

1. Die peri- und postoperative kontinuierliche Infusion von Gerinnungsfaktoren stellt eine effektive und kostengünstigere Alternative zu den herkömmlichen Bolusinjektionen dar.
2. Die Implantation eines Portkatheters kann bei Patienten mit Hämophilie und schlechten peripheren Venenzugängen eine sichere und leicht erlernbare Möglichkeit zur Durchführung einer prophylaktischen Therapie zu Hause darstellen.

Literatur

1. Auerswald G, Auberger K, Kreuz W. Kontinuierliche Infusion von Faktor VIII- und Faktor IX- Konzentraten als alternative Therapie, insbesondere auch bei v. Willebrand- Syndrom Typ III. Vorgestellt beim 28. Hämophilie- Symposion in Hamburg 1997
2. Doughty HA, Coles J, Parmar K, Bullok P, Savidge GF (1995) The successful removal of a bleeding intracranial tumor in a severe haemophiliac using an adjusted dose continuous infusion of monoclonal factor VIII. Blood coagul Fibrinolysis. Feb;6(1): 31–34
3. Hay CR, Doughty HI, Savidge GF (1996) Continuous infusion of factor VIII for surgery and major bleeding. Blood Coagul Fibrinolysis. Mar; 7 Suppl 1: 15–19
4. Ljung R, Petrini P, Lindgren AK, Berntorp E (1992) Acta Paediatr. Nov;81(11): 918–920
5. Martinowitz U, Schulman S, Gitel S, Horozowski H, Heim M, Varon D (1992) Adjusted dose continuous infusion of factor VIII in patients with haemophilia A. Br J Maematol. Dec; 82(4): 729–734

Perioperative Substitution bei einem 57jährigen Patienten mit Protein-C-Mangel und endoskopischer Cholezystektomie

J. Gross, B. Matiba, B. Stephan, G. Pindur, S. Mörsdorf,
U. T. Seyfert, E. Wenzel

Einleitung

Als Teil des inhibitorischen Systems kommt dem Protein C eine zentrale Bedeutung im hämostatischen Gleichgewicht zu. Die Inzidenz des hereditären Protein C-Mangels beträgt etwa 1:250; bei der überwiegenden Mehrzahl dieser Patienten (heterozygoter Protein C-Mangel) tritt mindestens ein thromboembolisches Ereignis noch vor dem 40. Lebensjahr auf. Dabei werden spontan oder postoperativ auftretende Thrombosen beobachtet, aber auch Thromboembolien an atypischer Stelle (Mesenterialvenen-/Pfortaderthrombose, intrazerebrale Venenthrombose) oder unter Einnahme hormonhaltiger Medikamente (Antikonzeptiva) beschrieben. Die Prophylaxe besteht bislang in der risikobezogenen, niedrigdosierten Heparinapplikation (Primärprophylaxe) oder einer dauerhaften Antikoagulantienbehandlung (Sekundärprophylaxe, z.B. Phenprocoumon). In vorliegender Arbeit stellen wir das perioperative Vorgehen bei einem Patienten vor, bei dem zur Rezidivprophylaxe ein Protein C-Konzentrat anläßlich einer endoskopischen Cholezystektomie perioperativ verabreicht wurde.

Patientenfallbeschreibung – perioperative Substitution und klinischer Verlauf

Patient

57 Jahre, männlich
obstruktive Lungenerkrankung seit der Kindheit
1983 – rezidivierende Lungenembolien während einer stationären Krankenhausbehandlung wegen allergischen Schocks
1992 – Milz- und Pfortaderthrombose mit cavernöser Transformation und sekundärer Splenomegalie (sonographisch)
1995 – Diagnose eines Protein C-Mangels, Einleitung der Antikoagulantientherapie (Phenprocoumon) (Tabelle 1)

Familienanamnese: Beinvenenthrombose und apoplektischer Insult bei der Mutter, körperlicher Untersuchungsbefund unauffällig

I. Scharrer/W. Schramm (Hrsg.)
29. Hämophilie-Symposion Hamburg 1998

Tabelle 1. Hämostaseologische Befunde (Thrombophiliediagnostik)

Antithrombin III:	22,0 mg% (Konzentration nephelometrisch)
	86% (Aktivität chromogen)
Protein C:	62% (Aktivität chromogen)
Protein S:	112% (gesamt)
	25% (frei)
	(Elektroimmundiffusion)
Antiphospholipid-Antikörper:	IgG 17,64 U
	IgM 3,34 U
Anti-HBs:	86 mIU/ml (ELISA)
Genomische Diagnostik:	Faktor-V-Leiden - Mutation negativ (G1691A)
	MTHFR - Mutation heterozygot (C677T)
	Prothrombin-Mutation negativ (G20210A)

Medikament

Protein C-Konzentrat (thermoinaktiviert) der Fa. Baxter/IMMUNO GmbH, Heidelberg/Wien
(Applikation intravenös als Kurzinfusion)

Blutentnahmen (Protein-C-Aktivität chromogen)

Vor sowie jeweils 15, 30, 60 Minuten und 4 Stunden nach erfolgter Substitution

Perioperative Substitution und klinischer Verlauf

Tag 1: präoperativer Tag
Testdosis Protein C-Konzentrat 10 IE pro kgKG, subjektiv gute Verträglichkeit; anschließend 40 IE pro kgKG

Tag 2: OP-Tag (endoskopische Cholezystektomie)
Applikation von 40 IE pro kgKG Protein C-Konzentrat präoperativ (Einmaldosis), Applikation von 5 IE pro kgKG und Stunde Heparin perioperativ

Tag 3–5: postoperative Phase
Substitution von jeweils 40 IE pro kgKG Protein C-Konzentrat
Klinischer Verlauf unauffällig, keine thromboembolischen Komplikationen (vgl. Tabelle 2, Abb. 1)

Zusammenfassung und Schlußfolgerung

Bei einem 57jährigen Patienten mit klinisch-anamnestisch und laborchemisch vermutetem kongenitalem Protein C-Mangel wurde im Rahmen einer endoskopischen Cholezystektomie ein Protein C-Konzentrat perioperativ zur Thromboembolie-

Tabelle 2. Protein C-Aktivität (chromogen) im zeitlichen Verlauf unter Substitution mit jeweils 40 IE pro kg Körpergewicht an Tag 1–5

	Tag 1	Tag 2 (Op.-Tag)	Tag 3	Tag 4	Tag 5
A (vor)	62	82	70	81	81
B (15 min)	132	129	116	134	134
C (30 min)	115	103	102	133	133
D (60 min)	113	97	117	134	134
E (4 h)	44	n.b.	n.b.	n.b.	n.b.

A: Vorwert
B: 15 min nach Substitution
C: 30 min nach Substitution
D: 60 min nach Substitution
E: 4 h nach Substitution
n.b.: nicht bestimmt

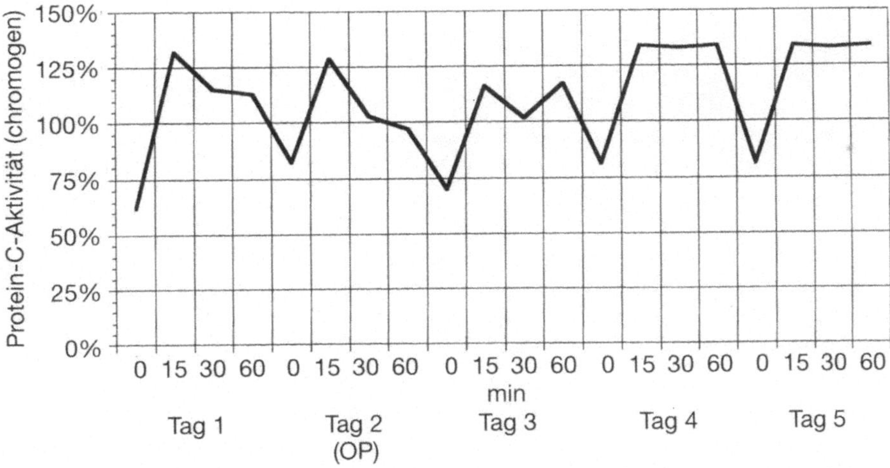

Abb. 1. Verlauf der Protein C-Aktivität unter Substitutionstherapie mit 40 IE pro kg Körpergewicht

prophylaxe (Sekundärprophylaxe) eingesetzt. Nach Applikation einer Testdosis erfolgte die Substitution bei gleichzeitiger niedrigdosierter Heparingabe am präoperativen Tag, Operationstag sowie den ersten drei postoperativen Tagen (Einzeldosis 40 IE pro kg Körpergewicht). Das Präparat wurde von dem Patienten klinisch gut toleriert. Thromboembolische Komplikationen während der peri- oder postoperativen Phase wurden nicht beobachtet. Ein Kausalzusammenhang zwischen dem Medikament und einem Tinnitus, den der Patient am 4. Substitutionstag über einige Stunden bemerkte, erscheint als unwahrscheinlich. Durch Bestimmung der Protein C-Aktivität zu definierten Zeitpunkten konnten Daten über die

Tabelle 3. Virusserologische Befunde 6 Monate nach erfolgter Substitution (ELISA)

HBs-Antigen:	negativ
Anti-HBs (vgl. Tabelle 1):	141 mIU/ml
Anti-HBc:	negativ
Anti-HCV:	negativ
HIV-1-/-2-IgG/IgM-AK:	negativ
HIV-1 p24-Antigen: (frei, dekomplexiert)	negativ

Pharmakokinetik gewonnen werden (Abb. 1, Tabelle 2). Die Virusserologie blieb auch nach 6monatiger Verlaufsbeobachtung negativ (Hepatitis B und C, HIV; Tabelle 3). Bislang konnten weltweit etwa 100 Patienten mit vermutetem oder genomanalytisch gesichertem kongenitalem Protein C-Mangel mit dem genannten Präparat behandelt werden. Das vorliegende Beispiel zeigt, daß bei Patienten mit vermutetem Protein C-Mangel das genannte Medikament auch in der perioperativen Phase zur Thromboembolieprophylaxe wirksam eingesetzt werden kann.

Schwere Blutungen und protrahierte Koagulopathie nach Intoxikation mit dem »Superwarfarin« Brodifacoum

M. Hoffmann, H. Beeck, J. den Hartigh, M. Uppenkamp, P. Hellstern

Einleitung

Superwarfarine sind Warfarine der sogenannten zweiten Generation. Sie haben Warfarin bei den Rodentiziden ersetzt und sind 100fach effizienter. Die Pharmakokinetik beim Menschen ist nicht genau bekannt. Die biologische Halbwertszeit von Brodifacoum soll jedoch 24 Tage betragen [1]. Vergiftungen führen zu schwerer und protrahierter Koagulopathie, die eine höher dosierte Applikation von Konakion von einem Jahr und länger erfordern kann.

Anamnese

Wir berichten über einen 59jährigen Mann mit schweren Nachblutungen nach einer Zahnextraktion, die zu stationärer Aufnahme führten. Zehn Tage vorher waren bereits nach einer Sportverletzung massive Hämatome im Bereich des rechten Oberschenkels und der rechten Hüfte aufgetreten.

Bis auf zwei Tabletten Gelonida wurde die Einnahme von Medikamenten, insbesondere von gerinnungshemmenden Substanzen, verneint. Mit Ausnahme einer Talkumallergie war die sonstige Anamnese unauffällig.

Befunde

Körperlicher Status: Bei Aufnahme ist der Patient wach und orientiert. Es zeigt sich ein Hyposphagma des linken Auges. Im Bereich des distalen linken Unterkiefers findet sich in der Zahnreihe eine offene sickernd blutende Wunde. Das Herz und die Lungen sind auskultatorisch unauffällig, RR 120/70 mmHg, Puls 85/min. Das Abdomen ist ebenfalls ohne pathologischen Befund. Im Bereich des proximalen rechten Oberschenkels und der rechten Glutaeusregion sieht man eine rotblaue Hautverfärbung unter der ein prallelastischer Widerstand zu tasten ist. Die Ausdehnung dieser Veränderung beträgt mehr als eine Handfläche. Sie ist spontan schmerzhaft. Der weitere körperliche Befund einschließlich der orientierenden neurologischen Untersuchung ist unauffällig.

Labor: Bei Aufnahme waren die CK mit 109 U/l erhöht und das Gesamt-Eiweiß mit 4,7 g/dl erniedrigt. Die hämatologischen Laborwerte und die Gerinnungsparameter werden in den Tabellen 1 und 2 aufgeführt.

I. Scharrer/W. Schramm (Hrsg.)
29. Hämophilie-Symposion Hamburg 1998

Tabelle 1. Laborbefunde bei stationärer Aufnahme (I)

Parameter	Ergebnis	Referenzbereich
Quick-Wert	3%	70–130
Hepato-Quick-Wert	3%	60–150
APTT	197 s	26–39
Prothrombin	<3%	70–140
Faktor VII	3%	70–150
Faktor IX	4%	60–130
Faktor X	<3%	65–140
Protein C	10%	65–150

Tabelle 2. Laborbefunde bei stationärer Aufnahme (II)

Parameter	Ergebnis	Referenzbereich
Thrombozyten	194/nl	150–400
Fibrinogen	408 mg/dl	150–400
D-Dimere	0,23 mg/l	bis 0,5
Antithrombin	90%	80–120
Inhibitoren	negativ	negativ
Faktor VIII	242%	60–150
CRP	3,1 mg/dl	bis 0,5
Hb-Wert	9,6 g/dl	14,0–18,0

Ein Spiral-CT des Abdomens und der Oberschenkel zeigte ein ca. 9,2x5,3 cm großes Hämatom im Bereich des lateralen Anteils des rechten M. glutaeus maximus in unmittelbarer Nachbarschaft des rechten Nervus ischiadicus, welches den rechten M. quadratus femoris komprimierte. Weiter sah man ein ausgedehntes Hämatom im subkutanen Gewebe der lateralen Beckenregion rechts und des lateralen Oberschenkels rechts, das etwa in Höhe des Beckenkamms begann und bis zur Kniegelenkregion reichte.

Verlauf

Wir behandelten zunächst mit einer initialen Injektion von 1200 IE PPSB (Immuno) bei vorheriger Gabe von 2000 IE Heparin. Danach erfolgte eine Infusion mit weiteren 3600 IE PPSB über insgesamt 90 min. Zusätzlich erhielt der Patient eine Ampulle Konakion i.v. Etwa 5 Stunden nach der ersten PPSB-Applikation lag der Quickwert bei 100% und die Verlängerung der APTT war mit 49 s deutlich rückläufig. Nach weiteren sechs Stunden war der Quickwert mit 85% wieder leicht abgesunken, während die APTT mit nunmehr 40 s im Normbereich lag. Wegen eines Hb-Abfalls auf 8,4 g/dl erhielt der Patient zwei Erythrozytenkonzentrate.

Trotz der fortgesetzten parenteralen Applikation von Konakion in einer Dosierung von 10 mg/die und später oral in Einzeldosen von 20 mg/die wurden wiederholt Abfälle von Quickwert und HepatoQuick sowie der Prothrombinkomplexfaktoren beobachtet.

Die Untersuchung von Plasma und Urin auf Phenprocoumon, Warfarin, Acenocoumarol, Coumatetrayl, Coumachlor und Pyranocoumaron mit einer konventionellen High Performance Liquid Chromatography (HPLC) war negativ. Schließlich ergab eine Untersuchung auf Superwarfarine mit einer modifizierten HPLC den Nachweis des »Superwarfarins« Brodifacoum. Der Spiegel betrug 164 ng/ml.

Konakion mußte oral über 5 Monate in einer täglichen Dosierung von 20–30 mg verabreicht werden, um letztlich eine stabile Hämostase wieder herzustellen.

Diskussion

Der Verlauf ist in Übereinstimmung mit Darstellungen in der Literatur, wonach Intoxikationen mit Superwarfarinen zu einer schweren, extrem prolongierten Hämostasestörung als Folge der Verminderung von Prothrombinkomplexfaktoren führen, die eine mitunter mehrmonatige, tägliche Vitamin-K_1-Substitution in hohen Dosen erforderlich macht.

Die Diagnose erfolgt meist nach dem Ausschluß anderer Ursachen einer Prothrombinkomplexfaktoren-Verminderung, d. h. eines Inhibitors bzw. anderer Vitamin-K-Mangelzustände. Differentialdiagnostisch kommt ein Vitamin-K-Mangel durch Malabsorption, Cholestase, Antibiotikagabe bei mangelnder Ernährung sowie eine Warfarin- oder Cumarin-Intoxikation in Frage. Insbesondere die Schwere der Hämostasestörung kann schon zu Beginn wegweisend sein.

Weiter spricht der Nachweis von PIVKA-II-Antigen für einen erworbenen Vitamin-K-Mangel. Die Diagnose wird durch eine HPLC gesichert, die jedoch weltweit nur an wenigen Instituten verfügbar ist [3].

Therapie der Wahl ist Vitamin K_1 in Dosen bis zu 200 mg pro Tag. Therapieverläufe bis zu zwei Jahren sind beschrieben [4]. Akute Blutungen erfordern den Einsatz von PPSB.

Superwarfarine unterscheiden sich von Warfarin durch zusätzliche lipophile Seitenketten, die zu einer 100fach höheren Bindungsaffinität an die Vitamin-K-Epoxid-Reduktase führen. Die Halbwertszeit ist bei Ratten mit 156 Std gegenüber 17 Std für Warfarin deutlich länger [2]. Die Pharmakokinetik beim Menschen ist nicht genau bekannt. Der Wirkungseintritt erfolgt nach 48 Std, Zeichen der akuten Toxizität sind Erbrechen und Bauchschmerzen [5]. Typisch ist der rezidivierende Abfall der Gerinnungsparameter unter »normalen« Vitamin-K_1-Dosen, die eine Therapie über Monate bis Jahre erfordern.

Die Aufnahme erfolgt bei Kindern zumeist *akzidentell*, bei Erwachsenen dagegen gehäuft auf der Basis einer psychiatrischen Grunderkrankung. Bei unserem Patienten ließ sich kein sicherer Hinweis auf die Ingestionsquelle eruieren.

Die Prognose ist trotz z. T. ausgeprägter Blutungen gut. Der Serumspiegel scheint bei Analyse der Literatur keinen prognostischen Wert für die Schwere des Krankheitsbildes und die Dauer der Therapie zu haben. Allerdings sind rezidivierende Intoxikationen bei psychisch Kranken häufig.

Eine langanhaltende und ausgeprägte Prothrombinkomplexfaktoren-Verminderung muß zu dem Verdacht auf eine Rodentizidvergiftung führen. Die übliche HPLC für Cumarinderivate ist nicht genügend sensitiv, so daß nur eine spezielle HPLC für Superwarfarine die Bestätigung oder den Ausschluß der Verdachtsdiagnose sichert.

Literatur

1. Holliger R, Pastoor TP (1993) Arch Intern Med 153: 1925–8
2. Jones EC, Growe GH, Naiman SC (1984) JAMA 252: 3005–7
3. Kuijpers EAP, den Hartigh J, Savelkoul JF, de Wolff FA (1998) J Anal Toxicol 19: 557–62
4. Rauch AE, Weininger R, Pasquale D, Burkart PT, Dunn HG, Weissman C, Rydzak E (1994) J Community Health 19:55–65
5. Smolinske SC, Scherger DL, Kearns PS, Wruk KM, Kulig KW, Rumack BH (1989) Pediatrics 84: 490–4

Verlauf von antikoagulatorischen und fibrinolytischen Parametern, prokoagulatorischen Faktoren und APC-Resistenz bei Patienten nach Knochenmarktransplantation

M. Krause, S. Ehrenforth, H. Martin, B. Zwinge,
H. Stoll, I. Scharrer

Einleitung I

Die Veno-Occlusive Disease (VOD) der Leber ist eine der schwersten Komplikationen unter hochdosierter zytoreduktiver Therapie nach allogener und autologer Knochenmark- (KMT) bzw. peripherer Stammzelltransplantation (PBSCT). Diese ist mit einer Mortalität von über 50%, Variationsbreite 3–67% vergesellschaftet. Die Inzidenz der VOD wird entsprechend verschiedener Publikationen mit 22–53% bei der allogenen KMT im Vergleich zu 5–21% bei der PBSCT angegeben.

Die VOD der Leber wird neben dem Ikterus (Hyperbilirubinämie >2 mg/dl) charakterisiert durch zwei der drei nachfolgend aufgeführten Symptome wie schmerzhafte Hepatomegalie und/oder Flüssigkeitsretention (Seattle criteria) bzw. Aszites und einer Gewichtszunahme von >5% des Körpergewichts (Baltimore criteria). Die VOD kann nach Angaben der Seattle-Gruppe innerhalb der ersten 20 Tage nach Transplantation auftreten. Der Schweregrad der VOD wird als »mild«, »moderate« und »severe« angegeben.

Einleitung II

Die Pathogenese ist noch immer unklar. Die primäre Endothelzellschädigung bedingt durch die myeloablative Radio-/Chemotherapie und deren zunehmende Toxizität stellt für die Entwicklung der VOD einen entscheidenden Mechanismus dar. Endothelzellen synthetisieren und sezernieren sowohl t-PA als auch den Inhibitor PAI-1 als wichtige fibrinolytische Faktoren. Kommt es durch einen Endothelzelldefekt zu einer massiven Freisetzung von PAI-1, so kann dadurch das hämostatische Gleichgewicht in Richtung einer Hyperkoagulabilität verschoben werden.

Die klinischen Symptome resultieren dann aus einer schweren Verletzung der Leberstrukturen, die mit Obstruktion und Verschluß der kleinen Lebervenen, Fibrose oder Nekrose einhergehen und bis zum Leberversagen führen können. Ziel dieser Studie war es, den Verlauf der koagulatorischen und fibrinolytischen Parameter bei Patienten vor und nach PBSCT hinsichtlich der Entwicklung einer VOD zu untersuchen und einen prädiktiven Marker in der Frühdiagnostik dieser schweren Komplikation zu evaluieren.

I. Scharrer/W. Schramm (Hrsg.)
29. Hämophilie-Symposion Hamburg 1998

Patienten und Methode

Wir untersuchten bei 28 Patienten nach PBSCT Protein C-Aktivität/Antigen, Protein S-Aktivität/Antigen, APC-Response, Faktor VII-Aktivität, Plasminogen-Aktivator-Inhibitor (PAI-1), AT III und Fibrinogen wöchentlich vom Tag – 9 bis Tag + 28. Bei den 28 Patienten handelte es sich um 10 Frauen und 18 Männer im Alter von 13–61 Jahren, von denen 3 eine allogene und 25 eine autologe PBSCT erhielten. Die Konditionierung erfolgte bei 19 Patienten durch eine alleinige zytostatische Therapie und bei 9 Patienten durch kombinierte Radio-/Chemotherapie. Die Diagnosen umfaßten Non-Hodkin-Lymphome (n = 15), Hodgkin-Lymphome (n = 6), akute myeloische Leukämie (n = 2), akute lymphatische Leukämie (n = 2), chronisch myeloische Leukämie (n = 1), Ewingsarkom (n = 1) und β-Thalassämie (n = 1). Bei 25/28 Patienten erfolgte eine kontinuierliche Gabe von unfraktioniertem Heparin (15000 IE/Tag) oder niedermolekularem Heparin mit Beginn der Konditionierung. Die Bestimmung der antikoagulatorischen Reaktion gegenüber aktiviertem Protein C erfolgte mittels dem auf einer aPTT-Messung basierendem »COATEST APC resistance« (Fa. Chromogenix, Schweden) nach Zugabe von Faktor V-Mangelplasma.

Ergebnisse

Eine der 28 Patienten entwickelte nach autologer PBSCT eine VOD, sie verstarb am Tag + 32. Bei einer anderen Patientin wurde eine erniedrigte APC-Response dokumentiert, thromboembolische Komplikationen traten im Krankheitsverlauf nicht auf.

Eine Abnahme der Protein S-Aktivität von 101% bis 82%, geringe Protein-C-Aktivitäts-Werte von mindestens 32% und Protein-C-Antigen von mindestens 33%, erniedrigte Faktor VII-Aktivitäts-Werte von 25% und eine extreme Zunahme des

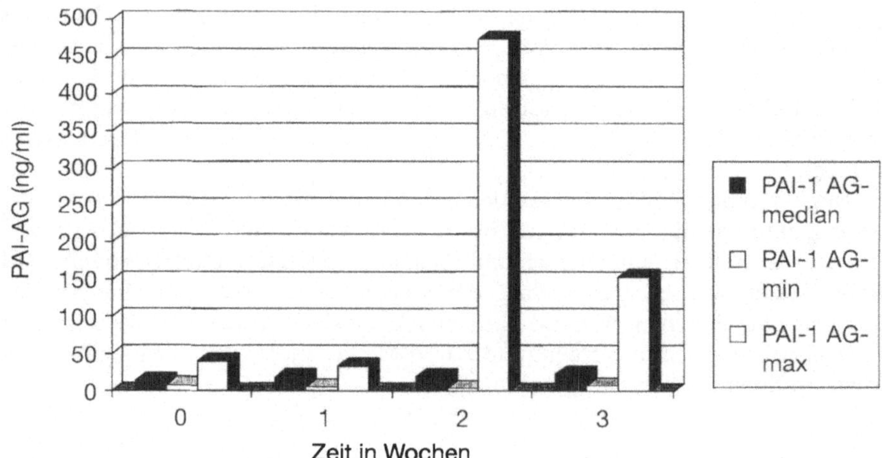

Abb. 1. Verlauf von PAI-1 Antigen unter PBSCT

Tabelle 1. Verlauf der Gerinnungsparameter bei Patienten mit VOD (n = 1) und ohne VOD (n = 27) unter PBSCT

Pat.	KMT-Zeit (Wo.)	PS-Akt (%)	PS-AG (%)	PC-Akt (%)	PC-AG (%)	APC	FVII-Akt. (%)	PAI-1-Akt. (U/ml)	PAI-1-AG (ng/ml)
27	0	103,2	130,5	81,75	80,5	2,32	72	4,2	14,6
1	0	101	131	51	51	2,16	82	3	30,4
27	1	113	157	73	79	2,45	77	3,5	18,5
1	1	101	131	–	–	2,62	60	16,1	31,6
27	2	110	164	70	70	2,37	66	4,55	19,4
1	2	98	145	32	33	2,22	25	55	473,3
14	3	117	160	71	75	2,32	58	3,4	22,2
1	3	82	112	32	37	2,5	28	60	153,3

PAI-Antigen von 30,4 ng/ml auf 473,3 ng/ml wurden bei der Patientin mit VOD im Vergleich vor und nach PBSCT gemessen (Abb. 2). Protein-C-Aktivität/Antigen und die Faktor-VII-Aktivität waren bei der Patientin mit VOD im Vergleich zu den Patienten ohne diese Komplikation deutlich vermindert (Tabelle 1). Ab dem Tag + 11 kam es zu einer signifikanten Zunahme der fibrinolytischen Parameter PAI-1-Antigen und -Aktivität, wobei ab dem Tag + 21 ein tendenzieller Rückgang dieser Werte beobachtet werden konnte (Abb. 1).

Protein-S-Aktivität/Antigen, ATIII, Fibrinogen und APC-Response zeigten keine statistisch signifikanten Unterschiede bei allen Patienten vor und nach PBSCT.

Zusammenfassung

In unserem untersuchten Patientenkollektiv von n = 28 mußte nur bei einer Patientin eine VOD dokumentiert werden. Die hierbei erniedrigt gemessenen

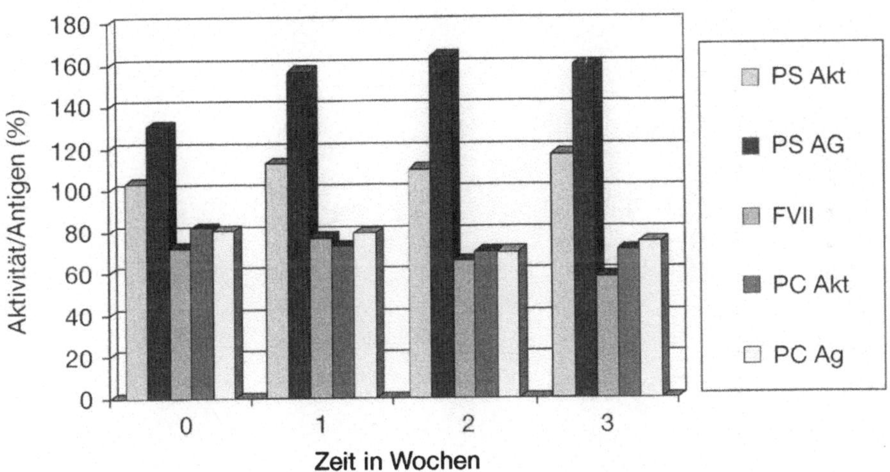

Abb. 2. Verlauf von Protein-S- und C-Aktivität/Antigen und Faktor-VII-Aktivität unter PBSCT

Protein-C-Aktivität/Antigen und Faktor-VII-Werte aufgrund einer Proteinsynthesestörung bei Leberzellschädigung durch Radio-/Chemotherapie stellen als prokoagulatorische Parameter zusätzliche Risikofaktoren zu den extrem erhöhten fibrinolytischen Faktoren dar.

Unsere Daten demonstrieren, daß hohe PAI-1 Antigen-Werte und erniedrigte Protein-C-Werte prädiktive Faktoren in der Entwicklung der VOD darstellen. Die Bestimmung von PAI-1 AG während der Transplantationsphase kann entscheidend für die frühzeitige Erkennung der VOD sein und unterstreicht die Relevanz dieses fibrinolytischen Parameters in der Diagnostik und im Verlauf der VOD nach KMT bzw. PBSCT als spezifischen Marker.

Literatur

1. Bearman SI (1995) The syndrome of hepatic veno-occlusive disease after marrow-transplantation. Blood 85:3005–3020
2. Bearman SI, Lee JL, Baron AE, McDonald GB (1997) Treatment of hepatic venoocclusive disease with recombinant human tissue plasminogen activator and heparin in 42 marrow transplant patients. Blood 89:1501–1506
3. Collins PW (1996) Pathogenesis of thrombotic complications in hematological malignancies. Hematol 1:19–26
4. Faioni EM, Krachmalnicoff A, Bearman SI, Federici AB, Decarli A, Gianni AM, McDonald GB, Mannucci PM (1993) Naturally occurring anticoagulants and bone marrow transplantation: plasma protein C predicts the development of venoocclusive disease of the liver. Blood 81:3458–3462
5. Salat Ch, Holler E, Kolb H-J, Reinhardt B, Pihusch R, Wilmanns W, Hiller E (1997) Plasminogen activator inhibitor-1 confirms the diagnosis of hepatic veno-occlusive disease in patients with hyperbilirubinemia after bone marrow transplantation. Blood 89:2184–2188

Diskrepant niedriger Quick-Wert bei äthylischer Leberzirrhose: Präoperativer Nachweis eines isoliert stark erniedrigten Faktors VII (Verdacht auf homozygoten Faktor-VII-Mangel)

E. Lechler, D. Rein

Einleitung

Der Schweregrad einer Leberzirrhose wird nach der Klassifikation von Child-Pugh in drei Stadien (A, B und C), die Auskunft zur Prognose und Operabilität geben, eingeteilt. Fünf Parameter werden in dieser Klassifikation verwandt: Ascites, Encephalopathie, Bilirubin, Albumin und der Quick-Wert, die jeweils nach dem Ausmaß der Abweichung vom Normalbereich mit 1–3 Punkten bewertet werden. Mit steigender Child-Pugh-Klassifikation verschlechtert sich die Prognose und die Operabilität; im Stadium B ist das Operationsrisiko stark und im Stadium C sehr stark erhöht.

Der Quick-Test zeigt neben der Protein-Syntheseleistung das Blutungsrisiko bei operativen Eingriffen bei Leberzirrhose an. Quick-Werte unter 30% gehen mit 3 Punkten in die Child-Pugh-Klassifiaktion ein. In seltenen Fällen kann der Quick-Wert durch Vitamin-K-Mangel falsch niedrig sein, was durch einmalige Vitamin-K-Gabe überprüft werden kann.

Wir beschreiben eine Patientin, bei der der Schweregrad der Leberschädigung bei Zirrhose vor einer bevorstehenden Operation falsch eingeschätzt und die Operationsfähigkeit in Frage gestellt wurde, da ein isolierter Faktor-VII-Mangel nicht bekannt war.

Kasuistik

Die 75jährige Patientin mit bekannter äthylischer Leberzirrhose wurde im Heimatkrankenhaus wegen fraglichen Bluterbrechens aufgenommen. Endoskopisch zeigte sich ein nicht blutendes Ulcus duodeni, eine Hiatushernie mit geringer Ösophagitis, aber keine Varizen im Ösophagus. Die weitere Untersuchung ergab V.a. einen cystischen Ovarialtumor (und Ascites?) bei aufgetriebenem Abdomen. Sonographisch war die klein wirkende Leber grob strukturiert und die Milz mit 17 cm vergrößert. Weitere vorbekannte Diagnosen: Kompensierte Herzinsuffizienz bei koronarer Herzkrankheit und Hypertonie, Diabetes mellitus Typ IIA, latente Hyperthyreose und V.a. Abszeß im linken Axillabereich. Einziger anamnestischer Hinweis auf eine evtl. Blutungsneigung waren zwei Jahre früher nach Sturz aufgetretene ausgedehnte Hämatome im linken Schulter- und Axillabereich, die operativ ausgeräumt wurden. Die Verlegung in unsere Frauenklinik erfolgte wegen des hohen

I. Scharrer/W. Schramm (Hrsg.)
29. Hämophilie-Symposion Hamburg 1998

Tabelle 1. Wesentliche Laborwerte bei Aufnahme und vom Heimatkrankenhaus

Untersuchung	Testwerte	Normalbereich
Quick-Wert (%)	17,0	70–120
Thrombotest (%)	7,3	70–120
aPTT (s)	26,0	< 36
Thrombozyten (pro µl)	172000	150000–350000
Fibrinogen (mg/dl)	530	180–350
Cholinesterase (U/l)	1847	3500–8500
GOT (AST) (U/l)	16	<16
GPT (ALT) (U/l)	5	<20
Bilirubin (mg/dl)	1,5	<1,1
Albumin (g/l)	3,5	3,5–5,2
Gammaglobuline (%)	26,8	11–22

Operationsrisikos bei Leberzirrhose (Child-Pugh B). Wegen eines niedrigen Quick-Wertes (Tabelle 1) wurden wir zur Frage der Operabilität und evtl. Operationsvorbereitung zugezogen.

Laborwerte und Beurteilung

Die Werte der Cholinesterase, des Albumins, der Gammaglobuline und des Bilirubins waren mit einer Leberzirrhose vereinbar (Tabelle 1). Die niedrigen Quick- und Thrombotestwerte waren aber mit der normalen aPTT, den normalen Thrombozytenwerten wie auch den übrigen den Schweregrad der Leberzirrhose definierenden Werten nicht gut kompatibel, und damit ergab sich der Verdacht auf eine von der Leberzirrhose unabhängige Störung.

Aus der Konstellation stark erniedrigter Quick-Wert und normale aPTT konnte ein Faktor-VII-Mangel vermutet werden, der sich in der weiteren Analyse mit 2,6% bestätigte; die Werte der anderen bestimmten Faktoren mit leichter Erniedrigung der Faktoren Prothrombin und Faktor X wie der leichten Erhöhung des Faktors VIII paßten zur Gesamtkonstellation der Leberzirrhose (Tabelle 2).

Mit dem Nachweis eines isolierten Faktor-VII-Mangels wandelte sich das ursprüngliche Child-Pugh-Stadium B in das Stadium A und damit in ein prognostisch und bezüglich Operabilität günstigeres Stadium. Wir nehmen an, daß die Patientin einen homozygoten Faktor-VII-Mangel hat, der bei einer geringen

Tabelle 2. Analyse einiger Faktoren

Untersuchung	Testwerte	Normalbereich
Prothrombin (%)	63,6	70–130
Faktor VII (%)	2,6	70–130
Faktor VIII (%)	158,0	70–130
Faktor X (%)	67,3	70–130

Restaktivität weitgehend asymptomatisch verlaufen ist. Die Familie (Kinder) konnte leider noch nicht untersucht werden.

Verlauf

Für die Laparotomie erhielt die Patientin lediglich perioperativ vier virusinaktivierte FFP (fresh frozen plasma), wobei nach 3 FFP der Quick-Wert auf 44% anstieg und am nächsten Tag bereits wieder auf 24% gefallen war. Peri- und postoperative Blutungen traten nicht auf. FFP wurde gegenüber Faktor-VII-Konzentrat der Vorzug gegen, da die Substitution mehrerer Faktoren bei der Leberzirrhose wünschenswert war; Faktor-VII-Konzentrat war für einen eventuellen Bedarf in Reserve, wurde aber wegen des blutungsfreien Verlaufs nicht erforderlich. Die abdominale Cyste stellte sich als paraovarielles Cystadenofibrom mit vier Liter flüssigen Inhalts heraus.

Diskussion

Die Child-Pugh-Klassifikation gilt nach wie vor als optimale Methode zur prognostischen Beurteilung von Patienten mit Leberzirrhose [1–4, 6, 7] und hat den großen Vorzug, mit einfachsten Parametern zu operieren. Diese Klassifikation erlaubt auch Aussagen zur Operabilität bzw. zum Operationsrisiko der Patienten mit einer Leberzirrhose. Von 92 Patienten mit Leberzirrhose und einer abdominalen elektiven bzw. einer Notfalloperation verstarben in Child-Pugh-Stadium A 10%, im Stadium B 30% und im Stadium C 82% [5].

Durch Untersuchung des Gerinnungs- und des Fibrinolysesystems bei 165 Patienten mit Leberzirrhose wurde auch gezeigt, daß der Faktor VII bei multivariater Analyse mehrerer Variabler einschließlich der Child-Pugh-Klassifikation eine unabhängige Größe ist in der Vorhersage des Überlebens. In der Verlaufsbeobachtung verstarben 93% der Patienten mit einem Faktor VII unter 34% innerhalb 10 Monaten [8].

Es war deshalb bei unserer Patientin ein wesentlicher Schritt in der Entscheidung zur Laparotomie, als durch Interpretation der Gerinnungswerte klar wurde, daß ein angeborener Faktor-VII-Mangel vorliegen muß und sie deshalb nicht in das Stadium Child-Pugh B, sondern in das Stadium A zu klassifizieren war.

Der perioperative Substitutionsbedarf bei Faktor-VII-Mangel-Patienten ist nach wie vor nicht präzise definiert und zahlreiche Patienten mit völligem oder weitgehendem Faktor-VII-Mangel wurden ohne Substitution blutungsfrei operiert, aber eben nicht alle Faktor-VII-Mangel-Patienten. Auf diesem Hintergrund wurde der Vorschlag gemacht, nur dann zu substituieren, wenn durch Blutungen ein Bedarf entsteht [9]. Unsere Patientin erhielt mit 4 FFP eine minimale Substitution und zeigte trotz der zusätzlichen Problematik einer Leberzirrhose keine perioperativen Blutungen. Dieser Fall ordnet sich »würdig« in das bekannte, aber nicht gut verstandene Bild der Faktor-VII-Mangel-Patienten ein.

Schlußfolgerung

Ein unbekannter angeborener Faktorenmangel, der den Quick-Wert beeinflußt, kann zur Fehleinschätzung des Schweregrades einer Lebererkrankung führen und die Frage der Operabilität beeinflussen.

Literatur

1. Albers I, Hartmann H, Bircher J, Creutzfeldt W (1989) Superiority of the Child-Pugh classification to quantitative liver function tests for assessing prognosis of liver cirrhosis. Scand J Gastroenterol 24: 269–276
2. Deschenes M, Villeneuve JP, Dagenais M, Fenyves D, Lapointe R, Pomier-Layrargues G, Roy A, Willems B, Marleau D (1997) Lack of relationship between preoperative measures of the severity of cirrhosis and short-term survival after liver transplantation. Liver Transpl Surg 3: 532–537
3. Infante-Rivard C, Esnaola S, Villeneuve JP (1987) Clinical and statistical validity of conventional prognostic factors in predicting short-term survival among cirrhotics. Hepatology 7: 660–664
4. Magliocchetti N, Torchio P, Corrao G, Arico S, Favilli S (1997) Prognostic factors for long-term survival in cirrhotic patients after the first episode of liver decompensation. Ital J Gastroenterol Hepatol 29: 38–46
5. Mansour A, Watson W, Shayani V, Pickleman J (1997) Abdominal operations in patients with cirrhosis: still a major surgical challenge. Surgery 122: 730–735
6. Pasqualetti P, Di Lauro G, Festuccia V, Giandomenico G, Casale R (1992) Prognostic value of Pugh's modification of Child-Turcotte classification in patients with cirrhosis of the liver. Panminerva Med 34: 65–68
7. Sauerbruch T, Ansari H, Wotzka R, Soehendra N, Köpke W (1988) Prognose-Parameter bei Lebercirrhose, Varizenblutung und Sklerosierungstherapie. Prospektiver Vergleich diskriminanzanalytisch ermittelter Prognosesysteme mit der Child-Einteilung. Dtsch Med Wschr 113: 11–14
8. Viola F, Ferro D, Basili S, Cimminiello C, Saliola M, Vezza E, Cordova C, and the CALC Group (1995) Prognostic value of clotting and fibrinolytic systems in a follow-up of 165 liver cirrhotic patients. Hepatology 22: 96–100
9. Yorke AJ, Mant MJ (1977) Factor VII deficiency and surgery. Is preoperative replacement therapy necessary? JAMA 238: 424–425

Die Rolle der Hyperlipidämie bei drei Patienten mit schweren Gerinnungsstörungen

G. Ludwig, A. Wenke, S. Ehrenforth, M. Krause,
E. Aygören-Pürsün, T. Vigh, W. Gross, I. Scharrer

Einleitung

Eine Arteriosklerose findet sich sehr selten bei Patienten mit ausgeprägten Blutgerinnungsstörungen. Vermutlich verhindert die beeinträchtigte Interaktion zwischen Thrombozyten, v.W.Faktor und Gefäßwandendothel bei Patienten mit vWS die Bildung und das Wachstum von Arteriosklerose.

Ursächlich hierfür ist vermutlich die mangelnde Bindung der Thrombozyten am Endothel der Gefäßwände. Dieser antikoagulative Effekt könnte eine protektive Funktion gegenüber der Ausbildung einer Koronararteriosklerose haben.

Im Jahre 1981 wurde von der European Thrombosis Research Organisation (ETRO) das Rokitanski Duguit Projekt gegründet. Ziel war es sowohl Prävalenz als auch Inzidenz der Arteriosklerose bei Patienten mit schwerem vWS zu erfassen.

Die erste Phase registrierte die betroffenen Patienten in Europa und Israel. Die zweite Phase sollte der Evaluierung der Arteriosklerose dieser Patienten mittels nichtinvasiver Techniken dienen. Die erste Phase wurde im Oktober 1983 beendet. Die zweite Phase hingegen wurde nicht weitergeführt.

Methode

Wir stellen die seltene Kombination von schweren Blutgerinnungsstörungen und manifesten familiären Hyperlipidämien (definiert durch um mehr als 30% gegenüber der Norm erhöhte Werte für Cholesterin, Triglyceride und VLDL) anhand von vier männlichen Patienten mit: schwerem vWS Typ 1 (Alter: 48 Jahre); vWS Typ 3 (Alter: 38 Jahre); schwerer Hämophilie A (Alter: 49 Jahre); sowie mittelschwerer Hämophilie A (Alter 76 Jahre) vor.

Bisher wurden drei Patienten, zwei mit Hämophilie A sowie ein Patient mit schwerem vWS Typ 1 aufgrund ihrer schweren Arteriosklerose bereits einer Bypassoperation 1987 bzw. 1998 in unserer Klinik unterzogen. Der vierte Patient mit vWS Typ 3 zeigte bisher trotz sehr hoher Cholesterinwerte sowie Triglyceridwerten von bis zu 1.200 mg/dl keine Symptome.

I. Scharrer/W. Schramm (Hrsg.)
29. Hämophilie-Symposion Hamburg 1998

Patient I: A.N.T. geb.: 15.07.1949

- Schweres v.-Willebrand-Syndrom Typ 1;
  vWF Ag: 5%, Ristocetin Cof.: 1%, FVIII:C 35%, Multimere: Typ 1
- Hyperlipoproteinämie Typ IIb/Typ IV
  Cholesterin: 445 mg/dl, Triglyceride: 684 mg/dl, HDL: 31 mg/dl, LDL: 333 mg/dl, Lp(a)<4 mg/dl Adipositas (Gewicht: 83 kg, Größe: 163 cm)
- Raucher (20– 30 Zig./Tag)
- Aortenstenose
- schwere Arteriosklerose (90% RCA Stenose)

Symptome

- Angina pektoris
- Rez. Atemnot, Brustschmerz
- Vor Operation seit mehr als einem Jahr krank geschrieben

Invasive Therapie

- PTCA 6/1997
- Aortokoronarer Bypass
- Implantation einer Homograft-Aortenklappe 10/1997

Bemerkung

Ein Bruder, ebenfalls vWS, verstarb an einer akuten Pankreatitis.

Patient II, C. R., geb. 4.12.1948

- Schwere Hämophilie A: F VIII:C <1%, kein Inhibitor
- Hyperlipoproteinämie Typ IIa
  Triglyceride: 196 mg/dl, chol.: 274 mg/dl, HDL: 28 mg/dl, LDL: 207 mg/dl, Lp(a): 38 mg/dl
- HIV-positiv, Hep.-C-positiv
- Raucher (10 Zigaretten/Tag)
- Gewicht: 72 kg /Größe: 175 cm

Symptome

- Angina pektoris
- Atemnot
- Erschöpfung

Invasive Therapie

- PTCA 3/98
- 3 Gefäß Bypass 6/98
- Antiretrovir. Therapie: - AZT, 3TC, CRX mit gutem Erfolg (Virusload unter Nachweisgr. CD 4 ≈ 350)

Patient III, T. L. geb. 05.07.1922

- Milde Hämophilie A: F VIII:C 6%, kein Inhibitor
- Hyperlipoproteinämie Typ IIa
  Triglyceride: 176 mg/dl, chol.: 246 mg/dl, LDL: 163 mg/dl, Lp(a):33 mg/dl
- HIV-negativ
- Nichtraucher
- Gewicht: 75 kg /Größe: 178 cm

Symptome

- Akuter Hinterwandinfarkt
- Rez. Schulterschmerz li.

Invasive Therapie

- PTCA 7/98 mit Stenteinlage der RCA
- 3 Gefäß Bypass 8/98

Patient IV, L.H., geb. 29.08.1959

- Schweres v.-Willebrand-Syndrom Typ 3
  vWF.: <5%, Ristocetin Cof.: nicht messbar (0%), Multimere: Type 3.
- Hyperlipoproteinämie Typ III, /Broad-β-disease Type III
  Chol.: bis zu 950 mg/dl, Triglyceride: bis zu 1.200 mg/dl, Lp(a): 3 mg/dl
- Adipositas (Gewicht: 90 kg/Größe: 175 cm)
- Symptome: gel. Atemnot
- Invasive Therapie: Bisher keine

Diskussion

Typische Symptome einer Koronaren Herzkrankheit wiesen Patient I, II und III auf. Alle drei wurden bereits einer Bypass Operation unterzogen. Patient IV befindet sich in unserer regelmäßigen ambulanten Kontrolle, hat jedoch bisher weder richtungsweisende Symptome noch EKG-Auffälligkeiten. Diese Konstellation ist sehr bemerkenswert, da eine Arteriosklerose bei Patienten mit schwerer hämorrhagischer Diathese nicht erwartet wird. Die Relation zwischen schweren hämorrhagischen Diathesen und dem Auftreten einer Arteriosklerose mit seinen sekundären Komplikationen sollte aufgeklärt werden.

Wie Untersuchungen an Schweinen mit homozygotem vWS zeigten, bewirkt ihre erhebliche Plättchendysfunktion eine relative Resistenz gegenüber Arteriosklerose. Dies bezog sich auf die Ausbildung von Arteriosklerose der Aorta, provoziert durch eine cholesterinreiche Diät [1].

Anhand der Beispiele unserer Patienten zeigt sich, daß schwere Blutgerinnungsstörungen nicht vor Arteriosklerose schützen.

Ergebnis

Aufgrund dieser Erfahrungen sollte das Rokitanski Duguit Projekt erneut aufgenommen und auf weitere Blutgerinnungsstörungen ausgeweitet werden. Es zeigt sich, daß auch für diese Patienten eine strenge Diät, eine Gewichtsreduktion, eine Langzeitbehandlung der Blutfette bis hin zur Lipidapherese bei schweren Fettstoffwechselstörungen gegebenenfalls notwendig sind. Zudem weisen Patienten mit schweren Gerinnungsstörungen ein potentiell erhöhtes Operationsrisiko auf.

Aufgrund dieser Erkenntnis empfehlen wir, kardiologische Kontrollen sowie die Kontrolle der Blutfettparameter auch bei Patienten mit massiven Blutgerinnungsstörungen durchzuführen.

Literatur

1. Fuster V, Bowie EJW, Lewis JC, Fass DN, Owen CA, Brown LA (1978) Resistance to atherosclerosis in pigs with von Willebrands disease. Spontaneous and high-cholesterol diet - induced atherosclerosis. J Clin Invest 61: 722- 731
2. Mannucci PM (1981) The Rokitansky Duguid Project. Thrombos Haemostas 3: 45

Von-Willebrand-Erkrankung 2B Typ I und Immunthrombozytopenie – oder nur von-Willebrand-Erkrankung 2B? Rezidivierend schwere Blutungen bei einem 2jährigen

R. Rauch, U. Budde, M. Ries, M. Girisch, J. Klinge

Patienten mit von-Willebrand-Jürgens-Erkrankung Typ 2 (vWE2) weisen in der Regel normale oder verminderte Thrombozytenzahlen auf. Ihnen fehlen die großen (Typ 2B) und – beim Typ 2A - auch die mittelgroßen Multimere. Hieraus resultiert eine vermehrte Blutungsneigung. Das gemeinsame Auftreten eines solchen Defektes mit einer Immunthrombozytopenie (ITP) kann erhebliche klinische und diagnostische Probleme bereiten.

Falldarstellung

Berichtet wird von einem knapp zwei Jahre alten Jungen, der zwei Wochen nach Beginn einer Bronchitis wegen Epistaxis und Bluterbrechens in einer auswärtigen Klinik vorgestellt wurde. Bei klinisch ausgeprägter Anämie fand sich laborchemisch ein Hämoglobinwert von 7,3 g/dl (Reticulozyten 32‰) und zudem eine Thrombopenie von 32.000/µl. Der periphere Blutausstrich zeigte keine vermehrten Megathrombozyten. Die Globalwerte der plasmatischen Gerinnung erschienen unauffällig. Neben dem Infekt wurde die ITP erfolgreich mit Prednison behandelt (Thrombozyten 248.000/µl).

In den folgenden Monaten erlitt das Kind mehrere erhebliche Blutungen aus Mund und Nase. Teilweise konnte trotz HNO- bzw. kieferchirurgischer Versorgung ein Sickern über bis zu 12 Stunden nicht verhindert werden (Abb. 1). Das Kind war über Monate anämisch und zeigte meist Hämoglobinwerte unter 10 g/dl. Die Heftigkeit der Blutungen wurde mit rezidivierenden Thrombopenien von minimal 30.000/µl begründet. Es folgten eine effektlose Eigenblut-Eigenurintherapie durch eine Heilpraktikerin und mehrfache laborchemisch, nicht aber klinisch wirksame Cortison-Pulstherapien.

Erst nach elf Monaten wurde eine Kontrolle der Blutungszeit (677 s) und eine Einzelfaktorenbestimmung vorgenommen: F VIII 36%, vWF:AG 47%, Ristocetin-Cofaktor 10%. Die Thrombozytenaggregation mit Kollagen, Adrenalin, Ristocetin und ADP war unauffällig, die Multimerstruktur wurde als normal bewertet, so daß die Diagnose eines von-Willebrand-Syndromes Typ I gesichert schien. Weitere Blutungsereignisse konnten durch Minirin-Gabe jeweils rasch und dauerhaft beherrscht werden.

Aufgrund der diskrepanten Verminderung von vWF:AG und Ristocetin-Cofaktor erfolgte eine Kontrolle der Diagnose in einem anderen Labor. Hier stellten

I. Scharrer/W. Schramm (Hrsg.)
29. Hämophilie-Symposion Hamburg 1998

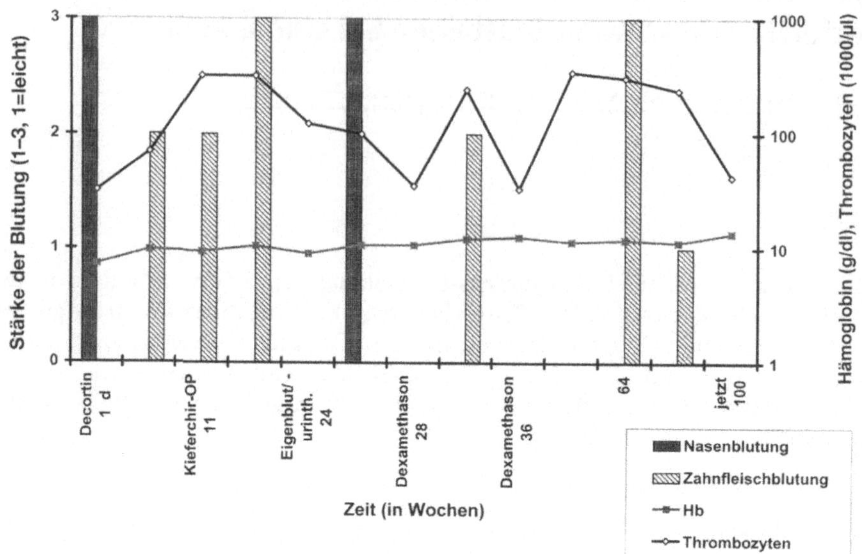

Abb. 1. Zeitraum vom Auftreten der ersten Symptome bis zur Diagnose der von-Willebrand-Erkrankung Typ 2B

sich die großen und intermediären Multimere zunächst nicht dar. Erst bei langer Belichtung wurden auch intermediäre Multimere sichtbar. Die Collagen-Bindungsaktivität war mit 3% absolut und relativ vermindert (normal 0,8 bis 2 x vWF:Ag). Die Ristocetin-induzierte Aggregation von mit normalem Plasma gemischtem Patientenplasma bei 0,5 mg/ml sprach sehr wahrscheinlich für den Typ 2B; normales Plasma alleine aggregierte bei dieser Konzentration nicht, das eines Patienten mit gesichtertem vWE 2B hingegen in gleichem Ausmaß. Die Befunde der Molekulargenetik stehen noch aus.

Diskussion

Die akute ITP ist eine im Kindesalter relativ häufige Erkrankung. Die höchste Inzidenz betrifft die Gruppe der 2- bis 5jährigen. Die meisten Fälle treten 1 bis 3 Wochen nach einem akuten Virusinfekt auf [7]. Wie bei unserem Patienten ist der Beginn in der Regel fulminant mit Petechien und Schleimhautblutungen bei Thrombozytenzahlen weit unter 50.000, oft sogar unter 10.000/µl. Es gibt keine für die ITP pathognomonische Untersuchung. Die häufig gerforderte Knochenmarkuntersuchung wurde bei dem Patienten vor der ersten Cortisongabe nicht durchgeführt, der Ausstrich aus peripherem Blut war unspezifisch.

Leider trübte das laborchemisch gute Ansprechen auf Steroide den Blick für die diskrepante klinische Wirkung. Nachdem die Diagnose vWE1 gestellt war, konnte mittels DDAVP jeweils rasch geholfen werden. Die Frage, ob die vWE ursächlich mit der ITP zusammenhängen könnte, wurde aufgrund der Studie von Casonato et al.

[1] verneint, da sich bei 15 ITP-Erkrankten erhöhte Spiegel des vWF gefunden hatten.

Im Hinblick auf die wirkliche Diagnose war die Gabe von DDAVP bei dem Jungen potentiell gefährlich. Durch die gesteigerte Affinität des vWF beim Typ 2B zum Glycoprotein Ib der Plättchen kann es zur vermehrten Agglutination und letztlich zur Thrombopenie kommen [3]. Andererseits empfehlen einige Autoren den Einsatz von DDAVP bei Patienten mit vWE2B aufgrund der klinischen Wirksamkeit, allerdings in Abhängigkeit von der Thrombozytenzahl [2, 8, 4, 5].

Eine andere Hypothese wäre, die gesamte Erkrankung als Ausdruck einer vWE2B zu erklären. Die rezidivierenden Thrombopenien wären damit Folge einer vermehrten Freisetzung von vWF im Rahmen der viralen Infekte mit anschließender Plättchenagglutination [6]. Somit hätte das Kind einige Steroid-Pulstherapien irrtümlich erhalten. Der Anstieg der Plättchen auf Cortison schließt diese Möglichkeit nicht aus, da er auch bei anderen Grunderkrankungen nachgewiesen wurde [9].

Zusammenfassung

1. Entsprechen sich Plättchenzahl und klinisches Bild bei Kindern mit ITP nicht, so muß unbedingt nach einem weiteren Blutungsübel gesucht werden.
2. Das wahrscheinlich gemeinsame Auftreten von ITP und vWE2B führte bei unserem Patienten zu erheblichen Blutungen und relevanter Anämie.
3. Eine vWE2B kann möglicherweise eine ITP simulieren.

Literatur

1. Casonato A, Fabris F, Boscaro M, Girolami A (1987) Increased factor VIII/vWf levels in patients with reduced platelet number. Blut 54(5): 281– 288
2. Casonato A, Pontara E, Dannhaeuser D, Bertomoro A, Sartori MT, Zerbinati P, Girolami A (1994) Re-evaluation of the therapeutic efficacy of DDAVP in type IIB von Willebrand's disease. Blood Coagul Fibrinolysis 5(6): 959– 964
3. Holmberg L, Nilsson IM, Borge L, (1983) Platelet aggregation induced by 1-desamino-8D-arginine vasopressin (DDAVP) in type IIB von Willebrand's disease. N Engl J Med 309: 816–821
4. Mauz-Körholz C, Budde U, Kruck H, Körholz D, Göbel U (1998) Management of severe chronic thrombocytopenia in von Willebrand's disease type 2B. Arch Dis Child 78: 257– 260
5. McKeown LP, Connagan G, Wilson O, Hansmann K, Merryman P, Gralnick HR (1996) 1-Desamino-8-arginine-vasopressin corrects the hemostatic defects in type 2B von Willebrand's disease. Am J Hematol 51(2): 158– 163
6. Pottinger BE, Read RC, Paleolog EM, Higgins PG, Pearson JD (1989) von Willebrand factor is an acute phase reactant in man. Thromb Res 15(4): 387– 394
7. Shulman NR, Reid DM (1994) Platelet immunology. In: Colman RW, Hirsh J, Marder VJ, Salzman EW (eds) Hemostasis and Thrombosis: Basic principles and clinical practice, 3rd edn. Lippincott, Philadelphia
8. Sutor AH (1999) Desmopressin in bleeding disorders of childhood. Sem Thromb Hemost 24(6): 555– 567
9. Ueda (1990) Effect of corticosteroids on some hemostatic parameters in children with minimal change nephrotic syndrome. Nephron 56(4): 374–378

Erworbener Inhibitor gegen den Prothrombinkomplex: Differentialdiagnose einer verlängerten APTT bei einer Patientin mit einem niedrigmalignen B-Zell-NHL-(Marginalzonenlymphom)

H. J. Siemens, P. Gerke, S. Brückner, J. Steinhoff, H. A. Katus

Einleitung

Die Bestimmung der Prothrombinzeit (PT, Thromboplastinzeit, TPZ, »Quickwert«) und der aktivierten partiellen Thromboplastinzeit (APTT, PTT) gehört zu den Basisuntersuchungen in jedem Routinelabor, das sich zumindest mit einfachen Gerinnungsuntersuchungen beschäftigt. Beide Untersuchungen werden in der Regel angefordert, um Gerinnungsstörungen zu erkennen oder den Effekt einer gerinnungswirksamen Therapie zu messen [1, 24]. Die Differentialdiagnose des niedrigen Quickwertes oder der verlängerten APTT umfaßt eine Reihe von Veränderungen oder Zuständen, die in Tabelle 1 angegeben sind. Der häufigste Grund für einen pathologischen Ausfall eines Testes ist meist in der verwendeten Antikoagulation zu finden. Alle anderen Ursachen erfordern die Analysen eines hämatologischen Spezial-Labors.

Wenn entweder der Quickwert vermindert oder die APTT verlängert auffällt, werden nach Ausschluß einer eventuell durchgeführten Antikoagulation zunächst die relevanten Einzelfaktoren untersucht. Sind aber beide Globaltests gleichzeitig verändert, wird oft aus Kostengründen derjenige Globaltest zuerst weiter analysiert,

Tabelle 1. Differentialdiagnose der Gerinnungsglobaltests (mod. nach [1, 24])

APTT verlängert
Hemmung durch Heparine, Hirudin oder andere Thrombininhibitoren
Verminderung der Faktoren VIII, IX, XI oder XII
Inhibitoren gegen einzelne oder mehrere dieser Faktoren
»Schlechte« Blutentnahme: zu lange Stauung, zu gering gefülltes Röhrchen
Quick-Wert vermindert
Vitamin-K-Mangel oder Coumarintherapie
Mangel an Faktor II, V, VII, IX oder X
Inhibitoren gegen einzelne oder mehrere dieser Faktoren
Quick-Wert erniedrigt und APTT verlängert
Sehr niedrige Fibrinogenkonzentration (< 0,5 g/l je nach Testsystem)
Lupus-Antikoagulanzien
Physiologisch bei Neugeborenen
Hemmung durch Heparin in hohen Konzentrationen (> 1 E/ml) und durch andere gerinnungshemmende Substanzen

I. Scharrer/W. Schramm (Hrsg.)
29. Hämophilie-Symposion Hamburg 1998

der einen Wert mit höherer Abweichung von der laboreigenen Norm erkennen läßt. So soll vermieden werden, daß sofort mit der Analyse aller möglichen Faktoren-Einzelbestimmungen begonnen wird, da in der Regel nur ein einziger oder wenige Faktoren vermindert gefunden werden, z.B. bei der Diagnose einer Hämophilie oder eines erworbenen Faktorenmangels bei einer hepatogenen Koagulopathie. Sind aber bei beiden Globaltesten hochgradig pathologische Werte gemessen worden, so müssen im Zweifel mehrere oder gar alle verfügbaren Faktorenaktivitäten untersucht werden. Daran schließen sich dann verschiedene Teste an, die die mögliche Ursache des Faktorendefizits aufklären sollen.

Wir stellen hier am Fall einer Patientin eine seltene Differentialdiagnose des pathologischen Ausfalls beider Globaltests vor sowie ihre therapeutischen Konsequenzen bei operativen Eingriffen.

Kasuistik

Anamnese

Eine 55jährige Patientin wurde uns zur weiteren Diagnostik mit seit einem Monat bestehender Abgeschlagenheit und zunehmenden Schmerzen im linken Oberbauch überwiesen. Im auswärtigen Krankenhaus war einen Monat zuvor bei Splenomegalie, Anämie, Thrombozytopenie und einzelnen Lymphozytennestern im Knochenmark bereits der Verdacht auf ein Non-Hodgkin-Lymphom (NHL) geäußert worden. Eine B-Symptomatik (Fieber, Gewichtsverlust, Nachtschweiß) lag nicht vor. Die Routinetests bezüglich der Blutgerinnung waren zu diesem Zeitpunkt unauffällig gewesen.

Aus der weiteren Anamnese ist folgendes bekannt: 1971 wurden eine chronische Niereninsuffizienz bei Schrumpfnieren beidseits sowie ein arterieller Hypertonus festgestellt. Von 1986 bis 1990 war die Patientin bei terminaler Niereninsuffizienz dialysepflichtig, 1990 erhielt sie eine Transplantatniere (Allotransplantat). Seither wurde sie mit Ciclosporin A und Prednisolon, initial auch mit Azathioprin, immunsupprimiert. Es kam zweimal zu einer steroidsensiblen Rejektion. 1995 wurde die Patientin wegen einer Pneumokokkenpneumonie stationär behandelt, 1996 erlitt sie eine rechtshirnige TIA und erhielt zeitweise Acetylsalicylsäure.

Klinischer Befund

Die 160 cm große, 63 kg schwere Patientin befand sich bei Aufnahme in reduziertem Allgemeinzustand. Haut und Schleimhäute waren blaß, die Temperatur lag bei 36,8°C, die Schilddrüse war vergrößert. Pathologisch vergrößerte Lymphknoten waren nicht palpabel, die Leber war 1 cm, die Milz etwa 4 cm unter dem Rippenbogen tastbar. Im linken Unterbauch lag das schmerzfreie Nierentransplantat, am rechten Unterarm eine thrombosierte Ciminofistel. An der Haut fanden sich keine Hinweise auf eine Blutungsneigung (Hämatome, Petechien o.ä.). Der übrige körperliche Untersuchungsbefund war unauffällig.

Klinisch-chemische, hämatologische und mikrobiologische Untersuchungen

Die Serumelektrolyte, Cholinesterase, Transaminasen, Lipase und TSH lagen im Normbereich. Erhöhte Serumspiegel fanden sich für Kreatinin (133 mmol/l, [normal bis 97]), LDH (332 [<220] U/l), alkalische Phosphatase (462 [<170] U/l), γ-Glutamyltransferase (48 [<18] U/l) und Bilirubin (24,5 [<17,1] mmol/l). Deutlich erhöht waren auch die Spiegel von C-reaktivem Protein (73 [<5] mg/l) und β_2-Mikroglobulin (9,2 [<2,2] mg/l). Im Blutbild zeigte sich eine mikrozytäre Anämie (Hb 98 g/l, MCV 74,7 fl) sowie eine bei Aufnahme geringe Thrombozytopenie von 146/nl. Bei Kontrollen im weiteren Verlauf wurden Thrombozytenzahlen bis zu minimal 44/nl gemessen. Das Differentialblutbild zeigte bei normalen Leukozytenzahlen eine unauffällige Verteilung, die Lymphozytentypisierung normale Werte für CD 4, CD 8 und CD 19 positive Zellen. Eine leukämische Ausschwemmung von B-Lymphozyten konnte daher nicht bestätigt werden.

Auffällig waren besonders die Ergebnisse der Blutgerinnungsuntersuchungen (Tabelle 2): Der Quick-Wert betrug 10%, die partielle Thromboplastinzeit (APTT) war mit 53 Sek. [<35] deutlich verlängert. Die Thrombinzeit war mit 18 Sek. [<21] normal, ebenso die Antithrombin III-Konzentration. Das Fibrinogen war mit 13,2 g/l [<4,5] stark erhöht.

Die Serologie für Hepatitis A, B und C war negativ. Cytomegalie-pp65 Antigen und Epstein-Barr-Virus-DNA waren nicht nachweisbar. Im EBV-Immunoblot waren IgG-Antikörper gegen Membranantigen, Early-Antigen und Viruskapsidantigen p23 positiv, ein IgM-Nachweis war schwach positiv gegen Membranantigen. Die Titerkonstellationen sprachen demnach in beiden Fällen für eine vor kurzem durchgemachte Infektion.

Tabelle 2. Einzelwerte der gerinnungsphysiologischen Untersuchungen

F II:C 14%; F V:C 7%; F VII:C 15%; F X:C 9%; F VIII:C 11%;
F IX:C 18%, Verdünnung 1:40: 45%; F XI:C 31%, Verdünnung 1:40: 45%
F XII:C 18%, Verdünnung 1:40: 20%;
F XIII 140%

Recovery nach 2400 E Faktor-IX-Konzentratgabe: 8%.
Halbwertszeit nach Faktor-IX-Gabe: < 2 h
Recovery nach 2000 E PPSB-Gabe: 10%

Inhibitor gegen humanen Faktor VIII: < 0,1 BU/ml
Inhibitor gegen humanen Faktor IX: 28,8 BU/ml
Inhibitor gegen humanen Faktor XII: < 0,4 BU/ml

KCT: negativ mit < 1,2 (Ratio ohne Einheit)
Lupus-empfindliche PTT (Platelin LS): 54 s
PTT-Screeningtest (DRVV): positiv bei verlängerter APTT ohne Lupussensitivität
PTT-Bestätigungstest negativ
Anti-Cardiolipin-Antikörper: negativ
Plasmatauschversuch: APTT 39 s, in einer 1:1-Mischung mit SHP 31 s

Anti-Xa-Aktivität: 0,6 IE

Spezielle Gerinnungsuntersuchungen

Die weitere Diagnostik erbrachte eine normale subaquale Blutungszeit nach Marx von 1 Min. 51 Sek.. Anzahl und Funktion der Thrombozyten waren unauffällig. Dagegen waren die Aktivitäten für alle getesteten Gerinnungsfaktoren teilweise deutlich erniedrigt (Tabelle 2). Eine Ausnahme bildete F XIII mit 140% Aktivität. Ein Inhibitor gegen Faktor VIII und XII wurde nicht nachgewiesen, dagegen gegen Faktor IX mit einem relevanten Titer von 28,8 BU/ml.

Anticardiolipin-Antikörper wurden nicht gefunden, lediglich Antikörper gegen Phosphatidylserin. Die Kaolin clotting time (KCT) war mehrfach negativ gemessen worden, die anderen Lupus-Tests ergaben keinen Hinweis auf das Vorliegen eines Lupus-Antikoagulans. Der Plasmatauschversuch zeigte eine Verkürzung des mit Standardhumanplasma (SHP) versetzten Ansatzes als einen indirekten Hinweis auf einen Inhibitor. Auch die orientierenden 1:40-Verdünnungen der Faktoren IX, XI und XII zeigten gegenüber den unverdünnten Ansätzen deutlich höhere Aktivitäten als Symptom eines inhibierenden Agens gegen den (partiellen) Prothrombinkomplex.

Methodik

Blutproben wurden jeweils durch venöse Einzelpunktionen aus Ellenbeuge oder Unterarm mit minimaler Stauung von der Patientin gewonnen. Das Blut wurde direkt in Citratlösung (0,1 mol/l ohne Pufferung) enthaltende Monovetten der Firma Sarstedt, Nümbrecht entnommen. Möglicherweise die Gerinnung beeinflussende intravenös zu gebende Medikamente wie Faktorenkonzentrate o.ä. wurden nicht gleichzeitig über denselben Arm appliziert. Auch andere Medikamente mit bekannten Wirkungen auf das Gerinnungssystem wurden nicht verabreicht. Die Globaltests wurden nahezu täglich bestimmt, die verschiedenen Faktorenanalysen mehrfach in den entsprechenden Diagnostik- und Therapiephasen. Jeder Einzelbefund resultiert daher aus mindestens drei an verschiedenen Tagen durchgeführten Untersuchungen aus jeweils neu gewonnenen Blutproben.

Die Blutproben wurden innerhalb maximal einer Stunde nach Entnahme im Gerinnungslabor zentrifugiert und das gewonnene Plasma analysiert oder bei -37 °C bis zur Analyse tiefgefroren. Alle Globaltests der Gerinnung wurden am Gerinnungsanalysenautomaten BCS der Firma Dade-Behring, Marburg (DB) sofort bestimmt, die Faktoreneinzelanalysen an dem Gerät ACL 3000 der Firma Instrumentation Laboratory, Mailand durchgeführt. Für den Quickwert und die darauf basierenden Einzelfaktoren-Analysen wurde das Reagenz Innovin, für die APTT und die Faktorenanalysen das Reagenz Actin FS, beide von DB, verwendet. Die Messung der Einzelfaktoren wurde in einem Einphasenansatz in verdünntem Plasma unter Verwendung von Mangelplasmen der Firma DB vorgenommen. Lediglich der Faktor XIII wurde chromogen (Berichrom) am BCS zusammen mit den Globaltesten bestimmt. Antithrombin III wurde mit dem Reagenz Coatest der Firma Chromogenix, Mölndal, Schweden am BCS in einer angepaßten Adaptation gemessen. Die Inhibitorbestimmungen erfolgten nach der Nijmegen Modifikation der Bethesda-Methode [22]. Die Untersuchungen zum Nachweis von Lupus-Antikoagulantien wurden nach den veröffentlichten Empfehlungen durchgeführt. Cardiolipin-Antikörper wurden als Screeningtest mit einem Elisa der Firma Imtec, Zepernick nachgewiesen. Der DRVV-Screening- und Bestätigungstest kam von der Firma American Diagnostica, Pfungstadt.

Die KCT wurde nach einer Arbeit von Exner [6] als laboreigener Test durchgeführt. Eine Ratio von > 1,2 wurde als positiv gewertet. Die anti-Xa-Aktivität wurde mit dem Coatest der Firma Chromogenix gemessen.

Apparative Diagnostik

In der Abdomensonographie fiel bei homogen strukturierter Leber im oberen Größennormbereich eine echoarme Raumforderung im Leberhilus von 48 x 16 mm Größe auf. Die Gallenwege waren nicht erweitert, die Milz wirkte inhomogen und mit 170 x 71 mm deutlich vergrößert. Das Computertomogramm (CT) des Abdomens bestätigte die sonographischen Befunde und zeigte eine ausgedehnte Lymphombildung im Leberhilusbereich sowie präcaval und aortocaval. Im Kopf-, Hals- und Thoraxbereich war im CT keine Raumforderung nachweisbar.

Therapie und Verlauf

Bei hochgradigem Lymphomverdacht war die Gewinnung von pathologisch verändertem lymphatischen Gewebe zur histologischen Aufarbeitung und Therapieplanung vorrangiges Ziel. Dieses fand sich lediglich in der Bauchhöhle und retroperitoneal sowie mit fraglicher Dignität auch axillär. Für eine operative Gewebeentnahme sollten daher zunächst die Gerinnungsverhältnisse verbessert werden.

Überraschenderweise hatte die Patientin trotz der ausgeprägten Quickwerterniedrigung keinerlei Blutungsneigung bemerkt. Die orale und die intravenöse Gabe von Vitamin K (Koller Test) brachte keine Besserung der Gerinnungsparameter. Nach dem Nachweis eines relevanten spezifischen Hemmkörpers gegen Faktor IX von 28,8 BU/l gaben wir 2400 IE Faktor IX-Konzentrat (Immunine, Baxter, Unterschleißheim). Die Recovery für Faktor IX betrug lediglich 8 %, Quick und APTT blieben nahezu unverändert. Die geplante Lymphknotenentfernung in der leichter zugänglichen Axillarregion wurde darauf hin bei somit immer noch unklarer Blutungsneigung der Patientin nicht durchgeführt.

Nach Gabe von 2000 E Faktorenkonzentraten des Prothrombinkomplexes (PPSB, Prothromplex S-TIM 4, Baxter) und einem Anstieg des Quickwertes auf 28 % wurden schließlich Lymphknotenpakete vom Ligamentum hepatoduodenale durch eine Minilaparotomie entnommen. Es kam weder intra- noch postoperativ zu Blutungskomplikationen. Die histologische Aufarbeitung ergab eine massive Infiltration durch ein niedrig malignes Non-Hodgkin-Lymphom vom monozytoiden Typ (Marginalzonenlymphom, Histologie A. C. Feller, Lübeck, und R. Pawaresch, Kiel, Stadium ps IV M+ nach Ann Arbor). Da die Patientin eine Splenektomie abgelehnt hatte, begannen wir mit einer palliativen Chemotherapie nach dem MCP-Schema (Mitoxantron, Leukeran, Prednisolon). Bereits nach zwei Wochen war der Quickwert auf 40% gestiegen, nach vier Wochen und zwei Kursen der Chemotherapie lag er im Normbereich. Der Längsdurchmesser der Milz nahm im gleichen Zeitraum sonographisch von 22 cm auf 14,7 cm ab. Die Patientin hat fünf Zyklen Zytostase erhalten und die Therapie subjektiv sehr gut toleriert.

Diskussion

Patienten nach Organtransplantation werden in der Regel über viele Jahre immunsuppressiv behandelt und haben daher ein 50- bis 100fach erhöhtes Risiko, ein Malignom zu entwickeln [17], dessen Inzidenz mit ca. 6% (4–18%) angegeben wird [16]. Die häufigsten Tumoren sind dabei Lymphome, Carcinome und das Kaposi Sarkom, die sich nach frühestens 22 Monaten (Kaposi Sarkom), im Schnitt nach 113 Monaten entwickeln. Bei unserer Patientin wurde ein NHL nach 90 Monaten post transplantationem diagnostiziert. Auch bestand eine möglicherweise kurz vorher durchgemachte EBV-Infektion, die in Zusammenhang mit einer lymphoproliferativen Erkrankung gebracht wird [2].

Da zumindest sonographisch und nach den klinisch-chemischen Untersuchungen ein Leberbefall des NHL unwahrscheinlich war, schied eine Leberinsuffizienz als Ursache für die veränderten Gerinnungstests aus. Für eine hepatogene Koagulopathie sprachen jedoch die verminderten Faktorenaktivitäten und die Thrombopenie, die in zumindest einem Drittel aller Patienten mit Leberschaden gesehen werden [13, 19, 21]. Die Thrombopenie ließe sich aber auch durch die schon früher nachgewiesene Knochenmarkinfiltration durch die Zellen des B-Zell-Lymphoms erklären. Gegen die hepatogene Ursache der Gerinnungsstörung, ob akut oder chronisch, sprach die ebenfalls erniedrigte Faktor VIII:C-Aktivität, die hier meist erhöht gefunden wird [14]. Weitere Veränderungen der Gerinnungsanalysen ergeben im Einzelfall keine diagnostischen Hinweise für eine Leberbeteiligung.

Eine weitere Differentialdiagnose eines pathologischen APTT-Wertes stellt der Nachweis eines Inhibitors gegen die Aktivität eines Gerinnungsfaktors dar. Erworbene Inhibitoren meist gegen den Faktor VIII:C kommen auch bei Nicht-Hämophilen vor. In einer Übersicht zitierte Hultin [12] eine Untersuchung von Green und Lechner [10]: Dabei hatten 46,1% aller untersuchten 215 Patienten keine weitere Erkrankung als Ursache. Mit weitem Abstand folgten Patienten mit Autoimmunerkrankungen (18,0%), Frauen postpartal (7,3%) und Patienten mit verschiedenen Malignomen (6,7%), darunter auch solche mit lymphoproliferativen Erkrankungen. 87% dieser Patienten mit einem nachgewiesenen Inhibitor zeigten transfusionspflichtige Blutungen und 22% starben an den direkten Folgen des Inhibitors. Auch bei unserer Patientin konnten wir einen Inhibitor nachweisen, nicht gegen den Faktor VIII, sondern gegen den Faktor IX. Dies gilt als ein extrem seltener Befund [4]. Bei einer Blutung wird in der Regel, wenn man von der Gabe von rekombinantem Faktor VIIa-Konzentrat einmal absieht, versucht, mit hohen Dosen des entsprechenden Faktors eine Blutstillung herbeizuführen. Auch wir haben versucht, zumindest orientierend Faktor IX-Konzentrat oder PPSB vor der erforderlichen diagnostischen Lymphknotenentnahme zu geben. Einen ausreichenden Erfolg im Sinne einer Verbesserung der Gerinnungsbefunde konnten wir dabei nicht erzielen. Eine besondere Blutungsneigung war aber vorher und auch bei der durchgeführten Operation nicht zu bemerken. Dafür sprach auch die vorher gemessene Blutungszeit, die völlig normal war.

Ein Antikoagulans, das die APTT und möglicherweise auch die PT verlängert, aber nicht einen speziellen Gerinnungsfaktor inaktiviert, wird als Lupus-Antikoagulans (LA) bezeichnet [9]. Ein LA wird nicht nur bei Lupus-Patienten gefunden wie ursprünglich angenommen [8], sondern auch bei anderen Patienten [23].

Diese Antikörper richten sich gegen phospholipidabhängige Gerinnungsabläufe und verlängern daher die Koagulationszeiten in vitro. Davon abzugrenzen sind die Antiphospholipid-Antikörper, die gegen genauer definierte Phospholipide wie Cardiolipin oder das β_2-Glykoprotein I gerichtet sind.

Patienten mit diesen Antikörpern neigen in der Regel zu thromboembolischen Komplikationen [5]. Bei unserer Patientin fanden wir klinisch und bei Doppler-Untersuchungen keine Hinweise für ein thromboembolisches Ereignis. Die von uns durchgeführten Teste für die Diagnose eines Lupus-Antikoagulans ergaben negative Resultate für die KCT, den DRVV-Test und den Plasmatauschversuch sowie für den Nachweis von Anti-Cardiolipin-Antikörpern. Lediglich die lupusempfindliche APTT war bei vorher schon verlängerter Routine-APTT verlängert zu messen gewesen (siehe Tabelle 2). Alle Teste wurden nach den Empfehlungen des SSC der ISTH ausgewählt und durchgeführt [3, 7], so daß u.E. ein Lupus-Antikoagulans nicht mit Sicherheit nachgewiesen werden konnte.

Nur wenige Berichte sind über klinische Erscheinungen (features) bei Patienten mit einem Marginalzell-Lymphom (splenic marginalzone cell lymphoma, SMZCL) veröffentlicht worden. Verschiedene Autoimmunphänomene sind dabei beschrieben worden [15, 18, 20], u.a. auch ein Patient mit dem Nachweis eines Lupus-Antikoagulans und von Cardiolipin-Antikörpern [18]. Wie bei unserem Patienten auch verschwanden die genannten Antikörper nach durchgeführter Chemotherapie. Die Autoren haben dabei vermutet, daß das Lymphom möglicherweise Immunglobuline mit den genannten Eigenschaften produziert habe. Bei unserer Patientin waren die Konzentrationen für alle Immunglobulinklassen im Normbereich gemessen.

Danksagung

Die Autoren danken Frau Prof. M. Barthels, MHH Hannover, für die fruchtbaren Diskussionen bei der Diagnostik und Behandlung der Patientin. Weiter sollen anerkennend erwähnt werden Frau A. Jurat sowie Frau D. Guttau, die die zahllosen Labor-Untersuchungen durchgeführt haben.

Literatur

1. Barthels M, Poliwoda H (1997) Gerinnungsanalysen: Interpretation, Schnellorientierung, Therapiekontrollen. Stuttgart, Thieme
2. Boubenider S, Hiesse C, Goupy C, Kriaa F, Marchand S, Charpentier B (1997) Incidence and consequences of post-transplantation lymphoproliferative disorders. J. Nephrol. 10:136–145

3. Brandt JT, Triplett DA, Alving B, Scharrer I (1995) Criteria for the diagnosis of lupus anticoagulants: an update. On behalf of the Subcommittee on Lupus Anticoagulant/Antiphospholipid Antibody of the Scientific and Standardisation Committee of the ISTH. Thrombosis and Haemostasis 74:1185–1190
4. Cohen AJ, Kessler CM (1996) Acquired inhibitors. Baillieres Clinical Haematology 9:331–354
5. Elias M, Eldor A (1984) Thromboembolism in patients with the »lupus«-type circulating anticoagulant. Archives of Internal Medicine 144:510–515
6. Exner T, Rickard KA, Kronenberg H (1978) A sensitive test demonstrating lupus anticoagulant and its behavioural patterns. Br. J. Haematol. 40:143–151
7. Exner T, Triplett DA, Taberner D, Machin SJ (1991) Guidelines for testing and revised criteria for lupus anticoagulants. SSC Subcommittee for the Standardization of Lupus Anticoagulants. Thrombosis and Haemostasis 65:320–322
8. Feinstein DI (1978) Acquired Inhibitors of factor V. Thrombosis and Haemostasis 39:663–674
9. Green D, Hougie C, Kazmier FJ, Lechner K, Mannucci PM, Rizza CR, Sultan Y (1983) Report of the Working Party on Acquired Inhibitors of Coagulation studies of the »lupus« anticoagulant. Thrombosis and Haemostasis 49:144–146
10. Green D, Lechner K (1981) A survey of 215 non-hemophilic patients with inhibitors to Factor VIII. Thrombosis and Haemostasis 45:200–203
11. Haemostasis and Thrombosis Task Force (1991) Guidelines on testing for the lupus anticoagulant. Lupus Anticoagulant Working Party on behalf of the BCSH Haemostasis and Thrombosis Task Force. Journal of Clinical Pathology 44:885–889
12. Hultin MB (1991) Acquired inhibitors in malignant and nonmalignant disease states. American Journal of Medicine 91:9S–13S
13. Lechner K, Niessner H, Thaler E (1977) Coagulation abnormalities in liver disease. Semin. Thromb. Hemost. 4:40–56
14. Maisonneuve P, Sultan Y: Modification of factor VIII complex properties in patients with liver disease. Journal of Clinical Pathology 30:221–227
15. Murakami H, Irisawa H, Saitoh T, Matsushima T, Tamura J, Sawamura M, Karasawa M, Hosomura Y, Kojima M (1997) Immunological abnormalities in splenic marginal zone cell lymphoma. American Journal of Hematology 56:173–178
16. Penn I (1993a) Incidence and treatment of neoplasia after transplantation. Journal of Heart and Lung Transplantation 12:328–336
17. Penn I (1993b) Tumors after renal and cardiac transplantation. Hematology/Oncology Clinics of North America 7:431–445
18. Sawamura M, Yamaguchi S, Murakami H, Amagai H, Matsushima T, Tamura J, Naruse T, Tsuchiya J (1994) Multiple autoantibody production in a patient with splenic lymphoma. Annals of Hematology 68:251–254
19. Stein SF, Harker LA (1982) Kinetic and functional studies of platelets, fibrinogen, and plasminogen in patients with hepatic cirrhosis. J. Lab. Clin. Med. 99:217–230
20. Tefferi A, Hanson CA, Kurtin PJ, Katzmann JA, Dalton PJ, Nichols WL (1997) Acquired von Willebrand's disease due to aberrant expression of platelet glycoprotein Ib by marginal zone lymphoma cells. British Journal of Haematology 96:850–853
21. Toghill PJ, Green S, Ferguson F (1977) Platelet dynamics in chronic liver disease with special reference to the role of the spleen. J. Clin. Pathol. 30:367–371
22. Verbruggen B, Novakova I, Wessels H, Boezeman J, van den Berg M, Mauser-Bunschoten E (1995) The Nijmegen modification of the Bethesda assay for factor VIII:C inhibitors: improved specificity and reliability. Thrombosis and Haemostasis 73:247–251
23. Vermylen J, Hoylaerts MF, Amout J (1997) Antibody-mediated thrombosis. Thrombosis and Haemostasis 78:420–426
24. White II GC, Marder VJ, Colman RW, Hirsh J, Salzman EW (1994) Aproach to the bleeding patient, Hemostasis and Thrombosis, Basic Principles and Clinical Practice. In: Colman RW, Hirsh J, Marder VJ, Salzman EW (eds). Lippincott, Philadelphia, pp 1138–1141

Abkürzungen

APTT	Aktivierte partielle Thromboplastinzeit
BU	Bethesda-Units
DRVV	Dilute Russel's viper venom test
EBV	Epstein-Barr-Virus
F	Faktor
Faktor VIII:C	Faktor VIII-Aktivität (coagulant activity)
IE/IU	Internationale Einheiten/Units
KCT	Kaolin clotting time
MCV	Mittleres korpuskulares Volumen der Erythrozyten
NHL	Non-Hodgkin-Lymphom
PT	Prothrombinzeit, »Quickwert«
SHP	Standard-Humanplasma
TSH	Thyreoidea stimulierendes Hormon
TZ/TT	Thrombinzeit

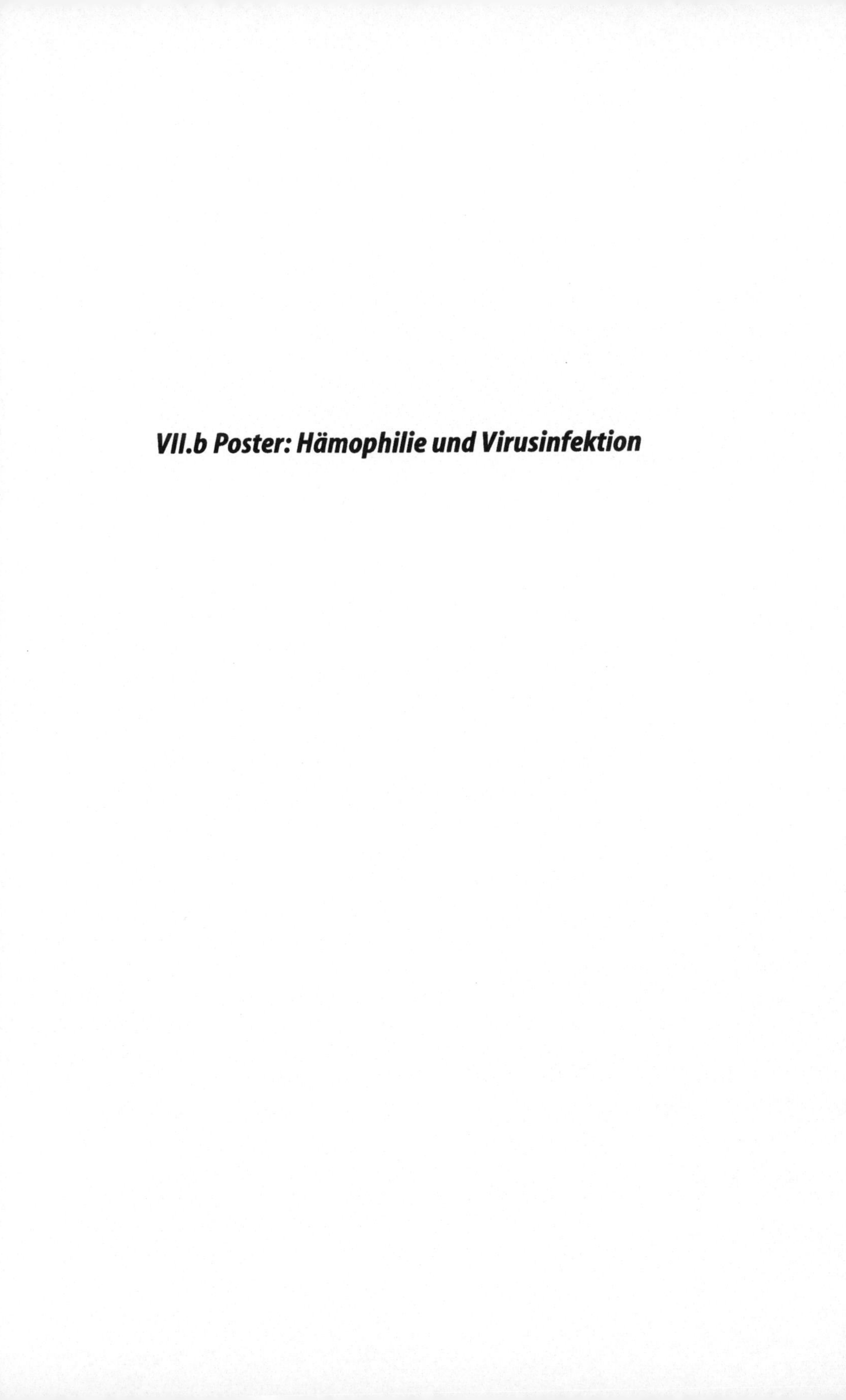

VII.b Poster: Hämophilie und Virusinfektion

Prävalenz des TT-Virus bei Hämophiliepatienten unter Therapie mit virusinaktivierten Faktorenkonzentraten

K. Auberger, M. Praun, N. Nohe, H. Haufe, G. Frösner

Einleitung

1997 wurde in Japan ein neues Virus bei einem Patienten (T.T.) mit einer Posttransfusionshepatitis unklarer Genese indentifiziert. Dieses Virus, auch »transfusion transmitted virus« genannt, ist ein unbehülltes Einzelstrangvirus mit 2 genetischen Gruppen, die sich zu 30% in der Nukleotidsequenz unterscheiden. Eine Ähnlichkeit mit der Parvovirus-Familie wird diskutiert, eine Übertragung ist auf parenteralem und nichtparenteralem Wege möglich. Insgesamt sind mehrere Genotypen bekannt, wobei der Genotyp I am häufigsten vorkommt.

Zwischenzeitliche Untersuchungen ergaben bei gesunden Blutspendern eine TTV-DNA Prävalenz von 1% (Max-von-Pettenkofer-Institut), 1,9% (UK) und bis zu 12% (Japan). Zu 47% bzw. 46% ist das Virus bei Patienten mit akuter bzw. chronischer Lebererkrankung nachweisbar. Es wird ein enger Zusammenhang zwischen der GPT-Erhöhung und dem TTV-DNA-Gehalt beschrieben. Das TT-Virus konnte auch in Faktor-VIII- und -IX-Konzentraten nachgewiesen werden. Virusinaktivierungsverfahren senken jedoch die Virusnachweisrate. Koinfektionen mit HIV und HCV, sowie transiente und persistierende Infektionen mit TTV sind beschrieben.

Patienten

Es wurden retrospektiv Seren von 40 Patienten mit Hämophilie (1/40 schwerer Faktor-X-Mangel, 2/40 schweres Willebrand-Jürgens-Syndrom) im Alter von 20 Monaten bis 18 Jahren (n=20<10 J., n=20>10 J.; Tabelle 1) hinsichtlich ihres TTV-

Tabelle 1. Anzahl der Patienten, aufgeschlüsselt nach Hämophilie A und B und Schweregrad der Erkrankung

Fälle	n	Hämophilie A (F-X-Mangel, schweres WS)		Hämophilie B	
		Schwer	Mittelschwer	Schwer	Mittelschwer
Gesamt	40	24	8	5	3

I. Scharrer/W. Schramm (Hrsg.)
29. Hämophilie-Symposion Hamburg 1998

DNA-Gehalts untersucht. Alle Patienten sind häufig substituiert worden und hatten ausschließlich, z. T. verschiedene virusinaktivierte Produkte erhalten. Im Max-von-Pettenkofer-Institut wurde der TTV-DNA Nachweis mittel einer nested PCR durchgeführt.

Ergebnisse

Bei allen 40 Patienten fiel der TTV-Nachweis *negativ* aus (Tabelle 2).

Tabelle 2. TTV-Nachweis in Abhängigkeit von verschiedenen Virusinaktivierungsverfahren bei Faktor-VIII/IX-Konzentraten

Virusinaktivierung	Hämophilie A (F-X-Mangel, schw. WS) n=32 *2/19 GBV-C/HGV pos.		Hämophilie B n=8	
	n	TTV pos.	n	TTV pos.
Dampfbehandlung	1	0/1	3	0/3
Pasteurisierung	19	0/19*	1	0/1
Gentechnische Herstellung	12	0/12	0	
Monoklonale Reinigung	0		4	0/4

Diskussion

Unsere Ergebnisse können die der Literatur nicht bestätigen. Sumazaki et al. [6] (Japan) konnten bei 43% (6/14), Gerolami et al. [1] (Frankreich) bei 30% und Simmonds et al. [5] (UK) bei 0,5% (1/19) der hämophilen Kinder, die nur mit virusinaktivierten Produkten behandelt wurden, einen positiven TTV-DNA-Nachweis führen. Dagegen liegt die Infektionsrate bei Hämophilen, denen nicht virusinaktivierte Produkte verabreicht wurden bei 78% bzw. 20% und 27%. Die Autoren kamen zu der Schlußfolgerung, daß die bekannten Virusinaktivierungsverfahren (auch »solvent detergent«) zu einer Senkung der Virusnachweisrate führen.

In der Untersuchung von Yamada-Osaki (Japan) konnte bei 13% gesunden Kindern unter 15 Jahren eine Serokonversion festgestellt werden. Unsere untersuchten Patienten sowie die gesunden Kinder aus der Literatur mit positivem TTV-DNA Nachweis zeigten zu keinem Zeitpunkt Zeichen einer Hepatopathie. In unserem Patientenkollektiv konnte keine Serokonversion nachgewiesen werden, jedoch erlaubt die hier verwendete Methode nur den Nachweis von Genotyp I, der bisher weltweit am häufigsten nachgwiesen wurde. 50% der Kinder sind älter als 10 Jahre.

Der fehlende TTV-DNA(Genotyp I)-Nachweis in dieser Altersgruppe legt die Vermutung nahe, daß die Durchseuchungsrate in Bayern geringer ist als in anderen Ländern. Dies bestätigt auch die niedrige Prävalenz von TTV bei den südbayerischen Blutspendern. Auch bei den 2 Patienten (9 bzw. 14 Jahre) mit positiven

GBV-C/HGV-Nachweis unklarer Ursache konnte keine TTV-DNA nachgewiesen werden. Eine Infektion mit anderen Genotypen in unserem Patientenkollektiv ist nicht sicher auszuschließen, so daß weitere Untersuchungen notwendig sind.

Literatur

1. Gerolami V. et al. (1998) Transfusion transmitted virus (letter). Lancet 352: 1309
2. Naoumov N, Petrova EP, Thomas MG, Williams R (1998) Presence of a newle described DNA Virus (TTV) in patients with liver disease. Lancet; 352: 195–197
3. Nishizawa T, Okamato H, Konishi K, Yoshizawa H (1997) Miyakawa Y.; Majumi, M.: A novel DNA Virus (TTV) associated with elevated transaminase levels in posttransfusion hepatitis of unknown etiology. Biocheml ans Biophys Res Comm; 241: 92–97
4. Okamato H, Nishizawa T, Konishi et al. (1998) Molecular cloning and characterization of a novel DNA virus (TTV) associated with posttranfusion hepatitis of unknown etiology. Hepatology Research; 10: 1–16
5. Simmonds P, Davidson F, Lycett C et al. (1998) Detection of a novel DNA Virus (TTV) in blood donors and blood products. Lancet 352: 191–194
6. Sumazaki R et al. (1998) Transfusion transmitted virus (letter). Lancet 352: 1308–1309

Humanes Herpesvirus 8 (HHV-8): Nachweis von Antikörpern und DNA in Seren von Hämophilen

A.M. Eis-Hübinger, B. Matz, W. Effenberger, H.H. Brackmann, F. Neipel

Das vor 5 Jahren entdeckte Humane Herpesvirus 8 (HHV-8; [7]) steht in kausaler Beziehung zum Kaposi-Sarkom (KS), dem »Body-Cavity-associated lymphoma« (seltenes malignes B-Zell-Lymphom mit Ergüssen in Brust- und Bauchhöhle) sowie der Castleman-Erkrankung (benigne Proliferation des lymphatischen Gewebes), wenngleich die Mechanismen der Tumorentstehung und die Relevanz von Kofaktoren noch zu klären sind [2, 10, 13, 17].

Die Prävalenz des Virus scheint in den verschiedenen geographischen Regionen sehr unterschiedlich zu sein: geringere Verbreitung in Mitteleuropa und USA als in Südeuropa, weite Verbreitung in Afrika (Seroprävalenz bei Blutspendern 1,7% in Großbritannien, 5% bzw. 11% in USA [8, 18], 5% in Schweiz [15], 9–23% in Italien und Griechenland [6, 18], 32 – über 80% in Afrika [11]; alle Angaben gegenüber lytischem [strukturellem] Antigen, höhere Sensitivität als latentes Antigen bei geringerer serologischer Kreuzreaktivität gegenüber Epstein-Barr-Virus).

Noch nicht endgültig geklärt sind alle Übertragungswege des Virus. Neben der vermutlich primär über Sexualkontakte erfolgenden Virustransmission [9, 12] scheinen Übertragungen durch Organtransplantationen und Bluttransfusionen möglich [1]. Hierfür sprechen Berichte über steigende Antikörperprävalenzen z. B. nach Nierentransplantation [16] sowie der relativ häufige Nachweis des Virusgenoms, eine DNA, in mononukleären Zellen des peripheren Blutes (PBMC) gesunder Blutspender oder nicht-HIV-infizierter Personen (23% in Zentralafrika [3], 9 bzw. 11% in Italien [4, 19]. Auch außerhalb der Endemiegebiete konnte Virus-DNA und potentiell infektiöses Virus bei HHV-8-Seropositiven nachgewiesen werden, so in Blutproben von 3 von 6 untersuchten HIV-seronegativen Frauen, die eine Londoner Klinik für sexuell übertragene Krankheiten aufsuchten [20] sowie in $CD19^+$ (B)-Zellen von 1 von 11 untersuchten kalifornischen Blutspendern [5].

Hieraus ergeben sich zwei Fragen:

1. Weisen Personen, bei denen häufig Blut oder Blutprodukte appliziert wurden, wie z. B. bei Hämophilen, eine höhere Prävalenz von HHV-8-Antikörpern oder -DNA auf als die Allgemeinbevölkerung?
2. Ausgehend von der Tatsache, daß bei HIV-infizierten Hämophilen – im Gegensatz zu HIV-infizierten homosexuellen Männern – KS eine Rarität darstellt: Ist die HHV-8-Seroprävalenz bei HIV-infizierten und nicht-HIV-infizierten Hämophilen identisch?

I. Scharrer/W. Schramm (Hrsg.)
29. Hämophilie-Symposion Hamburg 1998

Wir untersuchten daher Seren von Hämophilen mit und ohne HIV-Infektion, sowie - als Referenzgruppe - von HIV-infizierten homosexuellen KS-Patienten und im medizinischen Bereich Tätigen bzw. Studenten auf Präsenz von sowohl HHV-8-Antikörpern als auch HHV-8-DNA.

Material und Methoden

Patienten und Seren

Jeweils 1 Serum wurde untersucht von:
- 120 Hämophilen, davon 60 HIV-Infizierte und 60 Nicht-HIV-Infizierte,
- 75 im medizinischen Bereich Tätigen bzw. Studenten,
- 11 HIV-infizierten homosexuellen Männern mit Kaposi-Sarkom (KS).

Serologie

Mit Tetradecanoylphorbolacetat (TPA, 20 ng/mL) für 2–3 Tage stimulierte Body-Cavity-B-Lymphoma-Zellen (BCBL-1, lytisches [strukturelles] Antigen) wurden auf Objektträgern fixiert und mit 1:20, 1:50 und 1:100 verdünntem Serum für 90 min inkubiert. Die Detektion der IgG erfolgte mit DTAF-konjugiertem Ziege-anti-human-IgG (Dianova). Als »positiv« wurde ein Serum mit eindeutiger Reaktivität in der Verdünnung 1:50 gewertet. In der Verdünnung 1:100 reaktive Seren wurden in 3er Schritten austitriert.

Wegen möglicher serologischer Kreuzreaktionen mit homologen Proteinen des Epstein-Barr-Virus (EBV) wurden alle Seren mittels indirekter Immunfluoreszenz (Gull Laboratories) semiquantitativ auf EBV-Antikörper untersucht. EBV-VCA-IgG-Antikörper waren feststellbar in den Seren von 56/60 (93%) HIV-infizierten Hämophilen, 57/60 (95%) nicht-HIV-infizierten Hämophilen, 11/11 KS-Patienten sowie bei 69/75 (92%) im medizinischen Bereich Tätigen/Studenten. Zur Erfassung antizellulärer Reaktivität wurden die Seren mit BJAB-Zellen (nicht-EBV-infizierte Burkitt-Lymphom-Zellen) inkubiert.

Polymerasekettenreaktion

Aus 200 µl Serum wurde die DNA mittels Mikrozentrifugationssäulen (QIAamp Blood kit, Qiagen) extrahiert und in 200 µL RNase-freiem Wasser eluiert. In die PCR wurden 10 µl eingesetzt. Die DNA-Amplifikation erfolgte als nested-PCR. In der ersten PCR wurden die Primer 5´-$_{988}$GCC GAA AGG ATT CCA CCA T$_{1006}$-3´ und 5´-$_{1219}$TCC GTG TTG TCT ACG TCC A$_{1201}$-3´ zur Amplifikation der von Chang et al. [7] beschriebenen KS330$_{233}$-DNA-Sequenz verwendet. Die interne PCR erfolgte mit den Primern 5´-$_{1007}$TGT GCT CGA ATC CAA CGG AT$_{1026}$-3´ und 5´-$_{1199}$ACG ATA TGT GCG CCC CAT AA$_{1180}$-3´. Als Enzym wurde Expand High Fidelity PCR System (Boehringer Mannheim) verwendet. In beiden PCR-Runden wurden nach Inkubation bei 94 °C für 2 min 38 Zyklen durchlaufen, jeweils bestehend aus 60 s bei 94 °C, 60 s bei 58 °C und 90 s bei 72 °C.

Die Darstellung eines amplifizierten Produktes mit einer kalkulierten Länge von 193 Basenpaaren erfolgte nach Elektrophorese im 1,5% NuSieve GTG (FMC)/0,5% SeaKem LE (FMC) Agaroseminigel durch Ethidiumbromidanfärbung. Überstand von BCBL-1-Zellen diente als Positivkontrolle, Puffer (alle Reagentien ohne DNS enthaltend) diente als Negativkontrolle. Die üblichen Vorkehrungen zur Vermeidung von Kontaminationen wurden getroffen.

Ergebnisse

IgG-Antikörper gegen HHV-8

In der Gruppe der HIV-infizierten Hämophilen wurde eine Antikörperreaktivität gegen HHV-8 in den Seren von 17 der 60 (28%) Untersuchten festgestellt (Abb. 1). Die Antikörperreaktionen waren ausschließlich niedrigtitrig (Titer max. 1:100). In einem Fall wurden HHV-8-Antikörper bei EBV-Seronegativität nachgewiesen.

Bei den nicht-HIV-infizierten Hämophilen wiesen 5 der 60 (8%) Untersuchten niedrigtitrige (max. 1:300) HHV-8-Antikörper auf.

Beim medizinischen Personal/Studenten wurden bei 6 der 75 (8%) Untersuchten Antikörper festgestellt. Patienten mit HIV-assoziiertem KS wiesen alle und überwiegend höhere Antikörpertiter gegenüber HHV-8 auf.

HHV-8-DNA-Nachweis

In keinem der antikörperreaktiven Seren von HIV-infizierten Hämophilen, nicht-HIV-infizierten Hämophilen und der im medizinischen Bereich Tätigen/Studenten konnte HHV-8-DNA nachgewiesen werden (Abb. 1). In 8 der 11 Seren von KS-Patienten wurde dagegen HHV-8 DNA registriert.

Diskussion

Die Ergebnisse zeigen, daß bei HIV-infizierten Hämophilen häufiger ($p < 0,01$) eine niedrigtitrige Antikörperreaktivität gegenüber HHV-8 gemessen werden kann als bei der Allgemeinbevölkerung. Bei nicht-HIV-infizierten Hämophilen sind dagegen keine höheren Antikörperprävalenzen feststellbar. Als eine denkbare Ursache für die höhere Prävalenz käme die Applikation von in der Regel größeren Mengen an Gerinnungsfaktoren in Frage, insbesondere in der Ära vor der routinemäßigen Anwendung von Virusinaktivierungsverfahren.

Falsch-positive Ergebnisse infolge Kreuzreaktivitäten mit EBV scheinen als Ursache nicht sehr wahrscheinlich, da die EBV-VCA-IgG-Antikörpermenge bei beiden Hämophilengruppen sehr ähnlich war und zumindest in einem Fall auch die Konstellation einer HHV-8-Seroreaktivität bei negativem EBV-Befund gegeben war. Ob aus der Tatsache, daß bei HIV-infizierten Hämophilen keine HHV-8-DNA und KS nur äußerst selten auftritt, geschlossen werden kann, daß die vermehrte

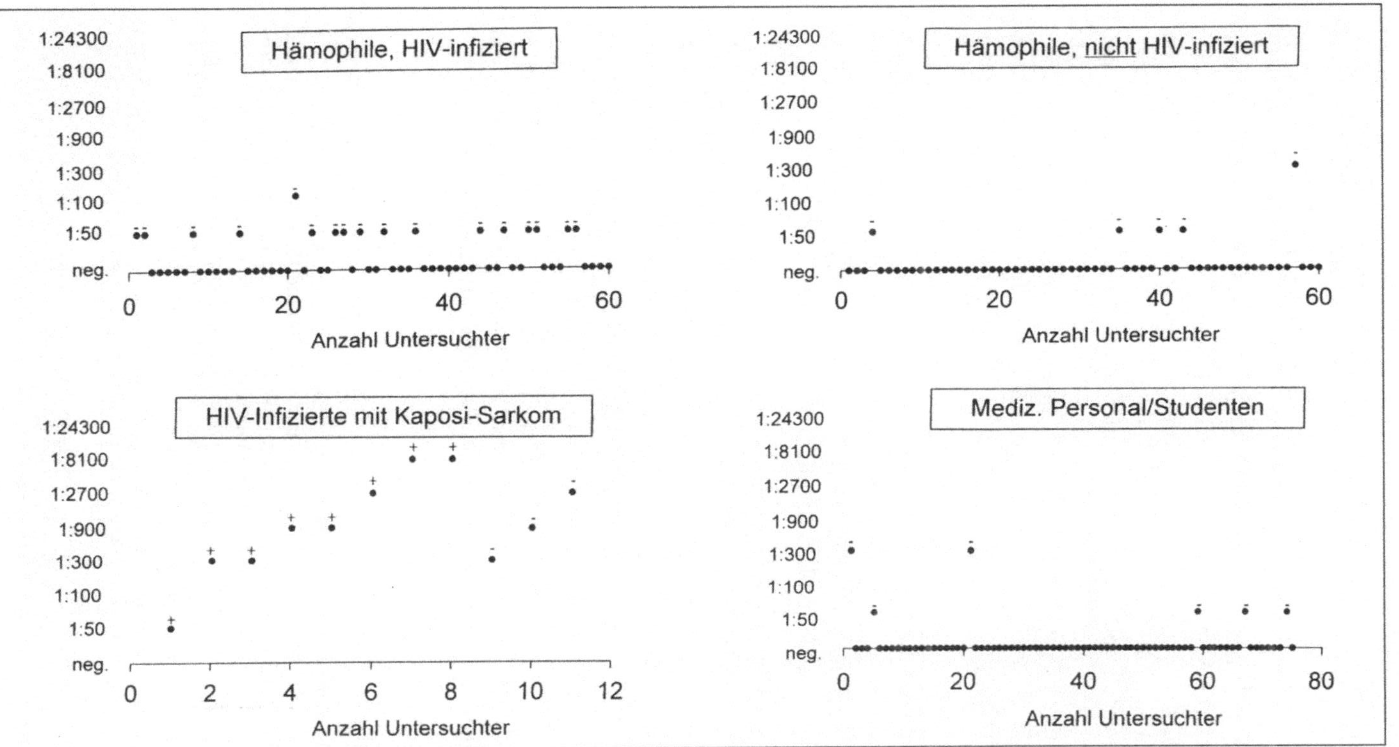

Abb. 1. IgG-Antikörperreaktivität gegenüber HHV-8 und Nachweis von HHV-8-DNA in Seren von 60 HIV-infizierten Hämophilen, 60 nicht-HIV-infizierten Hämophilen, 75 im medizinischen Bereich Tätigen/Studenten sowie von 11 homosexuellen Männern mit HIV-assoziiertem KS. Die Antikörperreaktivität wurde gemessen in der indirekten Immunfluoreszenz mit lytischem Antigen, der Virusgenomnachweis erfolgte per nested Polymerasekettenreaktion. Angegeben ist als ● das Ergebnis der Antikörpertestung, im Falle eines positiven Ergebnisses als Titer und mit Ausnahme der Seren von KS-Patienten in der Untersuchungsreihenfolge. Das PCR-Resultat ist als – = negativ und + = positiv angegeben

Antikörperreaktivität bei den HIV-infizierten Hämophilen auf eine Inokulation mit nicht-infektiösem Virus zurückgeht, kann mit den derzeitigen Untersuchungen nicht entschieden werden.

Obwohl nur bedingt vergleichbar, stehen unsere Untersuchungsergebnisse in gewissem Gegensatz zu denen anderer. So stellten Lennette et al. [11] mit identischer Methodik keine Differenzen zwischen US-amerikanischen Hämophilen und Blutspendern fest. Die Autoren fanden eine HHV-8-Seroprävalenz bei Hämophilen von 12% (10/83), bei Blutspendern eine von 20% (9/44). Für Hämophile aus Guatemala geben die Autoren eine Seroprävalenz von 10% (2/20) an. Die Unterschiede zu uns werden noch um so beträchtlicher, wenn berücksichtigt wird, daß von Lennette et al. [11] – unterschiedlich zu uns – bereits Antikörperreaktivitäten in der Serumverdünnung von 1:10 als positiv beurteilt wurden. Würden in unseren Untersuchungen Reaktivitäten in der geringsten Serumverdünnung von 1:20 bewertet, fielen in allen Gruppen mit Ausnahme bei den KS-Patienten die Prävalenzraten noch höher aus.

Allerdings beschreibt die Arbeit von Lennette et al. [11] nur für drei Hämophile ausdrücklich eine HIV-Infektion, so daß die Divergenzen zu unseren Ergebnissen im Unterschied von HIV-infizierten und nicht-HIV-infizierten Hämophilen beruhen könnten oder auf Unterschieden in der Therapie der Hämophilie. Ob dies allerdings der alleinige Grund ist, bleibt fraglich, denn bei Untersuchungen an einem britischen Hämophilenkollektiv mit einem Anteil von 33% HIV-Infizierten ermittelten Simpson et al. [18] eine ebenfalls niedrige Antikörperprävalenzrate (1/84). Abweichend zu uns und Lennette et al. [11] wurde dabei hingegen ein Enzymimmuntest mit rekombinant exprimiertem orf 65 (lytisches Antigen) eingesetzt.

Die von uns festgestellte höhere Antikörperprävalenz bei HIV-infizierten Hämophilen muß mit Vorsicht interpretiert werden. Die zum gegenwärtigen Zeitpunkt verfügbaren serologischen Verfahren bedeuten zwar einen enormen Fortschritt und sind gut geeignet für die Untersuchung der meist hochtitrigen Seren von KS-Patienten, erscheinen aber verfeinerungsbedürftig bei fraglich asymptomatischen Infektionen (Rabkin et al. [15]). Für die Auswahl geeigneter Antigene sowie zur Festlegung von aussagefähigen Grenzwerten sind weitere Anstrengungen erforderlich.

Literatur

1. Allain JP (1998) Emerging viruses in blood transfusion. Vox Sang 74 Suppl 2: 125–129
2. Bais C, Santomasso B, Coso O, Arvanitakis L, Raaka EG, Gutkind JS, Asch AS, Cesarman E, Gershengorn MC, Mesri EA (1998) G-protein-coupled receptor of Kaposi's sarcoma-associated herpesvirus is a viral oncogene and angiogenesis activator. Nature 391: 86–89
3. Belec L, Cancre N, Hallouin MC, Morvan J, Si Mohamed A, Grensenguet G (1998) High prevalence in Central Africa of blood donors who are potentially infectious for human herpesvirus 8. Transfusion 38: 771–775
4. Bigoni B, Dolcetti R, de Lellis L, Carbone A, Boiocchi M, Cassai E, Di Luca D (1996) Human herpesvirus 8 is present in the lymphoid system of healthy persons and can reactivate in the course of AIDS. J Infect Dis 173: 542–549
5. Blackbourn DJ, Ambroziak J, Lennette E, Adams M, Ramachandran B, Levy JA (1997) Infectious human herpesvirus 8 in a healthy North American blood donor. Lancet 349: 609–611

6. Calabrò ML, Sheldon J, Favero A, Simpson GR, Fiore JR, Gomes E, Angarano G, Chieco-Bianchi L, Schulz TF (1998) Seroprevalence of Kaposi´s sarcoma-associated herpesvirus/human herpesvirus 8 in several regions of Italy. J Hum Virol 1: 207–213
7. Chang Y, Cesarman E, Pessin MS, Lee F, Culpepper J, Knowles DM, Moore PS (1994) Identification of herpesvirus-like DNA sequences in AIDS-associated Kaposi's sarcoma. Science 266: 1865–1869
8. Chatlynne LG, Lapps W, Handy M, Huang YQ, Masood R, Hamilton AS, Said JW, Koeffler HP, Kaplan MH, Friedman-Kien A, Gill PS, Whitman JE, Ablashi DV (1998) Detection and titration of human herpesvirus-8-specific antibodies in sera from blood donors, acquired immunodeficiency syndrome patients, and Kaposi's sarcoma patients using a whole virus enzyme-linked immunosorbent assay. Blood 92: 53–58
9. Kedes DH, Operskalski E, Busch M, Kohn R, Flood J, Ganem D (1996) The seroepidemiology of human herpesvirus 8 (Kaposi's sarcoma-associated herpesvirus): distribution of infection in KS risk groups and evidence for sexual transmission. Nature Med 2: 918–924
10. Lee H, Veazey R, Williams K, Li M, Guo J, Neipel F, Fleckenstein B, Lackner A, Desrosiers RC, Jung JU (1998) Deregulation of cell growth by the K1 gene of Kaposi's sarcoma-associated herpesvirus. Nature Med 4: 435–440
11. Lennette ET, Blackbourn DJ, Levy JA (1996) Antibodies to human herpesvirus type 8 in the general population and in Kaposi's sarcoma patients. Lancet 348: 858–861
12. Martin JN, Ganem DE, Osmond DH, Page-Shafer KA, Macrae D, Kedes DH (1998) Sexual transmission and the natural history of human herpesvirus 8 infection. N Engl J Med 338: 948–954
13. Neipel F, Albrecht JC, Fleckenstein B (1997) Cell-homologous genes in the Kaposi's sarcoma-associated rhadinovirus human herpesvirus 8: determinants of its pathogenicity? J Virol 71: 4187–4192
14. Neipel F, Albrecht JC, Fleckenstein B (1998) Human herpesvirus 8 - the first human Rhadinovirus. J Natl Cancer Inst Monogr 23: 73–77
15. Rabkin CS, Schulz TF, Whitby D, Lennette ET, Magpantay LI, Chatlynne L, Biggar RJ, for the HHV-8 Interlaboratory Collaborative Group (1998) Interassay correlation of human herpesvirus 8 serologic tests. J Infect Dis 178: 304-309
16. Regamey N, Cathomas G, Schwager M, Wernli M, Harr T, Erb P (1998*a*) High human herpesvirus 8 seroprevalence in the homosexual population in Switzerland. J Clin Microbiol 36: 1784–1786
17. Regamey N, Tamm M, Wernli M, Witschi A, Thiel G, Cathomas G, Erb P (1998b) Transmission of human herpesvirus 8 infection from renal-transplant donors to recipients. N Engl J Med 339: 1358–1363
18. Schulz TF (1998) Kaposi's sarcoma-associated herpesvirus (human herpesvirus-8). J Gen Virol 79: 1573–1591
19. Simpson GR, Schulz TF, Whitby D, Cook PM, Boshoff C, Rainbow L, Howard MR, Gao SJ, Bohenzky RA, Simmonds P, Lee C, de Ruiter A, Hatzakis A, Tedder RS, Weller IV, Weiss RA, Moore PS (1996) Prevalence of Kaposi's sarcoma associated herpesvirus infection measured by antibodies to recombinant capsid protein and latent immunofluorescence antigen. Lancet 348: 1133–1138
20. Viviano E, Vitale F, Ajello F, Perna AM, Villafrate MR, Bonura F, Arico M, Mazzola G, Romano N (1997) Human herpesvirus type 8 DNA sequences in biological samples of HIV-positive and negative individuals in Sicily. AIDS 11: 607–612
21. Whitby D, Smith NA, Matthews S, O'Shea S, Sabin CA, Kulasegaram R, Boshoff C, Weiss RA, de Ruiter A, Best JM (1999) Human herpesvirus 8: seroepidemiology among women and detection in the genital tract of seropositive women. J Infect Dis 179: 234–236

Herniotomie nach Rehbein beiderseits unter kontinuierlicher Infusion mit Immunate STIM plus bei einem 4 1/2jährigen Patienten mit von-Willebrand-Syndrom Typ 2 A, Subtyp II E

K. Hofmann, J.-U. Strassburger

Am Operationstag erhielt der 4 1/2jährige Junge einen Bolus von 80 E/kg Immunate STIM plus. Unmittelbar im Anschluß daran wurde die kontinuierliche Infusion mit einer Infusionsrate von 4 E Immunate/kg/h begonnen. Nach 30 Minuten kam es zu einem Anstieg des Faktors VIII von 30 auf 184%, des vWF RCO von 29 auf 64% und des vWF Antigens von 18 auf 134%.

Am zweiten und dritten postoperativen Tag wurde die Infusionsrate auf 2 E und am vierten und fünften Tag auf 1 E Immunate/kg/h reduziert. Am sechsten postoperativen Tag wurde die Infusion beendet.

Für die kontinuierliche Infusion verwendeten wir die Infusionsspritzenpumpe Perfusor secura FT, Braun Melsungen. Die Verdünnung des Faktor VIII-Konzentrates Immunate STIM plus mit physiologischer Kochsalzlösung im Verhältnis 1:4 bis 1:8 hatte keinen Einfluß auf die Stabilität und die klinische Wirksamkeit des Präparates.

Am Operationstag wurden Faktor VIII-, vWF RCO- und vWF Ag-Plasmaspiegel und die partielle Thromboplastinzeit (PTT) viermal kontrolliert, davon einmal präoperativ. In der postoperativen Periode erfolgte die Kontrolle der angeführten Laborparameter zweimal täglich. Die Blutungszeit wurde präoperativ und unter kontinuierlicher Infusion postoperativ einmal täglich bestimmt.

Unter kontinuierlicher Infusion mit Immunate STIM plus verlief die beiderseitige Herniotomie bei primärer Wundheilung komplikationslos.

Der Gesamtverbrauch des Faktor VIII-Konzentrates Immunate STIM plus für die perioperative Substitution über sechs Tage betrug 8500 E.

I. Scharrer/W. Schramm (Hrsg.)
29. Hämophilie-Symposion Hamburg 1998

Therapie der chronischen Hepatitis C mit Interferon-α bei Hämophiliepatienten

R. Klamroth, S. Gottstein, C. Heinrichs

Einleitung

Unter den chronischen Infektionen durch virusbedingte Kontamination von Blutprodukten stellt die Hepatitis C ein besonderes Problem dar, da sich aus ihr Leberzirrhose und Leberzellkarzinom entwickeln können. Mehr als 90% der Posttransfusionshepatitiden sind auf eine Hepatitis C Virus-Infektion zurückzuführen [4]. Ein Großteil der hämophilen Patienten wurde vor der Einführung effektiver Virusinaktivierungsverfahren der Gerinnungsfaktorenkonzentrate mit dem Hepatitis C-Virus (HCV) infiziert.

Die Therapie mit Interferon-α stellt eine etablierte Behandlungsmethode der chronischen Hepatitis C dar [3]. Dennoch liegen die langfristigen Heilungschancen mit einer vollständigen Elimination des Virus nur bei 20–25% [1]. Aus diesem Grund wurde bei Hämophilie-Patienten im Zusammenhang mit möglichen schwerwiegenden Nebenwirkungen auf das gesamte Hämostasesystem die Indikation zur Behandlung bisher eher zurückhaltend gestellt.

Patienten

8 HIV-negative hämophile Patienten (7mal schwere, 1mal leichte Hämophilie A) im Alter von 18–54 Jahren (Tabelle 1) wurden in die Untersuchung eingeschlossen. Alle hatten eine nachgewiesene chronische Hepatitis C mit seit Jahren rezidivierend erhöhten Transaminasen (GOT, GPT) und einem positiven HCV-Nachweis in der Polymerasekettenreaktion (PCR).

Sonografisch und laborchemisch gab es bei keinem Patienten einen Anhalt für eine Leberzirrhose oder eine fortgeschrittene Lebersynthesestörung. Alpha-Fetoprotein (AFP) war bei keinem Patienten erhöht. Eine Autoimmunhepatitis wurde bei allen Patienten anhand negativer Autoantikörper (Antinukleäre Ak, Antimitochondriale Ak, Lebermembran-Ak, Leber-Kidney-Membran-Ak) ausgeschlossen (Tabelle 2).

Methode

Die Patienten wurden mit Interferon α-2a (Roferon A) in gewichtsabhängiger Dosierung mit 4,5 ± 1,5 Mio. IE 3mal pro Woche subkutan behandelt. Es erfolgten initial engmaschige Kontrollen des Blutbildes und der Gerinnungsparameter

I. Scharrer/W. Schramm (Hrsg.)
29. Hämophilie-Symposion Hamburg 1998

Tabelle 1. Anamnestische und laborchemische Daten vor Beginn der Interferontherapie

Nr.	Alter (Jahre)	Gewicht (kg)	Größe (cm)	F.VIII (%)	Hemmkörper (qual.)	Hemmkörper (B.E.)	Auto-Ak	AFP (IU/ml)	Interferon-α (Dosis/Woche)	Sonographie (Hepar)
1	54	85	172	1	neg.	<0,1	neg.	2,7	3mal 6 Mio. IE	Steatosis
2	24	73	175	1	neg.	<0,1	neg.	7,9	3mal 4,5 Mio. IE	o.B.
3	28	73	173	1	neg.	<0,1	neg.	2,6	3mal 4,5 Mio. IE	o.B.
4	26	84	181	1	neg.	<0,1	neg.	2,8	3mal 6 Mio. IE	o.B.
5	36	71	177	14	neg.	<0,1	neg.	1,9	3mal 4,5 Mio. IE	o.B.
6	44	101	180	1	neg.	<0,1	neg.	2,4	3mal 6 Mio. IE	Steatosis
7	18	70	183	1	neg.	<0,1	neg.	1,7	3mal 4,5 Mio. IE	o.B.
8	26	73	178	1	neg.	<0,1	neg.	5,3	3mal 4,5 Mio. IE	o.B.

Tabelle 2. Laborchemische Daten vor Beginn der Interferontherapie

Nr.	HCV-PCR (cop./ml)	ASAT (U/l)	ALAT (U/l)	γ-GT (U/l)	AP (U/l)	Bilirubin (mg/dl)	Thrombozyten (G/l)	Leukozyten (G/l)	Hämoglobin (g/dl)
1	1.250.000	17	29	86	202	0,61	162	4,4	14,3
2	1.235.000	27	52	105	124	0,76	222	5,7	17,7
3	567.000	14	30	22	94	1,35	247	6,8	16,3
4	790.000	18	35	11	63	0,22	266	5,4	15,2
5	1.323.000	11	21	26	131	0,57	277	4,2	13,6
6	273.000	16	31	16	114	0,65	200	8,1	15,1
7	17.000	9	7	5	135	1,30	229	6,1	15,8
8	1.437.000	36	96	51	110	0,65	321	5,7	15,4

(Quick-Wert, PTT, TZ, Fibrinogen, D-Dimer, AT III, Faktor VIII (F. VII)) und später monatliche Kontrollen der Leberwerte (ASAT, ALAT, γ-GT, AP, Bilirubin), des Blutbildes und eines erweiterten Gerinnungsstatus (zusätzlich Hemmkörperdiagnostik).

Zu Anfang wurden vor der Interferonapplikation 1000 IE Faktor VIII infundiert, solange bis ein negativer Einfluß auf die Hämostase inklusive der Thrombozyten ausgeschlossen werden konnte. Bei Bedarf erhielten alle Patienten Paracetamol. Bei negativer HCV-PCR und Normalisierung der Transaminasen nach 3 Monaten galten die Patienten als Responder und wurden für weitere 9 Monate therapiert. Non-Responder beendeten die Therapie nach 3 Monaten.

Ergebnisse I

Die Patienten 1, 5, 6 und 8 waren nach 3 Monaten weiterhin HCV-PCR-positiv und beendeten als Non-Responder die Therapie. Die übrigen 4 Patienten waren nach 3 Monaten HCV-PCR-negativ und wurden weitere 9 Monate behandelt. Die Patienten 3 und 4 blieben auch nach Absetzen des Interferons HCV-PCR negativ (Nachbeobachtung bisher ein halbes Jahr). Der Patient 2 hatte in der Nachbeobachtung wieder eine positive HCV-PCR und der Patient 7 wird noch mit Interferon-α therapiert.

Ergebnisse II

Insgesamt traten keine klinisch relevanten Veränderungen des Blutbilds und des Gerinnungssystems auf. Bei allen Patienten zeigte sich unter der Therapie eine milde Leukozyto- und Thrombozytopenie. Sonographisch war bei initial größtenteils unauffälligen Befunden in keinem Fall eine Verschlechterung festzustellen (Tabellen 3 und 4). Patient 5 entwickelte trotz initial nicht erhöhter Schilddrüsenautoantikörper (TPO-Ak) im Rahmen einer Autoimmunthyreoditis eine Hypothyreose.

Tabelle 3. Laborchemische Daten nach 3 Monaten der Interferontherapie

Nr.	HCV-PCR (cop./ml)	ASAT (U/l)	ALAT (U/l)	γ-GT (U/l)	AP (U/l)	Bilirubin (mg/dl)	Thrombozyten (G/l)	Leukozyten (G/l)	Hämoglobin (g/dl)
1	2.500.000	114	133	403	206	1,28	138	3,4	15,0
2	0	11	22	26	98	0,95	188	4,8	15,5
3	0	10	15	20	84	0,73	155	6,2	15,8
4	0	12	14	23	71	0,24	245	3,7	15,2
5	1.041.000	21	35	24	125	0,49	155	3,9	13,6
6	35.000	10	11	11	89	0,44	120	4,6	13,7
7	0	9	6	7	110	0,70	200	5,4	15,4
8	1.647.000	57	168	96	126	0,98	225	5,9	15,5

Tabelle 4. Laborchemische Daten ein halbes Jahr nach Abschluß der Interferontherapie. Patient Nr. 7 wird noch mit Interferon-α therapiert

Nr.	HCV-PCR (cop./ml)	ASAT (U/l)	ALAT (U/l)	γ-GT (U/l)	AP (U/l)	Bilirubin (mg/dl)	Thrombozyten (G/l)	Leukozyten (G/l)	Hämoglobin (g/dl)
2	0	11	13	19	72	0,32	278	7,3	16,1
3	311.000	14	38	43	96	0,78	225	5,9	16,6
4	0	10	11	15	86	0,92	227	12,3	16,5

Ergebnisse III

Initial kam es bei allen Patienten nach der ersten Injektion mit Interferon-α zu einem Anstieg der Körpertemperatur mit grippeähnlichen Allgemeinsymptomen. Mit den weiteren Injektionen ließen diese Nebenwirkungen nach, so daß die Patienten 2, 3, 4 und 7 die Therapie ohne Beschwerden tolerierten. Bei Patient 1 kam es im Laufe des dritten Therapiemonats vor Beendigung der Therapie wieder zu verstärkten Beschwerden mit Appetitlosigkeit, Schlafstörungen, Gelenkbeschwerden und Oberbauchschmerzen sowie einem Transaminasenanstieg. Die Patienten 5, 6, und 8 klagten während der gesamten Therapie über unspezifische Allgemeinsymptome inklusive Konzentrationsstörungen und depressiver Stimmungslage (Patient 6). Bei Patient 5 wurde aufgrund starker Gelenkbeschwerden die Dosis auf 3x3 Mio. IE Interferon-α reduziert.

Ausblick

Die Therapie mit Interferon-α ist bei Patienten mit schwerer Hämophilie A nicht unproblematisch. Bei der Hälfte der Patienten traten das Alltagsleben beeinträchtigende Nebenwirkungen auf. Der therapeutische Erfolg im Einzelfall rechtfertigt jedoch den Einsatz. Die Erfogsrate von ca. 25% entsprach der Rate bei nichthämophilen Patienten [1]. Inwieweit die Non-Responder mit schwerer Hämophilie von einer Kombinationstherapie Interferon-α mit Ribavirin profitieren, bleibt abzuwarten [2].

Literatur

1. Alscher, D.M., J.C. Bode Therapie der Hepatitis C. Medizinische Klinik; 3, 147–161
2. Bhagani, S., C. Sabin, J. Dean, R. Miller, P. Mistry, C.A. Lee (1998) Interferon-alpha-2b/Ribavirin combination therapy for chronic genotype 1 HCV in hemophiliac patients – early results Hemophilia 4(3) Abstracts of XIIIth WFH, 262
3. Hopf, U., Niederau, C., Kleber, G., Fleig, W.E. (1997) Behandlung der chronischen Virushepatitis B/D und der akuten und chronischen Virushepatitis C. Konsensus der Deutschen Gesellschaft für Verdauungs- und Stoffwechselkrankheiten. Z Gastroenterol 35: 971–986
4. Roggendorf, M. (1994) Die Bedeutung der HCV-Infektion für posttranfusionelle Hepatitis Infusionsther/Transfusionsmed 21/Suppl. 1: 12–18

Aspekte des Gesundheitszustandes der Kinder und Jugendlichen mit Hämophilie in Rumänien

M. Serban, D. Lighezan, D. Sas, W. Schramm

Einleitung

Die Hämophiliebetreuung in unserem Lande wird von besonderen Verhältnissen bestimmt, die vorwiegend durch Bedarfstherapie (>90% der Fälle), mit verzögerter und mangelhafter Substitution, unter Verabreichung von Plasma und/oder Kryopräzipitat gekennzeichnet ist. Die Schwierigkeiten in dem Diagnosebereich (Bestimmung von Faktorenkonzentration, Inhibitorstatus, usw.) sind auch zusätzlich zu erwähnen.

Patienten und Methode

Unter diesen Bedingungen wurde der Gesundheitszustand von 197 hämophiliekranken Patienten (171 Hämophilie A und 26 Hämophilie B) aus der Evidenz des Hämophiliezentrums von Timisoara überprüft. In allen 197 hämophiliekranken Patienten wurde eine gesamte klinische Prüfung gemacht, in der der Gelenkstatus (klinischer Score nach WFH und radiologischer Score nach Pettersen) bestimmt wurde. Die sozialen Konsequenzen wurden durch Zahl der Krankenhausaufenthalte und Tage der Schulversäumnisse berechnet. Eine Überprüfung der Inhibitoren (Bethesda-Methode) und der serologischen Parameter für blutbedingte Infektionen (Elisa-Methode mit Reagenzien III./IV. Generation) wurde für Hepatitis A (anti-HBA), Hepatitis B (Ag HBs, anti-HBs und bei Ag-HBs-positiven auch Ag HBe, IgM-anti-HBc und anti-Hbe), Hepatitis C (anti HBC), HIV-(anti-HIV1 und anti-HIV2, bei positiven auch Westernblot) und HTLV-(anti-HTLV I und anti-HTLV II) Infektionen durchgeführt. Die CD3, CD4, CD8, CD19 Lymphozyten Subpopulationen wurden durch Flowzytometrie gemessen.

Ergebnisse

1. Klinische Aspekte

Gelenkzustand der Hämophilen

Beeindruckend ist v. a. die hohe Frequenz der posthämorrhagischen Behinderungen: 53,9% der Patienten weisen chronische Hämarthrose auf, 21,4% davon mit mehr als 5 betroffenen Gelenken (Abb. 1.).

I. Scharrer/W. Schramm (Hrsg.)
29. Hämophilie-Symposion Hamburg 1998

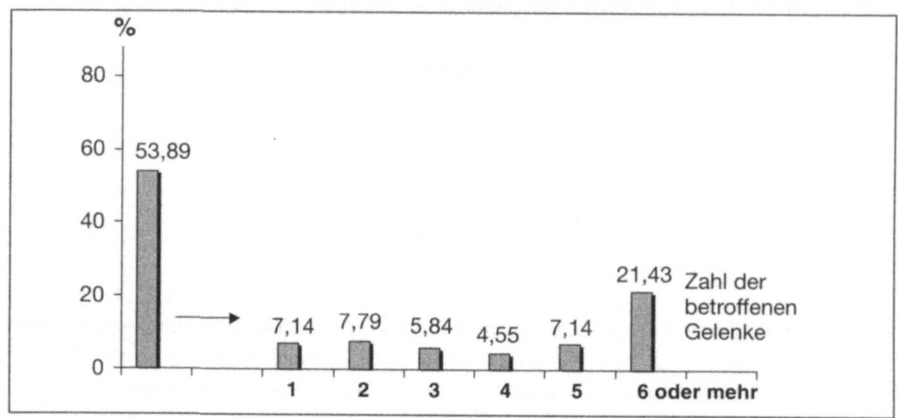

Abb. 1. Gelenkstatus der Hämophiliepatienten

Neurosensorische Folgen bei Hämophilen

Die Frequenz und das Spektrum von Blutungen im Nervensystem sind beeindruckend: 19,6% der Hämophilen hatten im Laufe von 20 Jahren Beobachtungszeit eine Blutung im zentralen oder peripheren Nervensystem (Abb. 2). Die meisten waren unter Therapie rückgängig, 15,4% der Patienten blieben mit residualen psychoneurosensorialen Störungen.

Andere klinische Aspekte

In Einzelfällen wurden zystische Veränderung eines subkapsulären Milzhämatoms und eine narbige Quadrizepsretraktion nach massiver und infizierter Muskelblutung beobachtet.

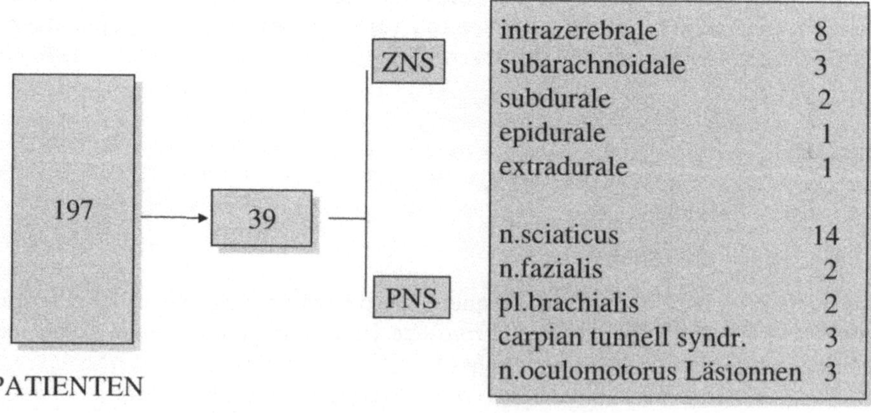

Abb. 2. Häufigkeit und Spektrum von Blutungen im Nervensystem

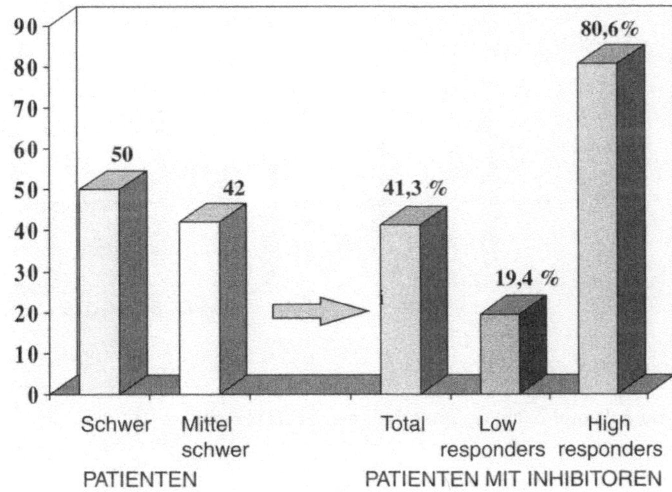

Abb. 3. Häufigkeit von Inhibitoren bei Hämophilie-A-Patienten

2. Biologische Beobachtungen

Inhibitorstatus

Die Inhibitoren wurden unter unseren Behandlungsbedingungen in sehr hoher Anzahl registriert (41,3%), in den meisten Fällen mit mehr als 5BE (Abb. 3).

Immunologischer Zustand bei nicht HIV-positiven Patienten

Unter dem Gesichtspunkt der immunologischen Parameter wiesen HIV-negative Patienten bedeutende Abweichungen von der Norm für CD3, CD4, CD4/CD8 sogar CD19 Lymphozyten-Subpopulationen. (Abb. 4.) Trotz dieser Werte blieb das Defizit des zellulären Substrates der Immunität subklinisch.

Virale Serologie

Das serologische Profil der untersuchten Patienten wies auf einen großen Anteil von nosokomialen Infektionen. Bemerkenswert sind die großen Frequenzen von AgHBs, AgHBe und anti-HDV-Positivität (Abb. 5.)

3. Soziale Konsequenzen

Die häufig auftretenden und oft schweren Blutungen haben zahlreiche Krankenhausaufenthalte zur Folge, die zu Versäumnissen in der Schule führen; das alles hat negative Einflüsse auf die berufliche und gesellschaftliche Eingliederung der Betroffenen (Tabelle 1).

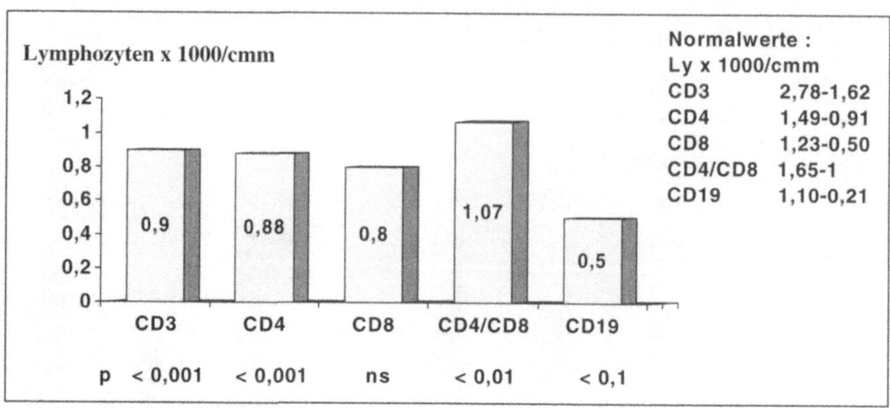

Abb. 4. Lymphozytensubpopulationen bei Hämophilen

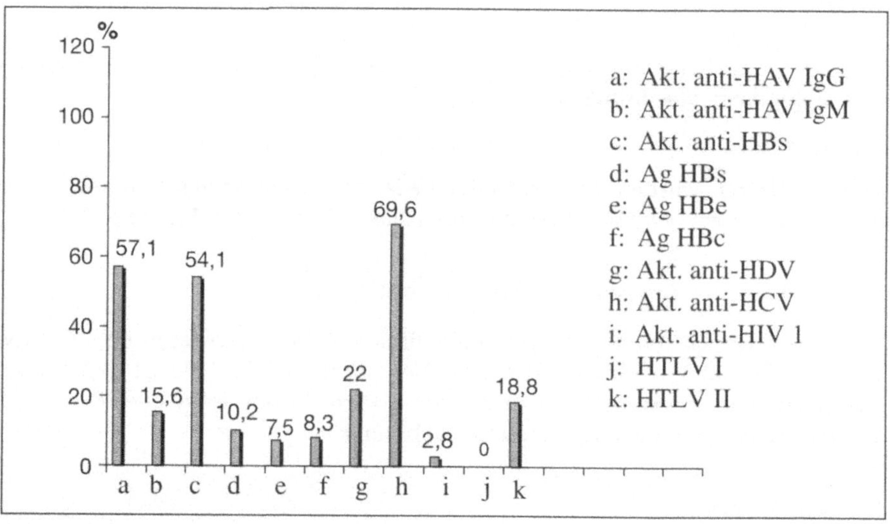

Abb. 5. Serologisches Profil bei Hämophilen

Tabelle 1. Soziale Integration

	1992	1993	1994	1995	1996	1997
Stationäre Tage/Patient/Jahr	12,21	8,60	8,36	6,59	6,36	6,33
Schulversäumnistage/Patient/Jahr	15,30	12,88	11,87	10,07	9,62	8,62

Zusammenfassung

Bedauerlicherweise befindet sich die Hämophilie am Rande des Interesses der Hämatologen und auf der Schattenseite des Gesundheitswesens. Die Entwicklung dieser Defizienz wird begleitet von tatsächlichem Risiko und von unvermeidbaren Komplikationen, die in manchen Fällen sogar zum Ableben der Patienten führen. Obwohl die Letalität in den letzten 15 Jahren bei 0% liegt, belasten die erwähnten Beschwerden und anormalen Parameter die Lebensqualität der Hämophilen und beschatten ihre Lebensperspektiven und soziale Integration. Sie rechtfertigen die sozioökonomischen Berechnungen, ein wirksames Argument zur Unterstützung eines Plädoyers für eine optimale Fürsorge und Pflege der Hämophilen.

Die Aufgaben, die uns bevorstehen und die unsere Perspektiven bestimmen, sind:

- Aufstellung eines nationalen Hämophilieregisters;
- Aufbau eines Hämophiliebetreuungsnetzes,
- entsprechende Laborausstattung und Bedeckung der Therapie,
- lokomotorische Rehabilitation,
- psychosoziale Unterstützung,
- Erziehung und Einbindung der Betroffenen in die Selbstbetreuung.

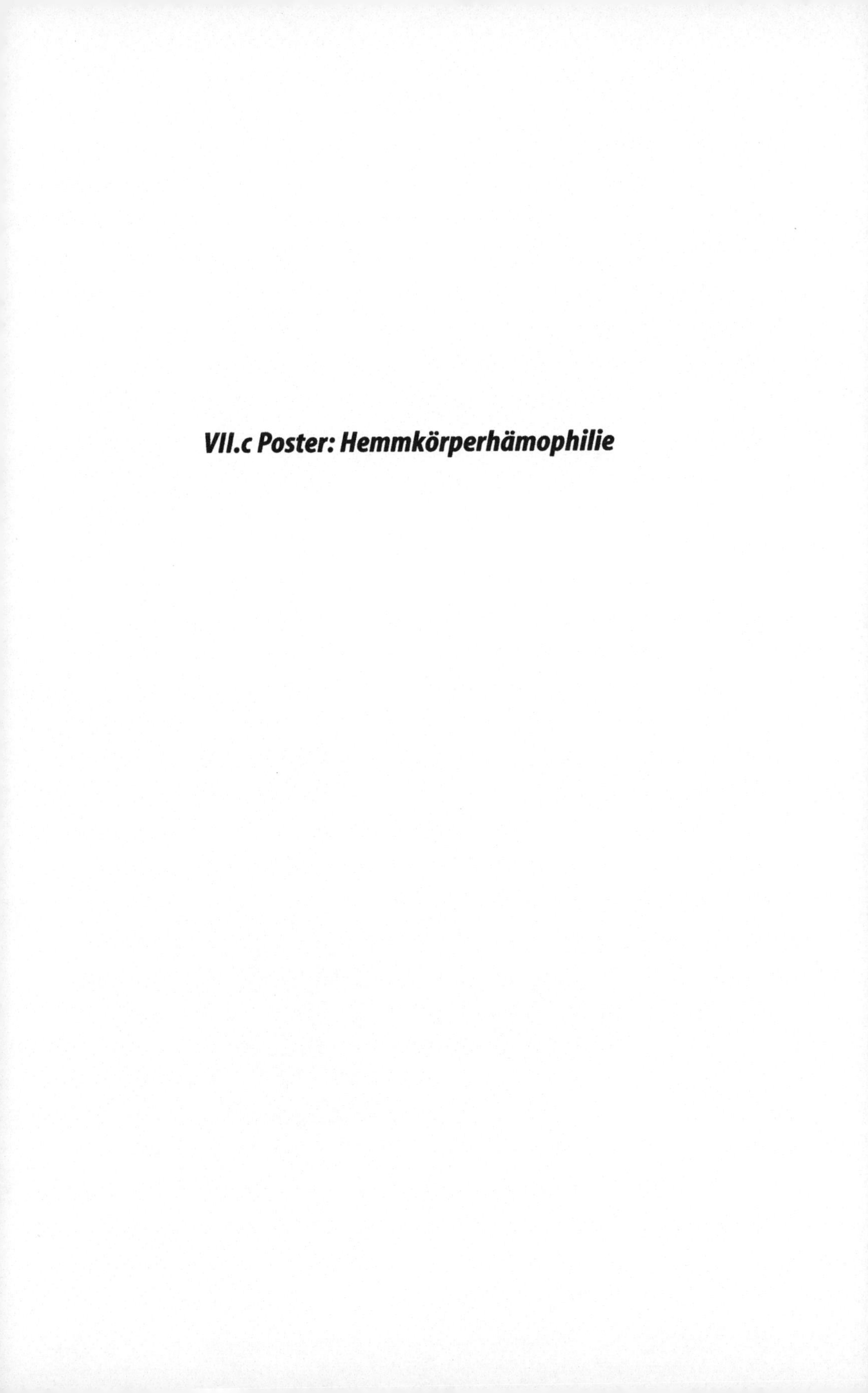

VII.c Poster: Hemmkörperhämophilie

Hüftgelenkersatz bei einem ehemaligen Hemmkörperhämophiliepatienten

V. Aumann, D. Franke, G. Lutze, W. Nebelung, U. Mittler

Einleitung

Noch vor wenigen Jahren stellten Gelenkveränderungen bei schweren Hämophilen, bedingt durch Einblutungen, die ungenügend oder überhaupt nicht behandelt werden konnten, ein großes Problem dar. Die Zerstörung der betroffenen Gelenke mußte als schicksalhaft angesehen werden, was unter heutigen Bedingungen kaum nachzuvollziehen ist. Lediglich Patienten mit hochtitrigen Hemmkörpern bzw. Patienten mit einer hochgradigen »non compliance« können derzeit ähnliche Veränderungen aufweisen.

Anhand eines Patienten mit schwerer Hämophilie A und Hemmkörperentwicklung werden Optionen der Behandlung aufgezeigt, die sich durch neue medizinische Erkenntnisse und Möglichkeiten ergeben können.

Kasuistik

Bei dem Patienten war seit der Geburt die schwere Hämophilie A (F VIII <1%) bekannt. Er wurde anfangs bedarfsweise mit Kryopräzipitat behandelt. Im August 1977 trat eine erhebliche Blutung in das linke Sprunggelenk auf. Unter der Gabe von Kryopräzipitat besserte sich die Blutung nicht. Es traten zusätzlich Einblutungen in die rechte Schulter sowie in die Kopfweichteile auf. Im Gerinnungslabor ließ sich daraufhin ein Hemmkörper gegenüber F VIII nachweisen (max. 680 Bethesda-Einheiten/ml).

In der Folgezeit traten relativ selten weitere schwere Gelenkblutungen auf. Hauptsächlich waren das linke Kniegelenk, das rechte Ellenbogengelenk und beide Sprunggelenke betroffen. Eindrucksvoll war weiterhin eine massive Einblutung in die rechte Schulter bzw. Weichteile des Oberarmes, die zu einer vorübergehenden Neuropathie führte. Die geringe Blutungsfrequenz war auf die äußerst disziplinierte Lebensweise des Jungen zurückzuführen. In den folgenden Jahren wurde bei dem Patienten kein F VIII zur Behandlung von Blutungen eingesetzt. Dieser wurde für den (nicht eingetretenen) lebensbedrohlichen Notfall reserviert.

Trotzdem lag der Hemmkörpertiter zwischen 2,3 und 4,3 Bethesda-Einheiten/ml. Die Behandlung erfolgte konservativ durch Ruhigstellung und Kühlung der betroffenen Gelenke. Zusätzlich wurden Prednisolon zur Resorptionsförderung, Haemarctin (Schlangengift) zur Gerinnungsbeeinflussung, Pamba bei Blutungen

I. Scharrer/W. Schramm (Hrsg.)
29. Hämophilie-Symposion Hamburg 1998

im Mundschleimhautbereich sowie aktivierte PPSB-Präparate eines Blutspendeinstitutes eingesetzt. Die Wirksamkeit dieser Maßnahmen war gering. 1989 stand mit FEIBA erstmalig wieder ein effektives Medikament zur Verfügung. Der Versuch der Hemmkörperbehandlung in den Jahren 1977–1990 konnte aus folgenden Gründen nicht unternommen werden:

- Kryopräzipitat war in den benötigten Mengen nicht vorhanden. Es wäre auch nicht geeignet gewesen.
- Die Kombinationsbehandlung von Kryopräzipitat und Cyclophosphamid erschien nicht besonders erfolgversprechend. Außerdem bestanden Vorbehalte der Eltern gegenüber einem Zytostatikum.
- F VIII-Konzentrate wurden für die vorgesehene Indikation nicht importiert.

Bis 1990 hatte sich der Gelenkzustand weiter erheblich verschlechtert. Besonders das linke Kniegelenk wies eine starke Deformität auf. In der rechten Hüfte wurden häufig Schmerzen angegeben, auch bestand eine erhebliche Bewegungseinschränkung. Die Hemmkörperbehandlung wurde am 30. 10. 1990 begonnen. Es wurden 200 E F VIII/kgKG/Tag eingesetzt. FEIBA wurde für den Bedarfsfall reserviert. Der Verlauf der Hemmkörperentwicklung und der PTT in der ersten Behandlungsphase wird in Diagramm 1 wiedergegeben. Eine vollständige Elimination des Hemmköpers gelang nicht.

Da auch die HWZ mit 3–4 h weiter deutlich verkürzt war, wurde die hochdosierte Behandlung über insgesamt 15 Monate fortgesetzt. Im folgenden wurden die Dosen reduziert, später die Intervalle verlängert, so daß eine alternierende Behandlung mit 3000 E F VIII alle 48 h möglich wurde. Unter diesem Regime war der Patient blutungsfrei. Bei einem weiteren Reduktionsversuch kam es erneut zu Blutungsereignissen in die bereits schwer geschädigten Gelenke.

In den Jahren 1990–1998 änderte sich der Gelenkstatus kaum (Tabelle 1). Die Schmerzen im rechten Hüftgelenk wurden stärker. Die Beschwerden beim Laufen und Treppensteigen nahmen zu, so daß die Indikation zur Operation der Hüfte mittels einer Endoprothese gestellt wurde. Klinisch zeigten sich präoperativ eine funktionelle Beinverkürzung von 2 cm mit Adduktionskontraktur von 15°, eine eingeschränkte Beweglichkeit im rechten Hüftgelenk (Extension/Flexion 0/0/120, Außen-Innen-Rotation 0/0/130) sowie eine Kniebeugekontraktur links. Das Trendelenburg-Zeichen links war positiv. Der präoperative Gelenkzustand wird in der Röntgenaufnahme (Abb. 1) wiedergegeben, die ein weitgehend zerstörtes Gelenk demonstriert.

Unmittelbar vor der Operation wurden dem Patienten 5000 E F VIII substituiert. Nach Überprüfung des Gerinnungsstatus erfolgte die Operation. Es wurden ein

Tabelle 1. Gelenkstatus im Vergleich 1990/1997

Gelenk	1990 rechts	links	1997 rechts	links
Ellbogen	0/30/140	0/30/130	0/23/140	0/30/125
Knie	0/0/150	0/5/115	0/0/150	0/5/130
Sprunggelenk	15/0/50	8/0/35	10/0/40	4/0/35

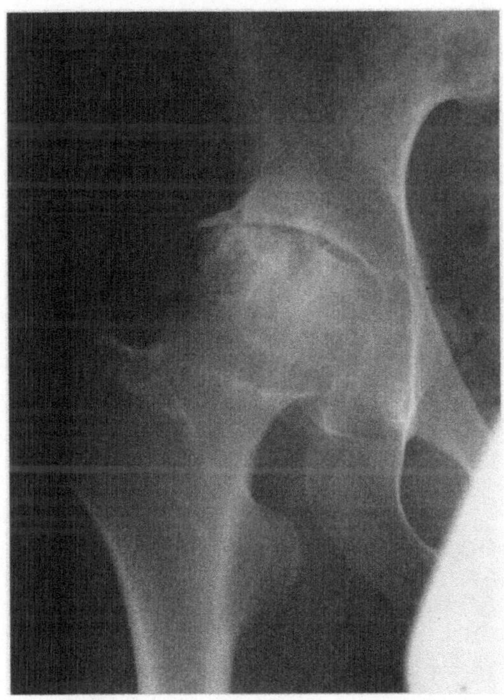

Abb. 1. Präoperativer Gelenkzustand im Röntgenbild

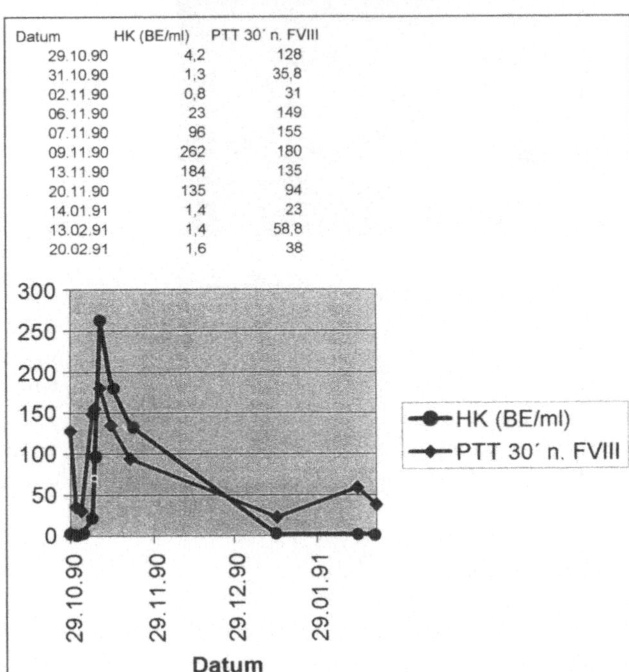

Datum	HK (BE/ml)	PTT 30´ n. FVIII
29.10.90	4,2	128
31.10.90	1,3	35,8
02.11.90	0,8	31
06.11.90	23	149
07.11.90	96	155
09.11.90	262	180
13.11.90	184	135
20.11.90	135	94
14.01.91	1,4	23
13.02.91	1,4	58,8
20.02.91	1,6	38

Abb. 2. Hemmkörperentwicklung und PTT-Verlauf in der Initialphase der Hemmkörperbehandlung

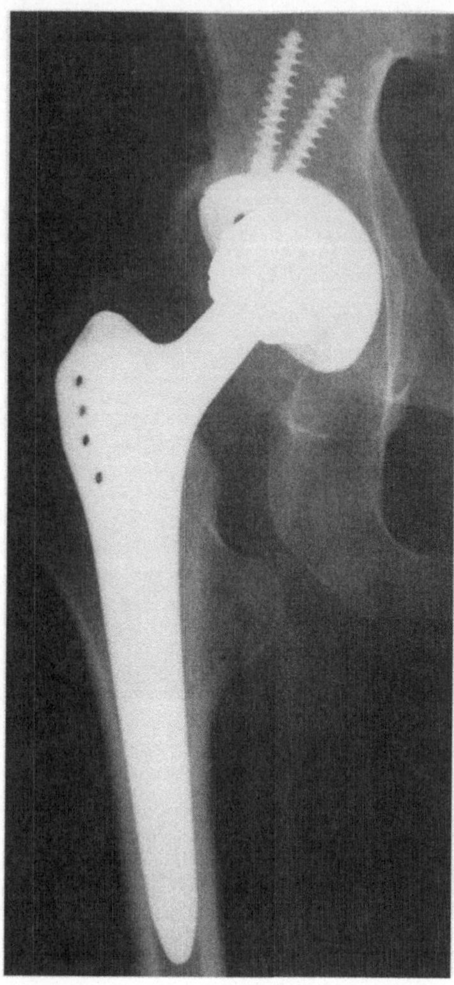

Abb. 3. Postoperativer Gelenkzustand

zementloser Zweymüller-Schaft und eine zementlose hemisphärische Press-Fitpfanne komplikationslos implantiert. Anschließend wurde unter F-VIII-Spiegelkontrollen eine kontinuierliche Substitution eingeleitet. Die Befunde werden in Abbildung 2 dargestellt. Am 9. postoperativen Tag wurde auf eine einmalige tägliche Gabe von 3000 E F VIII übergegangen. Nach dem Eingriff war der Zustand des Patienten deutlich gebessert. Das Gangbild normalisierte sich, das Treppensteigen wurde schmerzfrei möglich. Das Ergebnis wird im Röntgenbild (Abb. 3) dargestellt.

Zusammenfassung

Der Versuch einer Hemmkörperbehandlung ist auch bei einem über Jahre bestehenden Hemmkörper möglich. Bei unserem Patienten scheint die Umwandlung eines hochtitrigen Hemmkörpers in einen niedrigtitrigen vonstatten gegangen zu sein. Eine höherdosierte, alle 48 h verabreichte Prophylaxe mit F-VIII-Präparaten verhinderte weitere Einblutungen in die schwer vorgeschädigten Gelenke. Trotz des Hemmkörpers und einer weiter verkürzten Halbwertszeit auf 5 h wurde, bedingt durch die klinische Symptomatik, die Indikation zur Hüftoperation gestellt (Implantation einer Totalendoprothese). Die kontinuierliche F-VIII-Verabreichung bis zum 8. postoperativen Tag erwies sich als eine gut steuerbare und F-VIII-sparende Behandlungsmethode.

Hemmkörper-Hämophilie A: Induktion einer Immuntoleranz mit IMMUNATE STIM plus

R. Kobelt, W. Engl, B. Eberspächer

Einleitung

Der Umgang mit Faktor-VIII-Inhibitoren stellt die größte Herausforderung in der Behandlung der Hämophilie A dar. Eine deutlich erhöhte Blutungsneigung, die im Extremfall zu schweren, massiven und kaum mehr beherrschbaren Blutungen führen kann, steht dabei im Vordergrund. Für das therapeutische Vorgehen stehen neben humanem Faktor VIII Adsorptionssäulen, porciner Faktor VIII, Faktor VIIa, Prothrombinkomplexe sowie kontrolliert aktivierte Prothrombinkomplex-Präparate zur Verfügung.

Insbesondere bei Kindern wird versucht, den Hemmkörper durch Erzeugung einer Immuntoleranz zu eliminieren [1]. Dabei wird Faktor VIII hochdosiert verabreicht, um den vorhandenen Faktor VIII-Inhibitor zu überspielen. Die Hochdosis-Therapie wird bis zur Normalisierung der in vivo-recovery und der biologischen Halbwertszeit von Faktor VIII fortgeführt.

Wir berichten von der Induktion einer Immuntoleranz bei einem 11 Jahre alten »high responder«. Nach dem Auftreten des Inhibitors im Alter von einem Jahr wurde der Patient mit verschiedenen Produkten behandelt (PCC, aPCC, pdVIIa, rVIIa), wobei ab dem vierten Lebensjahr streng darauf geachtet wurde, weitere Boosterungen möglichst zu vermeiden. Im Alter von 11 Jahren konnten alle Beteiligten sich dann dazu entschließen, eine hochdosierte Immuntoleranz-Induktionstherapie mit einem FVIII/vWF-Konzentrat (IMMUNATE STIM plus) zu beginnen. Innerhalb von 6 Monaten gelang es damit, den Inhibitor erfolgreich zu eliminieren.

Material und Methoden

Faktor-VIII-Konzentrat zur Immuntoleranz-Induktion

IMMUNATE STIM plus stellt ein hochgereinigtes Faktor-VIII/vWF-Konzentrat dar, das aus Humanplasma über Ionenaustauschchromatographie gewonnen wird. Für die Herstellung werden nur Plasmapools verwendet, die in der PCR (IQ-PCR) negativ sind in Bezug auf HIV, HCV- und HBV-Nukleinsäuren. Der Herstellungsprozeß beinhaltet zwei Virusinaktivierungsverfahren (Dampfinaktivierung, Polysorbat 80-Behandlung) sowie chromatographische Virusreduktionsschritte.

I. Scharrer/W. Schramm (Hrsg.)
29. Hämophilie-Symposion Hamburg 1998

Labormethoden

Faktor-VIII-Bestimmung:
Einstufentest mit natürlichem Mangelplasma
(Gerinnungslabor Zentrallabor ZLB, SRK, CH-Bern)

Faktor-VIII-Inhibitor-Bestimmung:
Bethesda Original-Methode mit Nijmegen-Modifikation
(Gerinnungslabor Zentrallabor ZLB SRK, CH-Bern)

Biometrie

Faktor-VIII-Verlaufsdaten wurden durch Subtraktion des jeweiligen Ausgangswertes vor der Infusion korrigiert. Die in-vivo-Recovery wurde sowohl als inkrementeller Anstieg (K-Wert) nach der Formel

K = Faktor-VIII-Anstieg/Dosis je Körpergewicht

berechnet als auch als Prozentsatz unter Berücksichtigung des Plasmavolumens nach folgender Formel:

IVR = Faktor-VIII-Anstieg *Plasmavolumen/Dosis

wobei das Plasmavolumen in Millilitern zu 80 * (100%-Hämatokrit) * Körpergewicht bestimmt wurde.

Halbwertszeiten wurden modellunabhängig und für Ein- und Zwei-Kompartment-Modelle berechnet. Die modellunabhängige Methode verwandte die Fläche unter der Verlaufskurve und der ersten Momentenkurve, die nach der Trapezregel mit einer Dreipunktextrapolation bestimmt wurden [2]. Die Anpassung der Kompartment-Modelle erfolgte durch nichtlineare Optimierung nach der Methode der kleinsten Quadrate. Die Berechnungen wurden mit dem statistischen Softwarepaket SAS Release 6.12 [3] vorgenommen.

Patientengeschichte

Bei einem einjährigen Jungen wurde im Rahmen einer Nachbildung nach einer Orchidopexie eine Hämophilie A diagnostiziert. Innerhalb von fünf Expositionstagen nach Gabe von Faktor VIII und Frischblut entwickelte der Patient im Alter von einem Jahr einen Inhibitor gegen Faktor VIII (40 BE). Bis zum 11. Lebensjahr erhielt er bei Bedarf humanen Faktor VIII, Prothrombinkomplex, aktivierten Prothrombinkomplex, porcinen Faktor VIII sowie humanen oder rekombinanten Faktor VIIa (Tabelle 1). Der maximale Inhibitor wurde im Alter von 4 Jahren registriert und lag bei 106 BE. Bei dem Faktor-VIII-Gendefekt handelt es sich um eine Intron 22-Inversion.

Tabelle 1. Therapeutische Vorgehensweise bei Patient L.H.

Therapie	Anwendung	Zeitraum	Ergebnis
Faktor-VIII-Konzentrat SRK	12 Dosen à 250 bzw. 500 IE	07.04.–23.06.1987	
Feiba/Prothromplex	Mehrere Gaben à 500 IE	25.06.–28.08.1987	Wechselnd gute Wirkung
Faktor-IX-Komplex SRK heparinfrei	Mehrere Gaben à 500 IE	1987	
Hyate C	4 Dosen	25.01.–14.02.1990	Inhibitor gegen porcinen FVIII: 11 BE ➡ 27 BE Inhibitor gegen humanen FVIII: 21 BE ➡ 106 BE
Acset (pdFVIIa)	3 Dosen à 2500 E	1991	Klinisch gute Wirkung
Novoseven (rFVIIa)	Mehrere 100 Dosen à 3,6 mg	04/1994–02/1997	Mäßige bis gute Wirkung bei Blutungen in den Targetjoints, gute Wirkung bei sporadischen und äußerlichen Blutungen

Induktion einer Immuntoleranz

Aufgrund des vom Zentrum abgelegenen Wohnortes und mäßiger Venenverhältnisse wurde eine Port-Implantation vorbereitet und unter Faktor-VIII-Schutz (IMMUNATE STIM plus) mit gleichzeitigem Beginn der Induktion einer Immuntoleranz. Tabelle 2 gibt die therapeutische Vorgehensweise wieder.

Tabelle 2. Induktion einer Immuntoleranz mit IMMUNATE STIM plus

Zeitraum	IMMUNATE-Dosierung	Bemerkungen
27.1.1997	Testdosis 2000 IE	FVIII-Recovery: 1,73%/IE/kg KG Biologische Halbwertszeit: 8 h
28.–30.01.1997	Bolus 2000 IE, danach Dauerinfusion von 135 IE/h, später 100 IE/h	Port-Implantation
01.02.1997	2 x 1000 IE/d	
02.02.1997	2 x 2000 IE/d	Klinisch spürbarer Beginn der Boosterung des Hemmkörpers
Ab 03.02.1997	2 x 3000 IE/d	Blutung an der Portkammer (Behandlung mit einmaliger Dosis von 3,6 mg NovoSeven), einmalig Nasenbluten, maximaler Hk-Titel von 63 BU am 05.02.1997
Ab 23.04.1997	3 x 1000 IE/d	Im Mai 1997 an 4 Tagen zusätzlich je 3000 IE aufgrund von Gelenkschmerzen
Ab 28.01.1998	2500 IE/d	
Ab 27.02.1998	2000 IE/d	
Ab 27.02.1998	1500 IE/d	
Ab 04.05.1998	3000 IE/2d	

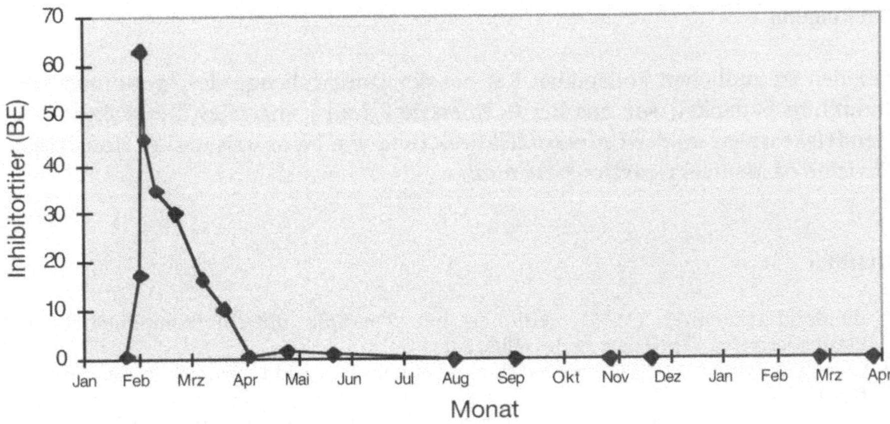

Abb. 1. Verlauf des Inhibitortiters

Ergebnis

Abbildung 1 zeigt den Verlauf des Faktor-VIII-Inhibitors während der Behandlung mit IMMUNATE STIM plus. Sechs Monate nach Beginn der Immuntoleranz-Induktion ist der Inhibitor nicht mehr nachweisbar. Die in vivo-recovery von Faktor VIII liegt bei 93,5%, die biologische Halbwertszeit beträgt im Zwei-Kompartment-Modell 8,8 h (Tabelle 3). Nach 1,5 Jahren ist die biologische Halbwertszeit unabhängig von der Art der Berechnung normalisiert. Patient L.H. war zu Beginn der Immuntoleranzinduktion gegen Hepatitis A und B geimpft und blieb frei von HCV-Übertragungen.

Tabelle 3. Faktor-VIII-Pharmakokinetik

Datum	K-Wert	% Recovery	Biologische Halbwertszeit (h)		
			Modell unabhängig	Ein-Kompartment-Modell	Zwei-Kompartment-Modell
30.04.1997	0,89	42,9*	2,0	2,2	2,8
28.05.1997	1,42	68,0	2,6	2,7	2,7
07.08.1997	2,05	93,5	5,8	4,6	8,8
29.10.1997	1,41	67,8*	3,8	3,2	5,5
15.01.1998	2,31	114,7	4,5	6,0	9,5
07.04.1998	1,76	87,5	4,8	4,9	8,7
06.07.1998	1,53	71,1	7,1	7,5	7,7

*Unter Verwendung des medianen Hämatokritwertes des Patienten von 40%

Danksagung

Für den freundlichen kollegialen Rat bei der Durchführung der Immuntoleranz-Induktion bedanken wir uns bei G. Auerswald und J. Ingerslev. Der Faktor-VIII-Gendefekt wurde an der Universitätsklinik Genf von M. Morris und A. Honsberger, Division of Medical Genetics, bestimmt.

Literatur

1. Bundesärztekammer (1995) Leitlinien zur Therapie mit Blutkomponenten und Plasmaderivaten. Deutscher Ärzteverlag, S. 111
2. Gibaldi M, Perrier D (1982) Pharmacokinetics, Kapitel 1, 2 und 11. Marcel Dekker, New York Basel
3. SAS Institute Inc. (1996) SAS/STAT Software: Changes and Enhancement for Release 6.12. Institute Inc., Cary NC

Erfolgreiche Behandlung einer intrazerebralen Blutung bei einem Patienten mit Faktor-XIII-Mangel und Inhibitor mittels Immunadsorption und Immunmodulation

P. Lages, A. Huth-Kühne, F. Schilling, H. Hampel, R. Zimmermann

Einleitung

Faktor XIII spielt eine wesentliche Rolle in der Hämostase und Fibrinolyse [1, 4]. Der letzte Schritt des physiologischen Gerinnungsablaufes besteht in der Stabilisierung des primären Fibringerinnsels durch kovalente Vernetzung vermittelt durch thrombinaktivierten Faktor XIII. Faktor XIII zirkuliert im Plasma als Heterotetramer bestehend aus den beiden Homodimeren A_2 und B_2, auch als Untereinheiten A_2 und B_2 bezeichnet. In Anwesenheit von Thrombin, Fibrin und $Calcium^{2+}$ kommt es zur Dissoziation der Untereinheiten und einer Konformationsänderung der Untereinheit A mit Freilegung des aktiven Zentrums, so daß die Untereinheit A_2 ihre enzymatische Aktivität bei der Fibrinvernetzung entfalten kann [5, 3].

Die Stabilität des Fibringerüstes ist abhängig vom Grad der Vernetzung, der aus α-, β- und γ-Ketten bestehenden Fibrinpolymere. Im Gegensatz zur schnellen α-Teilvernetzung, für die niedrige Faktor-XIII-Konzentrationen ausreichen, benötigt die stabilitätstragende γ-Vernetzung eine deutlich höhere Faktor-XIII-Aktivität [8]. Der kongenitale Faktor-XIII-Mangel wird autosomal rezessiv vererbt [6, 7]. Hämorrhagische Diathesen mit Nabelschnurblutung bei Neugeborenen, Weichteil, Gelenk- und v. a. intrazerebrale Blutungen kommen insbesondere bei homozygoten Trägern der Erbanlage vor [2]. Meist fehlt bei diesen Patienten die Untereinheit A_2 völlig, während die Untereinheit B_2 nur leicht verändert ist.

Erworbene Inhibitoren gegen Faktor XIII sind bislang in nur 22 Fällen berichtet worden. Eine Inhibitorentwicklung als Folge der Substitutionstherapie bei kongenitalem Faktor-XIII-Mangel ist nach unserem Wissen bisher in 3 Fällen beschrieben worden. Wir berichten über die erfolgreiche Behandlung eines Patienten mit angeborenem Faktor-XIII-Mangel, Inhibitor und intrakranieller Blutung, die eine neurochirurgische Intervention notwendig machte.

Kasuistik

Bei dem aus Rumänien stammenden Patienten mit Blutungsanamnese seit der Geburt (Nabelschnurblutung) wurde 1994 ein Faktor-XIII-Mangel festgestellt. Nach mehrfach erforderlichen Substitutionen konnte im März 1997 erstmals ein Inhibitor von 20 Bethesda-Einheiten (BE) nachgewiesen werden. Im August 1997 kam es durch eine Muskelblutung zu einem Compartment-Syndrom des linken Ober-

I. Scharrer/W. Schramm (Hrsg.)
29. Hämophilie-Symposion Hamburg 1998

schenkels. Damals konnte er mit einer Kombinationsbehandlung aus Plasmapherese (P) und Faktor-XIII-Gabe erfolgreich behandelt werden. Im März 1998 erlitt der zu diesem Zeitpunkt 16jährige Junge eine spontane, intrakranielle Blutung, die einen neurochirurgischen Eingriff notwendig machte.

Eine präoperativ begonnene, intermittierende Kombinationstherapie aus Plasmapherese und Faktor-XIII-Substitution (Fibrogammin HS 80–150 Einheiten/kg/Tag) an den Tagen 1, 4 und 7 führte zunächst zu einem adäquaten Anstieg der Faktor-XIII-Aktivität. Nach der zweiten Plasmapherese blieb jedoch ein ausreichender Faktor-XIII-Anstieg aus, es kam zu einem Anstieg des Inhibitors und Blutungen im Operationsgebiet. Der Patient wurde zur weiteren Behandlung zu uns überwiesen. Der Inhibitor-Titer betrug 98 BE, die Faktor-XIII-Aktivität 5%.

Anfänglich erhielt der Patient bis zu 500 Einheiten/kg/Tag Faktor XIII, die wir als kontinuierliche Infusion verabreichten. Gleichzeitig wurde mit einer Immunadsorptionsbehandlung in Anlehnung an das modifizierte Bonn-Protokoll begonnen. Im Rahmen von zerebralen Spasmen als Folge der intrakraniellen Blutung entwickelte der Patient bilaterale, ischämische Infarkte im Versorgungsgebiet der Arteriae cerebri anteriores mit konsekutiver Paraparese der unteren Extremitäten und mußte für 5 Tage auf eine neurologische Intensivstation verlegt werden. Dort wurde täglich plasmapheriert. Nach Rückübernahme des Patienten behandelten wir nach folgendem Schema:

1. Immunadsorption (I.A.) an den Tagen 1–5;
2. i.v.-Immunglobuline (IVIG) (0,3 g/kg/die) an den Tagen 5–7;
3. hochdosierte Faktor-XIII-Gabe als kontinuierliche Infusion (150–500 Einheiten/kg/Tag);
4. immunsuppressive Therapie mit Steroiden ab Tag 13 und Cyclophosphamid ab Tag 24 (Prednisolon 1 mg/kg/Tag, Cyclophosphamid 2 mg/kg/Tag).

Nach 13 Immunadsorptionen war der Inhibitor im Plasma nicht mehr meßbar bei weiterhin erniedrigter Faktor-XIII-Aktivität. Als die Faktor-XIII-Aktivität mehrfach gemessen über 50% lag, wurde nach insgesamt 26 Immunadsorptionen die Behandlung beendet. Zu diesem Zeitpunkt erhielt der Patient weiterhin eine Faktor-XIII-Dosis von etwa 200 Einheiten/kg/Tag als Dauerinfusion. In Abbildung 1 ist der Verlauf der Faktor-XIII-Aktivitäten und des Inhibitors unter Immunadsorption und Immunmodulation dargestellt.

Klinisch kam es zu einer vollständigen Erholung mit kompletter Rückbildung der Paraparese. Es bestand lediglich noch ein leichtes hirnorganisches Psychosyndrom. Wegen der weiterhin deutlich verkürzten Faktor-XIII-Halbwertszeit wurde ein Portsystem implantiert, um so die weiter notwendige Immuntoleranztherapie in Form vom zwei Bolusinjektionen täglich fortführen zu können. So wurde eine längere Hospitalisation des Patienten vermieden. Nach jetzt 10 Monaten Behandlungsdauer erhält er Fibrogammin HS in einer Dosis von 15 Einheiten/kg einmal täglich. Die Faktor-XIII-Aktivitätswerte liegen damit zwischen 60–100%.

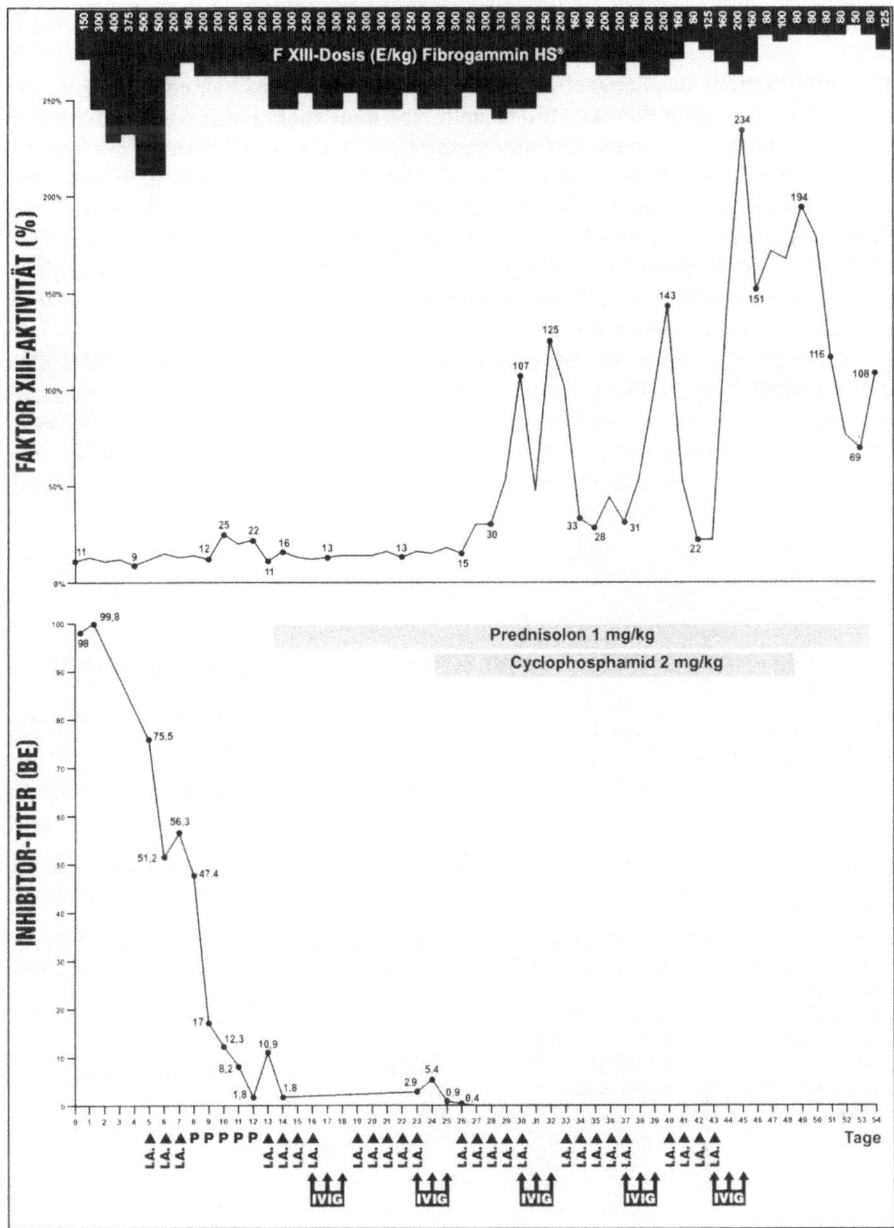

Abb. 1. Verlauf der Faktor-XIII-Aktivitäten und des Inhibitors unter Immunadsorption und Immunmodulation

Diskussion

Die Kombination aus Langzeitimmunadsorption und medikamentöser Immunmodulation nach dem Bonner Modell stellt eine neue therapeutische Alternative in der Behandlung erworbener Gerinnungsinhibitoren dar. Bei Patienten mit kongenitalen hämorrhagischen Diathesen und Hemmkörperentwicklung infolge der Substitutionsbehandlung ist dieses Behandlungskonzept bisher nur in wenigen Fällen eingesetzt worden. Bei unserem Patienten konnte die akute Blutungsproblematik durch diese Behandlung beherrscht werden, wenngleich eine komplette Immuntoleranz bei weiterhin reduzierter Halbwertszeit des Faktor XIII bisher noch nicht erreicht werden konnte.

Im Gegensatz zu der intermittierenden Kombinationstherapie mit Faktor XIII und Plasmapherese konnte durch unser Behandlungsschema eine neue Boosterung des Inhibitors vermieden und ein Anstieg der Faktor-XIII-Aktivität erreicht werden. Untersuchungen zur Charakteristik des Inhibitors ergaben ein Überwiegen der IgG 4-Subklasse, welche auch bei Patienten mit kongenitaler Hämophilie A und Inhibitor im Vordergrund steht.

Literatur

1. Barkan G, Gasper A (1923) Zur Frage der Reversibilität der Fibringerinnung. II Biochem Z 139: 291
2. Duckert F, Jung E, Schmerling DH (1961) A hitherto undescribed congenital haemorrhagic diatheses probably due to fibrin stabilizing factor deficiency. Throm Diath Haemorrh 5: 179–186
3. Hornyak TJ, Schafer JA (1991) Role of calcium ion in the generation of factor XIII-activity. Biochemistry 30: 6175–6182
4. Loewy AG (1964) Fibrinase (Faktor XIII). Thrombos Diathes Haemorrh Suppl 13: 109
5. Lorand L, Gray AJ, Brown K et al. (1974) Dissociation of the subunit structure of fibrin stabilizing factor during activation of the zymogen. Biochem Biophys Res Commun 56: 914–922
6. Lorand L, Losowsky MS, Miloszewski KJM (1980) Human factor XIII: fibrin-stabilizing factor. In: Spaet TH (ed) Progress in haemostasis and thrombosis. Grune & Stratton, New York, pp 245–290
7. Lorand L, Urayama T, Atenico AT, Hsia DY (1970) Inheritance of deficiency of fibrin-stabilizing factor (factor XIII). Am J. Hum Genet 22 : 89–95
8. Schwartz ML, Pizzo SV, Hill RL, McKee PA (1973) Human factor XIII from plasma an platelets. J Biol Chem 248: 1395–140

Verlauf bei 13 Patienten mit erworbener Hemmkörperhämophilie

A. Wenke, E. Aygören-Pürsün, S. Ehrenforth, M. Krause, G. Ludwig, I. Scharrer

Einleitung

Die erworbene Hemmkörperhämophilie ist eine seltene Erkrankung (0,2–1/Mio. und Jahr). Sie geht bei 87% der Betroffenen mit schweren Blutungen einher und ist durch eine hohe Letalität (11–20%) gekennzeichnet. Häufig kommt es zu Muskel- und Hautblutungen sowie zu operativen, intraabdominellen und gynäkologischen Blutungen. Nur selten kommt es zu Gelenkblutungen. Zur Blutstillung werden HyateC (porcines FVIII-Konzentrat), FEIBA (aktiviertes Prothrombinkomplex-Präparat) sowie rekombinanter Faktor VIIa verwendet. Bei niedrigen Hemmkörperspiegeln führt gelegentlich auch eine Gabe von FVIII-Präparaten und DDAVP [10] zu einer Blutstillung.

Zur Reduktion des Hemmkörpertiters werden Plasmapheresen, die Behandlung mit Adsorptionssäulen sowie eine Eliminationstherapie mit Corticosteroiden und/oder Azathioprin/Cyclophosphamid und/oder Immunglobulinen empfohlen. Auch unter Interferon ist eine Inhibitorelimination beschrieben worden. Die Wirkung der IVIG soll auf deren Gehalt an antiidiotypischen Antikörpern zurückzuführen sein. Etwa 58% der Patienten profitieren von einer medikamentösen Therapie. Bei 38% der Patienten kommt es zu einem spontanen Verschwinden des Hemmkörpers, v. a. bei postpartalen Hemmkörpern.

Diese Patientengruppe zeigt auch das beste Ansprechen auf eine alleinige Cortisontherapie, wobei scheinbar auch eine frühere Hemmkörperelimination durch die Gabe von Immunsuppressiva zu erreichen ist. Häufig werden erworbene Hemmkörper postpartal beobachtet (z. T. mit diaplazentarer Übertragung), jedoch werden sie auch bei autoimmunologischen (rheumatoide Arthritis, SLE, LA, GVDH), malignen, dermatologischen (Pemphigus, Psoriasis) und respiratorischen (Asthma) sowie medikamentös induzierten Erkrankungen beschrieben. Bei ungefähr der Hälfte der Patienten ist keine Ursache zu finden. Die meisten der Patienten, außer denen mit einem postpartalen Hemmkörper, sind >50 Jahre alt.

Patienten

In dieser Arbeit wird der Verlauf bei 13 Patienten mit erworbener Faktor-VIII-Hemmkörperhämophilie von 1990–1997 beschrieben und diskutiert. Von den 13 Patienten waren 11 Frauen und 2 Männer.

I. Scharrer/W. Schramm (Hrsg.)
29. Hämophilie-Symposion Hamburg 1998

Bei 7 Patienten war keine Ursache für das Entstehen der Hemmkörperhämophilie eruierbar. Bei 3 Patientinnen trat der Faktor-VIII-Inhibitor postpartal, und bei je einer Patientin im Rahmen einer nekrotisierenden Pankreatitis, eines metastasierenden Cervix-Karzinoms und eines bullösen Pemphigoids auf.

Das Alter von 10 der 13 Patienten lag zwischen 58 und 93 Jahre (77%). Bei den 3 jüngeren Patientinnen (28–35 Jahre) kam es jeweils im Rahmen einer Schwangerschaft zum Auftreten eines Faktor-VIII-Inhibitors.

Dabei erhielten zur Blutstillung 3 Patienten HyateC, 2 Patienten FEIBA (1 Patient davon erhielt in einem auswärtigen Krankenhaus zuvor Haemate), 3 Patienten HyateC und FEIBA, 2 Patienten Novo Seven, 1 Patient Novo Seven und FEIBA sowie 1 Patient Haemate (auswärtiges Krankenhaus). Ein Patient erhielt keine blutstillende Therapie.

Zur Hemmkörperelimination wurden 5 Patienten mit einer Kombination aus Endoxan, Immunglobulinen i.v. und Corticosteroiden, 1 Patient zuerst mit einem Corticosteroid und bei einem 1 Jahr späteren Rezidiv mit Endoxan, Immunglobulinen und Corticosteroiden, 4 Patienten mit der beschriebenen Dreifachtherapie und zusätzlichen Plasmapheresen (1 Patient davon erhielt eine Adsorptionsplasmapherese), 2 Patienten mit Endoxan und Corticosteroiden und 2 Patienten (FU zuerst nur Decortin, bei Rezidiv mit Endoxan und Decortin) nur mit Cortison i.v. behandelt.

Methodik

Bestimmung der Faktor-VIII-Aktivität

Die Aktivitätsbestimmung erfolgte mit dem sogenannten Einphasentest (am Instrumentation Laboratory ACL). Dabei wird 1:5 mit Faktor Diluent verdünntes Patientenplasma mit FVIII-Mangelplasma gemischt. Die Verkürzung der Gerinnungszeit ist proportional zum Gehalt (Aktivität in %) des Faktors VIII in der zugesetzten Probe.

Bestimmung der Faktor-VIII-Hemmkörper

Die Bestimmung der *Faktor-VIII*-Hemmkörper erfolgte in Bethesda-Einheiten. Dabei enthält eine Testprobe mit einer Restaktivität von 50% eine Bethesda Einheit Faktor-VIII-Inhibitor/ml. Zur Bestimmung wird die zu untersuchende Citratplasmaprobe, unverdünnt oder verdünnt mit Imidazolpuffer, 1:2 mit dem Faktor-VIII-Normalplasma (1 Einheit Faktor VIII/ml) gemischt und 2 Stunden bei 37 °C inkubiert. Anschließend wird der Faktor-VIII-Gehalt der Testprobe bestimmt und die Faktor-VIII-Restaktivität in % (zum Normwert der Kontrollmischung) ermittelt. Die Ermittlung der Bethesda-Einheiten erfolgte mittels der linearen graphischen Darstellung, wobei logarithmisch die % Faktor-VIII-Restaktivität und arithmetisch die Einheiten Faktor-VIII-Inhibitor aufgetragen werden.

Zusammenfassung (Tabelle 1)

Eine Umstellung der blutstillenden Therapie von HyateC auf FEIBA war bei 1 Patientin (SG) wegen einer Nachblutung aus dem Stichkanal nach Kniegelenkspunktion unter HyateC notwendig. Unter FEIBA kam es zu einer raschen Blutstillung. Eine fortbestehende Makrohämaturie führte bei dem Patienten RH zu einer Anurie wegen Koagelbildung unter FEIBA. Nach dem Beginn einer täglichen Plasmapherese kam es zu einem Faktor-VIII-Anstieg und zur Abnahme der Blutungsneigung. Bei der Patientin RHi konnte durch die Gabe von 3mal 2000 IE Haemate die bestehende schwere vaginale Blutung nicht gestillt werden, so daß eine Hysterektomie durchgeführt wurde und wegen einer daraufhin starken abdominellen Blutung eine Reoperation notwendig wurde.

Bei einer Patientin mit einem persistierenden, tumorbedingten Inhibitor (KE, FVIII: 1,7%; HK: 7,4BE) kam es unter der Substitution mit FEIBA zu einem frischen Myocardinfarkt der Hinterwand bei gleichzeitig bestehender Blutungsneigung. Während der pathologischen Befundung war kein Stenosenachweis möglich. Von den 6 Patienten, die eine Eliminationstherapie aus Endoxan, Corticosteroiden und i.v. Immunglobulinen erhielten, konnte bei 2 (BAn,SI) eine Hemmkörperreduktion auf 0BE erreicht werden. Gleiches konnte bei 2 Patienten mit Plasmapherese (RH, Rhi) und 2 mit alleiniger Cortisontherapie (BA, FU) erreicht werden.

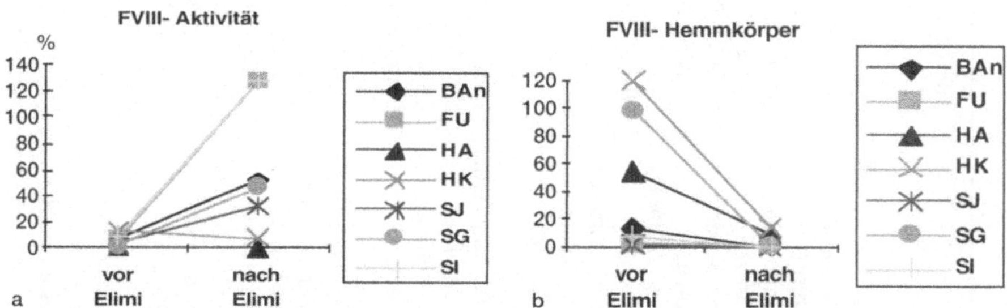

Abb. 1a, b. Verlauf der F-VIII-Aktivität und der F-VIII-Hemmkörper während einer Eliminationstherapie

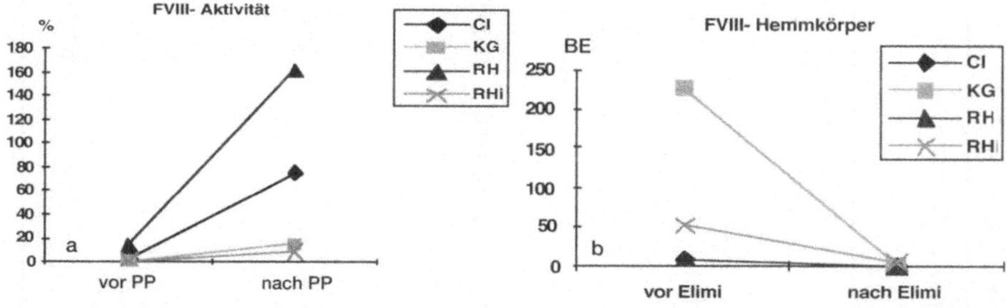

Abb. 2a, b. Verlauf der F-VIII-Aktivität und der F-VIII-Hemmkörper während Plasmapherese und Eliminationstherapie

Tabelle 1. Ergebnisse

Patient/in, geb.	Diagnose	Datum	Klinik	Therapie	F VIII/% HK/BE vor	F VIII/% HK/BE nach	Verlauf
BA, w. 01.31	Pankreatitis, Abszeß	29.06–02.07.93	Cholezystektomie, Pankreasresektion, Splenektomie 3/93, jetzt Spätabszeß und hämorrhag. Schock, Kompartment-syndrom re. UA (6/93)	*F-VIII-Präparat*, PPSB, FFP, FXIII mit Erythrozytengabe, 3 Amp. Minirin, *FEIBA* 3000 IE (einmalig)	F VIII: <1	F VIII: 3,8	Durch Therapie nur zwischenzeitliche Stillung der Blutung möglich
		02.07.–29.07.93	Kreislaufkollaps (Hb: 9,8 g/dl), infizierte Wunden bei Zustand nach Fasziektomie	*HyateC*, Decortin i.v.	F VIII: 9, HK: 2,16	F VIII: 60, HK: 0	Blutung steht nach Hyate, Decortin, Tumorsuche negativ
BAn, w. 03.67	Postpartal	01.10.95	Geburt 7/95, Einblutung nach i.m.-Impfung (Tetanol), Hämatomneigung 10/95	28.10.: *HyateC* 5000 IE alle 12 h, davor 100 mg Decortin; ab 6.11.98 **Elimination**[a]	F VIII: 8, HK: 13	F VIII: 52, HK: 0	Weiterer Verlauf trotz F-VIII-Werte um 40% bei negativem Hemmkörper stabil
CI, w. 01.04	Spontan	09.06.–02.07.97	Seit 5/97 spontan Hämatome an Extremitäten, lumbal, sublingual, Hb-Abfall (11,0 auf 7,1 g/dl) COLD, Vorhofflimmern, arterielle Hypertonie	3mal 300 kIE *Novo Seven*, 2 Erykonzentrate, **Elimination**[a] erneut Blutungen, tgl. **PP** (13.-17.6. Shaldon li.), 17.6. Novo Seven 7,2 mg alle 2 h, Hämatomausräumung re. OS, A. fem. sup. übernäht	F VIII: 2,4, HK: 8,4	F VIII: 75, HK: 0	Blutung re. OS nach Shaldon, 17.6. Blutung nach PP, keine weiteren PP
		21.07.–25.08.97	Stationäre Aufnahme in auswärtiges KH zur Abszeßausräumung re. OS			F VIII: 180, HK: 0	Komplikationsloser Verlauf

Tabelle 1. Ergebnisse (Fortsetzung)

FU, w. 05.21	Spontan	28.08.–15.10.91	Retroperitoneale Blutung mit Plexusschädigung li. L3/L4, COLD (Steroide)	*HyateC* (2 Wochen), Decortin 100 mg, bei Entlassung auf 10 mg/Tag reduziert	F VIII: 6, HK: 19	F VIII: 128, HK: 0	Tumorsuche negativ
		31.12.–13.01.92	Stationäre Aufnahme wegen Makrohämaturie	*FEIBA* 2mal 5000 IE für 5 Tage, gleichzeitig **Elimination**[a]	F VIII: 12, HK: 2,7	F VIII: 26, HK: 0,7	Komplikationsloser stationärer Aufenthalt
HA, w. 03.05	Spontan	12.94	Großflächige Hautblutung, Hämaturie, Analgetikaabusus (3 gASS/Tag)	**Elimination**[a]	F VIII: 1, HK: 55	F VIII: 0,5, HK: 9,4	HK bis 3/95 (37,8; FVIIIC: <1); **Elimination**[a] 4/95: F VIII: 173, HK: 1,1
HK, w. 08.09	Spontan	07.05.–16.05.97	Vor 6 Wochen Fraktur re. Hand, Gips, spontane Hämatome (Rumpf, Beine), Hb: 4,6 g/dl, Hyperthyreose Carbimazol seit 93	4500 IE *Haemate.* *5 Ery-Konzentrate*	F VIII: 8, HK: 0 (auswärtig)		Carbimazol ab, Verwirrtheitszustände, Thiamazolan – Besserung, Dyspnoe – Digitalis, (auswärtig)
		16.05.–17.06.97	Nachweis von F-VIII-HK in unserem Labor, Hb stabil, Epistaxis, Hämatome	**Elimination**[a] (Uni Frankfurt)	F VIII: 13, HK: 120	F VIII: 8,3, HK: 14	Klinisch stabil, persistierender HK, Entlassung: 50 mg Decortin/Tag
		12.08.97	Während ambulanter Kontrollen Patientin klinisch stabil	Keine		F VIII: 179, HK: 0	Verschwinden des HK
KE, w. 03.08	Zervixkarzinom	04.94	Intrakavitäre Radiatio 4.94 (7 Gy), vaginale Blutung, durch Selektion der Aa. uterinae bds. nicht stillbar	**Endoxan**, Decortin, *FEIBA*	F VIII: 0, HK: 80	F VIII: 8, HK: 10	Nach HK-Diagnose und Therapie Stillstand der Blutung
		07.94	25.7.94 Sturzeinblutung OSG, Knie re.	*HyateC* 2mal 6000 IE, Decortin 100 mg	F VIII: 9, HK: 14,7	F VIII: 32, HK: 0,13	Blutungsstillung, keine Tumorprogredienz

Tabelle 1. Ergebnisse (Fortsetzung)

Patient/in, geb.	Diagnose	Datum	Klinik	Therapie	F VIII/% HK/BE vor	F VIII/% HK/BE nach	Verlauf
		26.05.95	Hämatom (10x10 cm) re. Hüfte nach Sturz am 15.5.95, Hb: 9,5 g/dl	Keine	F VIII: 1,2, HK: 8,6		
		28.05.–27.07.98	Stationäre Aufnahme, Hämatom re OSG (spontan), HB 7,6 g/dl; retroperitoneales Hämatom re	*FEIBA* 2mal 7000 IE, 2 Ery-Konzentrate, Sobelin 3mal 600 mg	F VIII: 1,4, HK: 6,6	F VIII: 0,1, HK: 15	Spontane Hämatomperforation Hüfte re, Blutungsstillung
		28.07.–01.09.95	Stationäre Rehabilitation, spontane Einblutung Knie re.	*FEIBA* 7000 IE	F VIII: 2		EKG: ST-Senkung in I, aVL, V6
		02.09.–13.09.95 (Tod)	Übernahme in Uni Frankfurt, Mobilisation unter *FEIBA*, 10. + 13.9. rektale Blutung – Rektoskopie: ulzerös-aphtöse Kolitis, keine frische Blutungsquelle; 13.9.: Atemstillstand, Tod		F VIII: 1,7, HK: 7,4		Patho: **frischer Myokardinfarkt** der HW, **keine Stenosen!**, Herzwandruptur
KG, m. 05.23	Spontan	27.05.–22.08.97	Übernahme von auswärts, Hämatome, Muskelblutung li. OS, Zustand nach TBVT li., Sigmadivertikulose	**Elimination**[a], 30 **Plasmapheresen** (FFP), *Novo Seven* (22.6.: 300 IE aller 2 h, 23.06. aller 4 h)	F VIII: 0,5 HK: 225	F VIII: 15, HK: 0,58	Einblutung OS re. (Shaldon-Katheter), Hb-Abfall (2 g/dl), Novo Seven, Blutungsstillung
		28.10.–11.11.97	Nach Manipulation venöse Blutung li. Gehörgang-Blutungsstillung (Tamponade)	**Elimination**[a]	F VIII: 1, HK: 9	F VIII: 23, HK: 0,46	Komplikationsloser Therapieverlauf

Tabelle 1. Ergebnisse (Fortsetzung)

		18.11.–26.11.97	Aufnahme in Uni Frankfurt, 13.11. Nausea, Hämatemesis, Diarrhö, Teerstuhl, Hb 7 g/dl	Gabe von 2 EK, Decortin 50 mg/Tag	F VIII: 145, HK: 0,46	F VIII: 143 (11,4 g/dl)	Keine Blutungsquelle eruierbar, Hb
RH, m. 09.38	Spontan	17.01.–28.01.97	Makrohämaturie, Hämatomneigung, COLD, Hb-Abfall (9,5 g/dl) (auswärts)	Theophyllin, Prednison 15 mg, Verapamil	F VIII: 3, HK: 5,6 (auswärts)		Zystoskopie: Blutung aus beiden Ostien
		28.01.–25.02.97	Übernahme nach Frankfurt, starke Makrohämaturie	*FEIBA*: 2mal 8000 IE (28.1.–12.2.), 1.–5.2. tgl **Plasmapherese**, ab 6.2. **Elimination**[a]	F VIII: 13, HK: 8	F VIII: 162, HK: 0	*Blutung unter FEIBA*, 31.1. Anurie (Koagel), Ureterenstents, Tumorsuche neg.
		30.10.–11.97	Seit 1 Woche Schmerzen im li. US, Hämatom, Kälte-, Taubheitsgefühl, Fußpulse palpabel, Unat seit 23.10.	*Novoseven 4200IE*, **Plasmapherese** (FFP) vom 4.11.–9.11.	F VIII: <4,6, HK: 8,5	F VIII: 91, HK: 0	Komplikationsloser Therapieverlauf
RHi, w. 01.58	Postpartal	23.07.–01.08.90	23.07. Geburt, 1. Kind mit sub-, epi- und intrazerebraler Blutung, (F VIII: 20%, HK: 5,2BE), Mutter: vaginale Blutung (auswärts)	*Haemate* 3mal 2000 IE/Tag, AT III 2mal 6 g	F VIII: <1, HK: 26		*Unter FVIII Blutung*, 29.7. Hysterektomie, 30.7. abdominelle Blutung – Reoperation (auswärts)
		01.08.–07.09.90	Übernahme nach Frankfurt-Intensivstation (Uni)	**Adsorptionsplasmapherese** (1.–21.8)., ab 31.7. **Elimination**[a],ab 7.8. Cyclosporin 2mal 5mg/kgKG, Sandoglobin, Fibrinogen	F VIII: <1, HK: 52	F VIII: 9, HK: 5,6	HK-Reduktion nach PP, 9.8. Abbruch wegen Hämolyse, 10.8.-22.8. tgl. PP, 6.8. hämorrh. Zystitis – Endoxan 100 mg/Tag
		04.04.91	Ambulante Therapie in Frankfurt	31.1. Decortin ab, 18.10. Endoxan ab, 7.3. CSA ab, *FEIBA* b.B.		F VIII: 79, HK: 0	Unauffälliger Therapieverlauf

Tabelle 1. Ergebnisse (Fortsetzung)

Patient/in, geb.	Diagnose	Datum	Klinik	Therapie	F VIII/% HK/BE vor	F VIII/% HK/BE nach	Verlauf
SJ, w. 09.62	Postpartal	30.09.– 22.10.97	24.9. Sectio, vaginale Blutung, Selektion der Aa. uterinae- weiter Blutung, Douglas-Hämatom, operat. Revision der Sectionaht (auswärts)	*FEIBA*, Prednison 150 mg, IVIG (64 mg),22.10. FEIBA 2mal 1000 IE, Decortin 50 mg/Tag	F VIII: 1, HK: 44 (auswärts)	F VIII: 2,5, HK: 2,6 (auswärts)	Unter FEIBA nur noch geringe Nachblutung
		23.10.– 07.11.97	Uni Frankfurt, Hämatom der Bauchdecke 10x10x3,8 cm	**Elimination**[a]	F VIII: 37, HK: 2,2	F VIII: 32, HK: 0,12	Unter Elimination F-VIII-Anstieg
		25.09.98	Keine Blutungneigung	Zeitweise Decortin	F VIII: 36, HK: 0		Erniedrigter F VIII bei 0 BE
SG, w. 10.23	Bullöses Pemphigoid	25.11.– 27.11.96	Hämarthros li., Hämatom li. gluteal und re. US	Punktion des Knieglenks (auswärts)	PTT: 94 s		Persistierend blutiger Erguß
		27.11.– 24.12.96	Stationäre Behandlung in Uni Frankfurt	*HyateC* 2mal 4500 IE, 150 mg Decortin, Kniegelenkpunktion *unter HyateC Blutung-FEIBA* bis 10.12. **Elimination**°	F VIII: 1,7, HK: 98	F VIII: 47, HK: 0,5	HyateC, Decortin – F VIII: 54%, Punktion Knie li., Blutung aus Stichkanal – FEIBA, Tumorsuche neg.
		24.09.1998	Hämatom li. Unterarm nach Stoß	10 mg Decortin (Pemphigoid)	F VIII: 32, HK: 0, 24-h-Inkubation: 4,55		Erniedrigte F-VIII-Werte (30–40%)
SI, w. 04.13	Spontan	7/94– 10.08.94	Nierenblutung, Nephrektomie 20.7., Nachblutung retroperitoneal re., Hämatothorax re. (Subklaviakatheter, auswärts)	24 EK, mehrfach FFP	PTT: 80 s, FXII: 50%, sonst opB (auswärts)		Intestinale Blutungen
		11.08.– 24.10.94	Übernahme in Uni Frankfurt nach Hemmkörperdiagnose	Hämatomausräumung unter HyateC, 12.9. **Elimination**[a]	F VIII: 10, HK: 8	F VIII: 128, HK: 0	Koloskopie: Fistel zwischen Ileum und Zökum

[a] **Elimination:** Kombinationstherapie aus Endoxan 200 mg über 8 Tage, intravenösen Immunglobulinen (Alphaglobin oder Gammagard) 0,4 g/kgKG über 5 Tage und Decortin 100 mg/Tag über 8 Tage

Bei 2 Patientinnen führte die Eliminationstherapie zu einer nur ungenügenden Inhibitorreduktion und es kam zu einem Persistieren des Hemmkörpers. Die Patientin HA erhielt, bei nach 1. Elimination erneut ansteigendem Hemmkörper (auf 37,8 BE, FVIII: <1%), eine 2. Eliminationstherapie, nach der es zu einem Faktor-VIII-Anstieg auf 143% kam. Bei der Patientin HK kam es unter Cortison nach ca. 2 Monaten zum Verschwinden des Hemmkörpers. Bei einem mit Plasmapherese behandelten Patienten (RH) kam es nach ca. 10 Monaten zu einem Rezidiv. Eine erneute Plasmapherese führte zur Inhibitorelimination. Es kam jedoch bei 2 Plasmapherese-Patienten (CI, KG) zu großflächigen Einblutungen an der Einstichstelle des Shaldon-Katheters.

Diskussion

Bei RHi konnte durch die Gabe von Haemate 3mal 2000 IE die vaginale Blutung nicht gestillt werden. Die daraufhin durchgeführte Hysterektomie verstärkte die Blutungsneigung. Auch bei der Patientin BA führte eine Substitution mit FVIII, Minirin, FFP, PPSB und FEIBA (1mal 3000 IE) zu einer nur ungenügenden Blutstillung (beide auswärts behandelt). Dies bestätigt die von Morrison und Scharrer vertretene Meinung, daß sich für eine Blutstillungstherapie weder FFP noch Kryopräzipitate oder konventionelle FVIII-Dosen eignen, da ein Überspielen des FVIII-Inhibitors durch diese Präparate in der Regel nicht möglich ist. Jedoch kam es auch bei der Patientin SG unter HyateC und bei RH unter FEIBA zu einer ungenügenden Blutstillung. Eine Umstellung auf FEIBA (SG) und Novo Seven (RH) brachte den erwünschten Erfolg. Die Patientin KE erlitt unter FEIBA einen akuten Hinterwandinfarkt. Die Letalität betrug 7,7%.

Diese Ergebnisse zeigen, daß eine allgemeine Therapieempfehlung nur schwer aufzustellen ist. Jedoch sollten Präparate verwendet werden (HyateC, FEIBA, Novo Seven), die den bestehenden FVIII-Mangel umgehen. Mit Novo Seven steht jetzt ein Präparat zur Verfügung, das eine gute blutstillende Wirkung und nicht die allergenen Probleme von HyateC noch das bestehende DIC-Risiko von FEIBA besitzt, jedoch eine nur kurze Halbwertszeit hat. Wegen der hohen Letalität (10–22%) sollte die Behandlung in einem entsprechenden Spezialzentrum durchgeführt werden.

Die Elimination mit Steroiden, Endoxan und IVIG führte bei 2 (BAn, SI) (33%) zur Hemmkörperelimination und bei 2 (SJ,SG) zu einer Hemmkörperreduktion und einem FVIII-Anstieg, so daß 67% von dieser Therapie profitierten. Bei den 2 von 3 (67%) mit Plasmapherese behandelten Patienten kam es ebenfalls zur Hemmkörperelimination. Jedoch kam es bei 2 zu Einblutungen durch den Shaldon-Katheter. Auch eine alleinige Cortisonbehandlung führte bei 2 Patienten zum Erfolg. Auch hier kann eine allgemeine Therapieempfehlung nicht gegeben werden. Die Therapie sollte sich am Schweregrad der Blutung, am Zustand des Patienten und an der Höhe des Hemmkörpers orientieren, wobei das zusätzliche Blutungsrisiko durch invasive Eingriffe berücksichtigt werden sollte.

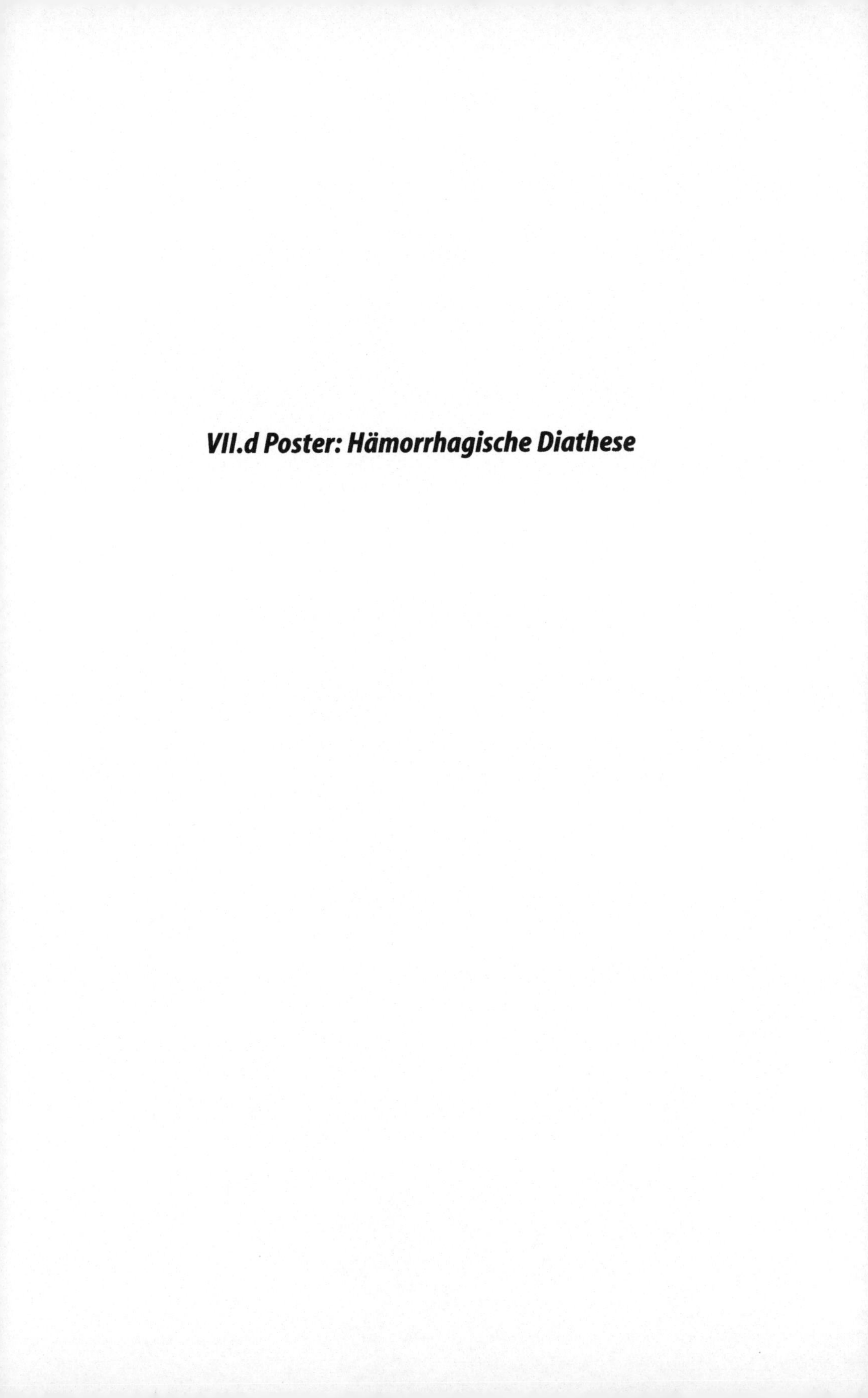

VII.d Poster: Hämorrhagische Diathese

Klinik der Hämophilie A beim Hund

R. Mischke, M. v. Depka Prondzinski

Hämophile Hunde besitzen schon seit geraumer Zeit einen wesentlichen Stellenwert in der Humanmedizin als Tiermodell zur Prüfung neuer Therapiekonzepte für den Menschen. Erhebliches Interesse kommt Hunden mit Hämophilie A und B nun besonders im Hinblick auf die Gentherapie der Hämophilie zu. Vor diesem Hintergrund soll in diesem Vortrag anhand des Patientengutes einer Veterinärklinik auf die Häufigkeit des Auftretens, die klinische Symptomatik, die labordiagnostischen Befunde und Therapie von Hunden mit Hämophilie A eingegangen werden.

Im selbst untersuchten Patientengut ließ sich die Hämophilie A bislang insbesondere bei Rüden der Rasse Deutscher Schäferhund mit einer mittleren Aktivität von 7% und in einer schwereren Form beim Sibirischen Husky mit einer Faktor VIII:C-Restaktivität von ca. 1% nachweisen.

Unter den Blutungslokalisationen nahmen subkutane, intramuskuläre und intraartikuläre Blutungen im Bereich der Hintergliedmaßen und der seitlichen und ventralen Brustwand eine vorrangige Stellung ein. Tendenziell war hierbei für den Hund bei analoger Faktor VIII:C-Aktivität eine stärkere Symptomatik festzustellen als beim Menschen. Erste Hinweise auf das Vorliegen einer hereditären Koagulopathie ergaben sich für die Tierbesitzer häufig bereits anhand einer mehrere Tage anhaltenden Blutung während des Zahnwechsels.

Eine Behandlung erheblicher Blutungskrisen mit 15 bzw. 20 ml Frisch- oder frisch-gefrorenem Plasma, die nur in einem Teil der Fälle im 24stündigen Intervall ein- bis zweimal wiederholt wurde, führte bei einer Erhöhung der Faktor VIII:C-Aktivität unmittelbar nach der Transfusion im Mittel um 20 bzw. 33% jeweils zur klinischen Heilung. Die intravenöse oder subkutane Injektion von 1 µg/kg KG Desmopressinacetat bewirkte hingegen bei Tieren mit einer Faktor VIII:C-Restaktivität um 7% keine wesentliche Erhöhung der Faktor VIII:C-Aktivität.

Die Lebenserwartung von nicht experimentell gehaltenen Hunden mit Hämophilie A ist gering und spiegelt die limitierten therapeutischen Möglichkeiten der Veterinärmedizin wider. So mußte die Mehrzahl der selbst untersuchten Patienten bereits mit einem mittleren Alter von einem Jahr (9 Monate bis 4 Jahre) wegen chronischer Lahmheiten euthanasiert werden.

I. Scharrer/W. Schramm (Hrsg.)
29. Hämophilie-Symposion Hamburg 1998

Mit Hämophilie leben

W. Mondorf, L. Beha, H. Brauner, M. Dietrich, E. Dingeldein, A.W. Mondorf

Zielsetzung

Im Rahmen einer patientenorientierten Fortbildungsreihe unter dem Titel „Mit Hämophilie leben" werden Experten (Therapeuten, Wissenschaftler, u. a.) eingeladen, um über aktuelle Themen zu referieren. Ziele der Veranstaltung sind wie folgt:

- Weitergabe aktueller Information von Experten an Patienten zum aktuellen Stand der Therapie (Hämophilie, Hepatitis, HIV u. a.),
- Vorstellung klinischer Studien (neue Konzentrate, Interferon/Ribavirin, u. a.),
- Erläuterung neuer Erkenntnisse in der Grundlagenforschung (Gentherapie u. a.),
- Gelegenheit für Patienten, ihre Sorgen und Probleme unmittelbar mit Experten zu diskutieren,
- Praktische Anleitung zur krankengymnastischen Heimselbstbehandlung,
- Überregionale Zusammenarbeit durch Einladung von Experten aus anderen Regionen.

Ergebnisse

Seit Anfang 1998 führten wir in Frankfurt am Main Fortbildungen zu den folgenden Themen durch:

- Die konservative orthopädische Behandlung der hämophilen Arthropathie (Dr. med. R. Schulz, Orthopäde, Frankfurt/M.)
- Hämophilie und Rehabilitationsbehandlung (W. Kalnins, Facharzt für physikalische und Rehabilitative Medizin, Marmagen)
- Krankengymnastik hämophiler Patienten (Thomas Krämer, Physiotherapeut, Marmagen)
- Aktueller Stand zur Behandlung der Hepatitis C (Dr. med. M. von Depka Prondzinski, Hannover)
- Bewegungstherapie für Hämophiliepatienten – Praktische Übungen für zu Hause (Britta Schreer, Physiotherapeutin, Bonn)

I. Scharrer/W. Schramm (Hrsg.)
29. Hämophilie-Symposion Hamburg 1998

Schlußfolgerung

- Die Fortbildung „Mit Hämophilie leben" bereicherte den Wissensstand sowohl bei den betroffenen Patienten als auch bei Experten im Hinblick auf eine zielgerichtete Lösung anstehender Probleme in der Behandlung von Patienten mit Hämophilie und anderen Blutgerinnungsstörungen.
- Durch gut verständliche Referate konnten betroffenen Patienten auch komplexe Themen nahegebracht werden.
- Für die Vortragenden ergaben sich durch kritische Kommentare der Patienten neue Aspekte und Herausforderungen für die zukünftige Therapie und wissenschaftliche Arbeit.
- Die Vorstellung einer Studie zur Behandlung der Hepatitis C mit Interferon und Ribavirin führte zur ersten Rekrutierung von Patienten.
- Praktische und fachlich angeleitete krankengymnastische Übungen in der Gruppe fördern das Bewußtsein und die Motivation zur Verbesserung der Schäden infolge der z. T. ausgeprägten hämophilen Arthropathie.
- Die überregionale Zusammenarbeit führte zu neuen Kontakten bei Patienten und Therapeuten.

Mutation and Inhibitor Incidence in a Defined Cohort of Severely Affected Haemophilia A Patients Born After 1977

J. Oldenburg, S. Rost, J. Schröder, F. Schakowski, A. Müller, C.R. Müller, H.H. Brackmann, R. Schwaab

Introduction

Recent studies have shown that the type of mutation within the factor VIII gene is a substantial determinant for inhibitor development in a haemophilia A patient. More severe molecular defects exhibit a high risk while less severe molecular defects exhibit a low risk of inhibitor formation as described by Schwaab et al. [2]. The data were taken from patients, mainly those registered in the haemophilia A mutation database, with given information about degree of severity, mutation type and inhibitor anamnesis.

Methods and Materials

As the data from the database may be biased because of selective mutation screening and incomplete or even wrong assessment of clinical information a study of a well defined and characterized patient panel was initiated. Inclusion criteria for the patients were

- registration at the haemophilia center Bonn,
- severe haemophilia A and
- born after 1977 because in 1978 a computer assisted documentation system was established. Mutation analysis was performed by Southern blot and Denaturing Gradient Gel Electrophoresis technique according to Becker et al. [1].

Results and Discussion

By the end of August 1998 mutation analysis had been finished in 107 of 144 patients included in the study. The mutation was identified in 95 patients (89.5% from 107). 33 patients (30.8% of 107) had developed an inhibitor. The well defined inclusion criteria of the patients allowed us to establish mutation type profiles in inhibitor and non-inhibitor patients (Table 1). As expected from the earlier studies the intron 22 inversions (54.5% vs 45.9%), nonsense mutations (18.2% vs 9.5%) and large deletions/insertions (6.1% vs 1.4%) occurred at higher proportions while missense mutations (3.0% vs 24.3%), small deletions/insertions (3.0% vs 5.4%) and splice site mutations (0.0% vs 4.1%) at lower proportions in the group of inhibitor patients

I. Scharrer/W. Schramm (Hrsg.)
29. Hämophilie-Symposion Hamburg 1998

Table 1. Mutation type profile in patients with severe haemophilia A born after 1977 with and without inhibitors to factor VIII

Mutation type	Prevalence in inhibitors (n = 33)		Prevalence in non-inhibitors (n = 74)		Relative risk
	n	%	n	%	
Intron 22 inversion	18	54.5	34	45.9	1.5
Nonsense mutation	6	18.2	7	9.5	2.1*
Missense mutation	1	3.0	18	24.3	0.1**
Large deletion/ Large insertion	2	6.0	1	1.4	5.7
Small deletion/ Small insertion	1	3.0	4	5.4	0.5
Splice-site mutation	0	0.0	3	4.1	n.d.
Mutation unknown	5	15.2	7	9.5	1.7

$^{*}p<0.05$; $^{**}p<0.01$.

Table 2. Proportion of inhibitor patients with respect to all patients with a single mutation type

Mutation type	Total patients (n=107)	Patients with inhibitor	
	n	n	%
Intron 22 inversion	52	18	34.6
Nonsensemutation	13	6	46.2
Missensemutation	19	1	5.3
Large deletion/ Large insertion	3	2	66.6
Small deletion/ Small insertion	5	1	20.0
Splice-sitemutation	3	0	0.0
Mutation unknown	12	5	41.7

compared to the group of non inhibitor patients. Interestingly, the high inhibitor proportion (5 of 12) in the patients in whom we did not find the mutation point to some severe molecular gene defects that escape our mutation screening strategy. On the basis of the mutation type profiles relative risks for inhibitor formation could be calculated for each mutation type, ranging from 1.5 to 5.7 for the severe and from 0.1 to 0.5 for the less severe molecular gene defects. In Table 2 the results are presented in a different way, showing the proportion of inhibitor patients with respect to all patients with a single mutation type.

Conclusions

The findings in our study concerning the correlation of mutation type and risk of inhibitor development confirmed the results obtained in earlier studies from non selected patients. The data for the first time allow to calculate relative risk values of inhibitor development for each single mutation type, although the numbers for the less frequent mutation types still have to be increased. Furthermore, fixing the genetic risk in a well defined and documented patient panel is the first step to assess the impact of non-genetic parameter on inhibitor development in the future.

Summary

It is widely accepted that the type of mutation within the factor VIII gene is a major genetic determinant for inhibitor formation in haemophilia A. However, the data from earlier studies were not assessed systematically, but taken from patients that were reported to the HAMSTeRS mutation register from all over the world. Herein, we report the first correlation of mutation type and inhibitor development in a well defined and characterized cohort of 144 patients (95 of them with identified mutation).

Our findings confirmed that inhibitor formation mainly occurred in the more severe molecular gene defects. Relative risks that were calculated in our study revealed a relative risk ranging from 1.5–5.7 for the severe and 0.1–0.5 for the less severe molecular gene defects. Fixing the genetic risk by mutation analysis is a necessity to assess the impact of further parameter on inhibitor formation in future.

References

1. Becker J, Schwaab R, Möller-Taube A, Schwaab U, Schmidt W, Brackmann HH, Grimm T, Olek K, Oldenburg J (1996) Characterization of the factor VIII defect in 147 patients with sporadic hemophilia A: Family studies indicate a mutation type dependent sex ratio of mutation frequencies. Am J Hum Genet 58: 657–670
2. Schwaab R, Brackmann HH, Meyer C, Seehafer J, Kirchgesser M, Haack A, Olek K, Tuddenham EGD, Oldenburg J (1995) Haemophilia A: Mutation type determines risk of inhibitor formation. Thromb Haemost 74: 1402–1406

De Novo Factor VIII Intron 22 Inversion in Early Embryogenesis Leads to a Mosaic Genotype in Leukocyte and Fibroblast Cells

S. Rost, J. Schröder, R. Schwaab, H.H. Brackmann,
C.R. Müller, J. Oldenburg

Introduction

Haemophilia A is caused by a great variety of different mutations. Mutations typically occur during germ cell maturation. Mosaic mutations that are established during early embryogenesis are extremely rare in haemophilia A. Here we present the first evidence that the origin of the most prevalent intron 22 inversion in haemophilia A is not exclusively restricted to germ cells but can also take place in somatic cells during embryogenesis.

Methods and Materials

Leukocyte and fibroblast DNA from the mother of a patient with severe haemophilia A was analyzed by Southern blot technique. Fibroblast cells were taken from the proposita by skin puncture and cultured until cell growth was sufficient for DNA extraction. Southern blots were evaluated on a phosphor imager that allows a densitometric quantification of the probe specific bands.

Results and Discussion

Southern blot analysis of a severely affected haemophilia A patient showed a typical pattern of a distal intron 22 inversion. However in the patient's mother the inversion specific bands showed a much weaker than expected signal (Fig. 1). Densitometric analysis revealed an about 50% reduced density of the inversion specific bands, when compared to the typical pattern of a female carrier (Fig. 2). Therefore a mosaic mutation of the distal intron 22 inversion in the proposita was assumed, with about 25% of her cells carrying the inversion. To prove the embryonic origin of the inversion we additionally investigated fibroblasts of the proposita that represent a different tissue type. Again densitometric quantification of the inversion specific bands showed a mosaic pattern. Because of the considerable proportion of cells carrying the mutation in both tissue types it must be assumed that the mutation occurred within the very first days of embryogenesis. Consequently, a similar proportion of germ cells of the proposita are expected to carry the intron 22 inversion. However, her risk to give birth to a haemophilic son is only about 12.5% compared

I. Scharrer/W. Schramm (Hrsg.)
29. Hämophilie-Symposion Hamburg 1998

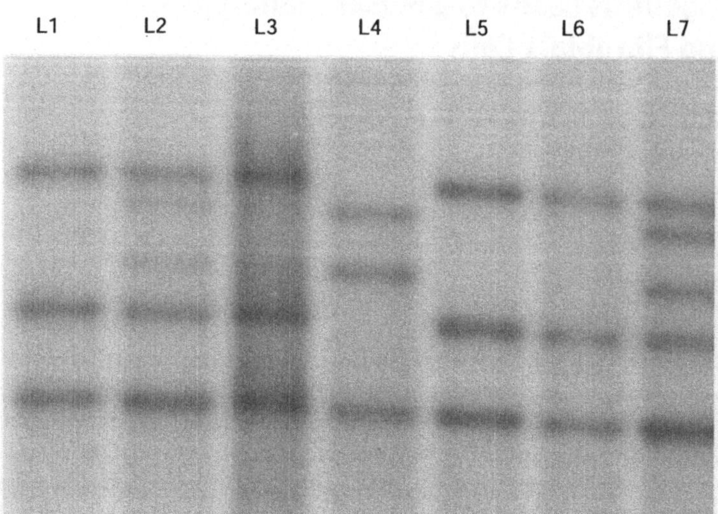

Fig. 1. Southern blot analysis. Index patient (*lane 4*) with a distal intron 22 inversion. Patients mother with weak inversion specific signals in lymphocytes (*lane 2*) and fibroblasts (*lane 3*), revealing a mosaic mutation. Typical heterozygous female carrier (*lane 7*) and normal controls (*lanes 1, 5 and 6*)

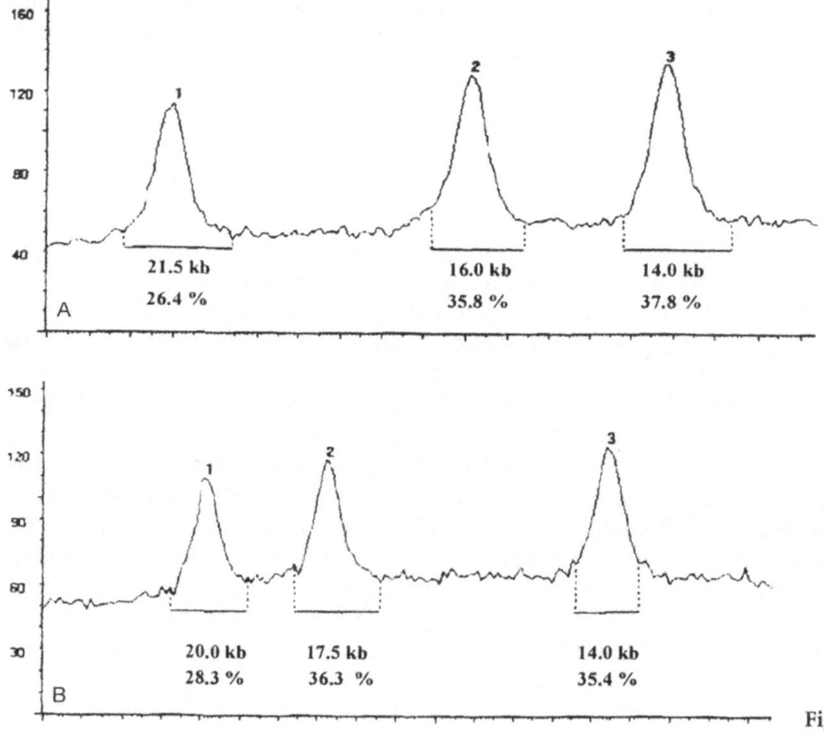

Fig. 2A,B

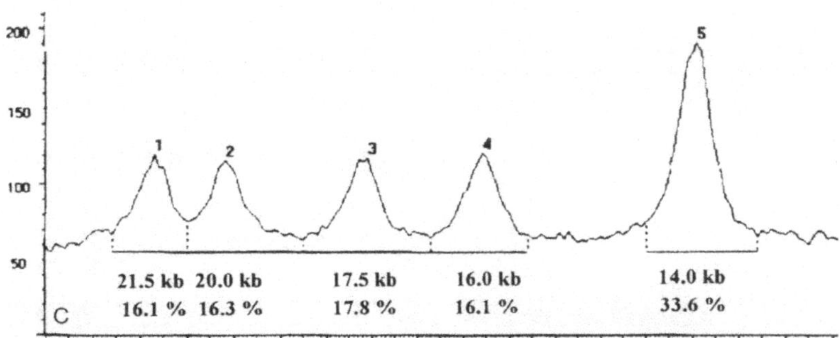

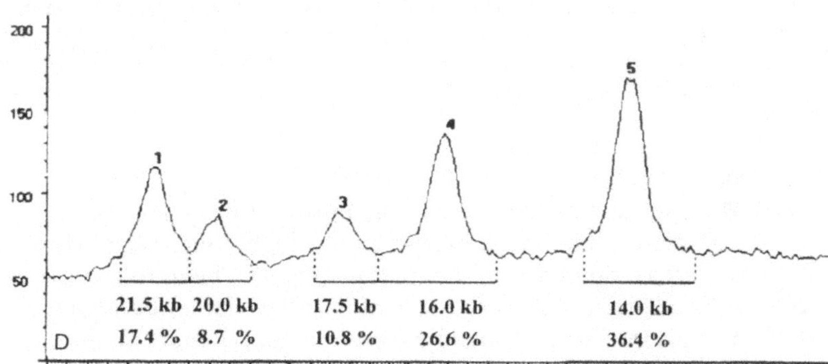

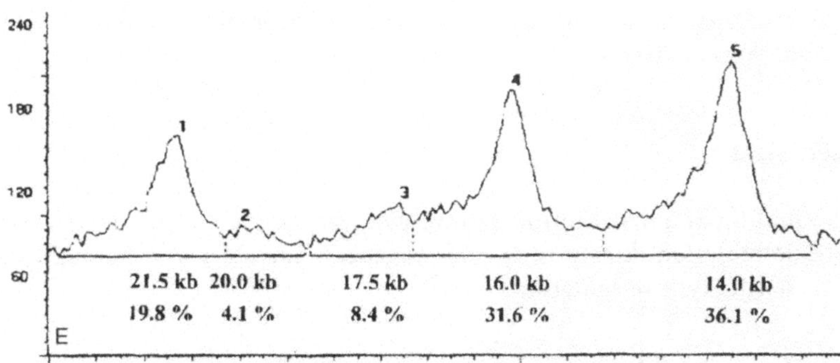

Fig. 2A–E. Densitometric analysis of the Southern blot shown in Fig. 1. Below each curve the size of the corresponding band is given in kb and the signal density (*area under the curve*) is given in percent. **2A** (lane 1 of Fig. 1): Normal pattern with bands at 21.5 kb, 16 kb and 14 kb. **2B** (lane 4 of Fig. 1): Distal intron 22 inversion in the index-patient with bands at 20 kb, 17.5 kb and 14 kb. **2C** (lane 7 of Fig. 1): Heterozygous female carrier with equal density of the bands at 21.5 kb, 20 kb, 17.5 kb, 16 kb. **2D,E** (lanes 2 and 3 of Fig. 1): Somatic mosaicism in lymphocytes (**2D**) and fibroblasts (**2E**) of the patient's mother with reduced density of the inversion specific signals at 20 kb and 17.5 kb and corresponding increase in density of the bands at 21.5 kb and 16 kb, respectively

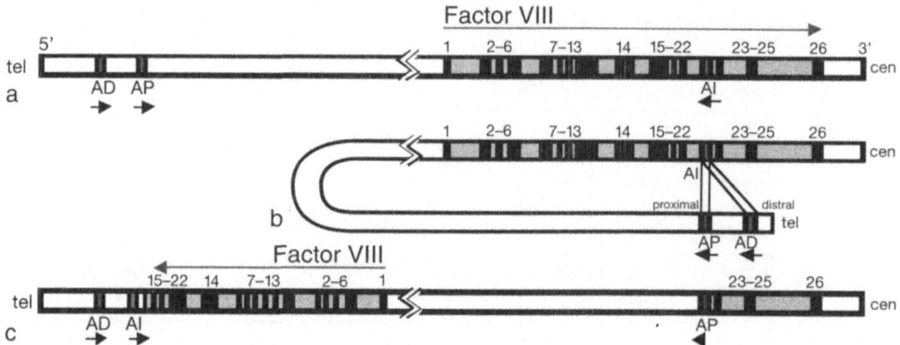

Fig. 3a–c. Model of the pathomechanism of the FVIII gene intron 22 inversion. **a** FVIII gene with three copies of the F8 A gene (*A*), one in intron 22 (*AI*) and two at the telomere end (*AP*, proximal A copy; *AD*, distal A copy). The direction of transcription is indicated by *arrows*. **b** Flipping of the telomeric end of the X-chromosome can cause an intrachromosomal recombination. **c** In case of a chromosomal break an inversion results that disrupts the FVIII gene structure

to 25% of a typical female carrier of the intron 22 inversion. The occurrence of a mosaic mutation of the intron 22 inversion is highly surprising when considering the pathomechanism of this mutation type (Fig. 3). The intron 22 inversion is caused by an intrachromosomal recombination at the telomeric end of the long arm of the X-chromosome as described by Naylor et. al. [3] and Lakich et. al. [2]. It is a meiotic mutation, predominantly occurring in male meiosis as the missing homologue of the X-chromosome in male germ cells facilitates the intrachromosomal recombination while in female meiosis the homologue pairing of the X-chromosomes prevents intrachromosomal recombination at the telomer as described by Antonarakis et al. [1].

Conclusions

The finding of a distal intron 22 inversion that originates in a female as a somatic mosaic mutation during early embryogenesis reveals a new pathogenic origin of this specific type of mutation.

Summary

The intron 22 inversion is the most prevalent mutation in severe haemophilia A accounting for about 40% of all mutations. It is widely accepted that the inversion is caused by an intrachromosomal recombination between the two extragenic and one intragenic repeat (F8 A gene) at the telomeric end of the X-chromosome. The majority of the inversion mutations originates in male germ cells where the missing of the homologue of the X-chromosome facilitates flipping of the telomeric end.

Herein, we report the first intron 22 inversion that originates in a female as a somatic mutation during early embryogenesis, thus revealing a new pathogenic origin of this specific type of mutation.

References

1. Antonarakis SE, Rossiter JP, Young M, Horst J, de Moerloose P, Sommer SS, Ketterling RP, Kazazian HH Jr, Negrier C, Vinciguerra C, et al (1995) Factor VIII gene inversions in severe hemophilia A: results of an international consortium study. Blood 86: 2206–2012
2. Lakich D, Kazazian HH, Antonarakis SE, Gitchier J (1993) Inversions disrupting the factor VIII gene are a common cause of severe haemophilia A. Nature genetics 5: 236–241
3. Naylor JA, Green PM, Rizza CR, Giannelli F (1992) Factor VIII gene explains all cases of haemophilia A. Lancet 340: 1066–1067

Haemophilia A in a Female Due to Compound Heterozygosity of a Maternally Inherited Point Mutation and a Paternally De Novo Large Deletion Within the Factor VIII Gene

J. Schröder, S. Rost, R. Schwaab, H.H. Brackmann, C.R. Müller, J. Oldenburg

Introduction

Haemophilia A is a X-linked recessive bleeding disorder affecting 1:5000 males. The disease is caused by a deficient or dysfunctional factor VIII (FVIII) due to various mutations within the FVIII gene. Phenotypic expression of the disease in females is extremely rare. However, some cases have been reported in the past, mostly due to skewed X-chromosomal inactivation or numerical aberrations of the X-chromosome [3].

Materials and Methods

All exons of the FVIII gene – except the middle part of exon 14, which was analysed by chemical mismatch cleavage – were investigated by denaturing gradient gel electrophoresis (DGGE) as described earlier by Becker et al. 1996. Sequence analysis was performed by Taq-cycle-sequencing. The Intron 22 inversion was analysed by Southern blot according to Lakich et al. [2].

Results and Discussion

We report a female who showed a moderately severe haemophilia A with FVIII activity of 4%–5%. A pedigree of the family is shown in Figure 1. The haemophilic uncle also suffered from a moderate to mild haemophilia A with FVIII activities about 5%. Genetic analysis revealed a missense mutation in exon 9 (TTG 1293 TTT, Glu 412 Phe); (Fig. 2). As expected from the haemophilic maternal uncle, the mother (P2) was heterozygous carrier of the mutation. The healthy father (P1) and two sisters (P4 and P5) showed a normal DNA sequence at this position. Surprisingly a single signal in the DNA-sequence of the proposita (P3) pointed to homozygosity for the mutation. However, a de novo point mutation in the father's germ cells at the same site seemed highly improbable. Further genetic analysis for FVIII gene inversion by Southern blot technique revealed an abnormal pattern in the proposita (Fig. 3). All other family members showed a normal pattern. The mutation type of a factor VIII intron 22 inversion was detected in 1993 by Lakich et al. [2]. The pathomechanism is described in Figure 4. A 9 kb long region (F8 A) within the FVIII

I. Scharrer/W. Schramm (Hrsg.)
29. Hämophilie-Symposion Hamburg 1998

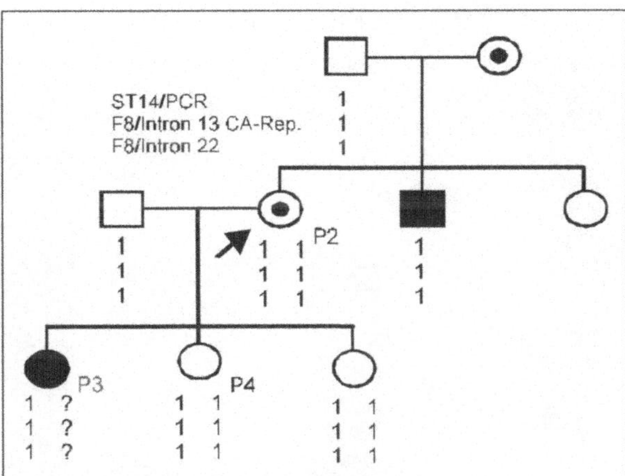

Fig. 1. Pedigree and RFLP/VNTR data: None of the RFLP/VNTR's investigated was informative for segregation analysis

intron 22 has two identical telomeric copies about 400 to 500 kb distal to the 5' end of the FVIII gene. Predominantly in male meiosis an intrachromosomal recombination between the intragenic F8 A region and either the proximal or the distal telomeric copy can occur.

The pattern found in the proposita, was similar to a carrier of a proximal intron 22 inversion, however the intragenic F8 A fragment was missing. Together with the

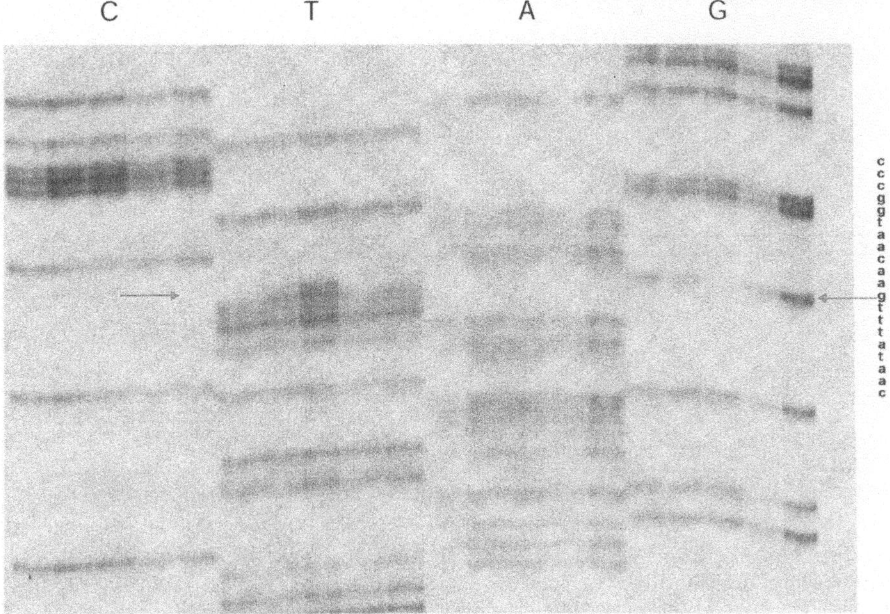

Fig. 2. Sequence analysis of exon 9. Lane 2 (P2) and lane 3 (P3) show a shift from G to T at codon 412(TTG[Glu] ->TTT[Phe])

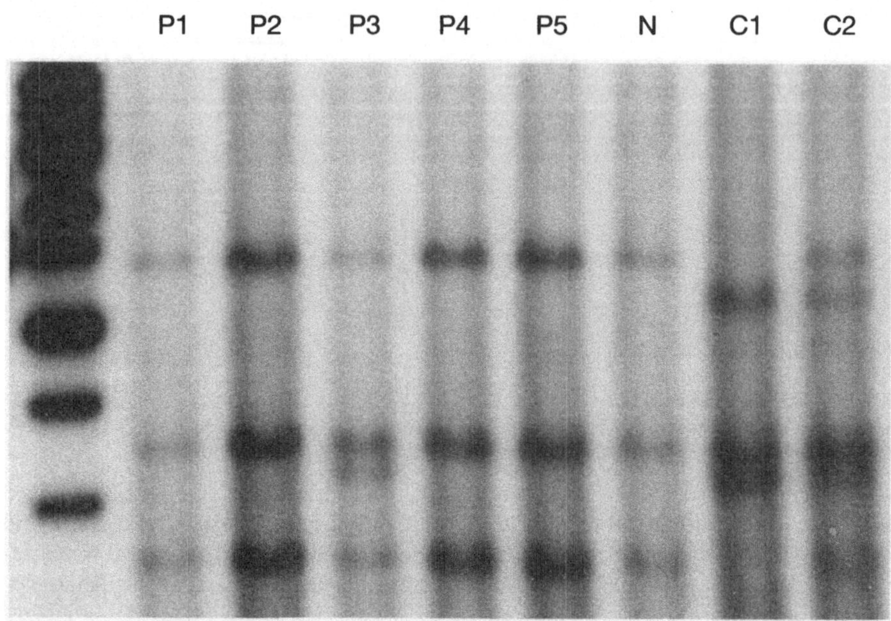

Fig. 3. Autoradiograph of Southern blot analysis for FVIII intron 22 inversion. *P1*, *P2*, *P4* and *P5* show a normal pattern while in the proposita *P3* an abnormal pattern was found. The intragenic F8 A signal of the proximal intron 22 inversion is missing. *N*, normal pattern; *PI*, proximal FVIII inversion; *C*, controls for proximal inversion

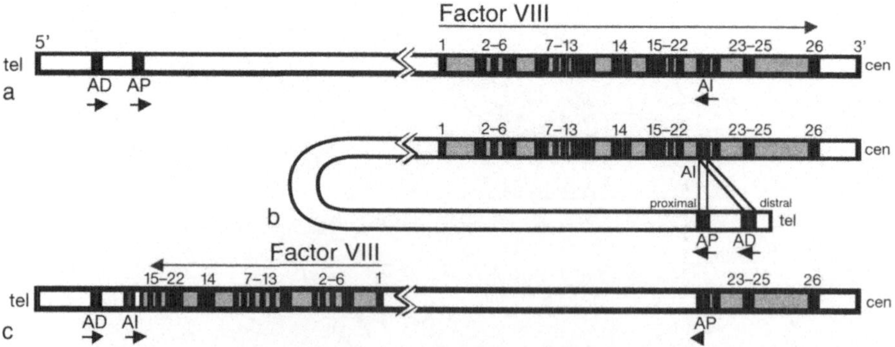

Fig. 4a–c. Model of the pathomechanism of the FVIII gene intron 22 inversion. FVIII gene with three A copies, one in intron 22 (*AI*) and two at the telomere end (*AP*, proximal A copy, *AD*, distal A copy). The direction of transcription is indicated by arrows (**a**). Flipping of the telomeric end of the X-chromosome can cause an intrachromosomal recombination (**b**). In case of a chromosomal break an inversion results that disrupts the FVIII gene structure (**c**)

finding of (pseudo-) homozygosity for the Glu412Phe missense mutation, our results point to a de novo large deletion, spanning at least about 90 kb between exon 9 and intron 22. As the deletion has probably arisen from a proximal intron 22 inversion in the germ cells of the healthy father with loss of the inverted fragment, the deletion might span some 100 kb, having one breakpoint in intron 22 of the FVIII gene and the other breakpoint somewhere in the telomeric region of the FVIII gene.

Conclusion

FVIII gene analysis in a haemophilic female revealed compound heterozygosity for a familial inherited missense mutation and a de novo large deletion, arising probably from a proximal de novo intron 22 inversion in the germ cells of the healthy father. As seen in Figure 1 no markers were informative, therefore a correct genetic counselling in this family can only be achieved by direct analysis of the FVIII gene.

Summary

According to its X-linked recessive pattern of inheritance haemophilia A is a disease of men. Phenotypic expression of the disease in females is extremely rare. Herein, we report a moderate severely affected haemophilic female (FVIII:C 4%–5%) due to compound heterozygosity for a familial inherited missense mutation and a large deletion. The deletion arose from a de novo intron 22 inversion in the germ cells of the healthy father. In this family a correct genetic counselling can only be achieved by direct mutation analysis of the FVIII gene.

References

1. Becker J, Schwaab R, Möller-Taube A, Schwaab U, Schmidt W, Brackmann HH, Grimm T, Olek K, Oldenburg J: Characterization of the factor VIII defect in 147 patients with sporadic hemophilia A: family studies indicate a mutation type-dependent sex ratio of mutation frequencies: Am J Hum Genet 1996 Apr; 58(4):657–670
2. Lakich D, Kazazian HH, Antonarakis SE, Gitchier J: Inversions disrupting the factor VIII gene are a common cause of severe haemophilia A: Nature genetics, vol. 5 (1993), 236–41
3. Wollina K, Bowen DJ, Syrbe G, Zintl F: Female Twins with severe Christmas disease (hemophilia B): Thromb Haemost 1993 Nov 15; 70(5): 774–776

Ist das milde von-Willebrand-Syndrom (Typ 1) eine „Krankheit"?

C. Rozeik, I. Scharrer

Jones (1998) schlägt auf dem ISTH-Kongress 1997 in Florenz und 1998 in Ljubljana vor, bei Patienten mit einem milden von Willebrand-Syndrom nicht mehr von einer „Krankheit" sondern lediglich von einer „Störung" oder einem „Leiden" zu sprechen:

> I suggested that the word „disease" should disappear for those diagnosed with mild von Willebrand disease, the majority of whom who would have type 1. It seems unfair to burden these people with a label which could affect their careers, insurance or even prospects for marriage [1].

Die Fragestellung ist interessant, widerspricht aber unseren Ergebnissen bei Frauen mit einem von Willebrand Syndrom vom Typ 1 [3, 4].

Patienten und Methoden

In unserer Studie untersuchten wir 184 Frauen der Hämophilieambulanz des Frankfurter Universitätsklinikums, die an einem vWS erkrankt sind. 1,1% leiden an einem vWS vom Typ 3, 4,9% an einem vWS vom Typ 2 und 94% hatten ein Typ 1 vWS. Von den Patienten mit einem vWS vom Typ 1 hatten 19% eine schwere und 81% eine milde Form der Erkrankung.

Die Patientinnen wurden in drei Gruppen eingeteilt:

- vW-Patientinnen vom Typ 2 und 3: n=11
- vW-Patientinnen mit einem schweren Typ 1: n=32
- vW-Patientinnen mit einem milden Typ 1: n= 141

und hinsichtlich der Häufigkeit gynäkologischer Komplikationen sowie psychischer und sozialer Probleme untersucht. Untersuchungsinstrumente waren die

- Hospital Anxiety and Depression Scale (HADS-D) [2], - ein Fragebogen zur Erfassung von Angst und Depression in der somatischen Medizin - und ein
- eigener Erhebungsbogen mit Fragen zur Lebensqualität und zu somatischen/gynäkologischen Problemen.

I. Scharrer/W. Schramm (Hrsg.)
29. Hämophilie-Symposion Hamburg 1998

Tabelle 1. Häufigkeit gynäkologischer Probleme bei vW-Patientinnen

Art der Störungen	vWS-Typ 1 mild	vWS-Typ 1 schwer	vWS-Typ 2+3	Alle vWS-Patientinnen
Summe aller Zyklusstörungen	*74,5%*	*90,6%*	*63,6%*	*76,6%*
• Menorrhagie	59,6%	53,2%	54,6%	58,2%
• Anämie	16,9%	21,9%	18,2%	21,7%
• Menstruationsschmerz	36,9%	59,4%	18,2%	39,7%
Summe aller Schwangerschaftsprobleme	*39,7%*	*43,8%*	*9,1%*	*38,6%*
• Frühgeburt	6,4%	6,3%	–	6%
• Fehlgeburt	9,2%	18,8%	–	10,3%
• Nachblutung	31,9%	28,1%	9,1%	29,9%

Ergebnisse

Häufigkeit gynäkologischer Probleme

Ein Vergleich der Häufigkeit von Zyklusstörungen in den drei Patientengruppen ergibt (Tabelle 1), daß Frauen mit einem schweren Typ-1-vWS insgesamt über die meisten Zyklusstörungen berichten, wobei allerdings Menorrhagien bei Frauen mit einem milden Typ-1-vWS prozentual am häufigsten vorkommen. Ein ähnliches Bild ergibt sich für die Häufigkeit von Schwangerschaftsproblemen.

Auch hier weisen die schweren Typ-1-vW-Patientinnen die meisten Schwangerschaftskomplikationen auf – hervorzuheben ist die Fehlgeburtsrate von fast 20%. Frauen mit einem milden Typ-1-vWS hatten in der Vergangenheit die meisten postpartalen Nachblutungen. Hinsichtlich der Stärke der Zyklus- und Schwangerschaftskomplikationen fanden sich zwischen den drei Gruppen keine signifikanten Unterschiede.

Gynäkologische Therapie bei vWS

Zur Therapie der Zyklusbeschwerden (Tabelle 2) benutzen etwa 25% der Frauen hormonelle Kontrazeptiva, 7% erhalten Octostim, jede fünfte nimmt Schmerzmittel ein. Faktor-VIII-Präparate bzw. Anvitoff spielen kaum eine Rolle.

Am häufigsten ist eine medikamentöse Therapie bei Frauen mit einem schweren Typ 1 vWS notwendig – hier kommen v. a. orale Kontrazeptiva und Analgetika zum Einsatz. Octostim wird am häufigsten von Frauen mit einem milden Typ-1-vWS angewendet. Die Indikation für orale Kontrazeptiva ist in den drei Gruppen unterschiedlich (Abb. 1): während es bei den milden vWS-Patientinnen v. a. die Familienplanung ist, steht bei den Frauen mit einem vWS vom Typ 2 oder 3 die Therapie von Menorrhagien im Vordergrund. Bei Frauen mit einem schweren Typ-1-vWS sind die beiden Indikationen etwa gleich häufig.

Knapp die Hälfte der Patientinnen hatten einen oder mehrere gynäkologisch-chirurgische Eingriffe (Tabelle 2): Insgesamt die meisten chirurgischen Inter-

Tabelle 2. Gynäkologische Therapie bei vW-Patientinnen

Art der Therapie	vWS-Typ 1 mild	vWS-Typ 1 schwer	vWS-Typ 2+3	Alle vWS-Patientinnen
Medikamentöse Therapie insgesamt	*39,7%*	*46,9%*	*36,4%*	*40,8%*
• Orale Kontrazeptiva	19,2%	37,5%	27,3%	22,8%
• Octostim	8,5%	3,1%	–	7,1%
• Analgetika	17,7%	21,9%	9,1%	17,9%
Gynäkolog.-chirurgische Therapie insgesamt	*47,5%*	*28,1%*	*36,4%*	*43,5%*
• Abrasio	22,7%	18,8%	9,1%	21,2%
• Laparoskopie	11,3%	18,8%	9,1%	12,5%
• Hysterektomie	24,8%	12,5%	27,3%	22,8%
• Ovarektomie	9,9%	9,4%	18,2%	10,3%

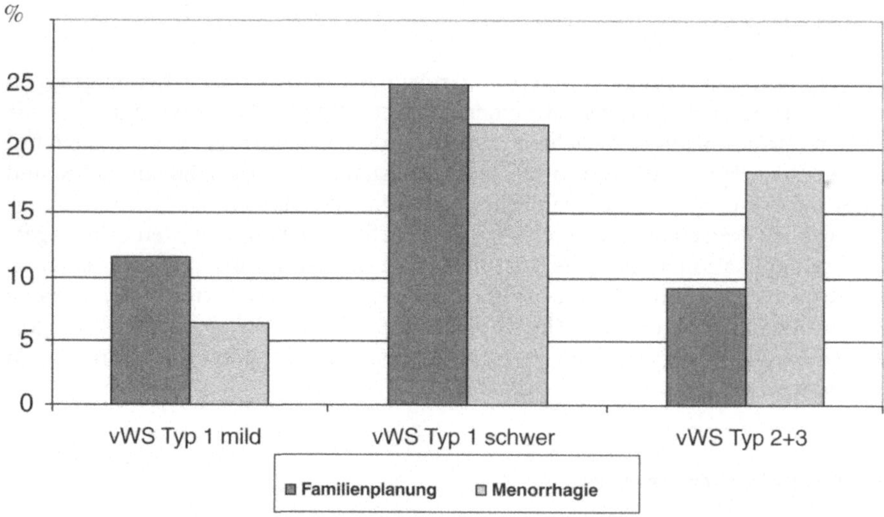

Abb. 1. Indikation für orale Kontrazeptiva

ventionen sind in der Gruppe der Frauen mit einem milden vWS zu verzeichnen. Bei ihnen stehen die Abrasio und die Hysterektomie im Vordergrund, bei den vW-Patientinnen mit einem Typ 2 oder 3 die Hysterektomie und die Ovarektomie.

Psychische Probleme der Frauen mit vWS

Tabelle 3 zeigt die Häufigkeit von Angst und Depression in den drei Patientengruppen: Während bei den Typ-1-vW-Patientinnen die Angstsymptomatik zum

Tabelle 3. Häufigkeit psychischer Probleme bei vW-Patientinnen

Art der Störungen	vWS-Typ 1 mild	vWS-Typ 1 schwer	vWS-Typ 2+3	Alle vWS-Patientinnen
Angst (insgesamt)	*47,5%*	*56,3%*	*36,4%*	*48,4%*
• grenzwertig	22%	21,9%	9,1%	21,2%
• schwer	20,6%	21,9%	9,1%	20,1%
• sehr schwer	5%	12,5%	18,2%	7,1%
Depression (insgesamt)	*24,8%*	*25%*	*27,3%*	*25%*
• grenzwertig	19,2%	12,5%	9,1%	17,4%
• schwer	5,7%	6,25%	18,2%	6,5%
• sehr schwer	0%	6,25%	0%	1,1%

größten Teil (zu 80 – 90%) leichter ausgeprägt ist, ist sie bei der Hälfte aller Frauen mit einem vWS vom Typ 2 oder 3 und einer Angstsymptomatik sehr schwer ausgeprägt. In dieser Gruppe tritt auch die depressive Problematik am häufigsten auf, gefolgt von der Gruppe der Frauen mit einem schweren Typ-1-vWS.

Häufigkeit beruflicher und sozialer Probleme

Überprüft man den Einfluß des vWS auf den Alltag der drei Patientengruppen erhält man folgende Ergebnisse (Abb. 2 und 3): Während die beruflichen und sozialen Probleme bei den milden Typ-1-vW-Patientinnen insgesamt am häufigsten vorkommen, sind sie bei den Frauen mit Typ 2 oder 3 des vWS am stärksten ausgeprägt.

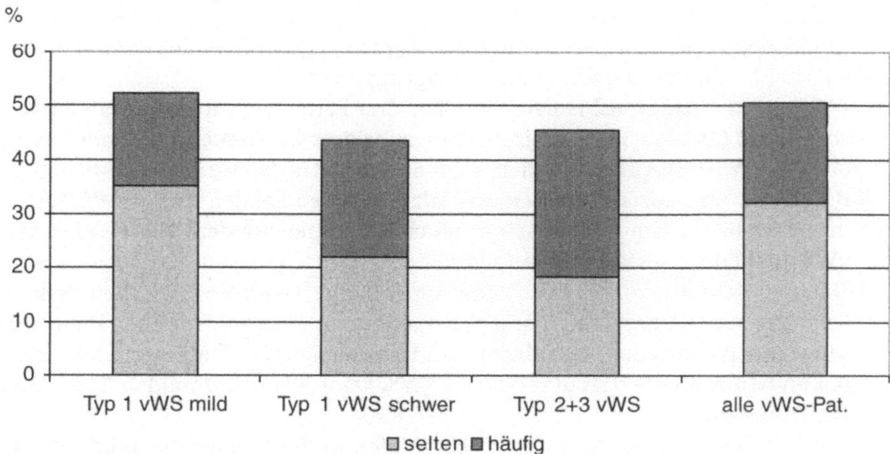

Abb. 2. Häufigkeit von Problemen bei der Arbeit

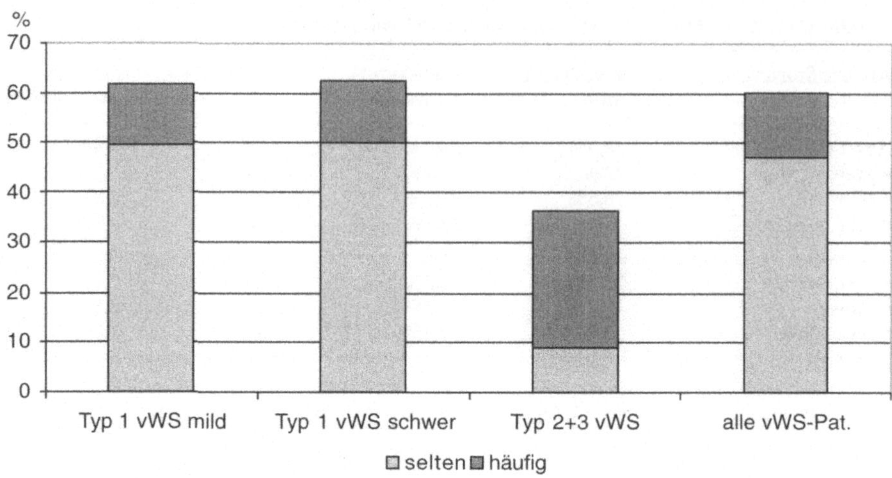

Abb. 3. Häufigkeit von sozialen Problemen

Korrelative Zusammenhänge

Bei der Überprüfung von möglichen Zusammenhängen (Tabelle 4) fallen v. a. die hochsignifikanten Korrelationen zwischen Schwangerschaftsproblemen, gynäkologisch-chirurgischen Interventionen und sowohl der psychischen Problematik als auch den beruflichen und sozialen Problemen auf.

Schlußfolgerungen

- Ein Vergleich der drei Patientengruppen ergibt, daß Frauen mit einem milden Typ-1-vWS am häufigsten unter Menorrhagien und postpartalen Nachblutungen leiden.
- Gynäkologisch-chirurgische Eingriffe (Abrasio, Hysterektomie) kommen ebenfalls am häufigsten bei dieser Patientengruppe vor.
- Während die Angstproblematik in allen drei Patientengruppen etwa gleich oft vorkommt (25,6–34,4%), ist sie besonders schwer bei Frauen mit einem Typ-2- oder -3-vWS ausgeprägt. Ähnliches gilt auch für das depressive Krankheitsbild.
- Berufliche und soziale Probleme werden von den milden Typ-1-vWS-Patientinnen am häufigsten genannt, sind jedoch bei Frauen mit dem Typ-2- oder -3 des vWS qualitativ am stärksten ausgeprägt.
- Die deutlichsten korrelativen Zusammenhänge bestehen zwischen Zyklus-, Schwangerschaftsproblemen und gynäkologisch-chirurgischen Eingriffen einerseits und psychischen, beruflichen und sozialen Komplikationen andererseits bei Frauen mit einem Typ-2- oder -3-vWS, gefolgt von den milden Typ-1-vWS-Patientinnen.
- Die Häufigkeit gynäkologischer Beschwerden in der Gruppe der milden Typ-1-vW-Patientinnen mit der Folge, daß hier ebenfalls die meisten chirurgischen

Tabelle 4. Korrelative Zusammenhänge

		Angst	Depression	Zyklus-probleme	Schwanger-schafts-probleme	Gyn.-med. Therapie	Gyn.-chir. Therapie	Berufliche Probleme	Soziale Probleme
Angst	r =	1.0000							
	p =	0.0000							
Depression	r =	**0.7333**	1.0000						
	p =	**0.0000**	0.0000						
Zyklus-probleme	r =	**0.1447**	0.0484	1.0000					
	p =	**0.0527**	0.5189	0.0000					
Schwangerschafts-probleme	r =	**0.2064**	**0.1723**	**0.1563**	1.0000				
	p =	**0.0054**	**0.0207**	**0.0341**	0.0000				
Gyn.-med. Therapie	r =	−0.0090	−0.0310	**0.2383**	**0.1538**	1.0000			
	p =	0.9048	0.6794	**0.0011**	**0.0371**	0.0000			
Gyn.-chir. Therapie	r =	**0.2687**	**0.2497**	−0.0133	**0.3503**	0.0189	1.0000		
	p =	**0.0003**	**0.0007**	0.8579	**0.0000**	0.7993	0.0000		
Berufliche Probleme	r =	**0.5874**	**0.6527**	0.0394	**0.1679**	0.0387	**0.3882**	1.0000	
	p =	**0.0000**	**0.0000**	0.6014	**0.0250**	0.6077	**0.0000**	0.0000	
Soziale Probleme	r =	**0.6667**	**0.6605**	0.1822	**0.2472**	0.0558	**0.2421**	**0.7061**	1.0000
	p =	**0.0000**	**0.0000**	0.0152	**0.0009**	0.4610	**0.0012**	**0.0000**	0.0000

Eingriffe (Abrasio, Hysterektomie) zur Therapie der Beschwerden erfolgen, sowie die signifikanten Zusammenhänge mit psychischen Krankheitsbildern und beruflichen/sozialen Problemen machen es dringend erforderlich, gerade auch beim milden Typ-1-vWS von einer „Krankheit“ zu sprechen.

Literatur

1. Haemophilia-forum. Discussion forum topic from Dr. Peter Jones (UK). Von Willebrand disease: changing the name? Internet: http://www.haemophilia-forum.org/Lock/Discussion/Discussion.htm. 13.10.98
2. Herrmann CH, Buss U, Snaith RP (1995). HADS-D. Hospital Anxiety and Depression Scale - Deutsche Version. Bern: Huber
3. Rozeik CH, Scharrer I (1998). Defekt des von Willebrand Faktor-Proteins. gynäkologie + geburtshilfe hautnah 3, 70–75
4. Rozeik CH, Scharrer I (1998). Gynäkologische Manifestationen des von-Willebrand-Syndroms und ihre psychischen Auswirkungen. gynäkol. prax. 22, 655–662
5. Scharrer I (1991). The treatment of von Willebrand's disease. In: Lusher JM, Kessler CM (Eds.): Hemophilia and von Willebrand's Disease in the 1990 s. Elsevier Science Publishers, 1991, 463–469

Biomechanische Aspekte der Hyaluronsäuretherapie bei der Behandlung der hämophilen Gelenkarthropatie

H. Semper, A. Seuser, G. Schumpe, T. Wallny

Einleitung

Die Hyaluronsäure (HA) ist eine intrazelluläre Kittsubstanz und die Grundsubstanz des Bindegewebes. Sie gehört chemisch zu den sauren Polysacchariden (*Synonym:* Glykosaminoglykane) und ist ein lineares, nicht verzweigtes Polymer aus β-Glucuronsäure und N-Acetyl-Glucosamin, die durch 1,3-glykosidische Bindung miteinander verknüpft sind.

Das 1934 von Meyer und Palmer isolierte Molekül findet sich im menschlichen Körper physiologischerweise in der Nabelschnur, Synovia, Glaskörper und der Haut [19]. Es wird seit 1960 in der Medizin eingesetzt und ist nach einer neuen Klassifizierung als SADOA (slow acting drug in osteoarthritis) zu bezeichnen [20]. Folgende Wirkungen werden der Hyaluronsäure zugeschrieben (Abb. 1):

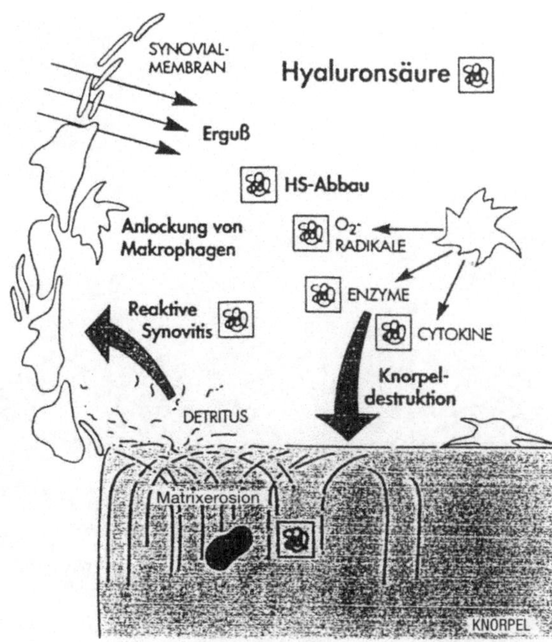

Abb. 1. Ansatzpunkte der Hyaluronsäure im pathophysiologischen Geschehen der Arthrose [2]

I. Scharrer/W. Schramm (Hrsg.)
29. Hämophilie-Symposion Hamburg 1998

- Viskositätserhöhung,
- Schutz vor enzymatischen Schäden aufgrund von Abpufferung von Enzymen,
- Bindung von Radikalen und Beeinflussung der Zytokinspiegel,
- Steigerung der endogenen HA-Produktion,
- Analgesie,
- Steigerung der Stoßdämpferfunktion der Synovia.

Aufgrund dieser Eigenschaften greift die Hyaluronsäure an mehreren der komplexen Pathomechanismen der Entstehung der hämophilen Gelenkarthropathie [16] ein und beeinflußt auch die entstehenden Symptomkomplexe.

Seit 1989 wird es erfolgreich in der Arthrosebehandlung angewandt. Neue Forschungen [1–12] bestätigen diesen Therapieansatz.

Material und Methode

In einer prospektiven Studie wurde 20 Patienten mit hämophiler Arthropathie 5mal 20 mg Hyaluronsäure intraartikulär in einem Zeitraum von zwei Monaten verabreicht. Vor der ersten Injektion und drei Monate nach der ersten Injektion wurden Untersuchungen mit klinischen Scores, Ultraschallmessungen, Röntgen und MRT durchgeführt. Die biomechanischen Messungen werden an dieser Stelle weiter ausgeführt.

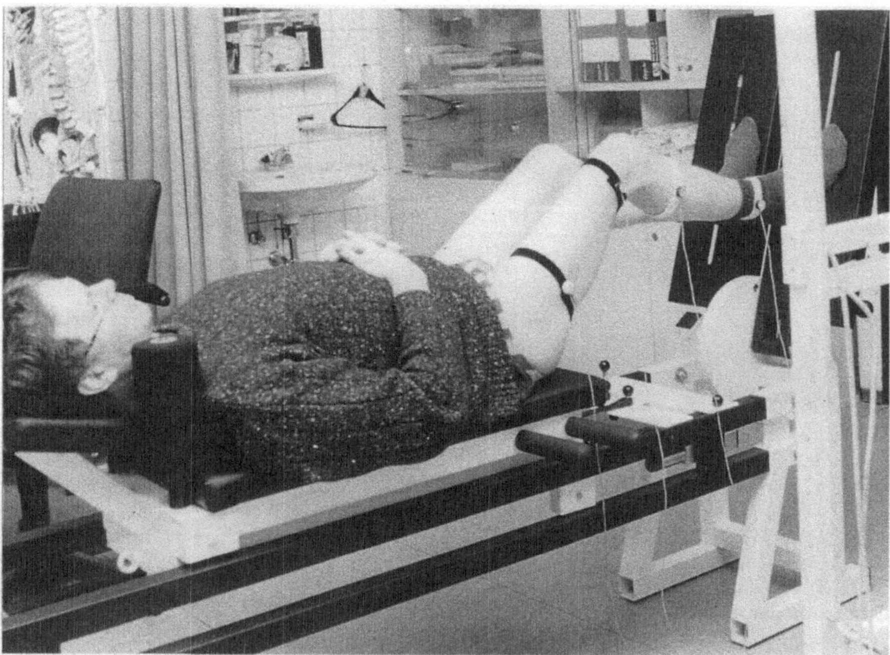

Abb. 2. Messung eines hämophilen Patienten mit dem Ultraschalltopometer

Für die Analyse der Kniekinematik wurde das von Schumpe entwickelte Ultraschalltopometer UST [13, 14] benutzt. Jeweils zwei Ultraschallsender wurden extern an Oberschenkel und Unterschenkel mit Klettbändern befestigt. Die in regelmäßigen Intervallen abgegebenen Ultraschallimpulse haben aufgrund der dreidimensionalen Lage im Raum unterschiedliche Laufzeiten zu den fixierten Empfängern. Diese Methode ermöglicht die Erfassung relativer räumlicher Distanzänderungen von unter 1 mm.

Die resultierenden 3-D-Koordinaten der Sender wurden als Rohdaten mit dem Softwarepaket MIDAS verarbeitet. Eine Vermessung unter Belastung erfolgte auf einer Beinpresse (Abb. 2.). Eine unbelastete Streck-Beuge-Bewegung wurde im Sitzen durchgeführt. 15 Flexions-Extensionszyklen unter Be- und Entlastung waren Basis der statistischen Auswertung. Auswertungsparameter waren Durchschnitts- und Maximalwerte, Rhythmik, Koordination und charakteristische Änderungen in Kniewinkel, Winkelgeschwindigkeit, Winkelbeschleunigung und Roll-Gleit-Verhalten.

Biomechanische Auswertung der Ergebnisse

Gelenkwinkel vor Therapie

Normale Gelenkwinkelkurven auf der Beinpresse sind bezüglich der Zeit für Extension und Flexion symmetrisch [17]. Die Messungen bei den Patienten vor der 1. Injektion ergab jedoch unregelmäßige Gelenkwinkelkurven (Abb. 3). Für die Extension (konzentrische Belastung) wurde mehr Zeit benötigt als für die Flexion (exzentrische Belastung). Ein Grund dafür kann sein, daß das Gewicht in der konzentrischen Phase sehr vorsichtig gedrückt wurde. Die exzentrische Phase, die dem

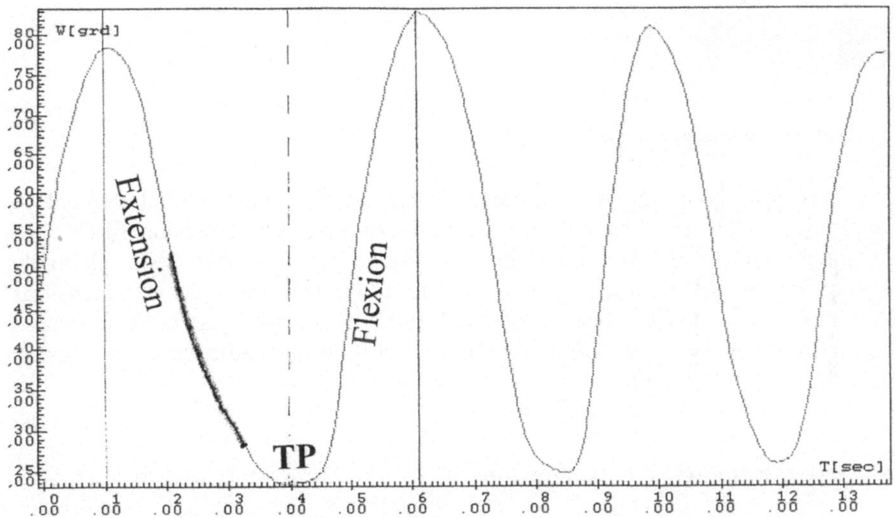

Abb. 3. Gelenkwinkel *vor* Therapie im WT-Diagramm mit Darstellung der Beugewinkel in Abhängigkeit zur Zeit

Patienten 150% der konzentrischen Kraftentfaltung ermöglicht, ist sicherer und schneller ausgeführt worden.

Gelenkwinkel nach Therapie

Drei Monate nach der ersten Injektion erscheinen die Gelenkwinkelkurven gleichmäßiger (Abb. 4). Die Zeiten für die konzentrischen und exzentrischen Phasen sind annähernd gleich und bleiben auch in den 15 Wiederholungen konstant.

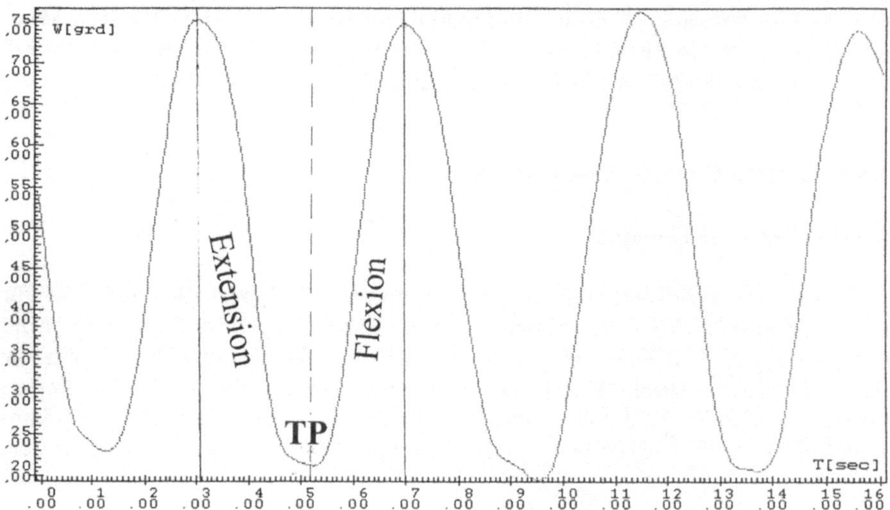

Abb. 4. Gelenkwinkel *nach* Therapie im WT-Diagramm mit Darstellung der Beugewinkel in Abhängigkeit zur Zeit

Winkelgeschwindigkeit vor Therapie

Die Winkelgeschwindigkeit ist ebenfalls unregelmäßig. Offensichtlich besteht ein Ungleichgewicht zwischen Extension und Flexion. In der Extension finden sich Maximalwerte für die Winkelgeschwindigkeit von 40 bis 50°/s (Abb. 5). In der Flexion liegen die Maxima mit 60–70°/s um 40 bis 50% im gleichen Extensions-Flexions-Zyklus höher. Diese offensichtliche Dyskinetik ist wahrscheinlich Ausdruck eines gestörten spinalmotorischen Programmes aufgrund von Schmerz und chronischer Synovitis.

Winkelgeschwindigkeit nach Therapie

Die Winkelgeschwindigkeitskurve zeigte sich nach der Therapie in physiologische Richtung optimiert. Die gesamte Winkelgeschwindigkeitscharakteristik ist in sich

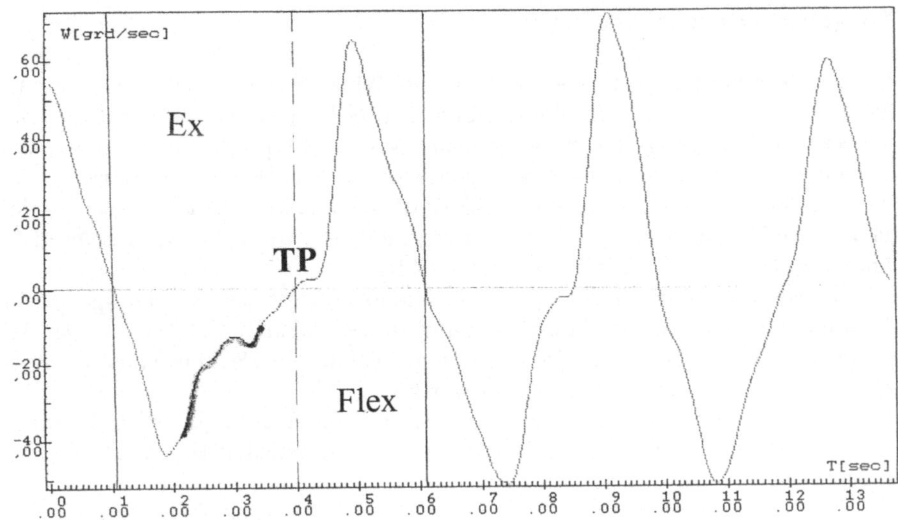

Abb. 5. Winkelgeschwindigkeit *vor* Therapie im VW-Diagramm mit Darstellung der Winkelgeschwindigkeit in Abhängigkeit zur Zeit

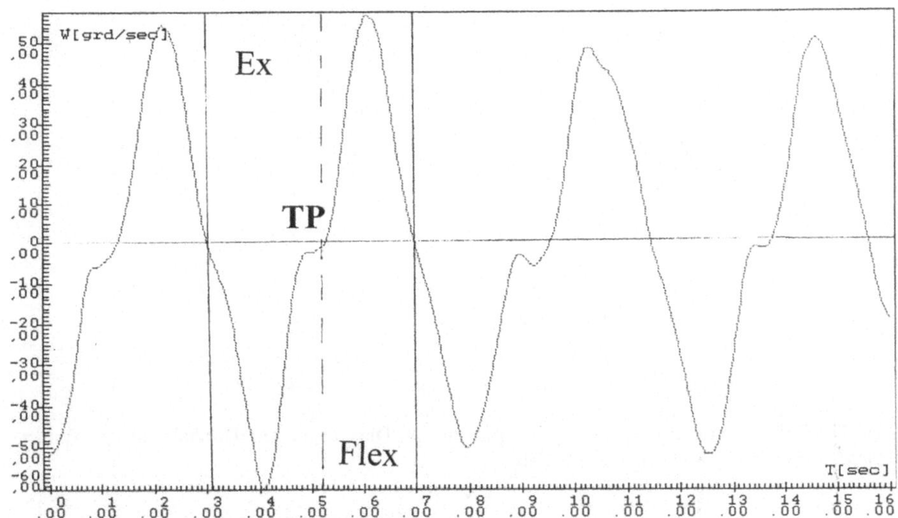

Abb. 6. Winkelgeschwindigkeit *nach* Therapie im VW-Diagramm mit Darstellung der Winkelgeschwindigkeit in Abhängigkeit zur Zeit

und in bezug auf die Wiederholungskonstanz rerhythmisiert. Die Maximalwerte in Extension und Flexion sind annähernd gleich (Abb. 6). Die Maximalgeschwindigkeit hat sich um 20% auf 60°/s harmonisiert.

Winkelbeschleunigung vor Therapie

Die zweite Ableitung des Gelenkwinkels, die Winkelbeschleunigung ist der sensibelste Parameter in der Beurteilung der Gelenkbinnenkoordination. Die Winkelbeschleunigung [a] ist bei gleicher Masse [m] proportional zu der am Gelenk wirkenden Kraft f ($f = m \cdot a$). Daher sind die Beschleunigungsmaxima relevant zur Beurteilung der Spitzengelenkbelastung. Maximalwerte betragen in der Flexion 210°/s² (Abb. 7). Die Extension zeigt kleinere Werte, welche 120°/s² nicht überschreiten. Der Rhythmikverlust ist auffällig.

Ein weiteres Zeichen für den Koordinationsverlust ist die Häufigkeit der Richtungsänderungen der Beschleunigungsspitzen. Man findet bis zu vier Beschleunigungsrichtungwechsel während einer Extensions-/Flexionsphase als Ausdruck eines feinmotorischen Kontrollverlustes.

Der pathobiomechanische Hintergrund sind die strukturelle Veränderungen und die daraus resultierenden Störungen der neuromuskulären Rückkopplung („Feedback") .

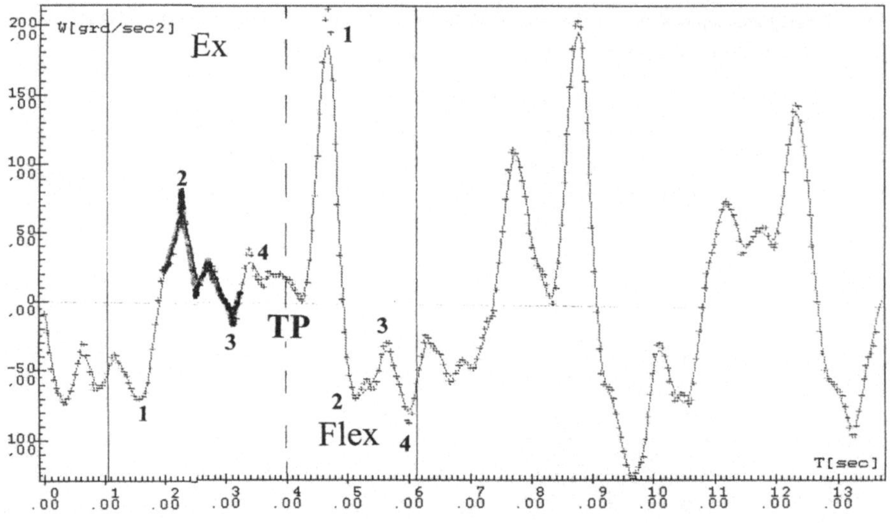

Abb. 7. Winkelbeschleunigung *vor* Therapie im AW-Diagramm mit Darstellung der Winkelbeschleunigung in Abhängigkeit zur Zeit

Winkelbeschleunigung nach Therapie

Nach der Therapie sind die maximalen Werte der Beschleunigung um 50% auf 110°/s² reduziert (Abb. 8). Man kann ein wiedererlangtes rhythmisches Kurvenmuster erkennen. Extension und Flexion haben ähnliche Spitzenwerte. Wie in normalen Knien findet man nur noch zwei Wechsel der Beschleunigungsrichtung. Da die Winkelbeschleunigung sensibler ist als die anderen Funktionen, kann man

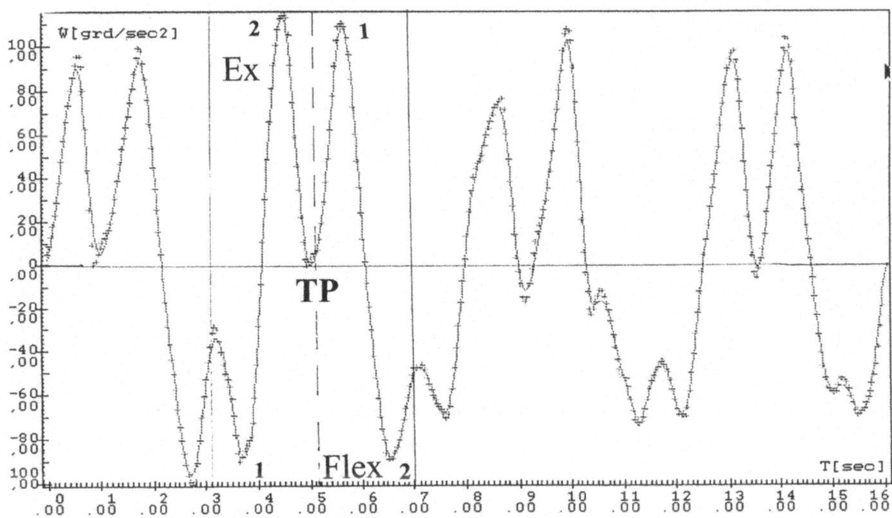

Abb. 8. Winkelbeschleunigung *nach* Therapie im AW-Diagramm mit Darstellung der Winkelbeschleunigung in Abhängigkeit zur Zeit

immer noch pathologische Bewegungsmuster erkennen. Ein deutlicher Indikator für die weitere Notwendigkeit von intensiver Kraft, Kraftausdauer und Koordinationstherapie für die Kniegelenke.

Roll-Gleit-Kurve vor Therapie

Der sensibelste Parameter für die Beurteilung der Kniebinnenkinematik ist das Roll-Gleit-Verhalten. Normalerweise steigt bei einem gesunden Knie in einem Extensions-Flexions-Zyklus der Winkel C von 25° auf 35°.

Vor der Therapie ist das Roll-Gleit-Verhalten deutlich gestört (Abb. 9). Der Rollanteil ist vermindert. Die Gesamtkurve ist sehr unkoordiniert mit einer hohen Variationsbreite von Zyklus zu Zyklus. Von 75° bis 55° erkennt man „negatives Rollen" (wie die durchdrehenden Reifen eines Wagens auf ansteigendem, glatten Untergrund). Ein weiterer stark gestörter Bereich liegt zwischen 50° und 30° während der Extension. Der gleiche Bereich ist in den anderen Kurven des Gelenkwinkels, der Winkelgeschwindigkeit und Winkelbeschleunigung (vor Therapie) hervorgehoben. Dieser zeigt unkontrollierte Gelenkbewegung an.

Roll-Gleit-Kurve nach Therapie

Nach der Therapie ist das Roll-Gleit-Verhalten wieder reproduzierbar und koordiniert (Abb. 10). Ein verstärktes „negatives Rollen" ist nicht mehr zu erkennen. Allerdings ist weiterhin ein ernsthaft reduziertes Rollen wie in einem pathologisch

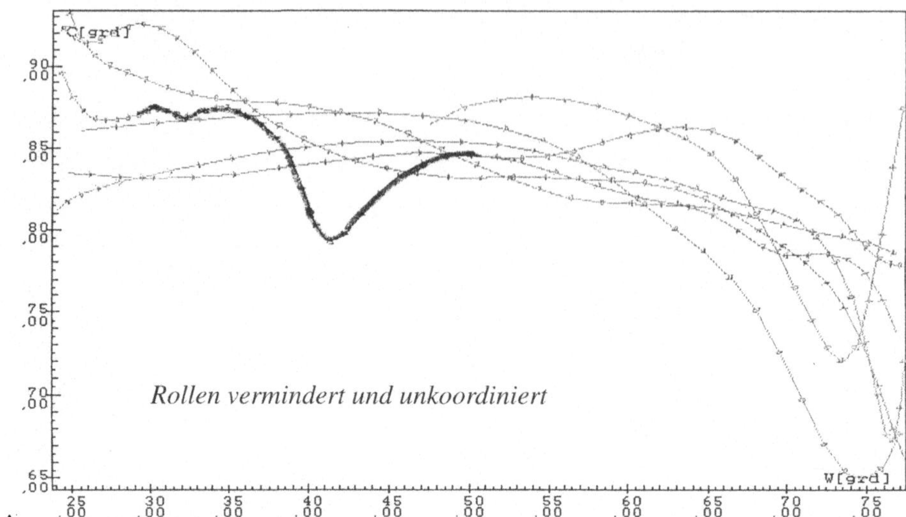

Abb. 9. Roll-Gleit-Kurve *vor* Therapie im KN-Diagramm mit Darstellung der Tibiatangentenwinkel in Abhängigkeit zum Beugewinkel

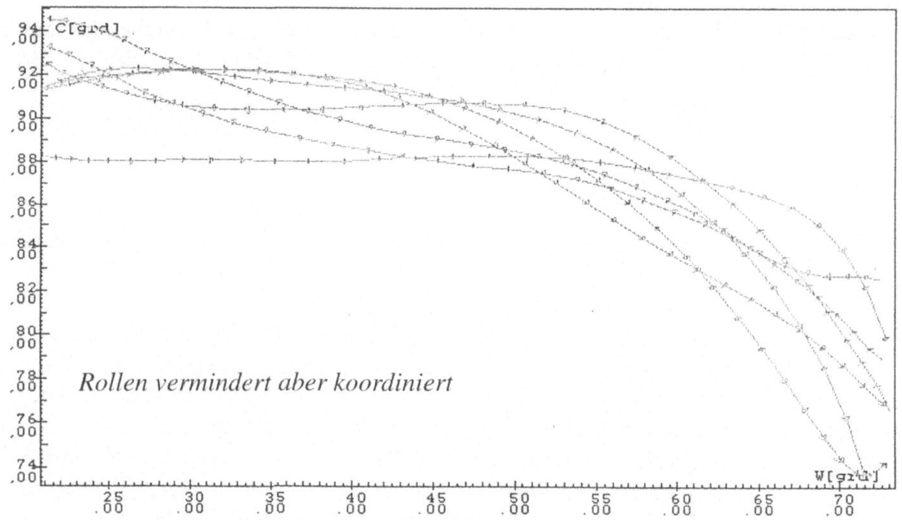

Abb. 10. Roll-Gleit-Kurve *nach* Therapie im KN-Diagramm mit Darstellung der Tibiatangentenwinkel in Abhängigkeit zum Beugewinkel

gestörten Gelenk zu sehen. Dies zeigt in Übereinstimmung mit den Aussagen über die Winkelbeschleunigung, daß nach wie vor ein Bedarf an physikalischer Therapie und Training besteht. Kann auch ein intensives Trainingsprogramm die Kniekinematik nicht positiv beeinflussen, liegt das Problem in den strukturellen Veränderungen des Knorpels und des Knochens.

Fazit

Man sieht große Unterschiede in der Bewegungsanalyse vor und nach Therapie mit Hyaluronsäure. Diese Unterschiede können literaturgemäß [15, 18] als Verbesserung der Kniebiomechanik gewertet werden. Da der Patient in den drei Monaten nicht an einer Physiotherapie teilnahm, sind die Verbesserungen in erster Linie auf die Injektionen zurückzuführen. Trotzdem ist weiterhin eine pathologische Kniekinematik in der Winkelbeschleunigung und besonders in dem Roll-Gleit-Verhalten zu erkennen. Daraus läßt sich schließen:

- Man braucht mehr Therapie, um die neuromuskuläre Funktion des Knies zu verbessern.
- Wenn dies die Situation nicht ändern kann, sind die strukturellen Schäden so ausgeprägt, daß ein funktioneller „point of no return" erreicht worden ist. Dann ist nur noch eine palliative Behandlung der Symptome möglich.

Literatur

1. Carrabba, M (1991) Efficacy and safety of different dose-schedules of intra-articular injections of hyaluronic acid in painful and hydrarthrodial osteoarthritis of the knee. Results of a prospective, randomised, double blind, placebo or arthrocentesis controlled study. Clin Tera, 139: 296
2. Carrabba, M (1992) The intra-articular treatment of osteoarthritis of the knee. A comparative study between hyaluronic acid and orgotein. European Journal of Rheumatology and Inflammation, 12: 47–57
3. Dahlberg, L (1994) Intraarticular injections of hyaluronan in patients with cartilage abnormalities and knee pain. A one-year doubel-blind, placebo-controlled study. Arthritis Rheum, 37: 521–528
4. Dougados, M (1993) High molecular weight sodium hyaluronate in osteoarthritis of the knee: a 1 year placebo-controlled trial.Osteoarthritis and Cartilage, 1: 97–103
5. Graf, J (1993) Die konservative Behandlung der Gonarthrose mit Hyaluronsäure. Kolloquium: Aus der Klinik, Für die Praxis, 5
6. Graf, J (1992) Intra-articular treatment with hyaluronic acid of the knee joint: a controlled clinical trial vs. mucopolysaccharide polysulfuric acid ester. Clinical and Experimental Rheumatology 11: 367–372
7. Hagena, FW (1993) Veränderte Biomechanik von Gelenken nach Gabe von Hyaluronsäure. Kolloquium: Aus der Klinik, Für die Praxis 19
8. Jones, AC (1993) A comparative study of intra-articular hyaluronic acid and intraarticular triamcinolone hexacetonide in the treatment of osteoarthritis of the knee. Osteoarthritis and Cartilage 1: 71
9. Lohmander, LS (1996) Intra-articular hyaluronan injections in the treatment of osteoarthritis of the knee: a randomised, double blind, placebo controlled multicentre trial. Hyaluronan Multicentre Trial Group. Ann Rheum Dis 55: 424–431
10. Pozo MA (1997) Reduction of sensory responses to passive movements of inflamed knee joints by hylan, a hyaluronan derivative. Exp Brain Res 116: 3–9
11. Puttick, MP (1995) Acute local reactions after intraarticular hylan for osteoarthritis of the knee. J Rheumatol 22: 1311–1314
12. Schneider, U (1997) Wirkungsweise von Hyaluronsäure bei Gonarthrose beider Kniegelenke im Rechts/Links-Vergleich. Untersuchung mit Dynamometrie, Sauerstoffpartialdruck, Temperatur und Lequesne-Score. Z Orthop 135: 341–347
13. Schumpe, G: Biomechanische Aspekte am Kniegelenk. Habilitationsschrift Bonn

14. Schumpe, G (1982) Differenzierung der funktionellen Kniebewegung von hämophilen Patienten mittels Ultraschalltopometrie.Inaugural-Dissertation Bonn
15. Seuser, A, Klein, H, Wallny, T, Schumpe, G, Brackmann, H-H, Kalnins, W (1996) Grundlagen des medizinischen Bewegungstrainings für Hämophile, In: 27. Hämophilie-Symposion Hamburg, Springer Verlag, Berlin, S. 266
16. Seuser, A, Oldenburg, J, Brackmann, HH (1999) Pathogenese, Diagnose und orthopädische Therapie der hämophilen Gelenkarthropathie. In Hämostaseologie: Molekulare und zelluläre Mechanismen, Pathophysiologie und Klinik, Springer-Verlag, S. 198
17. Seuser, A, Schumpe, G, Deimling, U, v.: Bewegungsanalyse zur Erkennung von Ermüdungserscheinungen und deren Auswirkungen auf die innere Kinematik des Kniegelenkes. In: Regulations- und Repairmechanismen, 33. Deutscher Sportärztekongreß Paderborn 1993, Deutscher Ärzte-Verlag, Köln S. 470
18. Seuser, A, Schumpe, G, Eickhoff, HH, Brackmann, H-H, Oldenburg, J.: Analyse der Kniekinematik bei Patienten mit Hämarthropathie beim Leg Press Training, In: 24. Hämophilie-Symposion Hamburg 1993, Springer Verlag, Berlin, S. 150
19. Weh, L (1994) Arthrose Von der Degeneration zur Regeneration. Extracta Orthopaedica, Suppl. Nr.4, Selecta Verlagsgesellschaft Wiesbaden München
20. Weh, L. Arthrose „modifizieren" mit Hyaluronsäure. Extracta Orthopaedica Sonderdruck 6, 1994, 17: 22–23

Hyaluronsäure und die hämophile Arthropathie des Kniegelenkes. Indikation und Ergebnisse

T. WALLNY, H.H. BRACKMANN, F. GASSEL, H. SEMPER, G. SCHUMPE, A. SEUSER, O. SCHMITT

Hyaluronsäure ist eine natürliche Substanz aus der Gruppe der Saccharid-Biopolymere, die Bausteine von Knorpel und Synovialflüssigkeit sind. Der wirksame Bestandteil wird beim verwendeten Präparat (Hyalart) aus Hahnenkämmen gewonnen. Die hochvisköse Flüssigkeit (s. Abb. 1) muß intraartikulär appliziert werden.

Hyaluronsäure wirkt an Knorpel, Synovia und Synovialmenbran (s. Abb. 2). Die Ursache für die positiven Wirkungen kann in einer Verbesserung der funktionellen

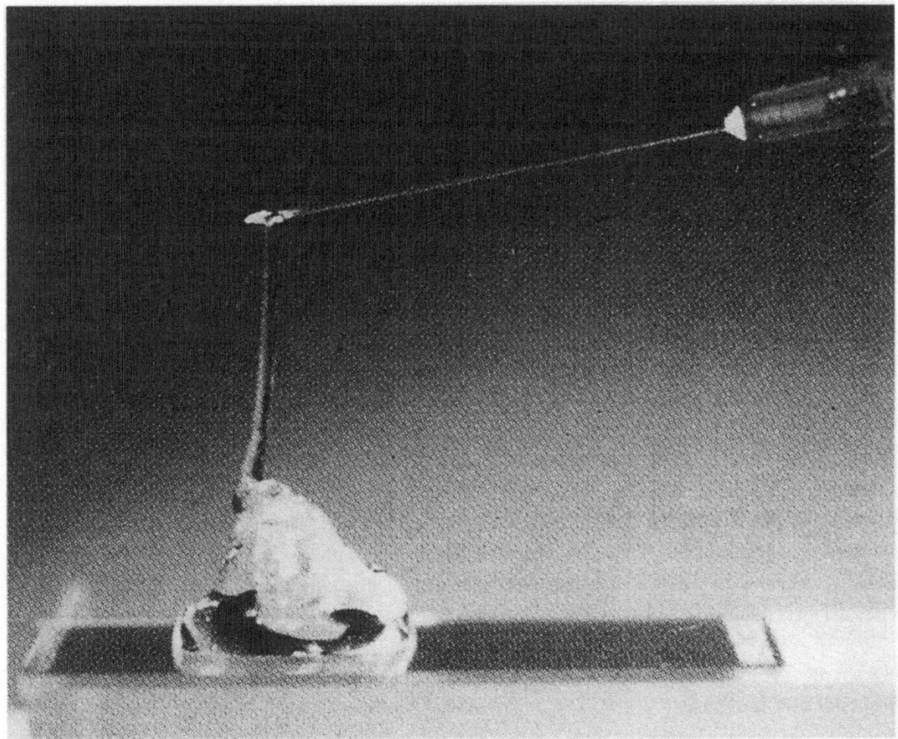

Abb. 1. Hochvisköser Inhalt einer Fertigspritze mit Hyaluronsäure

I. Scharrer/W. Schramm (Hrsg.)
29. Hämophilie-Symposion Hamburg 1998

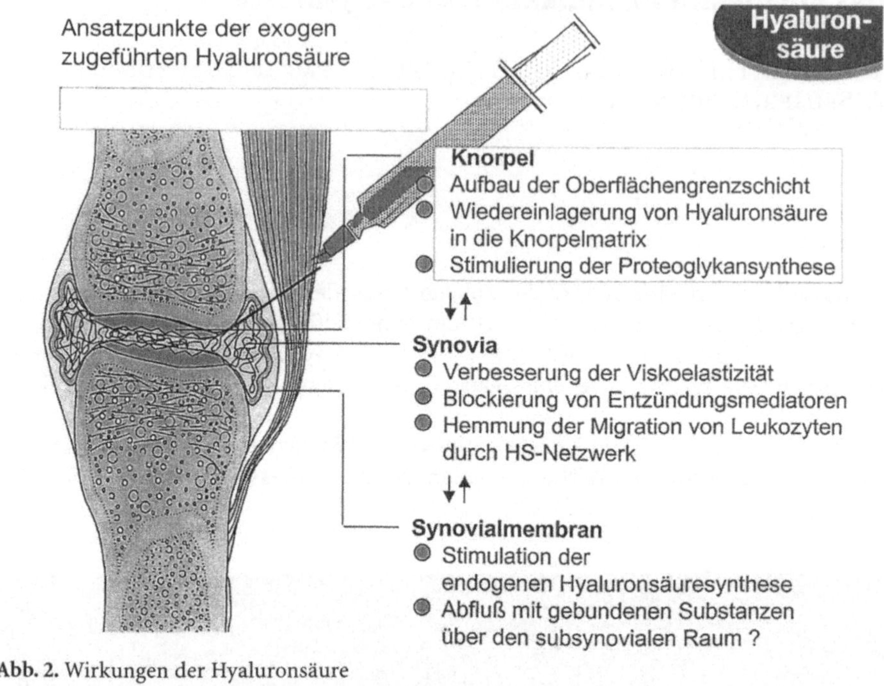

Abb. 2. Wirkungen der Hyaluronsäure

Eigenschaften der Gelenkflüssigkeit (Viskositätseröhung) und der Hyaluronsäureschicht auf der Oberfläche des Gelenkknorpels vermutet werden. Weiterhin sollen Radikale gebunden und analgetische Effekte vorliegen [5].

Die bei Arthrotikern vermindert produzierte Hyaluronsäure [1] kann bei Supplementierung die Konzentration sowie das Molekulargewicht in der Synovialflüssigkeit normalisieren [7].

In vivo Studien dieses intraartikulär applizierten Arzneimittels zeigen eine Verbesserung der Parameter Schmerz, Schwellung und Bewegungseinschränkung [2, 3]. Die Hyaluronsäure ist seit Jahren in der Behandlung der Kniegelenksarthrose ein zugelassenes und erfolgreiches Arzneimittel. Im Bereich der hämophilen Arthropathien liegen bisher jedoch keine Erfahrungen an größeren Patientenkollektiven vor. In der vorliegenden Studie werden deshalb die Erfahrungen von 20 mit diesem Medikament behandelten hämophilen Patienten vorgetragen.

Material und Methode

Im Rahmen einer prospektiven Studie wurde bei 20 hämophilen Patienten nach klinischer, nativradiologischer, kernspintomographischer und ultraschalltopometrisch-bewegungsanalytischer Untersuchung eine Ampulle Hyaluronsäure

(Hyalart) 5mal in 1wöchigem Abstand unter sterilen Kautelen in das Kniegelenk injiziert.

Es wurde der Score des Advisory Committee der World Federation of Hemophilia (WFH) sowie zur speziellen Evaluierung des Kniegelenkes der Aichroth-Score benutzt. Bis auf die nativradiologische Untersuchung wurden alle oben genannten Verfahren 3 Monate nach der ersten Hyalart-Injektion zur Kontrolle der Therapie wiederholt.

Zusätzlich wurden vor und alle drei Monate nach der Behandlung mittels einer Visuellen Analogskala die Patienten aufgefordert, die Kniegelenksschmerzen einzustufen. Alle Patienten führten eine Dauerbehandlung von mindestens 3mal 1000–2000 I.E. Faktor VIII pro Woche durch, so daß am Tag der Punktion zur Verhinderung einer Gelenkblutung zusätzlich 3000 I.E. appliziert wurden. Sämtliche Patienten (Alter: 35–56 Jahre) hatten arthropathisch bedingte Schmerzen. Sieben von ihnen waren HIV-positiv.

Der Durchschnittswert des Scores der WFH betrug für das betroffene Kniegelenk 8,2 Punkte, der durchschnittliche Patterson-Score-Wert 7,5 Punkte. Die durchschnittliche Punktzahl im Aichroth-Score (max. 55 Punkte) betrug vor der Behandlung 38 Punkte.

Die Studie wurde von der Ethik-Kommission der Universität Bonn genehmigt.

Ergebnisse

Die durchschnittliche Punktzahl des WFH-Scores veränderte sich auf 7 Punkte, der Aichroth-Score auf 40 Punkte und die Visuelle Analogskala für den subjektiv empfundenen Schmerz von 5,4 auf 3,8 cm (Abb. 3).

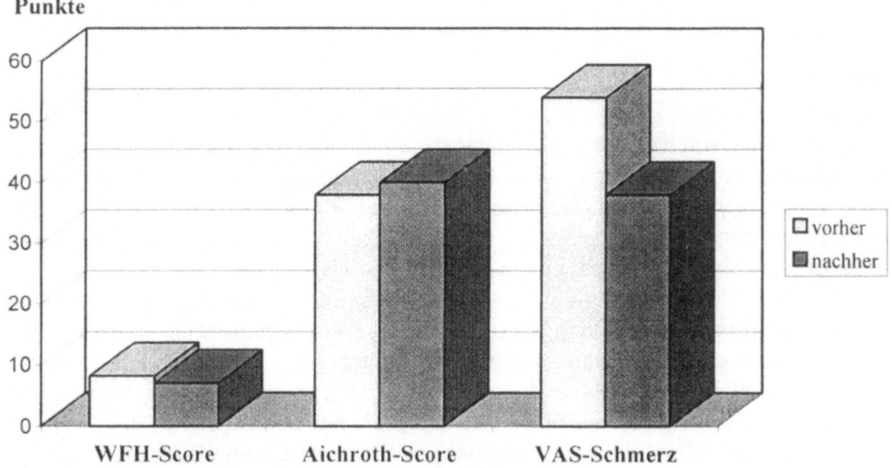

Abb. 3. Entwicklung der klinischen Scores und VAS

Subjektiv profitierten 14 der 20 Patienten mit einer bis zu 50%igen Beschwerdebesserung, 5 Patienten gaben innerhalb von 3 Monaten an, durch die Behandlung keinerlei Unterschied zu verspüren. Bei einem Patienten kam es zu einer subjektiven Befundverschlechterung. Von den 14 beschwerdegelinderten profitierten 11 Patienten anhaltend bis zu 1 1/4 Jahr (durchschnittlich 9 Monate).

Kernspintomographie

Die MR-Tomographien wurden ebenfalls 3 Monate nach der ersten Hyaluronsäure-Injektion wiederholt. Hier zeigten sich keine wesentlichen Unterschiede im Vergleich zu den Voruntersuchungen.

Ultraschalltopometrie

Benutzt wurde das von Schumpe [6] entwickelte Topometer mit externen Ultraschallsendern. Als Vergleich wurde die nicht behandelte Gegenseite zusätzlich vermessen. Es wurden bestimmt:

1. das Bewegungsausmaß von Beugung und Streckung in Grad;
2. die rotatorische Winkelgeschwindigkeit in Abhängigkeit von der Meßdauer [Grad/s];
3. das Roll-Gleit-Verhalten.

Erwartungsgemäß konnte der maximale Bewegungsumfang nicht gesteigert werden. Bei 12 von 20 Patienten wurde jedoch eine Verbesserung in der biomechanischen Analyse des Roll-Gleit-Verhaltens gemessen. Es kam insbesondere zu einer Harmonisierung der Kniebinnenmechanik. Positiv war auch der Einfluß auf den Rollanteil. Dieser konnte bei fast allen Patienten gesteigert werden. Zwei Patienten wiesen ebenso wie die unbehandelte Gegenseite keine Veränderungen auf.

Diskussion

Die Behandlung von hämophilen Arthropathien ist trotz der Möglichkeiten moderner orthopädischer Chirurgie nicht immer befriedigend, da nicht alle Patienten (nach konservativer Therapieresistenz) operativen Maßnahmen zugeführt werden können. Deswegen ergibt sich die Notwendigkeit, weniger invasive Therapien gerade für die oben beschriebenenen Patienten zu überprüfen.

Die Behandlung mit Hyaluronsäure ist bei konservativ therapieresistenten Hämophilen insbesondere dann zu empfehlen, wenn operative Maßnahmen nicht möglich oder vom Patienten nicht gewünscht werden.

Aussagekräftiger wäre eine doppelblind randomisierte Studie gewesen, die jedoch unter diesem Studiendesign nicht durchführbar war. Weiterhin stellt sich die Frage, ob die Injektion einer physiologischen Kochsalz-Lösung in das Kniegelenk eines HIV-positiven Patienten als Placebokontrolle ethisch vertretbar wäre.

Andererseits muß die Wirksamkeit der intraartikulären Hyaluronsäure-Applikation kritisch beurteilt werden: Es fehlen langfristig angelegte Studien über den Therapieverlauf, auch konnten im Placebovergleich (bei nicht hämophilen Patienten) keine effektiven Wirkungen gezeigt werden [4].

Speziell in der Behandlung Hämophiler wären Aufwand, Risiko und schließlich auch Kosten bei nur kurz nachweisbaren Therapieerfolgen nicht zu vertreten.

Von prophylaktischen Injektionen versprechen wir uns keinen Nutzen.

Literatur

1. Carrabba M, Paresce E, Angelini AM et al. (1992) The intraarticular treatment of the osteoarthritis of the knee: a comparative study between hyaluronic acid and orgotein. Eur J Rheumatol Inflamm 12: 43–57
2. Dahl LB, Dahl IMS, Engstrom-Lauret A (1985) Concentration and molecular weight of sodium hyaluronate in fluid from patients with rheumatoid arthritis and other arthropathies. Ann Rheum Dis 44: 817–822
3. Dougados M (1993) High molecular weight sodium hyaluronate in osteoarthritis of the knee: 1 year placebo controlled trial. Osteoarthritis and cartilage 1: 97–103
4. Henderson EB, Smith EC, Pegley F, Blake DR (1994) Intra-articular injections of 750 KD Hyaluronan in the treatment of osteoarthitis: a randomized single centre double-blind placebo-controlled trial of 91 patients demonstrating lack of efficacy. Ann Rheum Dis 53: 529–534
5. Schneider U et al. (1997) Wirkungsweise von Hyaluronsäure bei Gonarthrose beider Kniegelenke im Rechts/Links-Vergleich. Z Orthop (1997) 135: 341–347
6. Schumpe G (1979) Ganguntersuchung und funktionelle Wirbelsäulenvermessung mittels eines neu entwickelten Echtzeit-Stereo-Ultraschall-Topometers. Enke, Stuttgart
7. Toyoshima H, Mamiki O, Morisaki N (1982) Therapeutic efffects of intraarticular injection of high molecular weight hyaluronic acid on osteoarthritis of the knee. Int Clin Pharm Ther Tox 20: 501–507

Keine Dosisreduktion des vWF-Konzentrates trotz kontinuierlicher Infusionstherapie bei erworbenem von-Willebrand-Syndrom

C. Wermes, K. Sykora, R. Kaulitz, M. von Depka Prondzinski, J. Rutjes, M. Barthels

Hintergrund

Die Entwicklung eines erworbenen von-Willebrand-Syndroms mit Verlust der großen Multimere ist bei Herzvitien ein bekanntes Phänomen [2–4]. Die Ursache für diese Störung ist bisher ungeklärt. Die Behandlung dieser Patienten im Rahmen von Blutungskomplikationen oder Operationen besteht in der Substitution von von-Willebrand-Faktor-haltigen Faktor-VIII-Konzentraten, üblicherweise als Bolusapplikation alle 8–12 h. Durch kontinuierliche Infusionstherapie konnte der Verbrauch von Faktor-Konzentraten bei Patienten mit kongenitalem von-Willebrand-Syndrom um bis zu 50% reduziert werden [1].

Kasuistik

Bei einem 5jährigen Patienten mit einer kongenitalen hochgradigen valvulären Aortenstenose diagnostizierten wir ein erworbenes von-Willebrand-Syndrom mit Verlust der großen Multimere (ähnlich vWS Typ 2 A), pathologischer Blutungszeit von 7 min, 39 s (normal <5 min), Erniedrigung der Collagen-Bindungs-Aktivität auf 48% (normal 0,8 bis 2mal vWF: Ag) und pathologischem PFA-100-Test: Collagen/EPI 300 s (normal <170 s), Collagen/ADP 271 s (normal <114 s). Die Werte für das von-Willebrand-Faktor-Antigen (147%), Faktor VIII:C (76%) und Ristocetin-Cofaktor (60%) lagen im Normbereich.

Seit Geburt litt der Patient etwa einmal monatlich an heftigem Nasenbluten. Dies wurde insbesondere in den Sommermonaten bei Hitze verstärkt beobachtet. Wiederholt wurde aufgrund dessen die Substitution von Erythrozytenkonzentraten erforderlich. Einige Male mußte der Patient infolge der schwer beherrschbaren Blutungen und in Unkenntnis der Diagnose auf der Intensivstation behandelt werden. Die Familienanamnese des Patienten ist hingegen unauffällig.

Zur operativen Korrektur der kongenitalen Aortenstenose erhielt der Junge perioperativ ein von-Willebrand-Faktor-haltiges FVIII-Präparat (Haemate HS, Fa. Centeon) als kontinuierliche Infusionstherapie. Der Therapieverlauf ist in Abbildung 1 dargestellt. Am Operationstag substituierten wir insgesamt 180 E/kgKG. Zunächst wurde ein Bolus von 750 E Haemate HS verabreicht, anschließend intraoperativ weitere 2000 E als kontinuierliche Infusion über Pumpe gegeben. Ferner erhielt der Patient 3 Erythrozyten-, 6 Thrombozytenkonzentrate und 2 Beutel Fresh Frozen Plasma.

I. Scharrer/W. Schramm (Hrsg.)
29. Hämophilie-Symposion Hamburg 1998

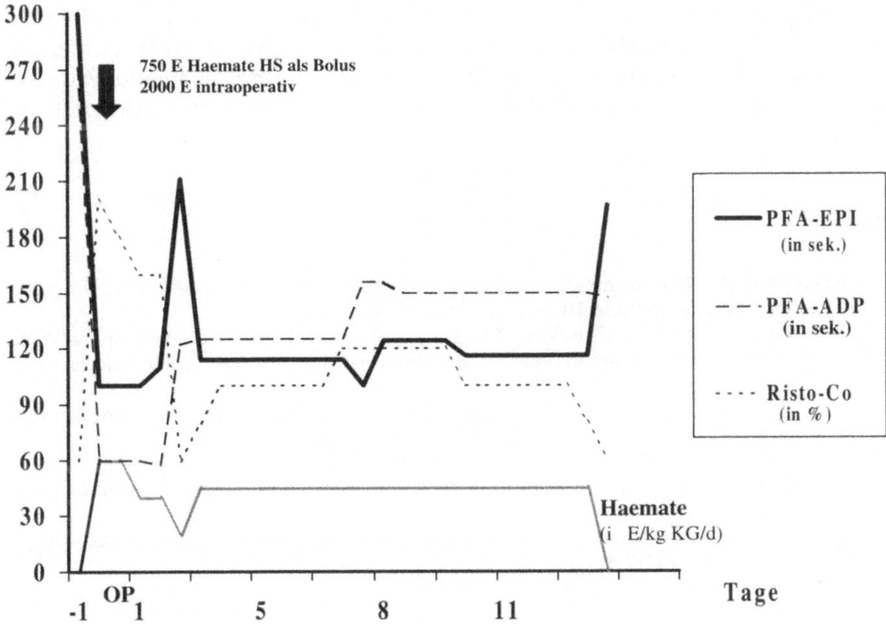

Abb. 1. Therapieverlauf

Der Versuch, die Dosis im postoperativen Verlauf von zunächst 40 E/kgKG pro Tag auf 20 E/kgKG Haemate HS zu reduzieren schlug fehl, da der Patient klinisch Blutungszeichen in Form von Hämatinbeimengung im Magensekret und Blutungen aus den Eintrittsstellen des arteriellen und venösen Zugangs sowie ansteigende PFA-100-Werte zeigte (Collagen/EPI 211 s; Collagen/ADP 122 s). Die Therapie wurde mit Haemate HS in einer Dosis von 45 E/kgKG/Tag bis zum 12. postoperativen Tag fortgesetzt. Darunter entwickelte der Junge keine erneuten Blutungszeichen, die PFA-100-Werte waren jedoch weiterhin leicht erhöht (Collagen/ADP 120–156 s).

Nach Korrektur des Herzfehlers traten keine erneuten Blutungen auf, die von-Willebrand-Faktor Multimere normalisierten sich zunehmend.

Diskussion

Die geschilderte Kasuistik zeigt, daß eine kontinuierliche Infusionstherapie mit von-Willebrand-Faktor-haltigen Faktor-VIII-Präparaten auch bei Patienten mit erworbenem von-Willebrand-Syndrom effektiv ist. Allerdings konnte die Dosis postoperativ nicht wie bei anderen Patienten mit kongenitalem von-Willebrand-Syndrom reduziert werden. Tsai et al. [5] zeigten, daß normales Plasma eine Proteaseaktivität enthält, die den von-Willebrand-Faktor scherkraftabhängig abbaut.

Bei Herzvitien werden erhöhte Scherkräfte wirksam. Dies könnte eine gesteigerte Proteolyse des von-Willebrand-Faktors mit Verlust der großen Multimere bewirken. Gleichzeitig würde therapeutisch zugeführter von-Willebrand-Faktor vermehrt proteolytisch abgebaut. Durch diese Zusammenhänge erklärt sich möglicherweise, daß die Faktordosis trotz kontinuierlicher Infusion bei diesem Patienten nicht reduziert werden konnte. Weitere Untersuchungen zur Proteaseaktivität sind notwendig.

Literatur

1. Auerswald G (1997) Kontinuierliche Infusion von Faktoren-Konzentraten nach Operation bei Kindern mit Hämophilie. Die gelben Hefte 37: 191
2. Gill JC, Wilson AD, Endres-Brooks J, Montgomery RR (1986) Loss of the largest von Willebrand factor multimers from the plasma of patients with congenital cardiac defects. Blood 67: 758–761
3. Jakway JL (1992) Acquired von Willebrand's Disease. Hematol Oncol Clin North Am 6(6): 1409–19
4. Meyer D, Frommel D, Larrieu MJ, et al. (1979) Selective absence of large forms of factor VIII/von Willebrand factor in acquired von Willebrand's syndrome: Response to transfusion. Blood 54: 600–608
5. Tsai H-M, Sussman I, Nagel RL (1994) Shear stress enhances the proteolysis of vWF in normal plasma. Blood 83: 2171–2179

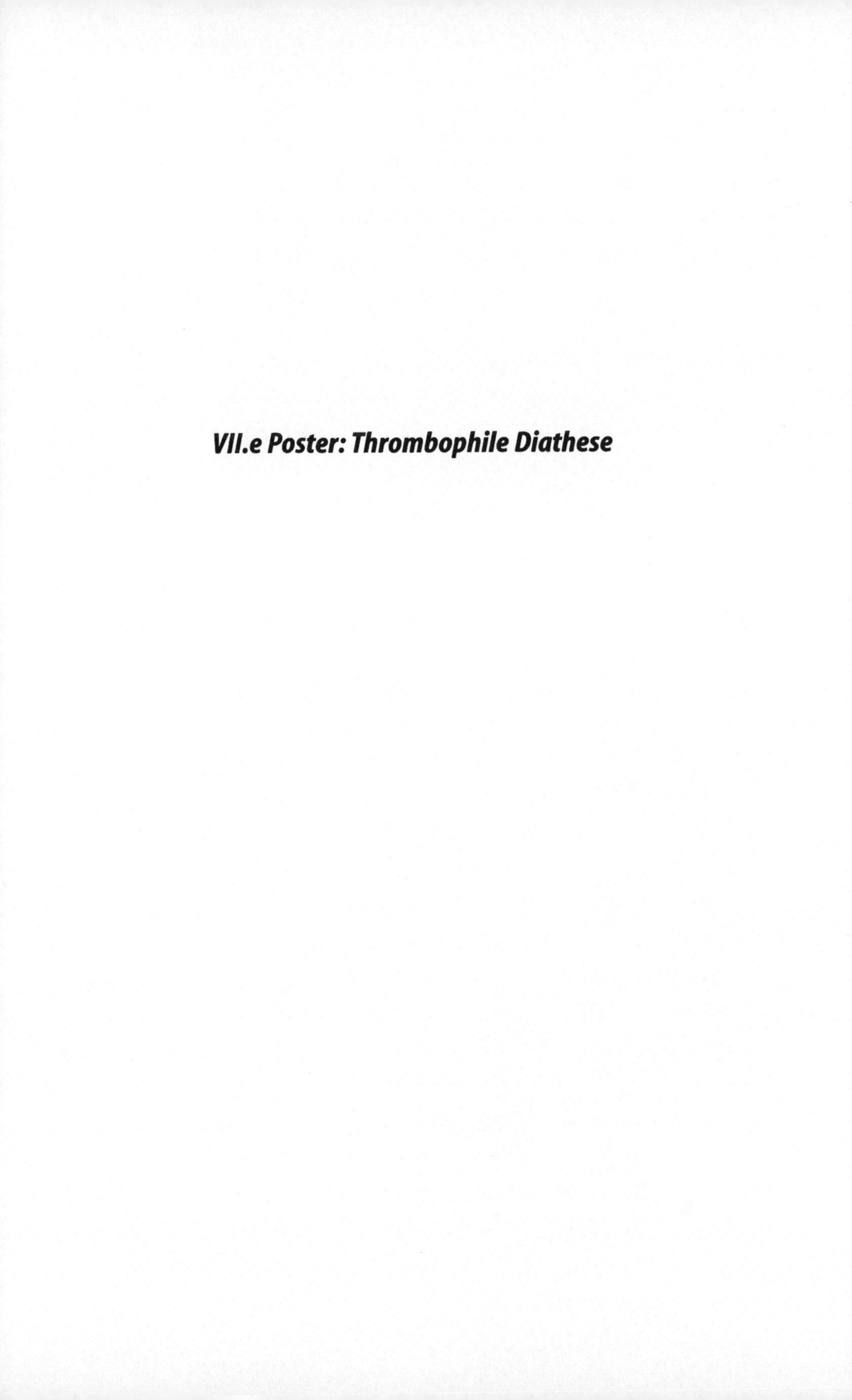

VII.e Poster: Thrombophile Diathese

Juvenile venöse Thromboembolie bei einem Geschwisterpaar mit Zusammentreffen von homozygoter Prothrombinmutation (PT20210 A/A) und heterozygoter Faktor-V-Leiden-Mutation (FV 1691 G/A)

W. M. Halbmayer, T. Kalhs, R. Hauer, A. Haushofer, F. Breier, M. Fischer

Die Transition 20210 G zu A im Prothrombin-Gen (PT20210 A) wird als milder, aber häufig vorkommender Risikofaktor für venöse Thromboembolie (VTE) angenommen und ist häufig mit erhöhten Plasma-Prothrombinwerten assoziiert [6, 12, 18]. Die G20210 A-Prothrombin-Genvariante wurde aber auch als Risikofaktor für arterielle Thrombosen [2, 5, 10], Myokardinfarkt [8, 19], ischämischen Insult [7, 11, 16] und Zerebralvenenthrombosen [17] diskutiert.

Die Prävalenz von PT20210 A wird mit 4,3–7,1% bei unselektionierten, konsekutiven Patienten [2, 12, 18] mit tiefer Venenthrombose (TVT), mit 0,7–2,3% in der gesunden Bevölkerung [2, 18] und sogar mit 18% bei Patienten mit einschlägiger (thrombotischer) Familien- und Eigenanamnese [18] angegeben. Ein noch häufigerer Risikofaktor für VTE ist die Faktor-V-Leiden Mutation (G1691 A), die in der kaukasischen Bevölkerung eine Frequenz von 1–8,5% aufweist [3, 22]. Im Gegensatz zu der Publikation von Alhenc-Gelas et al. [1] sollte man annehmen, daß das Zusammentreffen dieser beiden Mutationen in einem selektionierten Patientengut mit VTE relativ häufig anzutreffen sei [9, 15, 23]. Die Häufigkeit dieser doppelten Heterozygotie wurde bei VTE-Patienten zwischen 0,1% und 1,7% angenommen [4].

Über homozygote (20210 A/A) Träger der Prothrombinmutation ist noch wenig bekannt. Bisher (Stand Oktober 1998) wurden weltweit nur 8 solcher homotygoter PT20210 A/A Träger publiziert [2, 13, 18, 20, 21], wobei 2 Personen gleichzeitig auch Träger der F-V-Leiden-Mutation waren [13, 18]. Das Vorkommen homozygoter Prothrombinmutationen in der Bevölkerung wurde auf nur 0,014–0,016% geschätzt [4]. Die Mutation der thermolabilen Methyltetrahydrofolsäure-Reduktase, die mit Hyperhomozysteinämie und Thromboseneigung assoziiert wurde, ist als homozygoter Genotypus mit ca. 10% und heterozygoter Genotypus mit sogar 40% bei VTE-Patienten wie auch bei gesunden Kontrollen sehr häufig vorkommend [23].

Die Prävalenz der PT20210 A-Mutation betrug bei 261 konsekutiven Personen (Patienten mit juveniler VTE, juvenilem Insult, Familienangehörige dieser Patienten sowie gematchte Kontrollen), die innerhalb eines Jahres in unserem Institut auf Thrombophilie untersucht worden waren:

- 14% (12/86) bei juvenilen (<45 Jahre) VTE-Patienten
- 6% (5/82) bei Patienten mit juvenilem (<45 Jahre) ischämischen Insult und
- 3% (3/93) bei alters- und geschlechtsgematchten Kontrollen.

I. Scharrer/W. Schramm (Hrsg.)
29. Hämophilie-Symposion Hamburg 1998

Die Koinzidenz von PT20210 A-Mutation *und* FV-Leiden-Mutation war wie erwartet bei juvenilen VTE-Patienten relativ hoch:

- 3,5% (3/86) bei juvenilen (<45 Jahre) VTE-Patienten,
- 0% (0/82) bei Patienten mit juvenilem (<45 Jahre) ischämischen Insult und
- 1,1% (1/93) bei alters- und geschlechtsgematchten Kontrollen.

Ausgehend von einem Patienten mit juveniler VTE und homozygotem Genotypus der Prothrombinvariante 20210 und gleichzeitig heterozygoter Anlage der F-V-Leiden-Mutation fanden wir in dieser türkisch-armenischen Familie eine Koinzidenz von 3 Mutationen, die mit VTE assoziiert werden. Bei allen Familienmitgliedern wurden die Thrombophiliediagnostik von Antithrombin III (AT-III), Protein C, Protein S, APC-Resistenz, Plasminogen, Prothrombin, Faktor XII, Lupusantikoagulanz (LA), Homozystein, F-V-Leiden-Mutation, PT20210 A Mutation und MTHFR-677C->T Mutation (MTHFR = thermolabile Methyltetrahydrofolsäure-Reduktase) in unserem Institut durchgeführt. AT-III, Protein C, Protein S, Plasminogen, Faktor XII, LA und Homozysteinspiegel war bei allen Familienmitgliedern im Normbereich gelegen. Von der Norm abweichende Befunde werden im folgenden angeführt:

Der 23jährige Propositus (Abb. 1, II-1) und seine ältere Schwester (Abb. 1, II-2) hatten beide bereits ein schweres thromboembolisches Geschehen erlitten (TVT und Pulmonalembolie ohne erkennbare Ursache mit 23 Jahren bzw. postoperative Pulmonalembolie mit 26 Jahren). Beide sind homozygote Träger der Prothrombinmutation 20210 A und heterozygot für die F-V-Leiden-Mutation.

Der 51jährige Vater leidet an koronarer Herzkrankheit (Myokardinfarkt mit 47 Jahren), ist leidenschaftlicher Tabakraucher und erwies sich als Dreifach-Mutationsträger: Er ist heterozygot für PT20210 A, F-V-Leiden und MTHFR-677C->T (Abb. 1, I-2). Die asymptomatische Mutter (Abb. 1, I-1) des Propositus ist „nur" heterozygote PT20210 A Trägerin. Zwei weitere Kinder, ein 20jähriges Mädchen (Abb. 1, II-3) ist homozygote Trägerin der PT20210 A Mutation, heterozygote Trägerin der MTHFR-C677 T Mutation bei normalem Homozysteinspiegel und als Nichtanwenderin oraler Kontrazeptiva bisher thrombosefrei. Der 13jährige Bruder (Abb. 1, II-4) des Propositus ist heterozygot für die PT20210 A Mutation und ebenfalls bisher frei von venösen oder arteriellen thrombotischen Geschehen.

Entsprechend den derzeit gültigen Empfehlungen für die Dauer der oralen Antikoagulanzientherapie ist der Propositus wegen lebensbedrohlicher, idiopathischer Pulmonalembolie und aufgrund zweier genetischer Risikofaktoren auf Lebenszeit oral antikoaguliert worden. Seine ältere Schwester hatte eine erste, nicht-idiopathische, postoperative Pulmonalembolie. Ihr wurde jedoch aufgrund der genotypischen Befundes der Doppelmutation ebenfalls eine Langzeitprophylaxe mit oralen Antikoagulanzien empfohlen. Den restlichen Familienmitgliedern wurde in Risikosituationen für Thrombosen (Immobilisation, Flugreisen, Operationen, etc.) eine Thromboseprophylaxe mit (konventionellem oder niedermolekularem) Heparin empfohlen. Ob diese Maßnahme sich besonders bei den jüngsten Familienmitgliedern als ausreichend erweisen wird, ist ungewiß.

Unser Fallbericht ist eine weitere Bestätigung für die Annahme, daß Personen mit kombinierten genetischen Thromboserisikofaktoren ein hohes Risiko für

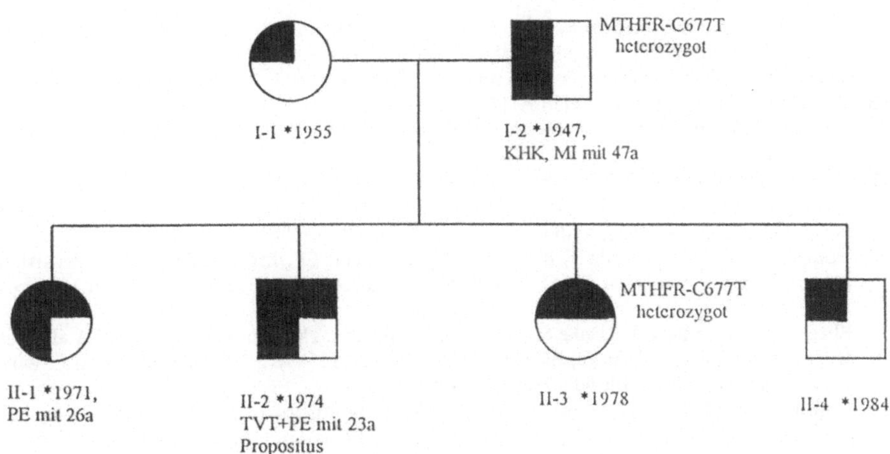

Abb. 1. Stammbaum einer Familie, in der die Mutationen PT20210 (heterozygot 20210 A/G, homozygot 20210 A/A), Faktor-V-Leiden (heterozygot 1691G/A) und MTHFR (heterozygot 677 C/T) zusammentreffen. Die heterozygote 20210G/A-Variante des Prothrombingens ist als voller Quadrant *oben links* in den Symbolen dargestellt. Der homozygote Prothrombin 20210 A/A-Genotypus ist als volle *obere Hälfte* der Symbole dargestellt. Heterozygotie für die Faktor-V-Leiden-Mutation wird als voller Quadrant *unten links* in den Symbolen angezeigt. Heterozygotie der MTFR-Mutation C677 T ist *neben* den Symbolen angeführt, der Wildtyp-Genotypus (= Normalbefund) wird nicht extra angeführt. Thromboembolische Episoden (*TVT* tiefe Venenthrombose, *PE* Pulmonalembolie) und Koronare Herzkrankheit (*KHK; MI* Myokardinfarkt) sind unter dem Geburtsjahr (*) angeführt

thromboembolische Geschehen bereits in jugendlichem Alter innehaben. Unser Bericht zeigt weiters auch den dringenden Bedarf an verbindlichen Richtlinien oder Empfehlungen für die Art und die Dauer von Prophylaxe und/oder Therapie bei Thrombose-Patienten und (noch) asymptomatischen Familienmitgliedern mit homozygoten und/oder mehrfachen genetischen Riskofaktoren für Thrombophilie.

Literatur

1. Alhenc-Gelas M, Le Cam-Duchez V, Emmerich J, Frebourg T, Fiessinger JN, Borg JY, Aiach M. The A20210 allele of the prothrombin gene is not frequently associated with the factor V arg 506 Gln mutation in thrombophilic patients. Blood 1997; 90: 1711–1711
2. Arruda VR, Annichichino-Bizzacchi JM, Goncalves MS, Costa FF. Prevalence of the prothrombin gene variant (pt20210 A) in venous thrombosis and arterial disease. Thromb Haemost 1997; 78: 1430–1433
3. Bertina RM, Koeleman BPC, Koster T, Rosendaal FR, Dirven RJ, de Ronde H, van der Velden PA, Reitsma PH. Mutation in blood coagulation factor V associated with resistance to activated protein C. Nature 1994; 369: 64–67
4. Brown K, Luddington R, Williamson D, Baker P, Baglin T. Risk of venous thromboembolism associated with a G to A transition at position 20210 in the 3′-untranslated region of the prothrombin gene. Br J Haematol 1997; 98: 907–909

5. Corral J, Gonzales-Conejero R, Lozano ML, Rivera J, Heras I, Vicente V. The venous thrombotic risk factor 20210 A allele of the prothrombin gene is not a major risk factor for arterial thrombotic disease. Br J Haematol 1997; 99: 304–307
6. Cumming AM, Keenye S, Salden A, Bhavanani M, Shwe KH, Hay CRM. The prothrombin gene G20210 A variant: Prevalence in a U.K. anticoagulant clinic population. Br J Haematol 1997; 98: 353–355
7. De Stefano V, Chiusolo P, Paciaroni K, Casorelli I, Rossi E, Molinari M, Servidei S, Tonali PA, Leone G. Prothrombin G20210 A mutant genotype is a risk factor for cerebrovascular ischemic disease in young patients. Blood 1998; 91: 3562–3565
8. Doggen CJM, Manger Cats V, Bertina RM, Rosendaal FR. Increased risk of myocardial infarction associated with factor V Leiden or prothrombin 20210 A. Circulation 1998; 67: 1037–1041
9. Ehrenforth S, Ludwig S, Klinke S, Krause M, Scharrer I. The prothrombin 20210 A allele is frequently coinherited in young carriers of the factor V Arg 506 to Gln mutation with venous thrombophilia. Blood 1998; 91: 2209–2211
10. Gould J, Deam S, Dolan G. Prothrombin 20210 A polymorphism and third generation contraceptives – A case report of coeliac axis thrombosis and splenic infarction. Thromb Haemost 1998; 79: 1214–1215
11. Halbmayer W-M, Haushofer A, Hermann K-M, Fischer M. The 20210 A allele of the prothrombin gene: a risk factor for juvenile stroke? Result of a pilot study. Blood Coag Fibrinolysis 1998; 9: 209–210
12. Hillarp A, Zöller B, Svensson PJ, Dahlbäck B. The 20210 A allele of the prothrombin gene is a common risk factor among Swedish outpatients with verified deep venous thrombosis. Thromb Haemost 1997; 78: 990–992
13. Howard TE, Marusa M, Channell C, Duncan A. A patient homozygous for a mutation in the prothrombin gene 3'-untranslated region associated with massive thrombosis. Blood Coagul Fibrinolysis 1997; 8: 316–319
14. Kluijtmans LAJ, den Heijer M, Reitsma PH, Heil SG, Blom HJ, Rosendaal FR. Thermolabile methylenetetrahydrofolate-reductase and factor V Leiden in the risk of deep-vein thrombosis. Thromb Haemost 1998; 79: 254–258
15. Makris M, Preston FE, Beauchamp NJ, Cooper PC, Daly ME, Hampton KK, Bayliss P, Peake IR, Miller GJ. Co-inheritance of the 20210 A allele of the prothrombin gene increases the risk of thrombosis in subjects with familial thrombophilia. Thromb Haemost 1997; 78: 1426–1429
16. Martinelli I, Franchi F, Akwan S, Bettini P, Merati G, Mannucci PM. The transition G to A at position 20210 in the 3´-untranslated region of the prothrombin gene is not associated with cerebral ischemia. Blood 1997; 90: 3806
17. Martinelli I, Sacchi E, Landi G, Taioli E, Duca F, Mannucci PM. High risk of cerebral-vein thrombosis in carriers of a prothrombin-gene mutation and in users of oral contraceptives. N Engl J Med 1998; 338: 1793–1797
18. Poort SR, Rosendaal FR, Reitsma PH, Bertina RM. A common genetic variation in the 3´ untranslated region of the prothrombin gene is associated with elevated plasma prothrombin levels and an increase in venous thrombosis. Blood 1996; 88: 3698–3703
19. Rosendaal FR, Siscovick DS, Schwartz SM, Psaty BM, Raghunathan TE, Vos HL. A common prothrombin variant (20210 G to A) increases the risk of myocardial infarction in young women. Blood 1997; 90: 1747–1750
20. Scott CM, Hanley JP, Ludlam CA, Stirling D. Homozygosity for a factor II polymorphism associated with thrombosis during pregnancy. Thromb Haemost 1997; 77: 770 (abstr, sppl)
21. Weltermann A, Eichinger S, Stümpflen A, Hirschl M, Stain M, Mannhalter C, Speiser W, Lechner K, Kyrle PA. Clinical and laboratory studies in patients homozygous or heterozygous for the G20210 A mutation in the prothrombin gene. Acta Med Austriaca 1998; 46: 9 (Abstract, Suppl)
22. Zivelin A, Griffin JH, Xiao Xu, Pabinger I, Samama M, Conard J, Brenner B, Eldor A, Seligsohn U. A single genetic origin for a common Caucasian risk factor for venous thrombosis. Blood 1997; 89: 397–402

23. Zöller B, Svensson PJ, Dahlbäck B, Hillarp A. The A20210 allele of the prothrombin gene is frequently associated with the factor V Arg 506 to Gln mutation but not with protein S deficiency in thrombophilic families. Blood 1998; 91: 2210–2211

Prevalence of Factor V Leiden Mutation in Thrombophilia

M. Matýšková, A. Buliková, Z. Vorlová, I. Hrachovinová,
J. Zavřelová, L. Janků

Introduction

Thrombosis is a common complication of many disorders and one of the most frequent death cause. There are six abnormalities accepted as genetic risk factors for venous thrombosis. Factor V Leiden mutation (FVL) is known as the most common of them. Its presence could increase the thrombotic risk five to ten times. That is the reason for FVL determination in young patients with thrombosis, especially idiopathic, in individuals with repeated thromboses or unusually sites. We also recommend family member's examination in FVL carriers.

Group

We tested 1149 persons with thromboses in personal history (PH) or family history (FH) for presence of FV Leiden mutation and other defects like antithrombin (AT), protein C or S (PC, PS), factor XII deficiency, screening for antiphospholipid antibodies, and in the last months also for prothrombin mutation 20210A (IIA20210).

Method

- PCR method for FV Leiden mutation and prothrombin mutation 20210A
- FXII activity and inhibition activity of AT, PC, PS – assays STAGO
- Questionnaire (family, personal history, etc.)

Results

We examined 509 (70% of all women) women and 265 (62.8%) men for positive personal history of thrombotic episodes, and 218 women and 157 men for positive family history (Tables 1, 2). We found 378 FVL carriers – 225 women and 153 men – from 200 families. Prevalence of FVL is shown in Table 3. We were also able to determine the prothrombin mutation 20210 A in the last year. In our small group of 156 tested individuals we found a prevalence of this defect 11.54% in women and 7.69% in men (Table 4). All of them were examined for positive personal history.

I. Scharrer/W. Schramm (Hrsg.)
29. Hämophilie-Symposion Hamburg 1998

Discussion

- Prevalence of FVL mutation in our group of thrombophilic persons is comparable with literature data (Table 1, 2).
- FVL carriers are from 200 families and this defect is combined with another one in 10 families (5x with prothrombin mutation, 2x with ATIII, 3x with PS).
- In 43.12% of women and 31.08% of men examined for positive personal history of thrombosis thromboembolic events were also found in relatives (Table 3).

Table 1. Results

	Examination for	FVL negative	FVL positive (incl. homozyg.)	Combination[a]	Other defect[b]	Σ
Female	PH positive	373	109	9	18	509
	FH positive	91	116	3	8	218
	All	464	225	12	26	727
Male	PH positive	179	74	2	10	265
	FH positive	62	79	3	13	157
	All	241	153	5	23	422
	Whole group	705	378	17	49	1149

[a] FVL with ATIII, PS or IIA20210.

[b] FVL negative, but presence of another defect (AT, PC, PS, FXII, IIA20210, antiphospholipid antibodies).

Table 2. Homozygous carriers of FVL

FV Leiden homozygotes	*n*	Examination for PH	Examination for FH	+ also PH
Female	9	7	2	1
Male	11	5	6	2
Total	20	12	7	3

Table 3. Prevalence of FVL

	Examination for	FVL homozyg. (%)	FVL heterozyg. (%)	%
Female	PH positive	1.77	20.04	43.12[a]
	FH positive	0.92	52.29	18.10[b]
	All	1.24	29.71	
Male	PH positive	1.89	26.04	31.08[a]
	FH positive	3.85	46.79	8.86[b]
	All	2.61	33.73	
	Whole group	1.74	31.16	

[a] FH also positive [b] PH also positive

Table 4. Examination of IIA20210

	IIA20210 FV Leiden	Negative	Positive	Σ	IIA20210 prevalence (%)
Female	Positive	16	5	21	
	Negative	76	7	83	
	All	92	12	104	11.54
Male	Positive	8	0	8	
	Negative	40	4	44	
	All	48	4	52	7.69
	Whole group	140	16	156	10.26

- On the other hand, there are only 18.10% of women and 8.86% of men with thromboses in their family suffered thromboses themselves (Table 3).
- Prothrombin mutation A20210 was examined in 156 persons; the preliminary prevalence is higher than we expected (Table 4).

Conclusion

Our data agree with other data published for the European population. We usually try to determine the genetic defects also in relatives of our patients, because of better providence, prevention and prophylaxis of thromboses in risk situations.

Acknowledgements. Supported by the grant 4878-3 of the Ministry of Health, Czech Republic.

References

1. Bertina RM, Reitsma PH, Rosendaal FR et al.(1995) Resistance to activated protein C and factor V Leiden as risk factor for venous thrombosis. Thromb Haemost 74: 449
2. Dahlbäck B (1995) Inherited thrombophilia: Resistance to activated protein C as pathogenic factor of venous thrombembolism. Blood 85: 607
3. Dahlbäck B, Carlsson M, Svensson PJ (1993) Familial thrombophilia due to a previously unrecognized mechanism characterized by poor anticoagulant response to activated protein C: Prediction of a cofactor to activated protein Proc Natl Acad Sci USA 90: 1004
4. De Lucia D, Cerbone AM, Belli A et al.(1996) Resistance to activated protein C in adults with a history of juvenile transient ischemic attacks. Thromb Haemost 76: 627
5. De Stefano V, Finazzi G, Mannucci PM (1996) Inherited thrombophilia: Pathogenesis, clinical syndromes, and management. Blood 87: 3531
6. Koeleman BPC, Reitsma PH, Bertina RM (1997) Familial thrombophilia: A complex genetic disorder. Sem Hematol 34: 256
7. Rosendaal FR, Koster T (1995) High risk of thrombosis in patients homozygous for factor V Leiden (activated protein C resistance). Blood 85: 1504
8. Vorlová Z, Hrachovinová I, Matýšková M (1996) APC-Resistance in Patients with a Thromboembolism. In: Molekulargenetik hereditärer Hämostasedefekte, 4. Greifswalder Hämophilie-Tagung, F.H.Herrmann (ed), PABST: 113

Prevalence of Factor V Leiden Mutation in Healthy Women

M. Matýšková, J. Paseka, Z. Vorlová, A. Buliková, I. Hrachovinová, L. Janků

Introduction

Factor V Leiden (FVL) seems to be the most common hereditary thrombotic risk factor in the European population. Its prevalence in healthy Caucasian populations has been reported in a range between 3% and 7%. The aim of our study was to establish the prevalence of the defect in the Czech population.

Group

We examined FV Leiden in 523 women before administration of oral contraception (OC – Prague and Middle Bohemia, Brno and South Moravia) in the age group of 15–40 years without personal or family history of deep vein thrombosis (DVT) or pulmonary embolism (PE).

We compared our group with a group of 244 blood donors (BD – Prague): 122 female (mean age 32, range between 20 and 45 years of age) and 122 male (mean age 38, range between 25 and 51 years of age).

Method

- PCR method for FV Leiden mutation
- Questionnaire (family, personal history, etc.)

Results

We found a FVL (heterozygotes) prevalence of 6.7% in the group of women using OC and among the blood donors of 8.2%, with a respective allele frequency of 3.54% and 4.1%. There were no venous thrombotic events in the group, neither in personal nor family history. We found some individuals with myocardial infarction or stroke in persons about 50 years of age within the family histories (Tables 1–3).

Discussion

- We have not got complete anamnestic data for the 75 OC users yet, we only know that they have no thrombotic events in their personal history (Table 1).

I. Scharrer/W. Schramm (Hrsg.)
29. Hämophilie-Symposion Hamburg 1998

Table 1. Age distribution and anamnestic data

FV Leiden	Negative			Heterozygotes			Homo-zygotes	Σ
Age (years)	*n*	Personal history[a]	Family history[b]	*n*	Personal history[a]	Family history[b]	*n*	*n*
15–20	134	8	12	11	0	3	1	146
21–25	117	9	16	5	0	1	0	122
26–30	74	7	6	7	0	1	0	81
31–35	57	2	5	4	0	1	0	61
36–40	33	2	4	5	1	2	0	38
No data	72			3			0	75
Total	487	28	43	35	1	9	1	523

[a]Personal history (PH) includes diabetes mellitus, hypertensis, hyperlipoproteinaemia, hepatic disease.
[b]Family history (FH): myocardial infarction, stroke, hypertensis. Homozygous women have negative PH and FH.

Table 2. Prevalence of FV Leiden according to age

Age (*n*=487)	15–20	21–25	26–30	31–35	36 and over
FVL negative	134	117	74	57	33
FVL heterozyg.	11	5	7	4	5
FVL homozyg.	1	–	–	–	–
Total	146	122	81	61	38
FVL positive (%)	7.53	4.10	8.64	6.56	13.16

Table 3. Comparison of the results in both groups [blood donors (BD) and women using OC (OC)]

	n	FVL positive (heterozyg.)	FVL positive (%)
Men BD	122	6	4.92
Women BD	122	10	8.20
Whole group BD	244	16	6.56
Women OC	523	35	6.70
All women	645	45	6.97

- None of the OC users (including FVL carriers) developed a thrombotic event during the six month follow-up period.
- The incidence of heterozygosity for FV Leiden mutation was 6.7%, and of homozygosity 0.52%. These results are rather high with regard to the negative personal

or family history referred to DVT or PE. But, if we compare them with findings in the whole group of blood donors, then the results are nearly the same.
- The differences between men and women in the blood donors group can be influenced by a small number of persons.

Conclusion

Prevalence of FVL mutation in the healthy Czech population is within the range found in other European populations.

Acknowledgements. Supported by the grant 4079-3 of the Ministry of Health, Czech Republic.

References

1. Bertina RM, Koelemann BPC, Koster T et al (1994) Mutation in blood coagulation factor V associated with resistance to activated protein C. Nature 369: 64
2. Dahlbäck B (1995) Factor V gene mutation causing inherited resistance to activated protein C as a basis for venous thrombembolism. J Int Med 237: 221
3. Dahlbäck B, Carlsson M, Svensson PJ (1993) Familial thrombophilia due to a previously unrecognized mechanism characterized by poor anticoagulant response to activated protein C: Prediction of a cofactor to activated protein. Proc Natl Acad Sci USA 90: 1004
4. Halbmayer W-M, Haushofer A, Schön R et al (1994) The prevalence of poor anticoagulant response to activated protein C (APC resistance) among patients suffering from stroke or venous thrombosis and among healthy subjects. Blood Coag Fibrinol 5: 51
5. Koster T, Rosendaal FR, de Ronde H et al (1993): Venous thrombosis due to poor anticoagulant response to activated protein C: Leiden thrombophilia study. Lancet 342: 1503
6. Rosendaal FR (1997) Risk factors for venous thrombosis: Prevalence, Risk, and Interaction. Sem Hematol 34: 171
7. Vorlová Z, Hrachovinová I, Matýšková M (1996) APC resistance in patients with a thromboembolism. In: Molekulargenetik hereditärer Hämostasedefekte, 4. Greifswalder Hämophilie-Tagung, F.H. Herrmann (ed) PABST: 113

Molekulare Marker bei Schlaganfallpatienten: Die G 20210 A-Prothrombin-Variante, die Faktor-V-Leiden-Mutation und der C 677 T-MTHFR-Polymorphismus

W. Schröder, C. Spitzer, M. Koesling, Ch. Kessler, F.H. Herrmann

Seit der Entdeckung der Faktor-V-Leiden-Mutation als Ursache der APC- Resistenz [4, 10] setzte eine intensive Suche nach weiteren häufigen molekularen Veränderungen, die mit einem Risiko für venöse oder arterielle Thrombosen assoziiert sein können, ein [12, 18, 23].

Hyperhomocysteinämie ist als Risikofaktor für kardiovasculäre Erkrankungen und Thrombosen [6, 14, 31] bekannt. Frosst und Mitarbeiter [17] beschrieben eine häufige Mutation (C677T) in der Methylentetrahydrofolat-Reduktase (MTHFR), einem der Schlüsselenzyme des Homocysteinstoffwechsels. Infolge dieser Mutation wird eine thermolabile Variante dieses Enzyms synthetisiert, für die in vitro homozygot und heterozygot eine verminderte Enzymaktivität nachgewiesen werden konnte [22]. Daher ist diese thermolabile Variante der MTHFR als potentieller Risikofaktor für venöse und arterielle Thrombosen in den letzten Jahren stark in der Diskussion [24, 26, 40]. Die Literaturdaten dazu sind jedoch noch sehr uneinheitlich und eine abschließende Beurteilung noch nicht getroffen [1, 2, 5].

1996 beschrieben Poort und Mitarbeiter [32] einen Polymorphismus in der 3'-untranslantierten Region des Prothrombin-Gens. Bei Trägern dieser G20210A Prothrombinvariante konnten im Plasma erhöhte Prothrombinwerte nachgewiesen werden [7]. Studien bestätigten, daß unter Patienten mit venösen Thrombosen diese Mutation signifikant häufiger auftritt als in vergleichbaren Kontrollpopulationen [9, 13, 21, 25]. Für arterielle Thrombosen scheint die Prothrombin G20210A Variante kein Risikofaktor zu sein [3, 8, 15, 16].

Als gesicherter Risikofaktor für venöse Thrombosen gilt die Faktor-V-Leiden-Mutation. Dagegen gibt es in der Literatur recht unterschiedliche Daten hinsichtlich des Einflusses dieser Mutation als Risikofaktor für arterielle Thrombosen [28, 29, 30, 35, 38, 39]. Die widersprüchlichen Literaturdaten scheinen z. T. aus den geringen Fallzahlen der jeweiligen Untersuchungen als auch aus der unterschiedlichen Zusammensetzung der Patientengruppen hinsichtlich der Pathogenese des Schlaganfalls zu resultieren.

Wir hatten die Möglichkeit, die Prävalenzen der G20210 A Prothrombinvariante, der Faktor-V-Leiden-Mutation und der thermolabilen Variante C677T der Methylentetrahydrofolat-Reductase (MTHFR) in einer gut charakterisierten und differenzierten Gruppe von Schlaganfallpatienten aus der Klinik für Neurologie der Universität Greifswald zu charakterisieren.

I. Scharrer/W. Schramm (Hrsg.)
29. Hämophilie-Symposion Hamburg 1998

Material und Methoden

Patienten

Die Gruppe der Schlaganfallpatienten bestand aus einer konsekutiven Serie von 218 Patienten, die wegen einer cerebralen Durchblutungsstörung in der Schlaganfallsabteilung unserer Klinik für Neurologie behandelt wurden. Es wurden nur Patienten mit fokalen neurologischen Ausfällen aufgrund cerebraler Ischämien eingeschlossen. Ausgeschlossen wurden Patienten mit intracerebralen oder subarachnoidalen Blutungen und solche, die eine Ischämie im Rahmen einer Vaskulitis oder Migräne erlitten hatten.

Neben der ausführlichen klinisch-neurologischen Befunderhebung wurden alle Indexpatienten mittels extra- und intrakranieller Dopplersonographie, Computertomographie (CT) oder Magnetresonanztomographie (MRT) sowie Elektrokardiogramm (EKG) untersucht. Transösophageale Echokardiographie (TEE) und digitale Substraktionsangiographie (DSA) wurden bei entsprechender Indikation zusätzlich durchgeführt.

Auf der Grundlage der klinischen Befunde sowie der Ergebnisse der apparativen Zusatzuntersuchungen wurden die Indexpatienten den folgenden ätiopathogenetischen Gruppen zugeordnet:

1. Makroangiopathie – Insult aufgrund signifikanter (>70%) Stenosen der extrakraniellen symptomatischen Arterie;
2. lakunärer Insult – kleine, tiefe Infarzierungen und die Lokalisation der Lakune (im CT/ MRT) entspricht der Klinik;
3. kardial-embolische Insulte – Ischämie aufgrund von Embolien und positiver Nachweis im EKG oder TEE; oder
4. andere Ursachen – z. B. Dissekate oder unbekannter Pathomechanismus trotz ausgiebiger Diagnostik.

Diese Indexpatienten wurden mit einer Kontrollgruppe von 165 stationären neurologischen Patienten verglichen, die keine akuten oder anamnestischen Ischämiezeichen zeigten und nicht unter Erkrankungen litten, in denen vaskuläre Pathomechanismen eine Rolle spielen wie z. B. Migräne oder arteriovenöse Malformationen. Weitere Ausschlußkriterien für die Kontrollgruppe umfassten akute Herzinfarkte oder venöse Thrombosen. Alle Studienteilnehmer waren kaukasischer Herkunft und gaben ihr Einverständnis zur Studie.

DNA-Präparation und Genotypisierung

Die DNA wurde mit der Aussalzmethode, modifiziert nach Miller et al. (1988) aus Vollblut präpariert. Zum Teil wurden für die PCR auf Filterpapier aufgetropfte Blutproben eingesetzt [36].

Die Faktor-V-Leiden-Mutation, der C677T-MTHFR-Polymorphismus und die G20210A-Prothrombin-Variante wurden mittels PCR und anschließender Spaltung mit einem entsprechenden Restriktionsenzym nach Standardmethoden bestimmt [4, 17, 32].

Statistik

Für die statistische Analyse wurde mit Hilfe der Statistical Package for the Social Sciences (SPSS PC+, Version 4.0) Software ein χ^2-Test durchgeführt.

Ergebnisse

Insgesamt wurden 218 CVD Patienten, 114 weibliche (52,3%) und 104 männliche (47,7%), in die Studie einbezogen. Das Durchschittsalter der Patienten betrug 62,2±14,4 Jahre.

Ätiopathologisch konnten eine Makroangiopathie bei 67 Patienten (30,7%), lakunäre Insulte in 33 Fällen (15,1%) und kardial-embolische Insulte bei 51 Patienten (23,4%) festgestellt werden. In 67 Fällen (30,7%) war die Ursache nicht eindeutig zu klären. Als konventionelle Risikofaktoren für einen Schlaganfall konnte Bluthochdruck bei 148 Patienten (67,9%) und Diabetes bei 71 Patienten (32,6%) festgestellt werden. Hohe Cholesterolwerte als Risikofaktor wurden in 40 Fällen festgestellt (18,3%). 73 Patienten (33,5%) waren (Ex)Raucher.

Die Prothrombin-Variante und die Faktor-V-Leiden-Mutation konnten in 22 (10,1%) Patienten, der MTHFR-Polymorphismus 30 Patienten (13,8%) nicht ermittelt werden. In diesen Fällen war nicht genügend DNA von den Probanden vorhanden.

Hinsichtlich der Genotyphäufigkeit des Prothrombin G20210A-Polymorphismus gab es keine signifikanten Unterschiede zwischen den Schlaganfallpatienten und der spezifischen Kontrollgruppe bzw. den aus einer früheren Studie bekannten Daten für die NO-Deutsche Population ([20, 37]; Tabelle 1). Ein homozygoter Träger der Mutation konnte in keinem Fall gefunden werden.

Die Faktor-V-Leiden-Mutation lag bei 8,2% der CVD Patienten heterozygot vor, im Vergleich dazu fanden wir bei der Kontrollgruppe nur 2,1% Heterozygote. Besonders auffällig ist die hohe Prävalenz in der Gruppe der Patienten mit lakunären

Tabelle 1. Prothrombin G20210A-, Faktor-V-Leiden- und MTHFR-C677T-Genotypen bei Patienten mit Schlaganfall und in einer Kontrollgruppe

Genotypen	Kontrollen		Patienten mit Schlaganfall			
	n	(%)	n	%	χ^2	p≤
Prothrombin	147		196			
GG 20210	144	98,0	194	99,0		
G 20210 A	3	**2,0**	2	**1,0**	0,11	0,745
FV Leiden	144		196			
GG 1691	141	97,9	180	91,8		
G 1691 A	3	**2,1**	16	**8,2**	4,72	0,030
MTHFR	142		188			
CC 677	77	54,2	89	47,3		
C 677 T	53	37,3	78	41,5		
677 TT	12	**8,5**	21	**11,2**	1,71	0,424

Tabelle 2. Prävalenz der Faktor-V-Leiden-Mutation in der Kontrollgruppe und bei Schlaganfallpatienten unterschiedlicher Ätiogenese

		Faktor-V-Genotypen				Vergleich Patienten/Kontrollgruppe	
		G1691 A		GG 1691			
	N	n	%	n	%	χ^2	p≤
Kontrollen	144	3	2,1	141	97,9		
Schlaganfallpatienten	196	16	8,2	180	91,8	4,72	**0,030**
Makroangiopathie	57	4	7,0	53	93,0	1,67	0,196
Lakunärer Insult	33	4	**12,1**	29	87,9	4,72	**0,030**
Kardiale Embolie	46	4	8,7	42	91,3	2,63	0,105
Andere[a]	60	4	6,7	56	93,3	1,48	0,224

[a] Unbekannter Pathomechanismus, kombinierte Ursachen.

Insulten (12,1%) (χ^2=4,72; p≤.030) (Tabelle 2). Die Differenzen der Prävalenzen der FV-Leiden-Mutation zwischen den anderen Subgruppen und der Kontrolle waren aufgrund der geringen Probandenzahlen nicht statistisch zu sichern.

Hinsichtlich der Verteilung des 677T-Polymorphismus des MTHFR-Gens, gab es keine signifikanten Differenzen sowohl in der Genotyp- als auch in der Häufigkeit des 677T-Allels zwischen CVD-Patienten und der Kontrollgruppe (Tabelle 2).

Die Häufigkeit von Kombinationsdefekten (F-V-Leiden und MTHFR 677T) war in der Gruppe der Schlaganfallpatienten deutlich höher als in der Kontrolle (Tabelle 3), wie auch schon für die Patienten mit venösen Thrombosen festgestellt [37]. Von den Schlaganfallpatienten wiesen 6,2% einen Kombinationsdefekt auf, in der Kontrollgruppe wurde nur bei 0,9% der Probanden eine Kombination des Faktor-V-Leiden und des MTHFR-C677T-Polymorphismus gefunden. Aufgrund der geringen Patientenzahlen sind diese Differenzen nicht statistisch zu sichern. Unterschiede zwischen den einzelnen Subgruppen traten nicht auf.

Diskussion

Ziel der Studie war es, zur Klärung der Rolle der Faktor-V-Leiden-Mutation, der Prothrombin-G20210A-Variante und des C677T-Polymorphismus des MTHFR-Gens bei der Ätiopathenogenese des Schlaganfalls beizutragen. Unsere Resultate stehen im Einklang mit Literaturdaten, daß die G20210A-Prothrombin-Variante zwar ein gesicherter Risikofaktor für venöse Thrombosen ist [10], für die Genese arterieller Thrombosen aber offensichtlich keine Rolle spielt [8, 15].

Der Einfluß der Faktor-V-Leiden-Mutation auf die Entstehung arterieller Thrombosen wird in der Literatur sehr kontrovers diskutiert. Während einige Autoren keine Assoziation finden [33, 35], berichten andere über ein erhöhtes Risiko für arterielle Thrombosen besonders bei jungen Patienten und rezidivierenden Schlaganfällen [28, 29, 39]. Wir konnten in unserer Studie eine höhere Prävalenz der Faktor-V-Mutation in der Gruppe der Schlaganfallpatienten im Vergleich mit der spezifischen Kontrollgruppe aus der Neurologie nachweisen.

Tabelle 3. Häufigkeit von Kombinationsdefekten bei Patienten mit Schlaganfall und in einer Kontrollgruppe

		Kombination mutanter Allele		Vergleich Schlaganfall-patienten/Kontrolle		Kombinationsdefekte		
	N	n	%	χ2	p≤	n	MTHFR C677 T G1691 A	FV Leiden
Kontrollen	116	1	**0,9**			1	C677T	G1691A
Schlaganfall-patienten	161	10	**6,2**	3,75	0,053	8 2	C677 T 677TT	G1691 A G1691A
Makro-angiopathie	47	2	4,3	0,67	0,414	2	C677 T	G1691A
Lakunärer Insult	29	2	6,9	1,72	0,189	1 1	C677T 677TT	G1691A G1691A
Kardiale Embolie	39	3	7,7	3,04	0,081	3	C677T	G1691A
Andere[a]	46	3	6,5	2,37	0,126	2 1	C677T 677TT	G1691A G1691A

[a] Unbekannter Pathomechanismus, kombinierte Ursachen.

Diese Differenz ist sicher zum großen Teil auf die Zusammensetzung der spezifischen Kontrollgruppe zurückzuführen. Die Prävalenz der Faktor-V-Leiden-Mutation in dieser Gruppe liegt mit 2,1% deutlich unter der in einer früheren Studie an unselektierten Neugeborenen für die Region ermittelten Prävalenz von 7% [19, 36]. Der Unterschied in den Prävalenzen ist mit der Selektion der Probanden zu erklären, bei denen bei einem Durchschnittsalter von 59,0±14.1 Jahren venöse und arterielle Thrombosen ausgeschlossen waren. Dagegen sind in einer unselektierten Population alle Probanden, die im Laufe des Lebens eine solche Erkrankung erleiden, mit erfaßt.

Wir hatten aufgrund der unterschiedlichen Ätiopathogenese des Schlaganfalles eine Subgruppierung der Patienten vorgenommen. In unserer Studie zeigte es sich, daß die hohe Prävalenz der Faktor-V-Leiden-Mutation bei den Schlaganfallpatienten v. a. auf die Gruppe mit cerebralen Mikroangiopathien zurückzuführen ist. Es scheint möglich, daß die Faktor-V-Leiden-Mutation bei der Genese des lakunären Insults eine Rolle spielt.

Dieses Ergebnis könnte eine Erklärung für die widersprüchlichen Befunde in früheren Studien sein. Möglicherweise sind in einigen untersuchten Patientenkollektiven Mikroangiopathien unterrepräsentiert. Wie auch immer, weitere differenzierte Studien mit größeren Patientenzahlen sind notwendig, um diese Assoziation zu sichern.

Die thermolabile Variante der MTHFR scheint als isolierter Faktor keine Rolle als Risikofaktor für arterielle Thrombosen zu spielen. In der von uns untersuchten Patientengruppe konnten wir keine höhere Prävalenz der thermolabilen Variante im Vergleich zur Kontrollgruppe finden. Dieser Befund steht im Einklang mit früheren Studien [26].

Auffällig ist jedoch eine häufige Kombination der Faktor-V-Leiden-Mutation/ Prothrombin G20210 A Variante und des 677 T Allels der MTHFR (Tabelle 3), die wir auch schon bei Patienten mit venösen Thrombosen finden konnten [37]. Hyperhomocysteinämie und Faktor-V-Leiden könnten einen synergistischen thrombotischen Effekt haben, der möglicherweise an eine Interaktion der genetischen Risikofaktoren gekoppelt ist. Diese Kombination von Genotypen scheint das Risiko für arterielle und venöse Thrombosen zu erhöhen [34]. Um diesen Befund abzusichern, sind jedoch noch eine Reihe weiterer klinischer und experimenteller Studien notwendig.

Literatur

1. Arai K, Yamasaki Y, Kajimoto Y, Watada H, Umayahara Y, Kodama M, Sakamot K, Hoir M (1997) Association of methylenetetrahydrofolate reductase gene polymorphism with carotid arterial wall thickening and myocardial infarction risk in NIDDM. Diabetes 46: 2102–2104
2. Arruda VR, Von Zuben PM, Chiaparini LC, Annichino-Bizacchi JM, Costa FF (1997) The mutation Ala677>Val in the methylene tetrahydrofolate reductase gene: a risk factor for arterial disease an venous thrombosis. Thromb Haemost 77: 818–21
3. Bentolila S, Ripoll L, Drouet L, Mazoyer E (1997) Thrombophilia due to 20210 G->A prothrombin polymorphism and general ischemia in the young (letter). Stroke 28: 1845
4. Bertina RM, Koeleman BCP, Koster T, Rosendaal FR, Dirven RJ, de Ronde H, van er Velden PA, Reitsma PH (1994) Mutation in blood coagulation factor V associated with resistance to activated Protein C. Nature 369: 364
5. Boers GHJ (1997) Hyperhomocysteinemia as a risk factor for arterial and venous disease. A review of evidence and relevance. In: State of the Art. Vermylen J, de Gaetano G, eds. Thromb Haemost 78: 520–522
6. Brattström L, Lindgren A (1992) Hyperhomocysteinemia as a risk factor for stroke. Neurol Res 14: 81–84
7. Cooper PC, Beauchamp NJ, Daly ME, Bayliss P, Peake IR, Makris M, Preston FE (1997) The prothrombin 20210 G→A variant is associated with increased levels of prothrombin and increased incidence of venous thrombosis. Thromb Haemost 78 Suppl 379
8. Corral J, Gonzalez-Conejero R, Lozano ML, Rivera J, Heras I, Vicente V (1997) The venous thrombosis risk factor 20210 A allele of the prothrombin gene is not a major risk factor arterial thrombotic risk. Br J Haematol 99: 304–307
9. Cumming AM, Keeney S, Salden A, Bhavnani M, Shwe KH, Hay CRM (1997) The prothrombin gene G20210 A variant: prevalence in a U.K. anticoagulant clinic population. Br J Haematol 98: 353–355
10. Dahlbäck B (1995a) Inherited thrombophilia: Resistance to activated protein C as a pathogenic factor of venous thromboembolism. Blood 85: 607
11. Dahlbäck B (1995b) New molecular insights into the genetics of thrombophilia-Resistance to activated protein C caused by Arg506 to Gln mutation in factor V as a pathogenic risk factor for venous thrombosis. Thromb Haemost 74: 139–141
12. De Graba T, Penix L. Genetics of ischemic stroke (1995) Curr Opin Neurol 8: 24–29
13. Ehrenforth S, Ludwig G, Wenke A, Aygören-Pürsün E, Klinke S, Krause M, Zwinge B, Scharrer I (1998) Prevalence of the prothrombin 20210 G to a mutation in venous thrombophilia. Ann Hematol 76 (Suppl I): P178
14. Evers S, Koch HG, Grotemeyer KH, Lange B, Deufel T, Ringelstein EB (1997) Features, symptoms, and neurophysiological findings in stroke associated with hyperhomocysteinemia. Arch Neurol 54: 1276–1282

15. Ferraresi P, Marchetti G, Legnani C, Cavallari E, Castoldi E, Mascoli F, Ardissino D, Palareti G, Bernardi F (1997) The heterozygous 20210 G/A prothrombin genotype is associated with early venous thrombosis in inherited thrombophilia and is not increased in frequency in artery disease. Arterioscler Thromb Vasc Biol 17: 2418–2422
16. Franco RF, Trip MD, ten Cate H, Prins MH, Kastelein JJP, Reitsma PH (1997) The prevalence of the 20210 G>A mutation in the 3'-untranslated region of the prothrombin gene in patients with prenature coronary artery disease (abstract). Thromb Haemost Suppl: 769–70
17. Frosst P, Blom HJ, Milos R, Goyette P, Sheppard CA, Mattews RG, Boers GJH, den Heijer M, Kluijtmans LAJ, ven den Heuvel LP, Rozen R (1995) A candidate genetic risk factor for vascular disease: a common mutation in methylenetetrahydrofolate reductase. Nature Genetics 10: 111–113
18. Graffagnino C, Gasecki AP, Dog GS, Hachinski VC (1994) The importance of family history in cerebrovascular disease. Stroke 25: 1599–1604
19. Herrmann FH, Koesling M, Schröder W, Altman R, Jimenez-Bonilla R, Lopaciuk S, Perez-Requejo JL, Singh JR (1997) Prevalence of factor V Leiden mutation in various populations. Genet Epidemiol 14: 403–411
20. Herrmann FH, Schröder W, Altman R, Jimenez-Bonilla R, Perez-Requejo JL, Singh JR (1999) Zur Prävalenz des G20210A-Prothrombin-Polymorphismus, der C677T-Mutation des MTHFR-Gens und der Faktor V-Leiden-Mutation in Nordostdeutschland, Argentinien, Venezuela, Costa Rica und Indien. In: 28. Hämophilie-Symposion Hamburg 1997, Verhandlungsberichte. Scharrer I, Schramm W (Hrsg). Springer, Berlin Heidelberg New York Tokio
21. Hillarp A, Zöller B, Svensson P, Dahlbäck B (1997) The 20210 A allele of the prothrombin gene is a common risk factor among swedish outpatients with verified deep venous thrombosis. Thromb Haemost 78: 990–902
22. Kang SS, Wong PWK, Susmano A, Sora J, Norusis M, Ruggie N (1991) Thermolabile methylenetetrahydrofolate reductase: an inherited risk factor for coronary disease. Am J Hum Genet 48: 536–545
23. Kiely DK, Wolf PA, Cupples LA, Beiser AS, Myrs RH (1993) Familial aggregation of stroke. The Framingham Study. Stroke 24: 1366–1371
24. Kluijtmans LAJ, van den Heuvel LPWJ, Boers GHJ et al. (1996) Molecular genetic analysis in mild hyperhomocysteinämia: A common mutation in the methylenetetrahydrofolate reductase gene is a genetic risk factor for cardiovascular disease. Am J Hum Genet 58: 35–41
25. Makris M, Preston FE, Beauchamp NJ et al. (1997) Coinheritance of the 20210[a] allele of the prothrombin gene increases the risk of thrombosis in subjects with familial thrombophilia. Thromb Haemost 78: 1426–1429
26. Markus HS, Ali N, Swaminathan R, Sankaraligam A, Molloy J, Powell J (1997) A common polymorphism in the methyleneterahydrofolate reductase gene, homocysteine, and ischemic cerebrovascular disease. Stroke 28: 1739–1743
27. Miller SA., Dykes DD., Polesky HF (1988) A simple salting out for extracting DNA from human nucleated cells. Nucleic Acids Res 16: 1215–1220
28. Montaruli B, Voorberg J, Tamponi G et al. (1996) Arterial and venous thrombosis in two Italian families with the factor V Arg506 ->Gln mutation. Eur J Haematol 57: 96–100
29. Nabavi DG, Junker R, Wolff E et al. (1998) Prevalence of factor V Leiden mutation in young adults with cerebral ischemia: a case control study on 225 patients. J Neurol 245: 653–658
30. Nowak GU, Strater R, Dubbers A, Oleszuk RK, Vielhaber H (1996) Ischaemic stroke in infancy and childhood: role of the Arg506 to Gln mutation in the factor V gene. Blood Coagul Fibrinolysis 7: 684–688
31. Perry IJ, Refsum H, Morris RW et al. (1996) Serum total homocystein concentration and risk of stroke (letter). Lancet 348: 1526
32. Poort SR, Rosendaal FR, Reitsma PH, Bertina RM (1996) A common genetic variation in the 3'-untranslated region of the prothrombin gene is associated with elevated plasma prothrombin levels and an increase in venous thrombosis. Blood 88: 3698–703

33. Ridker PM, Hennekens CH, Lindpaintner K et al. (1995) Mutation in the gene coding for coagulation factor V and the risk of myocardial infarction, stroke, and venous thrombosis in apparently healthy men. N Engl J Med 332: 912–917
34. Ridker PM, Hennekens CH, Selhub J et al. (1997) Interrelation of hyperhomocysteinemia, factor V Leiden, and risk of future venous thromboembolism. Circulation 95;1777–82
35. Sanchez J, Roman J, de la Torre MJ, Velasco F, Torres A (1997) Low prevalence of the factor V Leiden among patients with ischemic stroke. Haemostasis 27: 9–15
36. Schröder W, Koesling M, Wulff K, Wehnert M, Herrmann FH (1996) Large-scale screening for factor V Leiden mutation in a North-Eastern German population. Haemostasis 26: 233–236
37. Schröder W, Koesling M, Konrad H et al. (1999) Molekulare Marker bei Thrombophilie und Schlaganfall. In: Molekulare (DNA) Diagnostik hereditärer Hämostasedefekte. Herrmann, FH (Hrsg), 5. Greifswalder Hämophilie-Tagung 1998. Pabst Science Publishers, Lengerich Berlin, Düsseldorf, Leipzig, Riga, Scottsdale (USA), Wien, Zagreb
38. Simioni P, de Rone H, Prandoni P et al. (1995) Ischemic stroke in young patients with activated protein C resistance. Stroke 26: 885–890
39. Van der Bom JG, Bots ML, Haverkate F et al. (1996) Reduced response to activated protein C is associated with increased risk for cerebrovascular disease. Ann Intern Med 125: 265–269
40. Wilcken DEL, Wang XL, Sim AS, McCredie RM (1996) Distribution in healthy and coronary populations of the methylenetetrahydrofolate reductase (MTHFR) C677 T mutation. Arterioscler Thromb Vasc Biol 16: 878–882
41. Zöller B Dahlbäck B (1994) Linkage between inherited resistance to activated protein C and factor V gene mutation in venous thrombosis. Lancet 343: 1536–1538

Prothrombin 20210 G→A, Prothrombinspiegel und Faktor-V-Leiden bei Thrombosepatienten

A. Siegemund, H. Scheel, H. Voigt, J. Berrouschot, T. Siegemund

In der Literatur finden sich unterschiedliche Angaben über die Häufigkeit hereditärer und erworbener thrombogener Risikofaktoren. Der Faktor-V-Leiden ist zur Zeit der häufigste bekannte hereditäre thrombogene Risikofaktor. Wesentlich weniger Daten existieren für die 1996 erstmals beschriebene Prothrombinmutation 20210 G→A. Diese Mutation ist mit gehäuftem Auftreten venöser Thrombosen verbunden; die Merkmalsträger weisen erhöhte Prothrombinaktivitäten auf. Es handelt sich hierbei um einen GA-Austausch im 3'-untranslatierten Teil dieses Gens. Diese Genregion ist an der Regulation der Genexpression beteiligt, ohne in eine Aminosäuresequenz umgesetzt zu werden. Sowohl für dieses Allel als auch für Faktor-V-Leiden sind große regionale Unterschiede beschrieben.

Das Ziel unserer Arbeit bestand daher darin, Prävalenzdaten für die Prothrombinvariante in unserer Region zu ermitteln und mit den Literaturdaten zu vergleichen. Wir untersuchten ein Patientenkollektiv aus der Region Leipzig (Patienten des Zentrums für Innere Medizin und der Klinik für Neurologie der Universität Leipzig). Zusätzlich erfolgte bei allen Patienten und Kontrollen die Bestimmung der F-V-Leiden-Mutation, um mögliche additive Effekte durch das Zusammentreffen mehrerer genetischer Risikofaktoren auf die Entwicklung arterieller und venöser Verschlußkrankheiten bzw. auf die Thrombingenerierung zu untersuchen.

Patienten

- Kontrollgruppe: 122 Blutspender (51 männlich, 71 weiblich) wurden auf Faktor-V-Leiden und die Prothrombinmutation 20210G→A untersucht; mittleres Alter 37,2±12,2 Jahre
- Patienten: Es wurden 1349 Patienten (700 männlich, 649 weiblich) untersucht, das mittlere Alter betrug 53,9±17,3 Jahre. 847 Patienten wiesen eine phlebographisch, dopplersonographisch oder perfusionsszintigraphisch gesicherte tiefe Venenthrombose (TVT) oder Lungenembolie (LE) und 558 Patienten arterielle Verschlüsse (fast ausschließlich im CT gesicherte Hirninfarkte) auf. Die arteriellen Verschlüsse wurden nach der TOAST-Klassifikation [1] in 5 Gruppen unterteilt.
- 56 Patienten wiesen sowohl venöse als auch arterielle Verschlüsse auf.

I. Scharrer/W. Schramm (Hrsg.)
29. Hämophilie-Symposion Hamburg 1998

Methoden

- APC-Resistenz mit ProC Global mit Faktor-V-Mangelplasma (Dade Behring); bei NR<0,7 (Normalized Ratio; Dati et al. 1997) wurde eine PCR auf F-V-Leiden durchgeführt
- F-V-Leiden, Prothrombinmutation über DNA-Isolierung und Amplifikation, allelspezifische Hybridisierung mit markierten Sonden (medipro – Medizinische Produkte GmbH)
- Prothrombinfragmente F_{1+2}, D-Dimer, Prothrombinspiegel mit Faktor II-Mangelplasma und Thromborel R (Dade Behring)

Ergebnisse

Aus Tabelle 1 ist ersichtlich, daß die von uns ermittelten Prävalenzdaten im wesentlichen mit den Daten der Leiden Thrombophilia Study [5] und den schwedischen Daten [2] übereinstimmen. Das gilt sowohl für das Kontrollkollektiv als auch für die Patienten mit venösen Verschlüssen mit einem relativen Risiko von 4,5 gegenüber 2,8 [3] bzw. 4,2 [4]. Faktor-V-Leiden wird mit einer Häufigkeit von 21,7% bei Patienten mit venösen Thrombosen gefunden, das relative Risiko beträgt 3,6 (Tabelle 2).

Tabelle 1. Prävalenz der Prothrombinmutation 20210 G→A

	Genotyp G/G	G/A	A/A	p-Wert	Rel. Risiko (95%-CI)
Kontrollen n=122 (%)	120 (98,4)	2 (1,6)	–		
Venöse Verschlüsse n=847 (%)	787 (92,9)	59 (7,0)	1 (0,1)	0,023	4,5 (1,1–18,7)
Arterielle Verschlüsse n=558 (%)	530 (95,0)	28 (5,0)	–	0,10	3,2 (0,7–13,5)

Tabelle 2. Prävalenz des Faktor-V-Leiden (1691 G→A)

	Genotyp G/G	G/A	A/A	p-Wert	Rel. Risiko (95%-CI)
Kontrollen n=122 (%)	115 (94,3)	7 (5,7)	–		
Venöse Verschlüsse n=847 (%)	663 (78,3)	172 (20,3)	12 (1,4)	<0, 001	3,6 (1,6–7,8)
Arterielle Verschlüsse n=558 (%)	520 (93,2)	37 (6,6)	1 (0,1)	0,79	1,1 (0,4–2,0)

Tabelle 3. Geschlechtsverteilung der Patienten mit Prothrombinmutation 20210 G→A

	Männliche Patienten	Weibliche Patienten
Arterielle Verschlüsse	3,9 von 100	6,6 von 100
Venöse Verschlüsse	4,9 von 100	8,7 von 100

Ein Zusammenhang zwischen arteriellen Verschlüssen und Faktor-V-Leiden besteht nicht. Auch wenn sich zum gegenwärtigen Zeitpunkt kein statistisch signifikanter Zusammenhang zwischen der 20210-G→A-Mutation und dem Auftreten arterieller Verschlüsse erkennen läßt, liegt das relative Risiko bei 3,2 und damit in der gleichen Größenordnung wie Faktor-V-Leiden bei venösen Thrombosen. Der überwiegende Anteil der Patienten mit ischämischem Schlaganfall und Prothrombinmutation gehört zur Gruppe 5 (TOAST), das sind Schlaganfälle nicht geklärter Ätiologie. Auffällig ist allerdings die Geschlechtsverteilung. Sowohl für arterielle als auch für venöse Thrombosen gilt: weibliche Patienten mit thromboembolischem Geschehen weisen doppelt so häufig die Prothrombinvariante auf (Tabelle 3).

Tabelle 4. Klinische Daten der Patienten mit F-V-Leiden und Prothrombinmutation 20210 G→A

Patient	Alter bei Erstmanifestation, Geschlecht	Arterielle Verschlüsse	Venöse Verschlüsse	Rezidivierende Verschlüsse	Bemerkungen
A.R.	19, w.	✘		✘	M. Moschcowitz und Protein-S-Mangel
B.H.-J.	67, w.		✘ (mit LE)	✘	Thr. spontan und bei HIT II, HLP, arterielle Hypertonie
F.U.	44, w.		✘	✘	Rezidivierende Thrombophlebitiden
S.H.	26, m.	✘			Raucher
K.H.	40, w.		✘	✘	Spontan, ohne Risikofaktoren
S.P.	21, m.		✘	✘	Postoperativ (nach Meniskusläsion)
W.D.	54, w.		✘ (mit LE)		Spontan, ohne Risikofaktoren, zus. Phlebitis
S.H.	47, m.	✘			Grenzwertige HLP
S.G.	42, m.	✘			Raucher, Phlebitis, Hyperhomozysteinämie
W.H.	42, m.	✘			Ohne weitere Risikofaktoren

Die Einnahme oraler Kontrazeptiva zum Zeitpunkt des Auftretens des akuten Ereignisses wird im Moment evaluiert. Es zeichnet sich aber ab, daß für die Entstehung von Hirninfarkten die Kombination orale Kontrazeptiva und Prothrombin eine Rolle spielt, bei der Entstehung venöser Thrombosen dagegen nicht.

Wir fanden eine Patientin mit homozygoter Prothrombinmutation, die mit 31 Jahren eine schwere Sinusvenenthrombose erlitt. Einziger bekannter Risikofaktor war die Einnahme oraler Kontrazeptiva (seit 3 Jahren).

Zum gegenwärtigen Zeitpunkt überblicken wir zehn Patienten, die sowohl die Prothrombin- als auch die Faktor-V-Leiden-Mutation aufweisen. In Tabelle 4 sind die klinischen Daten dieser Patienten zusammengestellt. Auffällig ist ein hoher Anteil rezidivierender und schwerer Thrombosen in relativ jungem Lebensalter.

Wie in Tabelle 5 dargestellt, gilt: die Prothrombinaktivitäten der Patienten mit 20210 G→A sind signifikant höher als die in der Kontrollgruppe. Der mittlere Wert für die Prothrombinfragmente der Patienten und der gesunden Merkmalsträger (n=106) liegt bei 1,16 nmol/l (95%-CI 1,05–1,27 nmol/l), wobei bei den gesunden Merkmalsträgern eine Tendenz zu niedrigeren Werten besteht. Die Faktor-II-Aktivitäten und Prothrombinaktivitäten und Prothrombinfragmente (akute Thrombosen und Patienten unter oraler Antikoagulation wurden ausgeschlossen) sind in Abbildung 1 dargestellt.

Tabelle 5. Zusammenhang zwischen Prothrombinaktivität und -mutation 20210 G→A

	Anzahl	Prothrombinaktivität (Mittelwert in %)	Bereich (95%-CI)
Patienten mit arteriellen und venösen Verschlüssen (ohne orale Antikoagulation)			
20210 GG	50	114,3	109,0–119,6
20210 GA	106	121,8	118,4–125,2
Kontrollen			
20210 GG	47	107,0	103,9–110,1

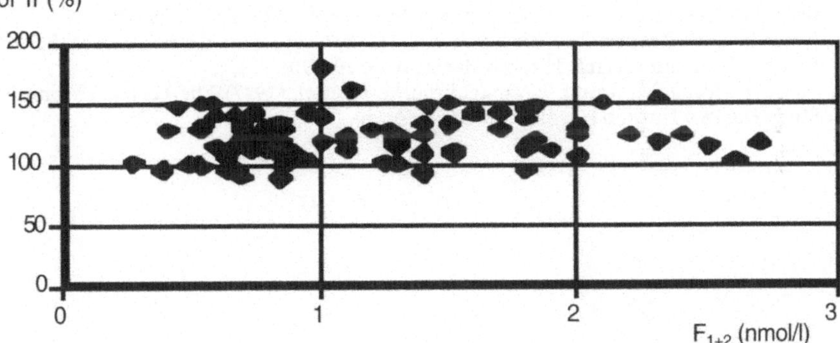

Abb. 1. Prothrombinaktivitäten und -fragmente bei Patienten mit Prothrombin 20210 G→A

Diskussion

Unsere Ergebnisse bestätigen, daß das Vorliegen des 20210 A-Allels im Prothrombingen einen moderaten Risikofaktor für venöse Thrombosen darstellt. Obwohl der Mechanismus der Thromboseentstehung noch ungeklärt ist, werden erhöhte Prothrombinspiegel, gemessen über Prothrombinaktivität oder indirekt über Freisetzung von F_{1+2}, für die Thromboseentstehung verantwortlich gemacht; unsere Resultate belegen diesen Zusammenhang. Eindeutigere Aussagen scheinen sich aus der Bestimmung des endogenen Thrombinbildungspotentials zu ergeben.

Für die Ätiopathogenese von Hirninfarkten hat Faktor-V-Leiden keine Bedeutung. Auch wenn kein statistisch signifikanter Zusammenhang (p=0,1) zwischen Prothrombinmutation und Hirninfarkt besteht, stellt ein ODDs Ratio von 3,5 eine beträchtliche Risikosteigerung dar. Daher empfehlen wir zum gegenwärtigen Zeitpunkt die Durchführung der DNA-Analyse zum Nachweis des 20210 G→A Allels nicht nur bei venösen Thrombosen und als zusätzlichen Risikofaktor bei weiteren Inhibitordefekten (im Sinne des Auftretens von Thrombosen als Multigendefekt), sondern auch bei arteriellen Verschlüssen, besonders bei jüngeren Patienten und beim Fehlen anderer Risikofaktoren. Wir betonen das deshalb, weil die meisten Prothrombinmutationen nach der TOAST-Klassifikation in der Gruppe 5 gefunden wurden.

Gleichzeitig mit der DNA-Analyse sollten bei Trägern der Prothrombinmutante die Faktor-II-Spiegel und die Parameter, die eine erhöhte Thrombingenerierung anzeigen, bestimmt werden. Möglicherweise lassen sich über die Höhe der Prothrombinaktivitäten weitere Zusammenhänge aufzeigen.

Literatur

1. Adams HP, Bendixen BH, Kapelle LJ et al. and the TOAST Investigators (1993) Stroke 24: 35–41
2. Hillarp A, Zöller B, Svensson PJ, Dahlbäck B (1997) The 20210 A allele of the prothrombine gene is a common risk factor among Swedish outpatients with verified deep venous thrombosis. Thromb Haemost 78: 990–992
3. Poort SR, Rosendaal FR, Reitsma PH, Bertina RM (1996) A common genetic varation in the 3'-untranslated region of the prothrombin gene is associated with elevated plasma prothrombin levels and an increase in venous thrombosis. Blood 88: 3698–3703
4. Rosendaal FR, Doggen CJM, Zivelin A et al. (1998) Geographic distribution of the 20210 G to A prothrombin variant. Thromb Haemost 79: 706–708
5. Van der Meer FJM, Koster T, Vandenbroucke JP et al. (1997) The Leiden Thrombophilia Study (LETS). Thromb Haemost 78: 631–635

Gendefekte als Ursache für Thrombosen in der pädiatrischen Onkologie

C. Wermes, K. Sykora, M. von Depka Prondzinski, J. Rutjes, R. Lichtinghagen, G. Aschermann, K. Welte

Hintergrund

Die Faktor-V:Q506-Mutation, die Prothrombin-Mutation G20210 A und die MTHFR-Mutation (C677T) gelten im Erwachsenenalter als signifikante Thromboserisikofaktoren [1, 2 4, 6, 9, 14]. Da nach Literaturangaben bis zu 12% der Kinder mit onkologischen Erkrankungen eine Thrombose entwickeln [3, 8, 10–13, 15] untersuchten wir den Stellenwert der genannten Genmutationen als Thromboserisikofaktoren in der pädiatrischen Onkologie.

Methode

In der Zeit von 1996 bis 1998 untersuchten wir prospektiv konsekutiv 119 Kinder mit onkologischen Erkrankungen auf das Vorhandensein der MTHFR-Mutation (C677 T) und der Prothrombin-Mutation (G20210 A), bei 116 dieser Kinder erfolgte zusätzlich die Untersuchung auf die Faktor-V:Q506-Mutation. Die Chemotherapie ist bei allen Patienten beendet. Keiner der Patienten erhielt Heparin bis zum Auftreten der ersten Thrombose.

Zur Untersuchung der Genmutationen wurde die DNA isoliert und die relevanten Gensequenzen mittels PCR amplifiziert. Die Bestimmung der MTHFR-Mutation erfolgte durch allelspezifische Restriktionsverdauung mit Hinf-I (Frosst et al. 1995). Die F-V:Q506- und die Prothrombin-Mutation konnten nach Hybridisierung mit zwei allelspezifischen Oligonukleotiden, die die entsprechenden Varianten repräsentierten, nachgewiesen werden [2, 4, 5]. Die Messung der Homocysteinspiegel erfolgte mittels HPLC.

Ergebnisse

In die Studie wurden 66 Jungen und 53 Mädchen im Alter von 4 Monaten bis 20 Jahre aufgenommen (Median 6 Jahre). 59,7% der Kinder waren an einer Leukämie, 10,1% an einem Lymphom und 30,2% an einem soliden Tumor erkrankt. Die Häufigkeitsverteilung der Mutationen ist in Tabelle 1 dargestellt.

Neun Patienten (7,6%) des Gesamtkollektivs entwickelten eine Thrombose. Fünf der Kinder waren an einer ALL, zwei an einem Non-Hodgkin-Lymphom, ein Kind

I. Scharrer/W. Schramm (Hrsg.)
29. Hämophilie-Symposion Hamburg 1998

Tabelle 1. Häufigkeiten der Mutationen

	Negativ	Heterozygot	Homozygot
F-V:Q506	105 (90,5%)	10 (8,6%)	1 (0,9%)
G20210 A	115 (96,6%)	4 (3,4%)	-
C677 T	42 (35,3%)	62 (52,1%)	15 (12,6%)

an einem Hirntumor, ein weiteres an einem Osteosarkom mit Hirnmetastasen erkrankt. Drei der Patienten entwickelten eine tiefe Beinvenenthrombose, zwei mit zusätzlicher Lungenembolie. Die übrigen sechs Kinder litten an ausgedehnten Katheterthrombosen (V. subclavia). Bei einem dieser Kinder kam es zu wiederholten Thrombosen. Von diesen Patienten waren fünf für die MTHFR-Mutation heterozygot, einer homozygot. Bei einem Patienten war die Prothrombin-Mutation heterozygot, ein weiterer wies einen Kombinationsdefekt (Faktor-V:Q506- und MTHFR-Mutation heterozygot) auf. Bei einem Patienten lag keine der untersuchten Genmutationen vor.

Bei einem Teil der Patienten konnten zusätzlich die Nüchtern-Homocysteinwerte gemessen werden (Tabelle 2). Die Patientengruppen zeigten in Abhängigkeit von der MTHFR-Mutation keine signifikant unterschiedlichen Spiegel (MTHFR-negative vs. homozygote Patienten: $p<0{,}055$, T-Test für unverbundene Stichproben).

Bei Nichtberücksichtigung der heterozygoten MTHFR-Mutation wiesen 21,9% der Patienten ohne Thrombose und 33,3% der Patienten mit Thrombose mindestens eine Mutation auf (n. s., relatives Risiko 0,6 für die Gesamtgruppe; χ^2-Test).

Tabelle 2. Homocysteinspiegel bei MTHFR-Mutation

Homocystein (μmol/l)	Mittelwert	Median	Spanne
MTHFR negativ	6,6	5,3	2,2–16,3
MTHFR heterozygot	6,3	5,5	2,5–21,9
MTHFR homozygot	8,9	9,1	6,6–10,2

Diskussion

Die in unserer Population gesehenen Häufigkeiten für Gendefekte stimmen mit denen anderer Untersucher [4, 5, 7] überein, mit Ausnahme eines vermehrten Auftretens der Heterozygotie für die MTHFR-Mutation. Patienten mit homozygoter MTHFR-Mutation zeigten keine signifikant erhöhten Nüchtern-Homocysteinspiegel im Vergleich zu Patienten mit heterozygoter MTHFR-Mutation bzw. zu den Patienten, die für diese Mutation negativ sind. Einschränkend ist zu sagen, daß sowohl bei Erstdiagnose, durch Tumorprogreß oder im Rahmen von Methotrexatgaben die Homocysteinspiegel beeinflußt werden können. Diese Faktoren wurden bei unseren Patienten zum Zeitpunkt der Entnahme nicht bei allen Patienten beachtet, so daß das Ergebnis nicht sicher bewertbar ist.

Drei von neun Patienten, die eine Thrombose entwickelten, wiesen einen der untersuchten Gendefekte, die Faktor-V:Q506-Mutation, die Prothrombin-Mutation (G20210A) oder die MTHFR-Mutation (TT677) auf, wobei die heterozygote Variante der MTHFR-Mutation außer Betracht gelassen wurde, da sie in der Literatur als Risikofaktor umstritten ist. Wie der prozentuale Vergleich der Patienten mit und ohne Thrombose bei gleichzeitig nachgewiesener Genmutation zeigt, scheint das Vorkommen von Genmutationen ein begünstigender Faktor für das Auftreten von Thrombosen bei onkologischen Patienten im Kindesalter zu sein.

Bei der relativ kleinen Stichprobe kann bzgl. einer statistischen Signifikanz keine gültige Aussage getroffen werden. Im Vergleich zum Erwachsenenalter scheint das Thromboserisiko im untersuchten Patientenkollektiv bei Vorliegen einer der untersuchten Genmutationen jedoch niedriger zu sein [1, 2, 4, 6, 9, 14]. Zur statistischen Überprüfung an größeren Stichproben empfiehlt sich daher die Durchführung einer Multicenter-Analyse.

Literatur

1. Arruda VR, Zuben von PM, Chiaparini LC, Annichino JM, Costa FF (1997) The mutation Ala677-Val in the methylene tetrahydrofolate reductase gene: a risk factor for arterial and venous thrombosis. Thromb Haemost 77: 818
2. Bertina RM, Koeleman BPC, Koster T, Rosendaal FR, Dirven RJ, Ronde de H, Velden van der PA, Reitsma PH (1994) Mutation in blood coagulation factor V associated with resistance to activated protein C. Nature 369: 64
3. Clavell LA, Gelber RD, Cohen HJ, Hitchcock-Bryan S, Cassady JR, Tarbell NJ, Blattner SR, Tantravahi R, Leavitt P, Sallan SE (1986) Four agent induction and intensive asparaginase therapy for treatment of childhood acute lymphoblastic leukemia. N Engl J Med 315: 657
4. Dahlbäck B, Carlsson M, Svensson PJ (1993) Familial thrombophilia due to a previously unrecognized mechanism characterized by poor anticoagulant response to activated protein C: prediction of a cofactor to activated protein C. Proc Natl Aca Sci USA 90: 1004
5. Depka von M, Wermes C, Aschermann G, Sykora KW, Eisert R, Barthels M, Ganser A (1998) The prothrombin G20210 A mutation detected by a rapid PCR-based method in patients with thrombosis. Ann Hematology 76: 31
6. Frosst P, Blom HJ, Milos R, Goyette P, Sheppard CA, Matthews RG, Boers GJH, Heijer den M, Kluijtman LAJ, Heuvel van den LP, Rozen R (1995) A candidate genetic risk factor for vascular disease: a common mutation in methylenetetrahydrofolat reductase. Nature Genetics 10: 111
7. Herrmann (1998) Prävalenz der MTHFR-Mutation in Norddeutschland. 28. Hämophiliesymposium Hamburg 1997; Herausgeber I. Scharrer, W. Schramm, Springer Verlag
8. Kucuk O, Kwaan HC, Gunnar W, Wasquez RM (1985) Thromboembolic complications associated with L-asparaginase therapy. Cancer 55: 702
9. Margaglione M, Dandrea G, d'Addedda M, Giuliani N, Cappucci G, Iannaccone L, Vecchione G, Grandone E, Brancaccio V, Di Minno G (1998) The methylenetetrahydrofolate reductase TT677 genotype is associated with venous thrombosis independently of the coexistence of the FV Leiden and the prothrombin A20210 mutation. Thromb Haemost 79: 907
10. Miniero R, Saracco P, Einaudi S, Garofalo F, Lange MM Madon E (1987) L-asparaginase-induced coagulopathy in children with acute lymphoblastic leukemia. Drugs Exptl Clin Res XIII: 377
11. Mitchell L, Hoogendoorn H, Giles AR, Vegh PA, Andrew MA (1994) Increased endogenous thrombin generation in children with acute lymphoblastic leukemia: risk of thrombotic complications in L-asparaginase-induced antithrombin-III deficiency. Blood 83: 386

12. Nowak-Göttl U, Boos J, Wolff JEA, Erber G, Ahlke E, Pollmann H, Jürgens H (1994) Influence of two different E. coli asparaginase preparations on coagulation and fibrinolysis: a randomised trial. Fibrinolysis 8 (2): 66
13. Nowak-Göttl U, Aschka I, Koch HG, Boos J, Dockhorn-Dworniczak B, Deufel T, Jürgens H, Kohlhase B, Kuhn N, Laupert A, Rath T, Wolff JEA, Schneppenheim R (1995) Resistance to activated protein C (APCR) in children with acute lymphoblastic leukaemia – the need for a prospective multicentre study. Blood Coagul Fibrinolysis 6: 761
14. Poort SR, Rosendaal FR, Reitsma PH, Bertina RM (1996) A common genetic variation in the 3'-untranslated region of the prothrombin gene is associated with elevated plasma prothrombin levels and an increase in venous thrombosis. Blood 88: 3698
15. Shapiro AD, Clarke SL, Christian JM, Odom LF, Hathaway WE (1993) Thrombosis in children receiving L-asparaginase. Determining patients at risk. Am J Pediatr Hematol Oncol 15: 400

Resistenz gegen aktiviertes Protein C, Faktor-V-Leiden und Prothrombin-G-20210-A-Variante bei Kindern mit ischämischen Schlaganfällen

W. Zenz, Z. Bodo, J. Plotho, S. Gallistl, W. Streif, C. Male, G. Bernert, L. Rauter, G. Ebetsberger, K. Kaltenbrunner, P. Kurnik, A. Lischka, F. Paky, G. Höfler, C. Mannhalter, W. Muntean

Einleitung

Zerebrale Infarkte werden im Kindesalter mit einer Inzidenz von 1,2 Fällen/100.000 Kindern pro Jahr beobachtet [4]. Obwohl mehr als 70 verschiedene Ursachen oder potentielle Risikofaktoren für die Entwicklung eines Schlaganfalls in dieser Altersgruppe beschrieben worden sind, kann bei etwa einem Drittel dieser Patienten weder ein Grund noch ein bekannter Risikofaktor entdeckt werden [5, 15].

In den letzten Jahren wurden zwei neue hereditäre Defekte der plasmatischen Gerinnung beschrieben, die bei Erwachsenen mit einem erhöhten Risiko für die Entwicklung venöser Thrombosen assoziiert sind.

1993 beschrieb Dahlbäck die Resistenz gegen aktiviertes Protein C (APC-Resistenz, APC-R), die häufigste bekannte hereditäre Ursache für venöse Thrombosen bei Erwachsenen [6]. 1994 konnte eine Punktmutation im Faktor-V-Gen (Faktor-V-Leiden-Mutation, F-V-LM) identifiziert werden, die bei über 90% der Patienten mit APC-R zugrunde liegt [2].

Die Prävalenz dieses Defektes ist etwa 3–5% in der kaukasischen Bevölkerung [13]. In der Zwischenzeit wurde die Faktor-V-Leiden Mutation auch als der häufigste genetische Risikofaktor für die Entwicklung von venösen Thromboembolien im Kindesalter beschrieben [1, 10, 18].

Ob die Faktor-V-Leiden-Mutation bei jugendlichen Erwachsenen auch einen Risikofaktor für das Auftreten eines ischämischen Hirninfarktes darstellt, kann derzeit nicht beantwortet werden. Bei den meisten Studien, die diese Patienten untersuchten, wurde Faktor-V-Leiden nicht als Risikofaktor gefunden [9, 14].

Bei Kindern mit ischämischem Schlaganfall sind Daten widersprechend. 1996 berichteten Nowak-Göttl und Kollegen sowie Ganesan und Kollegen über eine erhöhte Prävalenz der Faktor-V-Leiden-Mutation bei diesen Patienten [8, 11]. Im Gegensatz dazu konnte Riikonen bei 24 Kindern mit Schlaganfall keinen Fall von APC-R finden [16].

Der zweite neue Risikofaktor für die Entwicklung venöser Thrombosen ist ein genetischer Polymorphismus in der 3'-untranslozierten Region des Prothrombin-Gens (G nach A Transition bei Nucleotid 20210; Prothrombin-G-20210-A-Variante). Für diesen Polymorphismus wird bei Erwachsenen ein etwa 3fach gesteigertes Risiko venöse Thrombosen zu entwickeln berichtet [12].

Um zu untersuchen ob die Resistenz gegen aktiviertes Protein C bzw. die Faktor-V-Leiden-Mutation oder die Prothrombin-G-20210-A-Variante Risikofaktoren für

I. Scharrer/W. Schramm (Hrsg.)
29. Hämophilie-Symposion Hamburg 1998

die Entwicklung des kindlichen ischämischen Schlaganfalles darstellen, führten wir eine multizentrische Studie mit prospektiver und retrospektiver Datensammlung in 10 österreichischen Kinderspitälern durch.

Patienten

Zwischen 01.07.1993 und 31.12.1997 wurden 36 Kinder in die Studie eingeschlossen, die folgende Kriterien erfüllten: akuter Beginn neurologischer Symptome und Dokumentation eines akuten zerebralen Infarktes im Computertomogramm und/oder im Magnetresonanztomogramm.

Drei Kinder mußten aus der Analyse ausgeschlossen werden: bei zwei wurde im weiteren Verlauf eine Herpes simplex Enzephalitis und bei einem eine mitochondrale Encephalopathie mit Merrf-Melas Overlapsyndrom diagnostiziert.

Patienten mit einer porenecephalen Zyste, die ebenfalls als Äquivalent eines intrauterinen zerebralen Infarktes betrachtet werden könnte, wurden nicht in unsere Studie aufgenommen.

11 Kinder entwickelten einen zerebralen Infarkt während der Neonatalperiode, 22 Kinder nach der vierten Lebenswoche. Zwei von den 11 Kindern mit neonatalem Schlaganfall waren Frühgeborene und benötigten wegen eines Atemnotsyndroms eine mechanische Beatmung (Tabelle 1). Keines dieser beiden Kinder hatte jedoch einen zentralvenösen Katheter oder einen anderen Risikofaktor für einen Schlaganfall.

Ein reifes Neugeborenes hatte 2 Tage nach der Geburt eine stark erniedrigte Protein-C-Aktivität, weitere Verlaufskontrollen und Untersuchungen der Eltern schlossen einen kongenitalen Protein C-Mangel aus.

11 von 22 Kindern mit Schlaganfall nach der Neonatalperiode hatten entweder einen offensichtlichen Grund für den Schlaganfall oder eine Grundkrankheit, die als Risikofaktor für einen Schlaganfall betrachtet wird (Verletzung, angeborener Herzfehler mit erhöhtem Haematokrit, zentraler Katheter im linken Vorhof, eitrige Meningitis, nachweisbare Antiphospholipidantikörper oder Sneddon-Syndrom; Tabelle 2).

Methoden

Die APC-Resistenz wurde mittels eines kommerziell verfügbarem Testkit (Coatest APC-Resistance, Chromogenix, Mölndahl, Schweden) bestimmt. Die Ergebnisse wurden als APC-Ratio ausgedrückt (Quotienten aus Gerinnungszeit mit APC-Kalziumchlorid durch Gerinnungszeit nur mit Kalziumchlorid allein).

Die Faktor-V-Leiden-Mutationsanalyse wurde bei allen Kindern in der von Bertina und Kollegen beschriebenen Methodik durchgeführt [2].

Die Untersuchung auf Vorliegen der Prothrombin-G-20210-A-Variante wurde bei 26 Patienten in der von Poort et al. beschriebene Technik durchgeführt [12].

Tabelle 1. Klinische Details, F-V-LM und P-G-20210-A-V bei 11 Kindern mit neonatalem zerebralen Infarkt

Patient	Geschlecht	Alter	Infarktlokalisation	Symptome	Grunderkrankung	Mögliche Ursache	F-V-LM	P-G202210A-V
1	w.	pp	A. cer. med. bds.	Generalisierte Krampfanfälle, Tetraplegie	Frühgeburtlichkeit (31. SSW), RDS[a]	Keine	Negativ	–
2	w.	2. LT	A. cer. med. dext.	Fokale Anfälle, linke Hemiplegie	Keine	Keine	Negativ	Negativ
4	w.	2. LT	A. cer. med. dext.	Generalisierte Anfälle	Keine	Keine	Negativ	Negativ
3	w.	2. LT	A. cer. med. sin.	Fokale Anfälle, rechte Hemiplegie	Keine	Keine	Negativ	Negativ
5	w.	3.LT	A. cer. med. sin.	Fokale Anfälle	Keine	Protein-C-Mangel	Negativ	Negativ
6	m.	pp	A. cer. med. sin.	Rechte Hemiplegie	Frühgeburtlichkeit (31. SSW), RDS[a]	Keine	Negativ	Negativ
7	m.	pp	A. cer. med. dext.	Keine	Keine	Keine	Negativ	Negativ
8	m.	2. LT	A. cer. med. bds.	Generalisierte Krampfanfälle, Tetraplegie	Keine	Keine	Negativ	Negativ
9	m.	2. LT	A. cer. med. dext.	Fokale Anfälle, linke Hemiplegie	Keine	Keine	Negativ	Negativ
10	m.	2. LT	A. cer. med. sin.	Fokale Anfälle	Keine	Keine	Negativ	–
11	m.	4. LT	A. cer. med. sin.	Fokale Anfälle, linke Hemiplegie	Keine	Keine	Negativ	Negativ

[a] RDS-frühkindliches Atemnotsyndrom

Tabelle 2. Klinische Details, F-V-LM und P-G-20210-A-V bei 22 Kindern mit akutem zerebralen Infarkt

Patient	Geschlecht	Alter	Infarktlokalisation	Symptome	Grunderkrankung	Mögliche Ursache	F-V-LM	P-G-20210-A-V
1	w.	4 M	A. cer. med. sin.	Rechte Hemiparese	Keine	Keine	Negativ	Negativ
2	w.	6 M	A. cer. med. sin.	Rechte Hemiparese	Eitrige Meninigitits		Homozygot	Negativ
3	w.	1 J 3 M	A. cer. med. dext.	Fokale Anfälle, Somnolenz	VSD[a]	Herzoperation, LAK[e]	Negativ	Negativ
4	w.	1 J 4 M	A. cer. med. sin.	Rechte Hemiparese	Keine	Trauma	Heterozygot	
5	w.	3 J 9 M	A. cer. med. dext.	Linke Hemiparese	Mitralklappenvorfall	Antiphos-pholipid-Antikörper	Heterozygot	Negativ
6	w.	4 J 6 M	A. cer. med. dext.	Somnolenz, Ataxie, linke Hemiplegie	Keine	Keine	Negativ	–
7	w.	8 J 9 M	A. cer. med. sin.	Rechte Hemiparese	Keine	Keine	Negativ	Negativ
8	w.	9 J 6 M	A. cer. post. sin.	Rechte Hemiparese	Keine	Antiphos-pholipid-Antikörper	Negativ	Negativ
9	w.	10 J 6 M	A. cer. med. bds.	Rechte Hemiparese	Keine	Keine	Negativ	Negativ
10	w.	12 J	A. cer. med. sin.	Rechte Hemiparese	Keine	Trauma	Heterozygot	Negativ
11	w	13 J	A. cer. med. dext.	Linke Hemiparese	Keine	Keine	Heterozygot	Negativ
12	w	14 J	multiple Infarkte	Rezidivierende Hemiparese	Sneddon-Syndrom	F-XII-Mangel	Negativ	Negativ
13	m.	7 M	A. cer. med. dext.	Linke Hemiparese	DORV[b], VSD[a], PFO[c]	Erhöhter Hämatokrit	Negativ	–
14	m.	9 M	A. cer. med. sin.	Rechte Hemiparese	Keine	Keine	Negativ	Negativ
15	m.	2 J 6 M	A. cer. med. sin.	Fokale Anfälle	TGA[d]	Herzkatheter	Negativ	Negativ
16	m.	2 J 6 M	A. cer. med. sin.	Rechte Hemiparese	Keine	Trauma	Heterozygot	Negativ
17	m.	4 J 10 M	A. cerebelli	Hypotonie, Ataxie	Keine	Keine	Negativ	Negativ
18	m.	6 J 9 M	A. cer. med. sin.	Rechte Hemiparese	Phimose	Keine	Negativ	Heterozygot
19	m.	7 J	A. cer. med. dext.	Linke Hemiparese	Keine	Keine	Negativ	–
20	m.	7 J 6 M	A. cer. med. dext.	Linke Hemiparese	TGA[d]	„elevated hematocrit“	Negativ	Negativ
21	m.	9 J	A. cerebelli	Ataxie, Somnolenz	Appendizitis	Keine	Negativ	Negativ
22	m.	10 J	A. cer. med. sin.	Rechte Hemiparese	Keine	Keine	Negativ	–

[a] VSD – Ventrikelseptumdefekt; [b] DORV – „double outlet right ventricle“; [c] PFO – persistierendes Foramen ovale; [d] TGA – Transposition der großen Gefäße;
[e] LAK – linksatrialer Katheter

Ergebnisse

- 6 von 33 Patienten hatten eine Faktor-V-Leiden-Mutation; 5 waren heterozygot und eine Patientin war homozygot. Dies stellt 18% unserer Population mit Schlaganfall dar und ist deutlich höher als die Prävalenz in der österreichischen Durchschnittsbevölkerung (4,6%) – (Fischer-Exakttest p=0,01) [7].
- Die Faktor-V-Leiden-Mutation wurde bei keinem der 11 Kinder mit neonatalem Schlaganfall, aber bei 6 von 22 Kindern mit Schlaganfall nach der Neonatalperiode gefunden.
- 5 von 12 Kindern mit einer Grundkrankheit, die als Risikofaktor für den Schlaganfall betrachtet werden kann, hatten die Faktor-V-Leiden-Mutation. Nur eines von 21 Kindern mit sogenanntem idiopathischem Schlaganfall hatte eine Faktor-V-Leiden-Mutation.
- Die APC-Ratio war im Mittelwert 2,89 (±0,72, Range: 1,90–4,41) bei den Patienten ohne Faktor-V-Leiden-Mutation und 1,45 (±0,15 Range: 1,19–1,58) bei Kindern mit Faktor-V-Leiden-Mutation. Die homozygote Patientin hatte eine APC-Ratio von 1,19.
- Die Prothrombin-G-20210-A-Variante wurde nur bei einem von 26 Kindern entdeckt (3,85%). Dieser Patient war ein 6 3/4 Jahre alter Knabe und erlitt einen Tag nach einer Zirkumzision einen Verschluß der linken A. cerebri media. Er war heterozygot für die Prothrombin-G-20210-A-Variante.
- Die Prävalenz der Prothrombin-G-20210-A-Variante war bei unseren Patienten nicht unterschiedlich von der der österreichischen Durchschnittsbevölkerung (0,98%) – (Fischer-Exakttest p=0,38; 17).

Diskussion

Unsere Daten weisen darauf hin, daß die Faktor-V-Leiden-Mutation einen Risikofaktor für die Entwicklung des akuten ischämischen Schlaganfalles im Kindesalter darstellt. Das zeigen auch die Ergebnisse von Ganesan et al. und Nowak-Göttl et al. Die Prävalenz der Faktor-V-Leiden-Mutation ist in unserer Studie jedoch deutlich niedriger als die mit 36% in der Publikation von Frau Nowak-Göttl und Kollegen [11]. Andererseits stehen diese Daten im Gegensatz zu den Ergebnissen von Riikonen und Kollegen, die bei keinem einzigen ihrer 24 Kinder eine APC Resistenz nachweisen konnten [16].

Mögliche Erklärungen für diese Unterschiede sind die geringen Patientenzahlen in diesen Studien, der verschiedene ethnische Hintergrund und Unterschiede in der Pathogenese des Schlaganfalles.

In allen 3 Studien – einschließlich unserer eigenen – wurden Neugeborene und ältere Kinder sowie Kinder mit einem offensichtlichen Grund für einen Schlaganfall und solche mit idiopathischem Schlaganfall zusammengezählt.

In der Studie von Nowak-Göttl et al. [9] wurden in der Mehrzahl Patienten mit einer Grundkrankheit, die ein Risiko für einen Schlaganfall darstellt (14/17, 82%) untersucht [11]. 4 von 5 Kindern mit Faktor-V-Leiden-Mutation in dieser Studie hatten einen Risikofaktor für einen Schlaganfall.

Im Gegensatz dazu analysierte Riikonen eine Gruppe von Kindern, bei denen nur 6 von 24 Kindern (25%) einen möglichen Grund für einen Schlaganfall hatten [16]. Wir fanden die Faktor-V-Leiden-Mutation bei 5 von 12 Kindern (42%) mit einem Risikofaktor für einen Schlaganfall, aber in nur einem von 21 (5%) mit idiopathischem Schlaganfall.

Möglicherweise summieren diese Studien zwei größere Patientengruppen mit unterschiedlicher Pathogenese des Schlaganfalles. In der einen Gruppe wird der Schlaganfall durch einen thrombotischen Gefäßverschluß und in der anderen durch einen nicht thrombotischen Mechanismus ausgelöst.

Die erste Gruppe weist entweder eine schwere Grundkrankheit oder einen offensichtlichen Grund für den Schlaganfall auf. In dieser Gruppe ist der Infarkt die Folge einer Thrombose und die Faktor-V-Leiden-Mutation trägt zur Pathogenese des Schlaganfalles bei.

In der zweiten Gruppe, vornehmlich Neugeborene mit spontanem Schlaganfall in der ersten Lebenswoche und ältere Kinder, die keinen definierten Risikofaktor für das Auftreten eines Schlaganfalles aufweisen, entwickelt sich der Schlaganfall als Folge eines nicht thrombotischen Mechanismus, wie z. B. einer Ischämie während der Geburt oder einer vaskulären Malformation. In dieser Gruppe ist die Faktor-V-Leiden-Mutation kein Risikofaktor für einen Schlaganfall.

Die Hypothese, daß ein Großteil der Schlaganfälle bei den Kindern über eine paradoxe Embolie durch ein offenes Foramen ovale entsteht ist unwahrscheinlich, da bei keinem unserer 11 Neugeborenen die Faktor-V-Leiden-Mutation gefunden worden ist [3].

Im Gegensatz zur Faktor-V-Leiden-Mutation scheint die P-G-20210-A-Variante keinen Risikofaktor für den Schlaganfall im Kindesalter darzustellen. Da die Prothrombin-G-20210-A-Variante einen schwächeren Risikofaktor für die Entstehung von Thrombosen bei Erwachsenen ist, ist für die Beantwortung dieser Frage eine größere Patientenzahl erforderlich.

Zusammenfassend weist unsere Untersuchung darauf hin, daß angeborene Störungen der plasmatischen Gerinnung zur Pathogenese des Schlaganfalls im Kindesalter beitragen können. Größere Studien sind jedoch erforderlich, um die Rolle der Faktor-V-Leiden-Mutation und der Prothrombin-G-20210-A-Variante beim kindlichen Schlaganfall genauer definieren zu können.

Literatur

1. Aschka I, Aumann V, Bergmann F, Budde U, Eberl W, Eckhof-Donovan S, Krey S, Nowak-Göttl U, Schobess R, Sutor AH, Wendisch J, Schneppenheim R (1996) Prevalence of factor V leiden in children with thromboembolism. Eur J Pediatr; 155: 1009–1014
2. Bertina RM, Koeleman BP, Koster T, Rosendaal FR, Dirven RJ, de Ronde H, van der Velden PA, Reitsma PH (1994) Mutation in blood coagulation factor V associated with resistance to activated protein C. Nature; 369: 64–67
3. Bridges ND, Hellenbrand W, Latson L, Filiano J, Newburger JW, Lock JE (1992) Transcatheter closure of patent foramen ovale after presumed paradoxical embolism. Circulation; 86: 1902–1908
4. Broderick J, Talbot T, Prenger E, Leach A, Brott T (1993) Stroke in children within a major metropolitan area: the surprising importance of intracerebral hemorrhage. J Child Neurol; 8: 250–255

5. Butler IJ (1993) Cerebrovascular disorders of childhood. J Child Neurol; 8: 197–200
6. Dahlbäck B, Carlsson M, Svensson PJ (1993) Familial thrombophilia due to a previously unrecognized mechanism characterized by poor anticoagulant response to activated protein C: prediction of a cofactor to activated protein C. Proc Natl Acad Sci USA; 90: 1004–1008
7. Födinger M, Mannhalter C, Pabinger I, Koizar D, Rintelen C, Hörl WH, Sunder Plassmann G (1996) Resistance to activated protein C (APC): mutation at ARG ^{506} of coagulation factor V and vascular access thrombosis in haemodialysis patients. Nephrol Dial Transplant; 11: 668–672
8. Ganesan V, Kelsey H, Cookson J, Osborn A, Kirkham FJ (1996) Activated protein C resistance in childhood stroke. Lancet.; 347: 260
9. Halbmayer WM, Haushofer A, Angerer V, Finsterer J, Fischer M (1997) APC resistance and factor V Leiden (FV: Q ^{506}) mutation in patients with ischemic cerebral events. Blood Coagulation and Fibrinolysis; 8: 361–364
10. Nowak-Göttl U, Koch HG, Aschka I, Kohlhase B, Vielhaber H, Kurlemann G, Oleszuk-Raschke HG, Jürgens H, Schneppenheim R (1996) Resistance to activated protein C (APCR) in children with venous or arterial thromboembolism. Br J Haematol; 92: 992–998
11. Nowak-Göttl U, Sträter R, Dübbers A, Oleszuk-Raschke K, Vielhaber H. Ischaemic stroke in infancy and childhood (1996) role of the Arg 506 to Gln mutation in the factor V gene. Blood Coagulation and Fibrinolysis; 7: 684–688
12. Poort SR, Rosendaal FR, Reitsma PH, Bertina RM 1996. A common genetic variation in the 3`-untranslated region of the prothrombin gene is associated with elevated plasma prothrombin levels and increase in venous thrombosis. Blood; 88: 3698–3703
13. Rees DC, Cox M, Clegg JB (1995) World distribution of factor V Leiden. Lancet; 346: 1133–1134
14. Ridker PM, Hennekens CH, Lindpaintner K, Stamfer MJ, Eisenberg PR, Miletich JP (1995). Mutation in the gene coding for coagulation factor V and the risk of myocardial infarction, stroke and venous thrombosis in apparently healthy men. N Eng J Med; 332: 912–917
15. Riela AR, Roach ES 1993. Etiology of stroke in children. J Child Neurol; 8: 201–220
16. Riikonen RS, Vahtera EM, Kekomäki RM (1996) Physiological anticoagulants and activated protein C resistance in childhood stroke. Acta Paediatr; 85: 242–244
17. Watzke HH, Schuttrumpf J, Graf S, Huber K, Panzer S (1997) Increased prevalence of a polymorphism in the gene coding for human prothrombin in patients with coronary heart disease. Thromb Res; 87: 521–526
18. Zenz W, Muntean W, Gallistl S, Leschnik B, Beitzke A (1995) Inherited resistance to activated protein C in a boy with multiple thromboses in early infancy. Eur J Pediat; 154: 285–288

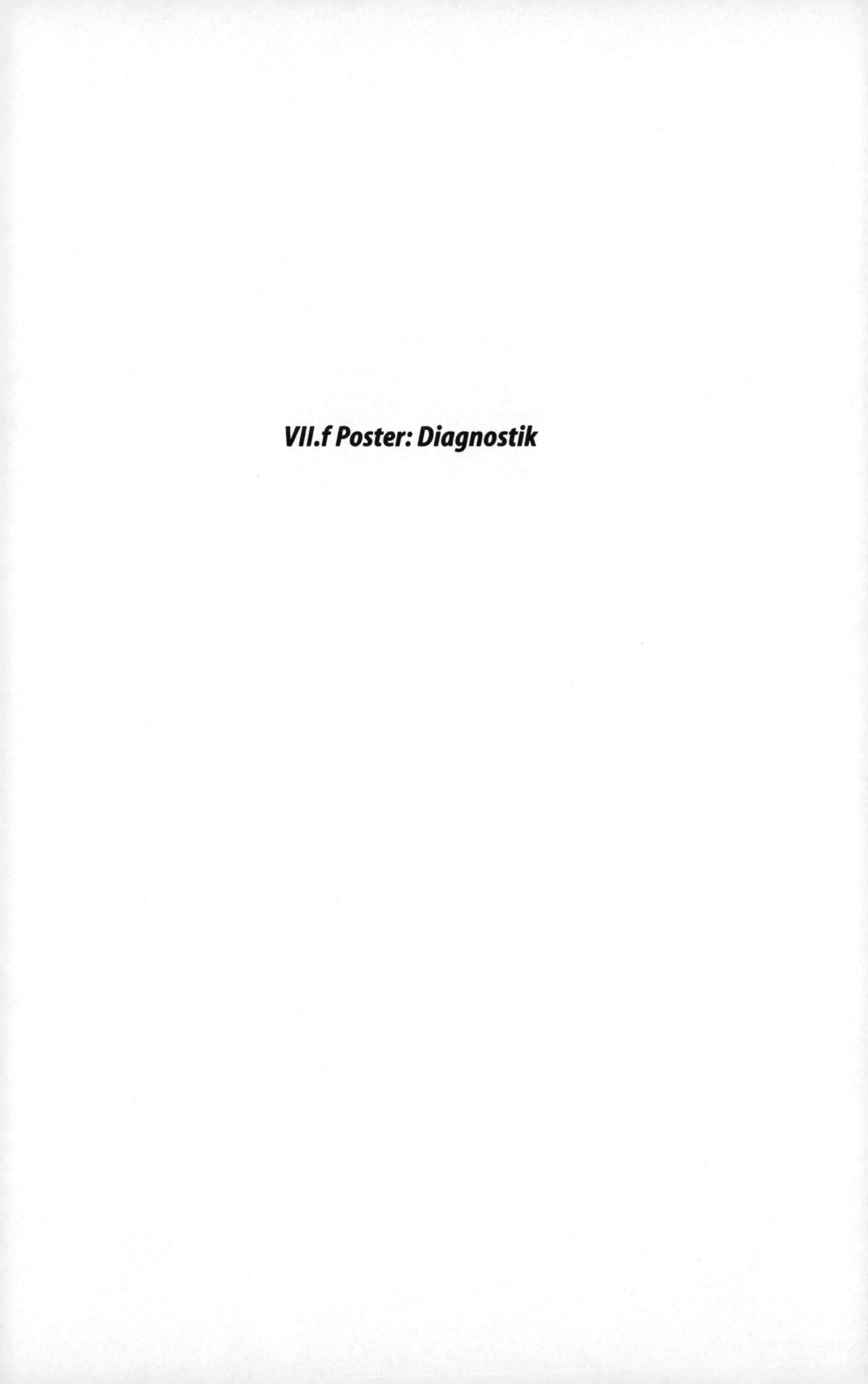

VII.f Poster: Diagnostik

Routinediagnostik von angeborenen oder erworbenen Störungen der Primärhämostase

H. Müller-Beissenhirtz, M. Spannagl, W. Schramm

Einleitung

Eine praktikable Methode zur schnellen, aber möglichst präzisen Diagnostik von Störungen der Primärhämostase wird aus klinischer Sicht benötigt. Erworbene und angeborene Störungen der Thrombozytenfunktion stellen einen wesentlichen Risikofaktor für Blutungskomplikationen dar. Die propagierten Blutungszeitmethoden haben sich wegen nicht ausreichender Standardisierbarkeit und niedriger Sensitivität bei ausgeprägter Schwankungsbreite der Befunde nicht durchgesetzt.

Die Diagnose eines von Willebrand Jürgens Syndroms (vWJ-Syndrom), beruht im klinischen Alltag neben der Anamnese und Familienananmnese auf der Bestimmung des von Willebrand Faktor Antigens (vWF-Ag), der Ristocetin Cofaktor Aktivität, der Faktor VIII-C Aktivität und der Blutungszeit. Zusätzlich werden zur Diagnosesicherung noch Multimeren-Analysen und Thrombozytenfunktionstests nach Born durchgeführt. Die Plättchen Haemostase Kapazität gemessen als Verschlußzeit mit dem Platelet Function Analyzer (PFA) liefert nun einen weiteren Baustein zur Diagnosesicherung des vWJ-Syndroms.

Wir verglichen die PFA-Verschlußzeiten mit Epinephrin und ADP, die subaquale Blutungszeit nach Marx und von Willebrand-Faktor-Antigen in der Diagnostik von Störungen der Primärhämostase bei Patienten, die sich mit Verdacht auf eine Blutungsneigung zur elektiven Abklärung vorstellten. In einer weitere Untersuchung bestimmten wir die PFA-Verschlußzeit mit Epinephrin und die subaquale Blutungszeit als Screening-Methoden bei stationären Patienten mit Verdacht auf ein gesteigertes Blutungsrisiko vor invasiven diagnostischen Eingriffen wie Nieren- oder Leberbiopsie.

Testprinzip des PFA 100 [4]

Der Platelet Function Analyzer 100 (PFA-100) simuliert Strömungsbedingungen mit hohen Scherkräften, vergleichbar einer verletzten Arteriolen-Oberfläche. Durch einen definierten Sog strömt das antikoagulierte Vollblut durch eine Membranöffnung (Durchmesser 150 µm), die mit Kollagen sowie zusätzlich entweder Epinephrin oder ADP beschichtet ist. Es kommt zur Adhäsion und Aggregation der Thrombozyten an der beschichteten Kollagenmatrix. Dadurch bildet sich im Bereich der Öffnung ein Propf aus Thrombozyten, anderen zellulären Blutbestand-

I. Scharrer/W. Schramm (Hrsg.)
29. Hämophilie-Symposion Hamburg 1998

teilen und Eiweißstoffen bis diese vollständig verschlossen ist und der Blutstrom zum Stillstand kommt.

Die Zeit vom Testbeginn bis zum Verschluß der Membranöffnung beschreibt die „Plättchen Haemostase Kapazität" und wird als Verschlußzeit ausgegeben. Sie ist ein Indikator für die Adhäsions- und Aggregationsfähigkeit der Thrombozyten der analysierten Probe bei hohen Scherkräften.

Patienten

A. Wir untersuchten 150 konsekutive Patienten (112 Frauen, 38 Männer), die mit Verdacht auf eine Blutungsneigung ambulant vorgestellt wurden.
B. Bei 52 stationären Patienten mit Verdacht auf ein gesteigertes Blutungsrisiko, bei denen eine diagnostische Intervention (z. B. Leber- oder Nierenpunktion) durchgeführt werden sollte, untersuchten wir als Parameter der Primärhämostase die PFA-Verschlußzeit mit Epinephrin und die subaquale Blutungszeit.
C. Vor und nach Gabe einer 30minütigen Kurzinfusion von DDAVP (Minirin, Ferring) in einer Dosis von 0,4 µg/kgKG bestimmten wir bei 21 Patienten mit Verdacht auf eine hämorrhagische Diathese die PFA-Verschlußzeit mit Epinephrin.

Testmethoden

- Wir untersuchten 150 konsekutive Patienten (112 Frauen, 38 Männer), die mit Verdacht auf eine Blutungsneigung ambulant vorgestellt wurden. Für die Messung der Verschlußzeiten mit dem PFA 100 (Dade-Behring) wurden die zugehörigen Meßzellen (Kollagen/Epinephrin bzw. Kollagen/ADP) mit antikoaguliertem Vollblut verwendet (gepuffertes Natrium-Citrat, 3,2%). Die Bestimmung der Blutungszeit erfolgte als subaquale Blutungszeit nach Marx. Das vWF-Ag wurde als ELISA mit dem STA LIATEST vWF (Boehringer Mannheim) bestimmt.
- Die Diagnose vWJ-Syndrom ergab sich aus Anamnese, vWF-Ag-Spiegeln und Blutungszeit. Bei einem Teil der Patienten wurden zudem Multimeren-Analysen und Thrombozytenfunktionstests nach Born (Ristocetin induzierte Aggregation) durchgeführt.

Normwerte

Ab folgenden Grenzwerten, die an Hand eigener Normal- und Patientenkollektive ermittelt wurden, werteten wir die gemessenen Zeiten als pathologisch:
- PFA-Verschlußzeit mit Epinephrin ≥ 140 s,
- PFA-Verschlußzeit mit ADP ≥ 100 s,
- subaquale Blutungszeit nach Marx ≥ 300 s,
- von-Willebrand-Faktor <60% des Werts in humanem Normalplasma.

Ergebnisse

Zu A

Bei den 23 ambulanten Patienten, bei denen wir die Diagnose eines vWJ-Syndroms stellten, ergab sich bei 83% eine pathologische Verschlußzeit mit Epinephrin, bei 74% eine pathologische Verschlußzeit mit ADP, aber nur bei 28% eine verlängerte Blutungszeit (Abb. 1).

Bei den 72 Patienten ohne laborchemisch faßbare Störung der Hämostase ergab sich bei 7% der Patienten (n=5) eine verlängerte Verschlußzeit mit Epinephrin, bei 4% eine pathologische Verschlußzeit mit ADP, aber nur bei einem Patienten (2%) eine verlängerte Blutungszeit (Abb. 1).

Unabhängig von der Diagnose ergab sich bei den untersuchten ambulanten Patienten eine Korrelation von PFA-Verschlußzeit mit Epinephrin und Blutungszeit von r=0,42 (Abb. 2).

Zu B

Von 52 stationären Patienten mit Blutungsrisiko vor diagnostischen Interventionen hatten 31% (n=16) der Patienten hatten eine pathologisch verlängerte PFA-Verschlußzeit, hingegen nur 15% (n=8) eine verlängerte Blutungszeit (Abb. 3). Es ergab sich eine Korrelation zwischen Blutungszeit und PFA-Verschlußzeit von r=0,28.

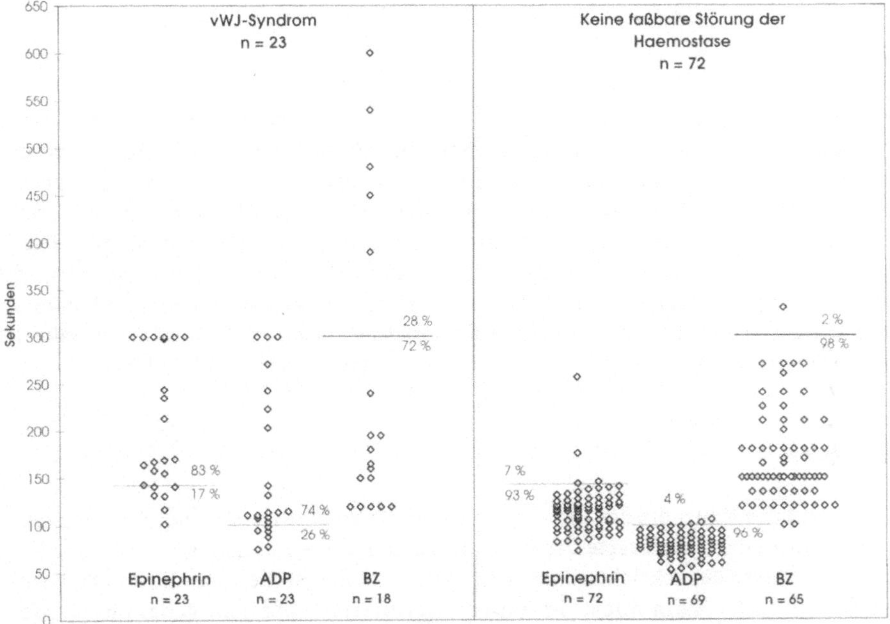

Abb. 1. PFA-Verschlußzeit und subaquale Blutungszeit bei ambulanten Patienten mit vWJ-Syndrom und bei Ausschluß einer faßbaren Störung der Hämostase

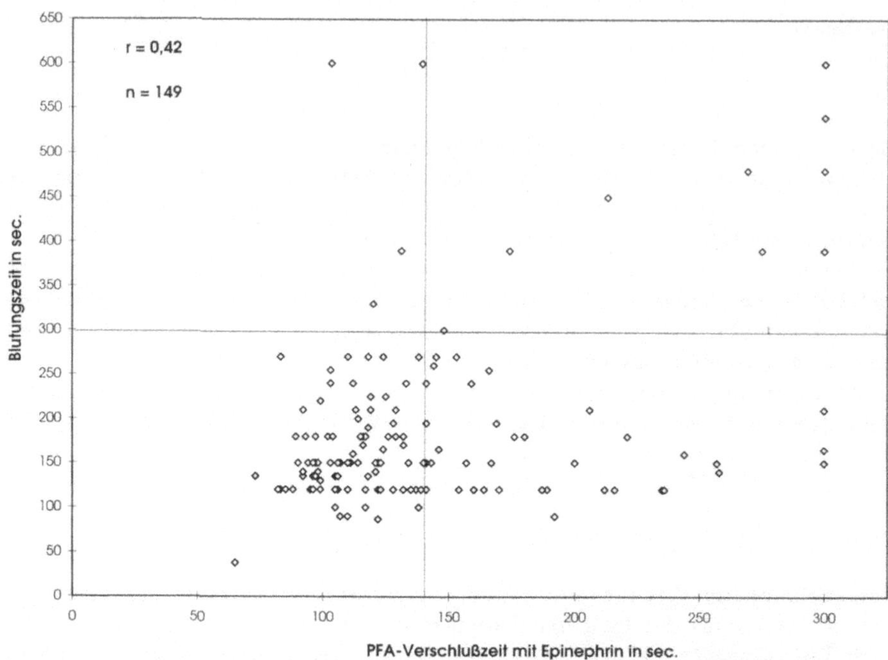

Abb. 2. Korrelation zwischen PFA-Verschlußzeit mit Epinephrin und Blutungszeit bei unselektierten ambulanten Patienten mit Verdacht auf Blutungsneigung

Zu C

Nach Gabe von DDAVP zeigte sich bei 15 der 21 untersuchten Patienten (71%) eine deutliche Abnahme der Verschlußzeiten auf Epinephrin unabhängig von der Diagnose. Bei 3 Patienten mit schwerem vWJ-Syndrom (Typ III) kam es zu keinem Abfall der Werte. Bei 1 Patienten zeigte sich zwar eine Abnahme der PFA-Verschlußzeit nach DDAVP, die Werte waren aber noch pathologisch verlängert. Keine oder nur eine geringe Verkürzung der Verschlußzeit zeigte sich bei 2 Patienten mit medikamentös induzierter Thrombopathie. Hingegen kam es bei den beiden anderen Patienten mit Thrombopathie (Hepatopathie, Urämie) nach DDAVP-Gabe zu einer deutlichen Abnahme der Meßwerte bis in den Normbereich (Abb. 4).

Diskussion

Aufgrund des Konzepts des PFA-100-Systems als Vollbluttest beeinflussen verschiedene Faktoren die Meßwerte der Verschlußzeiten. Diese müssen bei der Beurteilung der Ergebnisse berücksichtigt werden. Wenn möglich sollten sie minimiert, ausgeschlossen oder zumindest in einem definierten Bereich gehalten werden. Inbesondere die zelluläre Beschaffenheit der Blutprobe kann großen Einfluß auf die PFA-Verschlußzeit ausüben [4]. Die Thrombozytenzahl sollte zwischen 100.000–

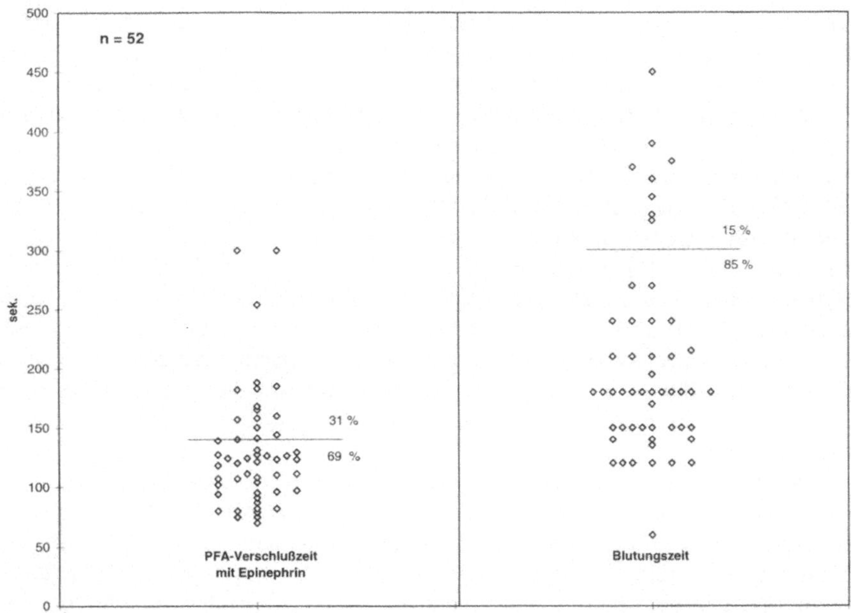

Abb. 3. PFA-Verschlußzeit mit Epinephrin und subaquale Blutungszeit als Screeningtest bei stationären Patienten mit Verdacht auf Blutungsneigung vor diagnostischen Interventionen

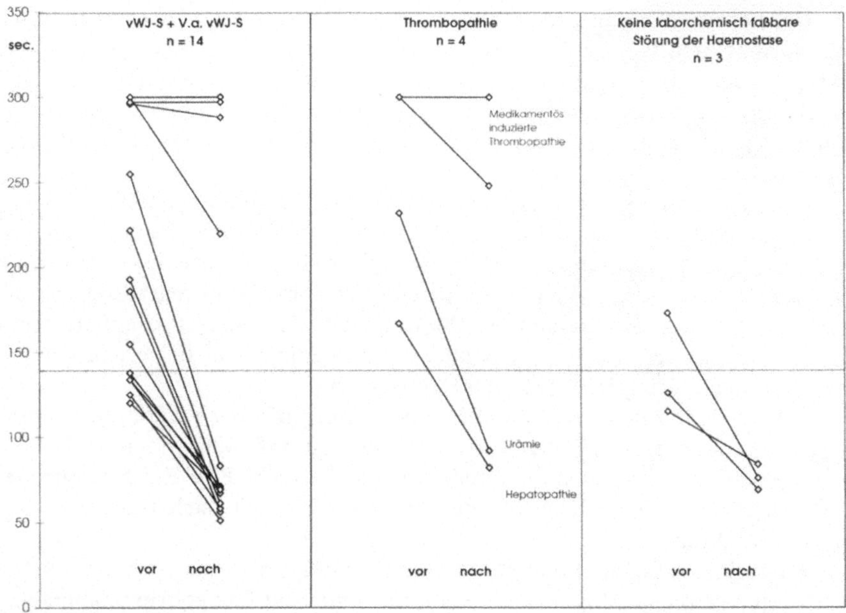

Abb. 4. PFA-Verschlußzeit mit Epinephrin vor und nach DDAVP-Kurzinfusion bei Patienten mit Verdacht auf Blutungsneigung

500.000/µl, der Haematokrit nicht unter 30% liegen. Aber auch Auswirkungen der Plasmamatrix (z. B. erhöhte Akutphaseproteine) auf die Meßwerte sind möglich. Dies muß während akuten entzündlichen Erkrankungen berücksichtigt werden.

Bei multimorbiden, polytherapierten Patienten wird wegen ausgeprägter Veränderungen der Plasma-Zell-Zusammensetzung die Durchführung der Messung oder auch die Interpretation des Ergebnisses nur deutlich eingeschränkt möglich sein. Eine weitere Einflußgröße ist der Zeitfaktor zwischen Blutentnahme und Messung, wobei die Werte in einem Zeitraum von 4 h nach Literaturangaben konstant bleiben [5]. Das Ausmaß des Calciumentzuges durch die verwendete Natrium-Citrat-Lösung als Antikoagulans (3,2% bzw. 3,8%) scheint die Messung ebenfalls zu beeinflussen [2]. Hier haben sich höhere Citratkonzentrationen als empfindlicher gegenüber einer Thrombozytenaggregationshemmung durch ASS gezeigt [6]. Zudem sollte nur gepufferte Natrium-Citrat-Lösung als Antikoagulans zum Einsatz kommen, um eine Störung der Messung durch Thrombozytenaggregate zu vermeiden [3].

Unter elektiven Bedingungen zeigt die PFA-Verschlußzeit bei unseren Untersuchungen in Übereinstimmung mit den Literaturdaten [1] eine hohe Sensitivität für angeborenene oder erworbene Störungen der Primärhämostase. Die spezifische Erfassung der Interaktion von Thrombozyten mit dem von Willebrand-Faktor dürfte durch die in dem Modell reproduzierten hohen Scherraten verursacht sein. Bei der elektiven Abklärung von Patienten mit Verdacht auf eine Blutungsneigung, zeigte sich die PFA-Verschlußzeit sowohl mit Epinephrin als auch mit ADP als deutlich sensitiver als die subaquale Blutungszeit bei der Diagnose eines von-Willebrand-Jürgens-Syndroms.

Nur bei einer Patientin, die mit der PFA-Verschlußzeit mit Epinephrin und ADP im Normbereich lag, erbrachte die subaquale Blutungszeit einen pathologischen Wert. Als reproduzierbare einfach durchzuführende Methode liefert die PFA-Verschlußzeit zusammen mit den bisherigen Laborparametern neben der Anamnese einen weiteren Baustein in der Routinediagnostik eines von-Willebrand-Jürgens-Syndroms.

Beim Screening von stationären Patienten mit Urämie, Hepatopathie oder Verdacht auf medikamentös induzierte Thrombozytopathie vor diagnostischen Interventionen wie Nieren- und Leberbiopsie ergab sich häufiger eine verlängerte PFA-Verschlußzeit mit Epinephrin im Sinne einer Störung der Primärhämostase als bei der Bestimmung der subaqualen Blutungszeit. Dies deutet ebenfalls auf eine höhere Sensitivität der PFA-Verschlußzeit mit Epinephrin bei erworbenen oder angeborenen Störungen der Primärhämostase hin.

Bei Erhalt von PFA-Verschlußzeiten mit Epinephrin >140 s. kommt die prophylaktische Gabe von DDAVP (Minirin) als Kurzinfusion in einer Dosis von 0,4 µg/kgKG vor der geplanten Intervention in Betracht. Eine Erfolgskontrolle läßt sich durch eine Normalisierung der PFA-Verschlußzeit nach Gabe von DDAVP ebenfalls führen.

Nach einer Infusion mit DDAVP zeigte sich bei 15 der untersuchten 21 Patienten (71%) eine deutliche Abnahme der Verschlußzeiten auf Epinephrin unabhängig von der Diagnose. Bei 11 von 14 Patienten mit (Verdacht auf) vWJ-Syndrom kam es zu einer deutlichen Verkürzung der gemessen Verschlußzeit. Nur bei 3 Patienten mit schwerem vWJ-Syndrom (Typ III) kam es zu keinem Abfall der Werte, da auch durch DDAVP keine effektiven Moleküle freigesetzt werden konnten. Hier sollte vor invasiven Interventionen die Gabe eines von Willebrand-Faktor-haltigen Faktor-VIII-Präparates erfolgen.

Zusammenfassung

Als sensitiver Vollbluttest beeinflussen verschiedene Faktoren der Präanalytik die PFA-Meßwerte. Insbesondere die zelluläre Beschaffenheit der Blutprobe hat Einfluß auf die PFA-Verschlußzeit. Daher sollte die Thrombozytenzahl zwischen 100.000–500.000/μl, der Haematokrit nicht unter 30% liegen. Aber auch das Ausmaß des Calcium-Entzuges durch die verwendete Natrium-Citrat-Lösung als Antikoagulans (3,2% bzw. 3,8%) scheint die Messung zu beeinflussen. Zudem sollte nur gepufferte Natrium-Citrat-Lösung als Antikoagulans zum Einsatz kommen.

Unter Beachtung der Präanalytik erwies sich die Bestimmung der Plättchen-Haemostase Kapazität gemessen als Verschlußzeit mit dem PFA 100 als praktikable und sensitive Methode zur Abklärung angeborener oder erworbener haemorrhagischer Diathesen. Hierbei sind insbesondere die Sensitivität auf Störungen der Interaktion zwischen von Willebrand Faktor und Thrombozyten und die Erfassung erworbenener Thrombozytenfunktionsstörungen durch ASS zu nennen.

Bei der Abklärung eines von-Willebrand-Jürgens-Syndroms liefert die PFA-Verschlußzeit somit unter elektiven Bedingungen einen weiteren Baustein zur Diagnosestellung. Auch als Sreeningtest vor diagnostischen Interventionen zeigte sich die PFA-Verschlußzeit als sensitive Methode zur Erfassung einer Störung der Primärhämostase.

Literatur

1. Fressinaud E, Veyradier A, Truchaud F, et al. (1998) Screening for von Willebrand Disease with a New Analyzer Using High Shear Stress: A Study of 60 cases. Blood; 91(4): 1325–1331
2. Heilmann EJ, Kundu S, Sio R, et al. (1997) Comparison of four commercial citrate blood collection systems for platelet function analysis by the PFA-100 system. Thromb Res; 87: 159–164
3. Kolde HJ, de Haan J (1998) Eine neue Methode zur Bestimmung der Plättchenhämostase-kapazität-Erfahrungen aus klinischen Studien. Hämostaseologie; 18: 41–48
4. Kundu S, Heilmann EJ, Sio R, et al. (1996) Characterization of an in vitro platelet function analyzer, PFA-100. Clin Appl Thromb/Hemostas; 2: 241–249
5. Mammen EF, Alshameri RS, Comp PC (1995) Preliminary data from a field trial of the PFA-100 system. Semin Thromb Hemostas; 21(Suppl 2): 113–121
6. Pape von K, Raschka C, Hesse-Staminski W, Aland E, et al. (1998) Individuelle Wirkung von Acetylsalicylsäure auf die Thrombozytenaggregation gesunder Probanden. Poster auf GTH-Jahrestagung Frankfurt

Eignet sich der von-Willebrand-Faktor- (vWF-)Kollagen-Bindungsassay zur Quantifizierung der physiologischen Aktivität des vWF in Faktor-VIII-Konzentraten?

B. Neugebauer, C. Goy, T. Bauer, R. Seitz

Einige Blutgerinnungsfaktor-VIII (FVIII)-Konzentrate werden zur Therapie des von-Willebrand-Jürgens-Syndroms eingesetzt. Zur Quantifizierung der physiologischen Aktivität des vWF in F-VIII-Konzentraten wie auch in Patientenplasmen dienen die Bestimmung der vWF Ristocetin-Cofaktor-Aktivität (RCoF) und die vWF-Multimeranaylse, die entweder eine hohe Variabilität in den Meßergebnissen aufweisen (RCoF) oder einen hohen technischen Arbeitsaufwand erfordern (Multimer-Analyse). Als Alternative bietet sich die Bestimmung der vWF Kollagen-Bindungsaktvität (CBA) an. Andere Autoren zeigten eine Korrelation zwischen CBA, RCoF und Multimeranalyse in Patientenplasmen.

Nach der Testung verschiedener Kollagene wurde in eigenen Untersuchungen die CBA mit 2 Kollagenen [equine Kollagenfibrillen, Typ I (Koll. A) oder humanes, pepsinverdautes Kollagen, Typ III (Koll. B)] in 5 F-VIII-Konzentraten, im Brit. Plasma Standard 96/628 und in einem Plasmapool von Normalspendern bestimmt. Desweiteren wurde in den Proben der vWF-Antigengehalt und die RCoF ermittelt sowie die Multimerstruktur analysiert. In Übereinstimmung mit publizierten Daten wurden im Plasmapool und im Brit. Plasma Standard 96/628 eine gute Korrelation zwischen CBA und RCoF gefunden, unabhängig vom eingesetzten Kollagen (Plasmapool: CBA/RCoF=0,89 bzw. 1,07; Brit. St.: CBA/RCoF=1,02 bzw. 1,08).

Im Gegensatz hierzu differierten die CBA und RCoF in den F-VIII-Konzentraten deutlich in Abhängigkeit vom eingesetzten Kollagen (Koll. A: CBA/RCoF=0,20–0,73; Koll. B: CBA/RCoF=1,35–1,74). Eine Übereinstimmung mit der Multimerstruktur zeigte sich eher für die mit Koll. A, jedoch nicht für die mit Koll. B gemessene CBA.

Zusammenfassung

Die in F-VIII-Konzentraten bestimmte CBA variiert in Abhängigkeit vom eingesetzten Kollagen. Eine Korrelation zwischen CBA und Multimeranalyse ist für Koll. B (humanes, pepsinverdautes Kollagen, Typ III) nicht nachweisbar. Koll. A (equine Kollagenfibrillen, Typ I) weist große Qualitätsunterschiede zwischen Chargen auf, die ebenfalls die gemessene CBA beeinflussen.

I. Scharrer/W. Schramm (Hrsg.)
29. Hämophilie-Symposion Hamburg 1998

Resonanzthrombelastogramm bei ausgewählten Gerinnungsstörungen

G. Siegert, R. Knöfler, J. Wendisch

Einleitung

Mit der Resonanzthrombelastographie (RTG), einer Weiterentwicklung der Thrombelastographie (TEG), kann der Gerinnungsablauf im Zusammenwirken von plasmatischen und zellulären Faktoren erfaßt werden. Das Verfahren soll einen raschen, patientennahen Überblick über das Hämostasepotential, insbesondere in Notfallsituationen geben. Da das RTG einen Überblick über den Gerinnselaufbau mit Vernetzung von Fibrinfäden und Einbau von Thrombozyten sowie die Verfestigung des Gerinnsels gibt, kann das Meßverfahren auch eine sinnvolle Ergänzung zur Bestimmung von Einzelfaktoren für das Gerinnungslabor bei der Abklärung unklarer Gerinnungsstörungen sein.

Ziel der Studie war es, anhand ausgewählter Hämostasestörungen, erste Erfahrungen mit dieser Technik zu sammeln.

Methode

Die Untersuchungen erfolgten aus Zitratvollblut am CS-3 der Firma Amelung nach Originalvorschrift.

Die erhaltenen Ergebnisse wurden für die Zeit bis zum Eintritt der Gerinnung (r-Zeit), die Fibrinbildungszeit (f-Zeit), das Kurvenmaximum (m) sowie die Zeit bis zur Verfestigung des Gerinnsels (p-Zeit) dargestellt.

Interne Referenzwerte wurden anhand von 42 Proben anamnestisch und klinisch gesunder Mitarbeiter des Klinikums ermittelt.

Patienten

RTG-Befunde wurden bisher bei folgenden Patienten erhoben:
- 15 Patienten ohne Gerinnungsstörungen,
- 10 Patienten mit Hämophilie A und 5 Patienten mit Hämophilie B unterschiedlicher Schweregrade,
- 1 Patientin mit erworbenem Faktor VIII-Hemmkörper vor und nach Therapie mit rVIIa,
- 1 Patientin mit einem von Willebrand-Syndrom Typ I schwere Form vor und nach Therapie mit Minirin, 14 Patienten mit Typ I leichte Form,

I. Scharrer/W. Schramm (Hrsg.)
29. Hämophilie-Symposion Hamburg 1998

- 4 Patienten unter Therapie mit NMW-Heparin, 1 Patientin unter Heparinisierung im Rahmen einer kardiologischen Operation,
- 6 Patienten mit Thrombopenie,
- 1 Patient mit Aspirin-like Defekt vor und nach Minirin,
- 17 Patienten im Rahmen der Diagnostik zum Ausschluß einer Gerinnungsstörung,
- 20 Patienten der anästhesiologischen ITS im Rahmen der täglichen Routinekontrollen.

Ergebnisse und Diskussion

Die in der *Referenzgruppe* erhaltenen RTG-Befunde sind in Tabelle 1 dargestellt.

Doppelbestimmungen wiesen bei regelrechtem Kurvenverlauf eine gute Übereinstimmung auf. Auftretende Schulterbildungen im f-Schenkel werden offensichtlich durch beginnende Clotbildungen an der Küvettenwand bedingt und verfälschen die f- und m-Werte. In diesen Fällen muß das RTG wiederholt werden. Bei unseren Untersuchungen zur Abhängigkeit von der Standzeit war der r-Wert die am stärksten beeinflußte Größe. Eine Standzeit des Blutes nach der Abnahme von 30 min sollte strikt eingehalten werden, um methodisch bedingte Verlängerungen der Gerinnungszeiten zu vermeiden. Die bei 15 *Patienten ohne Gerinnungsstörung* im Rahmen von Routinekontrollen erhobenen Befunde lagen zwischen der 10. und der 90. Perzentile der Referenzgruppe (Daten nicht gezeigt).

Die Kurvenbilder bei Patienten mit *Hämophilie* (Tabellen 2 und 3) wiesen eine Verlängerung der r-Zeit sowie eine Verminderung des Maximums in Abhängigkeit vom Schweregrad der Erkrankung auf. Bei erworbenem Faktor VIII-Inhibitor und bei schwerem von Willebrand Typ I entsprach das RTG dem der Hämophilie (Tabelle 2).

Unter Therapie mit Faktor VIII-Konzentrat sowie unter Minirin verkürzte sich die r-Zeit. Erwartungsgemäß war der Einfluß der Therapie mit rVIIa bei Hemmkörperhämophilie weniger ausgeprägt (Tabelle 4). Bei *Panzytopenie* war die Verfestigung des Gerinnsels bis zum Ende der Laufzeit des RTG nicht abgeschlos-

Tabelle 1. RTG-Befunde in der Referenzgruppe (n=42)

Parameter	r [min]	f [min]	p [min]	m [%]
Mean	8,028	2,727	2,690	53,562
SD	0,868	0,575	0,827	8,855
Median	8,270	2,525	2,395	52,80
Minimum	5,32	1,520	1,440	38,90
Maximum	9,50	4,200	5,250	78,40
5. Perzentile	6,289	1,656	1,475	40,32
10. Perzentile	6,700	2,143	1,709	43,54
90. Perzentile	9,044	3,448	3,886	64,99
95. Perzentile	9,310	3,504	4,488	71,80

Tabelle 2. RTG-Befunde bei Patienten mit Hämophilie A (ohne Hemmkörper) und bei einer Patientin mit erworbenem F-VIII-Hemmkörper[a]

r [min]	f [min]	p [min]	m [%]	TPZ [%]	PTT [s]	F VIII [%]
>45				95	90	<1
49,5	3,6	3,5	10,8		96	<1
19,3	3,3	2,5	37,7	91	68	3
17,2	3,3	3,0	35,1		61	10
13,2	4,4	2,2	33,6	84	63	12
14,2	3,2	3,1	59,2	99	69	15
12,2	5,5	3,3	26,7		57	17
11,3	3,4	2,2	38,0		57	21
14,2	3,2	2,5	36,7	95	48	28
17,6	5,0	4,4	41,5		46	31
19,4	3,3	2,1	10,5	68	98	4[a]

Tabelle 3. RTG-Befunde bei Patienten mit Hämophilie B (ohne Hemmkörper)

r [min]	f [min]	p [min]	m [%]	TPZ [%]	PTT [s]	F IX [%]
19,4	4,6	3,2	20,9	95	72	1
19,3	4,5	3,5	25,1		75	1
14,3	3,5	2,5	23,2		69	3
13,1	3,2	3,0	48,4	103	55	4
16,2	3,5	3,3	40,5	87	50	8

Tabelle 4. RTG-Befunde vor und nach Substitution

r [min]	f [min]	p [min]	M [%]	Faktoren [%]	Substitution
12,2	5,6	3,3	26,7	F VIII 17	Hämophilie A vor Substitution F VIII
7,4	3,1	2,2	44,0	F VIII 62	90 min nach Substitution
11,1	4,1	4,5	62,9	VIII 47	Subhämophilie A vor Minirin
8,6	4,3	5,4	54,7	VIII 87	60 min nach Minirin
19,4	3,3	2,1	10,5	VIII 4	erworbener F-VIII-Hemmkörper vor rVIIa
16,1	3,2	1,2	24,1	F VII 1230	nach rVIIa
14,5	4,15	2,12	15,9	VIII 10 vWF-Ag 10 CBA 3	vWS Typ I schwere Form vor Minirin
9,0	3,1	2,2	35,5	VIII 90 vWF-Ag 62 CBA 52	60 min nach Minirin

sen. Bei *ITP* waren die RTG-Kurven durch Verlängerungen der r-, f- und p-Zeit in Abhängigkeit von der Thrombozytenzahl gekennzeichnet (Tabelle 5).

Bei einem *Aspirin-like Defekt* zeigte sich eine leicht verlängerte p-Zeit. Unter Minirin verkürzten sich nur die Verschlußzeiten am PFA (Tabelle 6).

Eine therapeutische Antikoagulation mit *NMW-Heparin* war mit einer Verminderung des Maximums verbunden, die r-Zeit war in Abhängigkeit vom Anti-Xa-Spiegel verlängert (Tabelle 7). Die Veränderungen entsprachen den unter Therapie

Tabelle 5. RTG-Befunde bei Thrombozytopenie

r [min]	f [min]	p [min]	m [%]	Thrombozyten [GPT/l]	Diagnose
8,2	10,4	n.b.	44,8	12	Zustand nach KMT
9,5	21,3	n.b.	44,1	38	Panzytopenie
16,3	11,4	n.b.	65,3	20	ITP
16,5	11,3	n.b.	60,7	38	ITP
12,3	4,0	5,0	68,4	53	ITP
8,0	3,5	4,1	55,9	90	ITP

n.b.: bis zum Ende der Laufzeit des RTG (60 min) nicht erreicht.

Tabelle 6. RTG-Befunde bei „Aspirin-like defect" vor und nach Minirin

Befunde	Vor Minirin	60 min nach Minirin
TPZ [%]	101	
PTT [s]	35	30
F VIII [%]	158	266
vWF-Ag [%]	141	253
CBA [%]	117	367
Aggregation ADP [%]	28, Desaggr. 59	25, Desaggr. 68
Aggregation Kollagen [%]	48, Desaggr. 12	61
Aggregation Arachidons. [%]	43	35, Desaggr. 11
Aggregation Ristocetin	68	
PFA Koll./Epi. [s]	126	87
PFA Koll./ADP [s]	100	50
r [min]	8,6	8,3
f [min]	3,2	4,0
p [min]	5,0	6,1
m [%]	71,5	72,0

Tabelle 7. RTG-Befunde unter Therapie mit NMW-Heparin

r [min]	f [min]	p [min]	m [%]	TPZ [%]	PTT [s]	Anti-Xa [U/ml]
15,2	6,2	5,4	27,7	95	34	0,67
10,6	5,5	4,3	29,7	95	34	0,82
9,0	1,3	1,2	18,4	90	31	0,55
8,0	2,1	0,55	12,5	83	33	0,35

mit NMW-Heparin ermittelten Daten (Befunde nicht gezeigt). Unter Vollheparinisierung im Rahmen einer kardiologischen Operation war die r-Zeit nach 60 min noch nicht abgeschlossen, sie kehrte erst nach Protamingabe am Ende der Operation in den meßbaren Bereich zurück.

Wie die bei Patienten mit *erhöhtem Fibrinogen* erhobenen Befunde (Tabelle 8) zeigen, muß bei einer isolierten Verminderung des Maximums an eine erhöhtes Fibrinogen als Ursache für diesen Befund gedacht werden.

Bei einem Teil der Patienten mit einem *milden von-Willebrand-Syndrom Typ I* war die r-Zeit leicht verlängert.

Die Ursachen für pathologische RTG-Befunde in der *Diagnostikgruppe* (Tabelle 9) bedürfen einer weiteren Abklärung. Bei einem 13jährigen Jungen war der präoperativ erhobene Befund mit verlängerter f-Zeit und deutlich verlängerter p-Zeit (*, s. Tabelle 9) unabhängig von der Standzeit des Blutes bei Kontrollen an unterschiedlichen Tagen reproduzierbar. Eine plasmatische Gerinnungsstörung konnte bisher nicht festgestellt werden, Thrombozytenzahl, die Thrombozytenaggregation mit ADP, Kollagen, Arachidonsäure und Ristocetin war regelrecht, die Verschlußzeiten am PFA und die Blutungszeit lagen im Normbereich, die Retraktion am unteren Normbereich. Es gab keinen Hinweis für das Vorliegen von Fibrin(ogen)spaltprodukten. Die Operation wurde ohne Blutungskomplikationen überstanden.

Tabelle 8. RTG-Befund bei erhöhtem Fibrinogen

r [min]	f [min]	p [min]	m [%]	TPZ [%]	PTT [s]	Fibrinogen [g/l]
8,3	2,0	1,3	11,5	90	32	9,60
9,3	1,1	1,3	5,3	91	36	7,97
6,3	1,5	1,1	21,6	71	35	6,84
10,1	2,0	2,2	18,1	82	37	5,85

Tabelle 9. RTG-Befunde in der Diagnostikgruppe

r [min]	f [min]	p [min]	m [%]	Bemerkungen
12,0	4,0	2,6	35,7	Anamnestisch mehrfach postoperative Nachblutungen Faktoren des plasmatischen Gerinnungs- und Fibrinolysesystems regelrecht
10,2	3,5	2,2	40,1	TPZ, PTT, F VIII-Komplex, PFA regelrecht
11,2	3,3	2,3	38,0	vWF-Ag und CBA grenzwertig
11,4	1,5	2,0	16,3	vWF-Ag und CBA am unteren Normbereich
11,6	3,1	2,5	51,2	F VIII-Komplex leicht vermindert
9,2	6,1*	9,4*	62,3	Plasmatische Gerinnungsfaktoren, Thrombozytenaggregation und PFA regelrecht FDP <5 μg/ml

Schlußfolgerungen

Die Kurvenbilder des RTG bei den untersuchten Faktormangelzuständen und Thrombozytopenien zeigten, daß diese Koagulopatien in Notsituationen mit dem RTG erkannt und Therapieerfolge eingeschätzt werden können.

Für die Erkennung des von Willebrand-Syndroms sind weitere Untersuchungen bei Patienten mit unterschiedlichen Typen und Schweregraden erforderlich.

Der Einfluß einer Antikoagulation mit NMW-Heparin auf den RTG-Befund erscheint insbesondere für den operativen Bereich von wesentlicher Bedeutung, da unter dieser Therapie die üblicherweise präoperativ ermittelten Globaltestergebnisse im Normbereich liegen.

Es bedarf weiterer Untersuchungen, insbesondere bei Patienten mit unklaren Gerinnungsstörungen, ob die Resonanzthrombelastographie durch die Erfassung des Zusammenspiels zwischen zellulären und plasmatischen Gerinnungsfaktoren eine wertvolle Ergänzung zur Einzelfaktoranalyse im Gerinnungslabor darstellt.

Vergleich zwischen Collagenbindungsaktivität, vWF-Aktivität und Ristocetinkofaktor zur funktionellen Bestimmung des von-Willebrand-Faktors

G. Siegert, J. Wendisch, R. Knöfler, H. Wolf

Einleitung

Das von-Willebrand-Syndrom (vWS) wird als häufigste angeborene Gerinnungsstörung angesehen [2]. Die Patienten repräsentieren eine heterogene Gruppe differenter Phenotypen mit großer Variation im Schweregrad. Die Klassifikation umfaßt 3 große Kategorien: Partiell quantitative Defekte (Typ I), qualitative Defekte (Typ II) und totale Defekte (Typ III) [1]. Probleme in der Diagnostik ergeben sich auf der einen Seite durch zahlreiche Einflußfaktoren wie physischer und psychischer Streß, akute Phase Reaktionen, Abhängigkeit von der Blutgruppe und auf der anderen Seite durch die zur Bestimmung eingesetzten Methoden.

Der Ristocetin-Cofaktor (RCOF) ist eine seit längerer Zeit bekannte Methode zur Ermittlung der Funktion des von-Willebrand-Faktors (vWF). Der Test basiert auf einer indirekten funktionellen Quantifizierung des vWF. Über die Bindung des Antibiotikums Ristocetin wird die Interaktion zwischen dem vWF und dem Glycoprotein Ib (GPIb) der Thrombozytenmembran mit nachfolgender Aggregation der Thrombozyten vermittelt [5]. Der Test hat jedoch eine geringe Sensitivität und Reproduzierbarkeit. Reagenzien und Methodik sind wenig standardisiert [1]. Zum Einsatz kommen sowohl im Labor hergestellte Suspensionen gewaschener, formalinfixierter Thrombozyten gesunder Spender als auch kommerziell erhältliche lyophilisierte Präparate.

Die Messung erfolgt am Aggregometer oder durch makroskopische Betrachtung. In der Praxis erweist sich dieser Test jedoch als äußerst störanfällig, so daß Mehrfachuntersuchungen zwingend erforderlich sind. In jüngster Zeit stehen mit dem Collagenbindungstest und dem Test zur Bestimmung der vWF-Aktivität 2 kommerziell erhältliche Kits auf der Basis der ELISA-Technologie zur Verfügung. Mit der Collagenbindungsaktivität (CBA) kann die funktionelle Fähigkeit zur Bindung des vWF an Collagen quantitativ erfaßt werden. Bei der Bestimmung der vWF-Aktivität wird dagegen über einen monoclonalen Antikörper die GPIb-bindende Region in der A1-Domäne des vWF quantitativ ermittelt [3, 4].

Ziel dieser Untersuchung war es, die Ergebnisse der Bestimmung des RCOF mit der CBA und der vWF-Aktivität zu vergleichen.

I. Scharrer/W. Schramm (Hrsg.)
29. Hämophilie-Symposion Hamburg 1998

Patienten und Referenzgruppe

59 anamnestisch und klinisch gesunde Mitarbeiter des Klinikums standen zur Ermittlung der Referenzwerte zur Verfügung. Bei 20 Patienten wurden Kontrolluntersuchungen bei bekanntem vWS (14 Typ I milde Form, 4 Typ I schwere Form, 2 Typ IIM) durchgeführt. 49 Patienten wurden im Rahmen der Diagnostik zum Ausschluß eines von-Willebrand-Syndroms in die Studie einbezogen.

Methoden

- Faktor-VIII-Aktivität: Einphasengerinnungstest am Gerinnungsanalyser AMAX
- vWF-Antigen: LIA (STA LIA vWF) (Boehringer Mannheim) am Gerinnungsanalyser STA
- RCOF: Ristocetin Cofactor Assay (Biopool) am 4-Kanal-Aggregometer PAP-4 (mölab)
- CBA: Immunozym vWF:CBA (Immuno), Plattenbeschichtung mit Collagen Typ III [5]
- vWF-Aktivität: vWF Activity (Diagnostik International), Plattenbeschichtung mit Anti-vWF IgG monoklonal [4].

Ergebnisse

In der Referenzgruppe wurden die niedrigsten Werte bei der Bestimmung des RCOF erhalten (Tabelle 1). Der RCOF korrelierte signifikant mit der CBA und der vWF-Aktivität, diese Korrelationen waren jedoch niedriger als die zwischen CBA und vWF-Aktivität (Tabelle 2). In der Patientengruppe mit gesichertem vWS Typ I

Tabelle 1. Medianwerte und 5.–95. Perzentile in der Referenzgruppe

	VIIIc [%]	vWF-Antigen [%]	RCOF [%]	CBA [%]	vWF-Aktivität [%]
Median	110	101	72	109	116
5.–95. Perzentile	76–141	68–159	50–124	61–182	73–183

Tabelle 2. Korrelationen in der Referenzgruppe

	VIIIc	vWF-Antigen	RCOF	CBA	vWF-Aktivität
VIII c	1,0000	0,5421**	0,3833**	0,6123**	0,5667**
vWF-Antigen	0,5421**	1,0000	0,6865**	0,9264**	0,7439**
RCOF	0,3833*	0,6865**	1,0000	0,6466**	0,5995**
CBA	0,6123**	0,9264**	0,6466**	1,0000	0,7647**
vWF-Aktivität	0,5667**	0,7439**	0,5995**	0,7647**	1,0000

** p <0,001, *p <0,01

Tabelle 3. Befunde bei Patienten mit vWS Typ I milde Form

	Mean	SD	Median
VIIIc [%]	76,8	23,2	76,0
vWF-Antigen [%]	59,6	9,7	58,5
RCOF [%]	37,8	11,3	39,5
RCOF/vWF-Antigen	0,63	0,20	0,59
CBA [%]	53,0	7,0	55,0
CBA/vWF-Antigen	0,89	0,14	0,86
vWF-Aktivität [%]	63,4	11,2	66,0
vWF-Aktivität/vWF-Antigen	1,08	0,18	1,06

Tabelle 4. Befunde in der Diagnostikgruppe mit pathologischen/grenzwertigen Ergebnissen bei der Bestimmung des RCOF

Patient	VIIIc [%]	vWF-Antigen [%]	RCOF [%]	CBA [%]	vWF-Aktivität [%]
1	80	101	51	109	125
2	58	81	47	75	86
3	82	68	49	66	95
4	60	80	29	72	76
5	92	119	36	119	126
6	97	99	48	108	137
7	97	84	46	72	97
8	108	85	52	87	83
9	75	80	50	74	78

milde Form wurden ebenfalls die niedrigsten Werte bei der Bestimmung des RCOF erhalten. Daraus resultieren deutlich niedrigere Werte für RCOF/vWF-Antigen gegenüber CBA/vWF-Antigen und vWF-Aktivität/vWF-Antigen (Tabelle 3). In der Gruppe der Patienten, deren Befunde im Rahmen der Diagnostik erhoben wurden, zeigten 38 Patienten für die CBA und die vWF-Aktivität Befunde >5. Perzentile der Referenzgruppe. Bei 9 dieser Patienten lagen jedoch die Werte für den RCOF ±5. Perzentile der Referenzgruppe (Tabelle 4).

Diskussion und Schlußfolgerungen

Die vorliegenden Ergebnisse bestätigen die Annahme, daß bei der Bestimmung des RCOF häufig unplausibel niedrige Ergebnisse erhalten werden, die Anlaß für Wiederholungsuntersuchungen geben. In den untersuchten Referenz- und Patientengruppen zeigten die Ergebnisse von CBA und vWF-Aktivität eine gute Übereinstimmung. Bei der Beurteilung der Ergebnisse beider Tests muß jedoch beachtet werden, daß die Assays unterschiedliche Bindungsstellen des vWF erfassen.

Außerdem wird mit der CBA die biologische Eigenschaft der Bindungsfähigkeit des vWF an Collagen direkt ermittelt. Die vWF-Aktivität wird dagegen als Konzentration der GPIb bindenden Domäne des vWF bestimmt. Ausgehend von Ergebnissen früherer Studien, die zeigten, daß CBA und RCOF nur meßbar sind, wenn suffiziente Konzentrationen an strukturell normalem hochmolekularem vWF vorliegen, untersuchten Fischer et al. [3] das Verhalten von vWF-Antigen, RCOF, CBA und vWF-Aktivität in Abhängigkeit von der Multimerisation des vWF. Sie ermittelten identische Spiegel von vWF-Aktivität/vWF-Antigen in allen vWF-Fraktionen.

RCOF/vWF-Antigen und CBA/vWF-Antigen zeigten dagegen eine deutliche Abhängigkeit von der Multimerisation. Aus diesen Ergebnissen stellt sich die Frage, ob der Unterschied zwischen RCOF/vWF-Antigen und vWF-Aktivität/vWF-Antigen bedingt wird durch eine geringere Bindung der LMW- und MMW-Fraktionen an die Thrombozyten oder durch ein technisches Problem der Aggregaterfassung bei der Bestimmung des RCOF in den Fraktionen mit niedrigem Molekulargewicht.

Eine Aussage, ob und wann eine simultane Bestimmung der vWF-Aktivität und der CBA sinnvoll erscheint, kann erst nach Untersuchungen an einer größeren Gruppe von Patienten mit vWS unterschiedlichen Typs sowie bei Patienten mit erhöhtem vWF getroffen werden.

Literatur

1. Battle J, Torea J, Rendal E, Fernandez MFL (1997) The problem of diagnosing von Willebrand's disease. Journal of Internal Medicine 242 (Suppl 740): 121–128
2. de Gopegui RR, Feldman BF (1997) von Willebrand's disease. Comparative Haematology International 7: 187–196
3. Fischer BE, Thomas KB, Dorner F (1998) von Willebrand Factor : Measuring its antigen or function? Correlation between the level of antigen, activity, and multimer size using various detection systems. Thrombosis Research 91: 39–43
4. Murdock PJ, Woodhams BJ, Matthews, KB, Pasi KJ, Goodall AH (1997) von Willebrand Factor detected in a monoclonal antibody-based ELISA: an alternative to the Ristocetin cofactor platelet agglutination assay for diagnostic use. Thromb Haemost 78: 1272–1277
5. Siekmann J, Turecek PL, Schwarz HP (1999) Funktionelle Charakterisierung von plasmatischem und rekombinantem von-Willebrand-Faktor durch Bindung an Collagen In: Scharrer I, Schramm W(Hrsg) 28. Hämophilie-Symposion, Hamburg 1997. Springer, Berlin Heidelberg New York, 135–144

Vergleich zweier Thrombozytenfunktionstests für die Diagnostik von hämorrhagischen Diathesen

T. Vigh, G. Eckert, I. Scharrer

Einleitung

Als Ursache für Blutungskomplikationen liegt häufig eine Störung in der Thrombozytenfunktion vor. Die bei der Diagnostik zur Verwendung kommenden in vivo Blutungszeitmethoden weisen einen erheblichen Mangel an Standardisierbarkeit auf. Neue Untersuchungsmethoden, die die Thrombozytenfunktion durch eine in vitro „Blutungszeit" (Verschlußzeit), oder durch einen Funktionstest mit Plättchenaktivierungsfaktoren bestimmen, sollten auf ihre Reproduzierbarkeit, Sensitivität und Spezifität überprüft werden.

Zwei Geräte mit unterschiedlichen Meßkonzepten wurden miteinander verglichen. Das PFA-100 der Firma Dade Behring und das Hepcon-HMS-Gerät der Firma Medtronic (Abb. 1). Die Systeme arbeiten mit unterschiedlichem Untersuchungsmaterial: für PFA-100 wird gepuffertes Citratblut, für das Hepcon-Gerät Vollblut ohne Antikoagulans verwendet.

Als Aktivatoren der Thrombozyten dienen beim PFA 100 neben Kollagen Typ 1, Adenosin-5'-diphosphat (ADP) oder Epinephrin (EPI). Das Hemo-Status-System beim Hepcon-Gerät verwendet Plättchenaktivierungsfaktor (PAF) und Heparin.

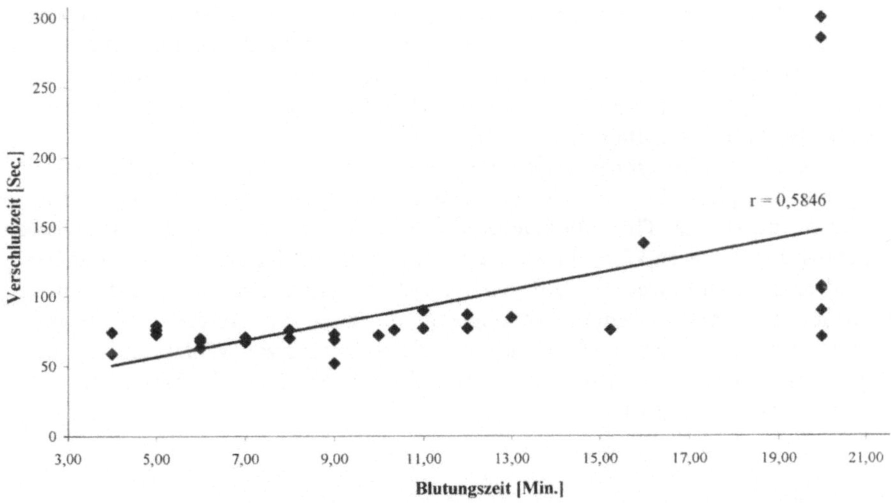

Abb. 1. Korrelation zwischen Blutungszeit und Verschlußzeit mit ADP

I. Scharrer/W. Schramm (Hrsg.)
29. Hämophilie-Symposion Hamburg 1998

Methoden

Die Laboruntersuchungen wurden bei 30 Patienten (18 Frauen und 12 Männern im Alter zwischen 15 und 77 Jahren; Median: 40 Jahre) durchgeführt.

Laborbestimmungen

- Blutungszeit (BZ) nach Mielke (Simplate) Normalbereich: <9 min
- In-vitro-Verschlußzeit mit ADP-Normalbereich: 62–85 s,
- EPI-Normalbereich: 85–125 s
- Thrombozytenfunktion (Hepcon) Normalbereich: 74–133%
- Thrombozytenzahl
- von-Willebrand-Faktor-Antigen ELISA (vWF:Ag) Normalbereich: 82–135% (Männer) und 60–135% (Frauen)
- Ristocetin-Kofaktor-Aktivität am BCT (Rist.Cof.) Normalbereich: 75–136% (Männer) und 62–131% (Frauen)
- Faktor-VIII-Aktivität (F-VIII-C-Einstufenmethode) Normalbereich: 60–150%
- Multimerenanalyse (SDS-Agarose-Gelelektrophorese)

Ergebnisse

Das Ziel unserer Untersuchungen war festzustellen, in wieweit die zwei unterschiedlichen Thrombozytenfunktionsteste in der Diagnostik von hämorrhagischen Diathesen Verwendung finden können. Tabelle 1 faßt unsere Ergebnisse von den einzelnen Laboruntersuchungen zusammen. Bei 15 Patienten haben wir eine verlängerte Blutungszeit gemessen. Die verlängerte Blutungszeit war in 11 Fällen durch das von-Willebrand-Syndrom bedingt. In 4 Fällen führte die Einnahme von ASS-haltigen Medikamenten zu einer verlängerten Blutungszeit. In 15 Fällen lag die Blutungszeit im Normalbereich.

Die Zahl der Thrombozyten lag bei 3 Personen unter 100 000/μl, die nach den Angaben der Hersteller nur bei der PFA-Messung eine Rolle spielen sollte. In 4 Fällen führte die Thrombozytenfunktionsmessung zu keinem auswertbaren Ergebnis, alle weiteren Werte lagen in dem Normalbereich oder darüber und erlauben deshalb keine weitere Differenzierung zwischen Patienten und Normalpersonen. Die Multimerenanalyse zeigte in 16 Fällen ein normales Multimerenmuster, 12 Patienten hatten ein mildes bis mittelschweres von-Willebrand-Syndrom Typ 1, bei jeweils einem Patienten wurde ein Typ-2b- bzw. ein Typ-3-von-Willebrand-Syndrom diagnostiziert.

Diskussion

Unsere Untersuchungen zeigten, daß bei der Anwendung der zwei besprochenen Thrombozytenfunktionstests nicht in jedem Fall eine hämorrhagische Diathese

Tabelle 1. Ergebnisse der Laboruntersuchungen

	Blutungszeit [min]	PFA/ADP [s]	PFA/EPI [s]	THR. Funktion [%]	vWF:Ag [%]	Risto. Cof. [%]	FVIII:C [%]	Multimeren-analyse	THR [/µl]
A.A.(w)*	11,00	77	300	135	127	117	122	Normal	155000
A.G. (m)	20,00	107	113	135	90	113	96	Typ 1	252000
B.E. (w)	6,00	68	184	94	108	123	110	Normal	206000
B.B. (w)	11,00	90	300	111	40	27	51	Typ 1	405000
C.D. (m)	5,00	73	113	121	156	123	94	Normal	203000
D.B. (w)	4,00	59	75	109	96	98	101	Normal	280000
D.V. (w)	20,00	90	139	**nm**	137	120	152	Normal	99000
D.A. (w)*	10,00	72	300	133	147	270	120	Normal	279000
E.P. (m)	16,00	138	216	148	53	73	85	Typ 1	10300
G.D. (w)*	9,00	69	300	135	135	90	136	Normal	169000
G.L. (w)	8,00	76	92	129	423	290	290	Normal	108000
J.M. (w)	9,00	73	75	**nm**	890	362	192	Normal	69000
C.K. (w)	20,00	71	205	103	71	86	102	Typ 1	277000
K.D. (m)	20,00	285	300	139	82	65	28	Typ 2b	246000
K.C. (m)	13,00	85	115	115	65	74	155	Typ 1	189000
K.M. (w)	7,00	71	300	123	85	122	108	Normal	223000
K.T. (m)	12,00	77	148	74	67	54	85	Typ 1	233000
K.T. (m)	15,25	76	173	76	63	97	92	Typ 1	130000
K.E. (m)	6,00	70	99	94	113	113	90	Normal	236000
M.S. (w)	7,00	67	127	135	60	98	105	Normal	234000
P.M. (m)	12,00	87	244	**nm**	50	55	119	Typ 1	159000
R.A. (w)	9,00	52	80	109	118	142	174	Normal	204000
M.R. (w)*	20,00	105	300	131	92	130	129	Normal	213000
R.M. (w)	5,00	79	115	119	129	112	102	Normal	210000
S.A. (w)	10,35	76	240	127	60	82	80	Typ 1	128000
S.G. (w)	5,00	76	107	141	28	55	97	Typ 1	189000
S.P. (m)	6,00	63	97	143	83	131	76	Typ 1	124000
S.S. (w)	8,00	70	98	131	60	74	100	Typ 1	208000
V.T. (m)	4,00	74	106	133	96	98	102	Normal	259000
W.B. (m)	20,00	300	300	**nm**	3	3	3	Typ 3	97000

(m) männlich, *(w)* weiblich, *nm* nicht meßbar, *ASS

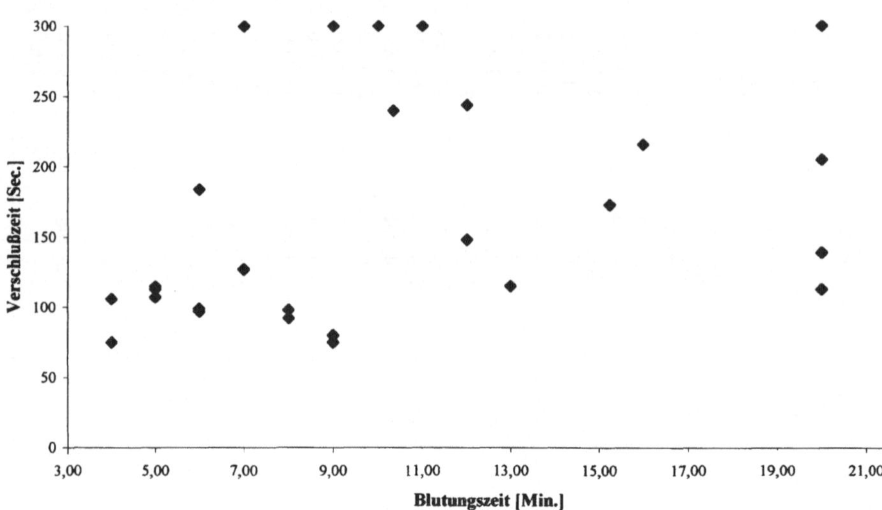

Abb. 2. Korrelation zwischen Blutungszeit und Verschlußzeit mit EPI

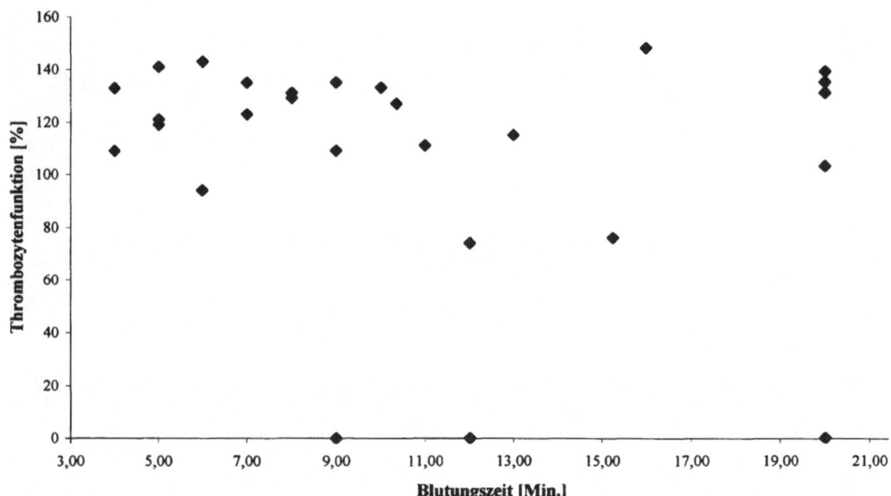

Abb. 3. Korrelation zwischen Blutungszeit und Thrombozytenfunktion

erkennbar war. Die Ergebnisse der Thrombozytenfunktion mittels PFA-100 bei der Verwendung von ADP als Aktivator zeigt, daß die Verschlußzeiten mit der In-vivo-Blutungszeit korrelieren (Abb. 1; p>0,99). Eine statistisch sichere Korrelation zwischen Blutungszeit und Verschlußzeit bei der Verwendung von EPI als Aktivator konnten wir nicht beobachten. Nach ASS-Einnahme waren erwartungsgemäß die Verschlußzeiten mit EPI deutlich verlängert (Abb. 2).

Die Ergebnisse der Hepcon-hemo-STATUS-Kit zeigen, daß sich diese Methode nicht für die Diagnostik hämorrhagischer Diathesen eignet. Auch eine ASS-

Wirkung auf die Thrombozyten war mit dieser Methode nicht nachweisbar (Abb. 3). Die Anzahl der Thrombozyten scheint uns bei dieser Methode - gegenüber den Angaben der Hersteller - ein noch wichtigerer Faktor zu sein als bei PFA-100. Die Verwendung von nicht antikoaguliertem Vollblut bei einer Meßzeit von 10-20 min bedarf einer präzisen Organisation der Blutentnahme im Ambulanzalltag.

Zusammenfassung

- Die Verwendung von PFA-100 bietet eine sinnvolle Ergänzung bei der Diagnostik hämorrhagischer Diathesen.
- Eine verlängerte Verschlußzeit bei ADP ist ein deutlicher Hinweis für eine Thrombozytenstörung oder für ein von-Willebrand-Syndrom.
- Eine verlängerte Verschlußzeit nur bei dem Aktivator EPI ist ein Hinweis für ASS-Einnahme.
- Zwischen Verschlußzeiten mit ADP und der In-vivo-Blutungszeit ist eine statistisch sichere Korrelation zu beobachten.
- Der Thrombozytenfunktionstest „hemoSTATUS“ von Medtronic eignet sich nicht für die Erkennung hämorrhagischer Diathesen.
- Die präzise Einhaltung der standardisierten Bedingungen ist die Voraussetzung für eine reproduzierbare Thrombozytendiagnostik.
- Es sind weitere Untersuchungen mit höherer Probandenzahl und bei verschiedensten hämorrhagischen Diathesen notwendig, um noch präzisere Aussagen über die Verwendungsmöglichkeiten dieser Tests zu treffen.

Literatur

1. Despotis GJ, Levine V, Filos KS, Santoro SA, Joist JH, Spitznagel E, Goodnough LT (1996) Evaluation of a new point-of-care test that measures PFA-mediated acceleration of coagulation in cardiac surgical patients. Anesthesiology; 85: 1311-1323
2. Ereth HE, Nuttall GA, Klindworth JT, MacVeigh I, Santrach PJ, Orszulak TA, Harmsen WS, Oliver WC (1997) Does the platelet-activated clotting test (HemoSTATUS) predict blood loss and platelet dysfunction associated with cardiopulmonary bypass? Anesth Analg; 85: 259-264
3. Kundu S, Heilmann E, Garcia C (1995) Characterization of the Platelet Function Analyser, PFA 100™. Thromb Haemost; 73: 1061 (Abstract)
4. Kundu S, Sio R, Ostgaard R (1994) Evaluation of platelet function by PFA 100™. Clin Chem, 40: 1827-1828
5. Mammen EF, Alshameerj R, Comp PC (1995) Preliminary data from a field trial of the PFA 100™ System. Semin. Thromb Hemost; vol 21, 113-122

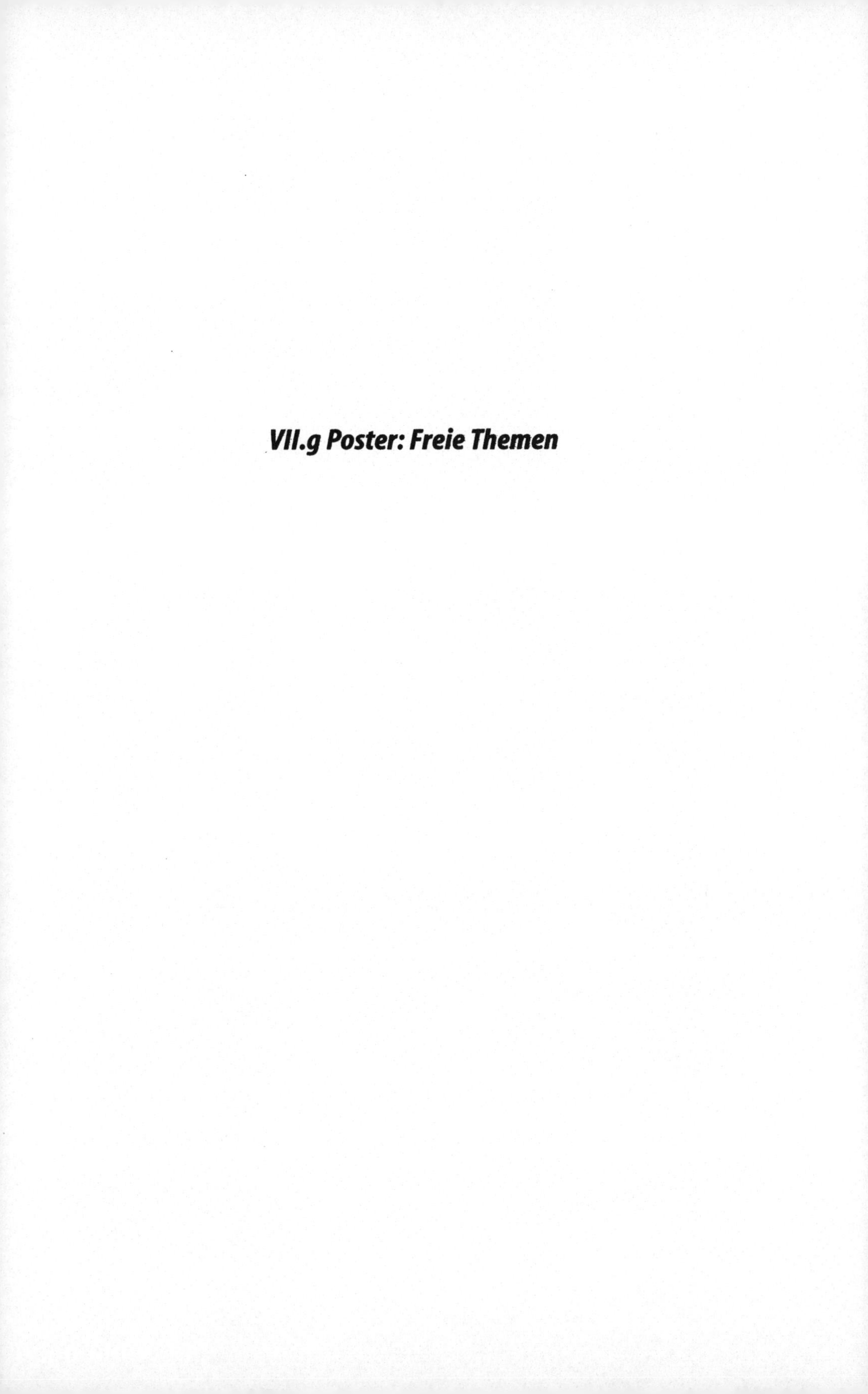

VII.g Poster: Freie Themen

Factor-VII-Intron-7-Tandem-repeat-(VNTR-) Polymorphismus bei vaskulären Erkrankungen

J. FRANK, M. SPANNAGL, W. SCHRAMM

Einleitung

Dem Faktor VII des Gerinnungssystems wird eine Schlüsselstellung für Initiierung und Regulierung der Gerinnungskaskade zugesprochen. Zudem gilt er als unabhängiger Risikofaktor für kardiovaskuläre Erkrankungen.

Faktor VII zählt zu den Vitamin-K-abhängigen Proteasen. Syntheseort ist die Leber. Das Glykoprotein besteht aus 406 Aminosäuren und wird codiert von einem Gen mit 12,4 Kilobasen, lokalisiert auf Chromosom 13.

Von wenigstens 3 Polymorphismen (10 bp Insertion im Promotorbereich, Arg 353 Gln und Intron 7 repeat) ist ein Einfluß auf die F-VII-Aktivität bekannt. Von letztgenanntem wurden bislang 4 Allele gefunden, mit einem differenten monomeren Element von 37 bp und 5–8 Wiederholungseinheiten [6, 4], wovon die Allele mit 6 bzw. 7 repeats die weitaus häufigsten sind. Mariani [7] beschrieb das Allel mit 7 Wiederholungseinheiten (a) assoziiert mit erniedrigter F-VII-Aktivität, Bernardi [1] maß die höchsten F-VII-Ag- und F-VIIc-Spiegel bei homozygoten Trägern des Allels mit 6 Wiederholungseinheiten (b). Iacoviello [3] fand in einem Kollektiv mit familiär gehäuften Myokardinfarkten das Allel a signifikant unterrepräsentiert.

Um die Bedeutung des Intron-7-repeat-Polymorphismus für periphere venöse und arterielle Gefäßkrankheiten zu untersuchen, wurden Allelfrequenzen und Genotypen bei 2 Patientenkollektiven mit Phlebothrombosen und peripherer arterieller Verschlußkrankheit bestimmt und mit einem Normalkollektiv verglichen.

Methode und Material

Von 76 Patienten mit duplexsonographisch gesicherten tiefen Bein- bzw. Beckenvenenthrombosen, 45 Patienten mit durch DSA-Angiographie und/oder Duplexsonographie nachgewiesener peripherer arterieller Verschlußkrankheit im Stadium IIb nach Fontaine und 72 nicht miteinander verwandten gesunden Probanden wurde nach Standardmethoden die DNA aus weißen Blutzellen isoliert und mittels der von Marchetti [6] publizierten Primer die entsprechenden Bereiche durch PCR-Technik amplifiziert.

Zusätzlich wurden Subgruppen charakterisiert nach Geschlecht, klinischem Schweregrad, hereditärer Belastung und Begleitkrankheiten.

Die klinischen Charakterisierungsmerkmale für die Phlebothrombosepatienten waren:

- bislang nur einmalige oder bereits rezidivierende Thrombosen,

I. Scharrer/W. Schramm (Hrsg.)
29. Hämophilie-Symposion Hamburg 1998

- Beschränkung der Thrombosen auf die Bein- bzw. Beckenregion oder zusätzliche Lungenembolien.

Für die pAVK Patienten wurde unterteilt nach ein- oder beidseitigem Verschluß der A. femoralis superficialis.

Ergebnisse und Diskussion

Gefunden wurden insgesamt 3 (mit 5, 6 und 7 repeats) der bekannten 4 Allele. Sie werden im folgenden bezeichnet mit A1 für 7, A2 für 6 und A3 für 5 Wiederholungseinheiten.

Die Ergebnisse für das Kollektiv Phlebothrombosepatienten sind in Tabelle 1 dargestellt, die Ergebnisse für das Kollektiv pAVK-Patienten in Tabelle 2 und die Ergebnisse für das Kollektiv Kontrollen in Tabelle 3.

Weder die Allelfrequenzen noch die Genotypenhäufigkeiten der einzelnen Kollektive zeigen einen statistisch signifikanten Unterschied untereinander. Auch die einzelnen Subgruppen (hier nicht gesondert aufgeführt) unterschieden sich nicht voneinander, ebensowenig bestanden geschlechtsspezifische Unterschiede.

Für die Pathogenese venöser thrombotischer Erkrankungen läßt sich als Schlußfolgerung aus diesen Ergebnissen ziehen, daß der Faktor VII entweder generell keine wesentliche Rolle spielt, was durch die Leiden-Thrombophilie-Studie [5]

Tabelle 1. Anzahl und Häufigkeit nach Allelen

Allel	Anzahl	Häufigkeit
A1 480 bp	42	0,276
A2 443 bp	107	0,704
A3 406 bp	3	0,020

Tabelle 2. Anzahl und Häufigkeit nach Allelen

Allele	Anzahl	Häufigkeit
A1 480 bp	24	0,267
A2 443 bp	63	0,700
A3 406 bp	3	0,033

Tabelle 3. Anzahl und Häufigkeit nach Allelen

Allel	Anzahl	Häufigkeit
A1 480 bp	42	0,292
A2 443 bp	98	0,680
A3 406 bp	4	0,028

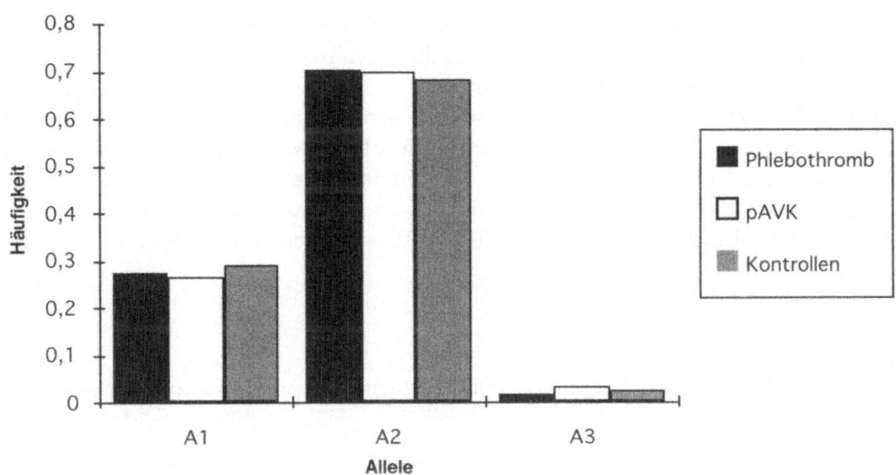

Abb. 1. Vergleich der 3 Kollektive nach Allelfrequenzen

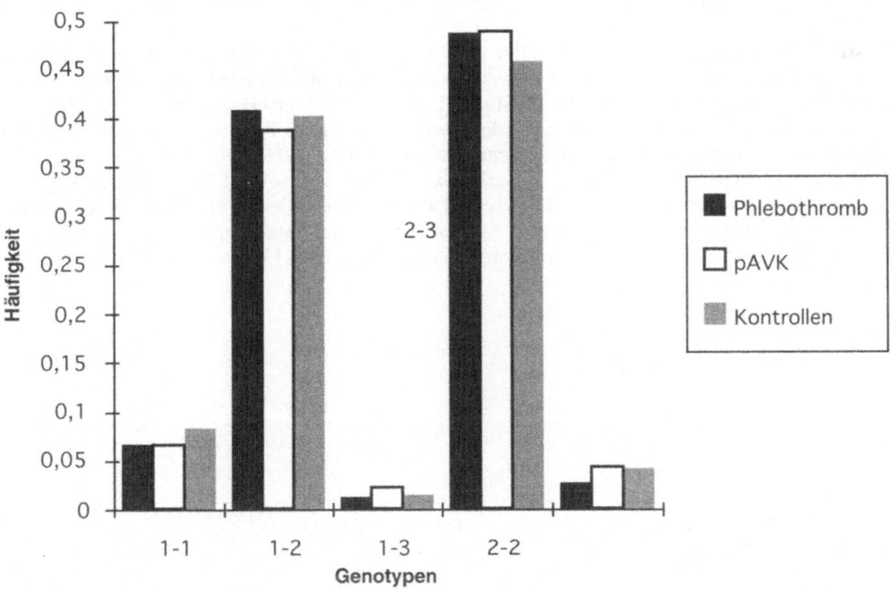

Abb. 2. Vergleich der 3 Kollektive nach Genotypfrequenzen

unterstützt würde, oder nur der Intron-7-repeat-Polymorphismus sich nicht als Marker zur Risikoprognose eignet. Dafür sprächen Untersuchungen, die für die Entstehung von Phlebothrombosen weniger hereditäre als mehr erworbene Risikofaktoren verantwortlich machen [8, 2].

Studien zur Bedeutung des F VII für arterielle Gefäßerkrankungen sind widersprüchlich. Nach den vorliegenden Ergebnissen besteht keine Assoziation des untersuchten Polymorphismus mit der pAVK. Im Gegensatz zu Iacoviello [3], die in einem Kollektiv mit familiär gehäuften Myokardinfarkten das Allel mit 7 Widerholungseinheiten (A1) unterrepräsentiert fand, wurden die Patienten für die vorliegende Untersuchung nicht familienanamnestisch ausgewählt. Die Wahrscheinlichkeit, mit einer bestimmten Erkrankung assoziierte genetische Varianten zu finden, ist bei einem gezielten Auswahlverfahren erhöht.

Literatur

1. Bernardi F, Marchetti G, Pinotti M et al. (1996) Factor VII gene polymorphisms contribute about one third of the factor VII level variation in plasma. Arterioscler Thrombosis Vasc Biol 16/1: 72–76
2. Cogo A, Lensing A, Prandoni P, Simioni P, Bernardi E (1996) Relevance of inherited risk factors in young patients with deep-vein thrombosis. Cin Appl Thrombosis Hemostasis 2: 55–59
3. Iacoviello L, di Castelnuovo A, de Knijff P et al. (1996) Factor VII genotype and risk of familial myocardial infarction. Leiden Fibrinolys. Workshop 6, Abstract 1996
4. Knijff P de, Green F, Johansen LG et al. (1994) New Alleles in F7 VNTR, Hum Mol Genet 3/2: 384
5. Koster T, Rosendal FR, Reitsma PH et al. (1994) Factor VII and fibrinogen levels as risk factors for venous thrombosis. A case-control study of plasma levels and DNA polymorphisms – The Leiden Thrombophilia Study (LETS). Thrombosis Haemostasis 71/6: 719–722
6. Marchetti G, Gemmati D, Patracchini P, Pinotti M, Bernardi F (1991) PCR detection of a repeat polymorphism within the F7 gene. Nucl Acids Res: 19/16: 4570
7. Mariani G, Marchetti G, Arcieri P, Berbardi F (1996) The role of factor VII gene polymorphism in determining F VII activity and antigen plasma level variation. Blood 84: 86a
8. Tabernero MD, Thomas JF, Alberca I (1991) Incidence and clinical characteristics of hereditary disorders associated with venous thrombosis. Am J Hematol 36: 249

Verminderung der Thrombozytenzahl in Stammzellpräparaten durch das AutoPBSC™-Sammelverfahren

K. Warbende, C. Rauhöft, K. Gutensohn, C.C. Löliger, P. Kühnl

Bei der Gewinnung von peripheren Blutstammzellen mittels Zellseparation werden aufgrund ähnlicher physikalischer Dichte auch Blutplättchen gesammelt. Konsekutiv kommt es zu einer Reduktion der Thrombozyten im peripheren Blut des Patienten.

Bei der AutoPBSC™ handelt es sich um ein neues Sammelverfahren, das in dem Spectra™-Zellseparator eingesetzt werden kann. Das Ziel dieser Untersuchung war der Vergleich der Thrombozytenkontamination des Stammzellproduktes und des Thrombozytenverlustes im peripheren Blut des Patienten bei der AutoPBSC™ und der herkömmlichen, kontinuierlichen Apherese im MNZ-Programm (Version 4.7; [1]).

Die AutoPBSC™-Software Version 6 (Cobe, Lakewood, USA) reguliert die vollautomatische Sammlung von peripheren Blutstammzellen (PBSC™) in 3 Phasen. In der ersten Phase wird der „buffy coat" in der Zentrifuge angesammelt. Bei Erreichen eines bestimmten Zielvolumens wird in der zweiten Phase, der Absammelphase, der „buffy coat" zusammen mit den Stamm- und Progenitorzellen, durch die Sammelleitung gepumpt. Erreicht die gewünschte Zielzellpopulation die Konzentrations-Monitor-Küvette, öffnet sich das Sammelventil, um die Zellen abzuleiten. Im Anschluß wird in der dritten Phase, der Nachlaufphase, die Sammelleitung mit Plasma gespült, um die Zellen in den Sammelbeutel zu pumpen [1].

Die AutoPBSC™ ist in dieser Studie in der Weise konfiguriert, daß pro Apherese das gesamte Blutvolumen zweimal prozessiert wird. Die Maschine bestimmt die Anzahl der Absammlungen anhand der eingegebenen Blutbildwerte. Insgesamt enthält das Volumen einer Absammlung 10 ml, davon sind 3 ml mononukleäre Zellen und 7 ml Plasma (Abb. 1).

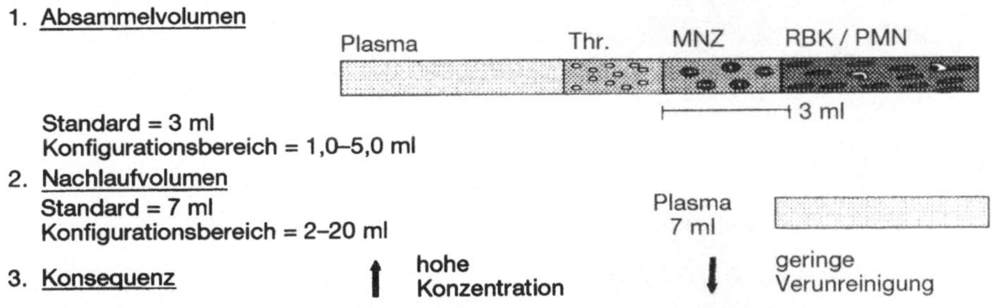

1. Absammelvolumen
Plasma
Thr.
MNZ
RBK / PMN
3 ml
Standard = 3 ml
Konfigurationsbereich = 1,0–5,0 ml
2. Nachlaufvolumen
Standard = 7 ml
Konfigurationsbereich = 2–20 ml
Plasma
7 ml
3. Konsequenz
hohe Konzentration
geringe Verunreinigung

Abb. 1. Standardeinstellungen der AutoPBSC™

I. Scharrer/W. Schramm (Hrsg.)
29. Hämophilie-Symposion Hamburg 1998

In dieser Studie wurden 7 Patienten mit akuter myeloischer Leukämie (AML) eingeschlossen. Bei diesen Patienten wurden insgesamt 31 Stammzellpräparate hergestellt (COBE Spectra™). 17 Apheresen führten wir im MNZ-Programm und 14 mit der AutoPBSC™ durch.

Als Qualitätsparameter untersuchten wir alle Produkte hinsichtlich des Gehaltes an Thrombozyten und CD34 positiven Zellen. Zudem untersuchten wir die Thrombozytenzahlen im peripheren Blut des Patienten vor und nach der Apherese.

Die Apheresezeit betrug im Mittel bei der AutoPBSC™-Software 208 min und 246 min im MNZ-Programm. Der durchschnittliche Gehalt an Thrombozyten nach AutoPBSC™ lag bei $0{,}49 \pm 0{,}26 \cdot 10^{11}$/Produkt, mit dem MNZ-Programm durchschnittlich bei $1{,}34 \pm 0{,}49 \cdot 10^{11}$/Produkt (Abb. 2).

Die durchschnittliche Ausbeute an CD34-positiven Zellen im Produkt war in beiden Verfahren vergleichbar und lag im Mittel nach Anwendung der AutoPBSC™ bei $0{,}56 \cdot 10^{6}$ CD34-positiven Zellen/kgKG, nach dem MNZ-Programm bei $0{,}50 \cdot 10^{6}$ CD34-positiven Zellen/kgKG (Abb. 2).

Die Thrombozytenwerte im peripheren Blut fielen nach Einsatz des MNZ-Programms im Mittel um 31% und nach der AutoPBSC™ um 26% (Abb. 3).

Bedingt durch die ähnliche physikalische Dichte von mononukleären Zellen und Thrombozyten kommt es während der Stammzellapherese auch zu einer Verringerung der Thrombozytenzahl im peripheren Blut des Patienten [3]. Insbesondere bei mehreren aufeinander folgenden Apheresen kann hierdurch eine Thrombozytopenie und ggf. eine Blutungsgefährdung des Patienten entstehen.

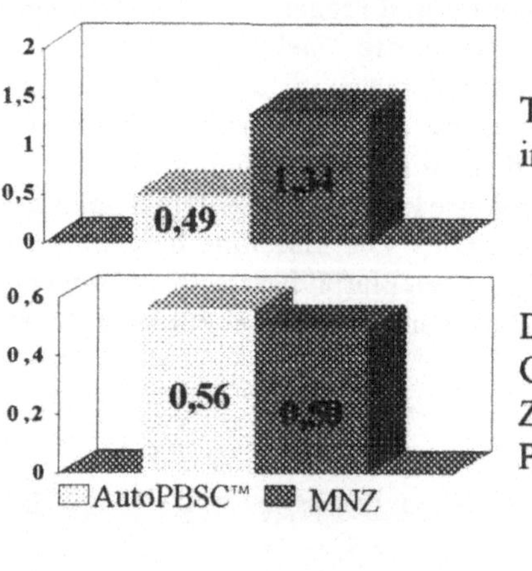

Abb. 2. Durchschnittlicher Gehalt an Thrombozyten bzw. CD34+ nach AutoPBSC™ bzw. mit MNZ-Programm

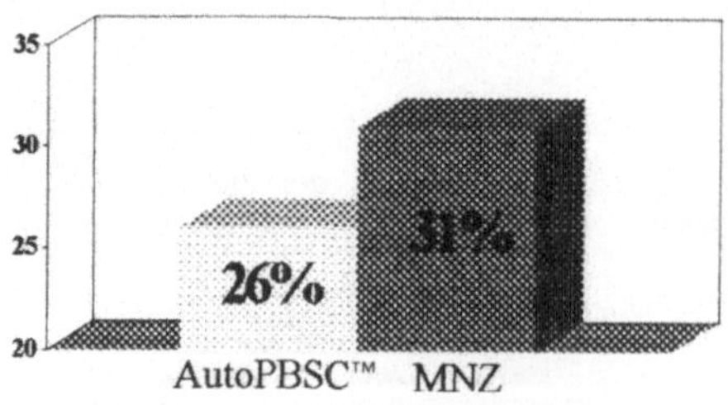

Abb. 3. Durchschnittlicher Thrombozytenverlust (%) im peripheren Blut des Patienten

Hinsichtlich der Weiterverarbeitung des Produktes können erhöhte Thrombozytenwerte bei Folgeverfahren (z. B. Zellselektion) störende Auswirkungen haben [4].

Bei dem AutoPBSC™-Verfahren wird vor der Absammlung der Stammzellen, plättchenreiches Plasma entfernt. Hierdurch kann bei gleichzeitiger Verkürzung der Apheresedauer die Gesamtmenge an Thrombozyten im Präparat reduziert und somit auch der Verlust der Thrombozyten im peripheren Blut des Patienten verringert werden [1, 2].

Literatur

1. Bedienungsanleitung COBE Spectra™ Apheresesystem, COBE*BCT*, Planegg-Martinsried, Deutschland, 1996
2. J Mehta, R Powles, S Cabral, et al. (1997) „A new automated apheresis system for the COBE Spectra™ cell separator utilizing the platelet channel." Blood; 90: A 4240
3. JM Miclea, J Makki, C Gouley, et al. (1997) „Enhancement of the COBE Spectra™ AutoPBSC system to collect PBPC: Reduced neutrophil and platelet contamination and collection volume." Blood; 90: 332b
4. SD Rowley, K Prather, KT Bui, et al. (1997) „Automated peripheral blood stem cell collection with reduced platelet contamination using the COBE Spectra™ AutoPBSC system." Blood; 90: 335b

Qualitätskontrolle von Stammzellkonzentraten mittels semiautomatisierter Bestimmung von CD34-positiven Zellen

I. Carrero, K. Gutensohn, M.M. Magens, M. Weilandt, N. Kröger, P. Kühnl

Einleitung

Die wichtigste laboranalytische Untersuchung für die Bestimmung des Stammzellgehaltes in einem Stammzellapheresat ist die Messung von CD34-exprimierenden Zellen. Es existieren verschiedene Ansätze zur durchflußzytometrischen Bestimmung des CD34-Antigens, wie beispielsweise das ISHAGE- (International Society for Hematotherapy and Graft Engineering) oder das DGTI/DGHO-Protokoll (Deutsche Gesellschaften für Transfusionsmedizin und Immunhämatologie sowie für Hämatologie und Onkologie). Diese Protokolle legen die einzelnen Schritte für die Aufbereitung und Messung der Proben fest und dienen so der Standardisierung der Analysen [2, 3].

Seit kurzem werden kommerziell erhältliche Reagenzienkits in Kombination mit einer Akquisitions- und Analysesoftware unter der Handelsbezeichnung ProCOUNT™ angeboten. Diese sollen eine semiautomatisierte Bestimmung der CD34-positiven Zellen ermöglichen. In unserer Studie untersuchten wir, inwiefern eine Bestimmung der CD34-exprimierenden Zellen mit dieser Methode möglich ist und wie die Ergebnisse mit denen der Referenzmethoden (DGTI /DGHO-Protokoll, ISHAGE) übereinstimmen.

Material und Methoden

In die Studie wurden 39 Patienten eingeschlossen. 22 Patienten waren männlich, 17 weiblich. Es handelte sich um Patienten mit unterschiedlichen Grunderkrankungen, wobei der Schwerpunkt auf soliden Tumoren und Lymphomen lag. Wir untersuchten 90 Proben, die ausschließlich aus Apheresaten dieser Patienten stammten. Die Aliquots wurden alle im Anschluß an die Zellseparation gewonnen, aufbereitet und gemessen. Bei allen Proben erfolgte stets ein Dreifachansatz: Nach der ProCOUNT-Methode (Becton Dickinson Immunocytometry Systems [BD], San José, USA), gemäß den Empfehlungen der DGTI/DGHO (in den Abbildungen mit GRP, für German Reference Protocol abgekürzt) und der im ISHAGE -Protokoll beschriebenen Methode.

Bei der semiautomatischen Messung wurde der ProCOUNT-Reagenzienkit [BD] verwendet. Der Kit besteht aus zwei TruCOUNT-Röhrchen [BD], Antikörpern und einem Lyse-Reagenz [BD]. Eines der Röhrchen dient dabei als Kontrolle, das andere für die Messung der Konzentration der CD34-positiven Zellen. In den Röhrchen

I. Scharrer/W. Schramm (Hrsg.)
29. Hämophilie-Symposion Hamburg 1998

befindet sich eine bereits definierte Menge an Kunststoffbeads, die eine Absolutzählung am Zytometer ermöglichen sowie als interne Qualitätskontrolle für die Software dienen. Die Vorbereitungen erfolgten gemäß den Hinweisen des Herstellers.

Zunächst wird eine vorgeschriebene Menge eines Antikörpergemisches vorgelegt. Für das Kontrollröhrchen wird eine Kombination bestehend aus einem Vitalfarbstoff in der ersten Fluoreszenz, einer Isotypkontrolle in der zweiten und CD45 in der dritten Fluoresz (PerCP) verwendet. Für das Probenröhrchen wird die gleiche Kombination an Antikörpern verwendet mit der Ausnahme, daß anstelle der Isotypkontrolle ein PE-konjugierter Klasse-III-Antikörper gegen CD34 verwendet wird. Es wird ein Aliquot der Probe in beide Röhrchen pipettiert und mit den Reagenzien vermischt. Nach der Inkubationsphase erfolgt die Lyse der Erythrozyten. Die Probe steht dann zur Messung bereit.

Ergebnisse

Nach der Akquisition kam es bei der Analyse mit ProCOUNT bei 21 von 90 Produkten (23,3%) zu einer Fehlermeldung. 15 dieser Fehlermeldungen fielen auf den Fehler Nr. 12, der bedeutet, daß einige CD34-Ereignisse möglicherweise in der $CD45+^{dim}$-Region nicht korrekt klassifiziert wurden. Die übrigen Meldungen verteilten sich auf 3 weitere Fehler. In all diesen Fällen wurde die Probe manuell mit CellQuest Software [BD] nachanalysiert.

Die Vergleichsmessung von CD34-positiven Zellen $\bullet 10^6$/Produkt zwischen dem ISHAGE-Protokoll und dem DGTI/DGHO-Protokoll ergab eine Korrelation von r=0,99 (Abb. 1).

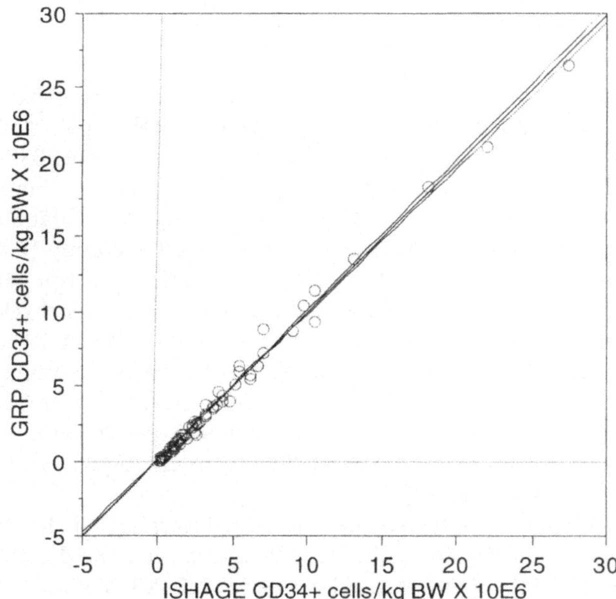

Abb. 1. Vergleichsmessung ISHAGE gegen DGTI/DGHO-Protokol

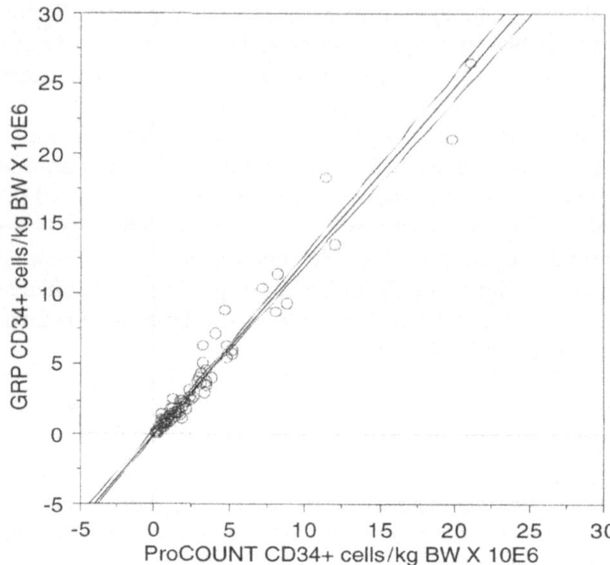

Abb. 2. Vergleichsmessung ProCount gegen DGTI/DGHO-Protokol

Bei den Vergleichsmessungen von CD34-positiven Zellen •10^6/Produkt zwischen dem DGTI/DGHO-Protokoll und ProCOUNT zeigte sich eine Korrelation von r=0,95. Nach manueller Korrektur der Datenfiles, bei denen eine Fehlermeldung aufgetreten war, ergab sich bei einem erneuten Vergleich eine Korrelation von r=0,97 (Abb. 2).

Diskussion

In den letzten Jahren ist die Zahl von Stammzelltransplantationen, bedingt durch die zunehmende dosisintensivierte Chemotherapie, stark angestiegen. Für die Qualitätssicherung der peripheren Blutstammzell-(PBSZ-)Konzentrate sind verschiedene Untersuchungen, wie beispielsweise die Kontrolle des Volumens, der Leukozytenzahl mit Differentialverteilung, Viabilität, die Zahl der CFU-GM, Sterilität und der Erythrozytengehalt von Bedeutung [1, 5]. Der Gehalt an CD34-positiven Zellen eines Stammzelltransplantates ist von entscheidender Bedeutung für die Rekonstitution der Hämatopoese nach einer myeloablativen Therapie [4]. Daher stellt die Bestimmung der CD34-positiven Zellen einen unerläßlichen Parameter für die Beurteilung der Qualität eines Stammzellkonzentrates dar. Die Bestimmung der CD34-positiven Zellen dient auch der Qualitätskontrolle von zellselektionierten Produkten. Der Stammzellgehalt kann auch im peripheren Blut gemessen, und für die Entscheidung, ob eine Apherese stattfinden soll, behilflich sein (Monitoring).

Um eine möglichst hohe Standardisierung bei der Messung des Stammzellgehaltes zu erreichen, sind u. a. Referenzprotokolle der DGTI/DGHO [1] sowie der ISHAGE [3] entwickelt worden. Die ProCOUNT-Methode soll einen weiteren Schritt zur standardisierten CD34-positiven Messung darstellen. Die wichtigsten Unterschiede bei der Analyse mit ProCOUNT gegenüber den anderen Protokollen bestehen in der Lyse-no-wash-Methode, in der möglichen Absolutmessung am Zytometer durch den Einsatz von Beads und der Verwendung eines Vitalfarbstoffes für die Einstellung des thresholds.

Die Ergebnisse bei der Untersuchung der Apheresate zeigt eine sehr gute Korrelation zwischen den Protokollen der DGTI/DGHO und den Protokollen der ISHAGE. Der Vergleich der DGTI/DGHO-Protokolle mit den Ergebnissen von ProCOUNT zeigt ebenfalls eine gute Korrelation. Allerdings war die Anzahl der Warnhinweise (23%) als relativ hoch anzusehen. Der größte Anteil der Fehlermeldungen entfiel auf einen bestimmten Fehler.

In diesen Fällen war eine manuelle Reevaluation erforderlich. Hierdurch wurde der Vorteil einer verlängerten walk-away-Zeit, bei insgesamt jedoch vergleichbarer Gesamtanalysedauer in Bezug auf die Referenzprotokolle, relativiert. Zudem kann bei der Analyse der zellreichen Proben aus PBSZ-Apheresaten der ausgewiesene Vorteil einer Ein-Stationsmessung nicht genutzt werden, da aufgrund der erforderlichen Verdünnung bei Zellzahlen >50.000 Leukozyten/µl auf das Meßergebnis eines hämatologischen Zellzählgerätes zurückgegriffen wird.

Die Software und auch der Kit könnte daher in Zukunft, v. a. nach Modifikation, eine alternative Meßmethode für den Stammzellgehalt einer PBSZ-Probe darstellen. Insgesamt ist die halbautomatisierte Analyse CD34-exprimierender Zellen als zufriedenstellend zu werten.

Zusammenfassung

Die vergleichenden Messungen zwischen dem DGTI/DGHO-Protokoll und dem ISHAGE-Protokoll zeigten eine sehr gute Korrelation. Der Vergleich zwischen dem DGTI/DGHO-Protokoll und der ProCOUNT-Methode zeigte ebenfalls eine gute Korrelation. In 23% der Analysen mußte jedoch eine manuelle Reevaluation der Meßdaten durchgeführt werden. Die ProCOUNT-Methode erwies sich als anwenderfreundlich. Die Gesamtanalysedauer bei ProCOUNT und den Referenzprotokollen ist vergleichbar; die walk-away-Zeit ist bei der ProCOUNT-Methode länger. Die Fehlerhäufigkeit bei der Messung mittels ProCOUNT ist relativ hoch. Es ist zu hoffen, daß es bei der neuen Softwareversion zu einer Reduktion der Fehlerhäufigkeit kommen wird. In diesem Fall könnte sich die ProCOUNT-Methode als eine alternative Methode der Stammzellzählung mit relativ hoher Standardisierung etablieren.

Literatur

1. Deutsche Gesellschaft für Transfusionsmedizin und Immunhämatologie: Durchführung präparativer zellulärer Hämapheresen zur Gewinnung von Blutbestandteilkonserven. Empfehlung der ständigen Hämapheresekommission der Deutschen Gesellschaft für Transfusionsmedizin und Immunhämatologie. Infusionsther Transfusmed 1994; 21: 222–231

2. Gutensohn K, Serke F, Cassens U, Fischer J, Fritsch G, Fruehauf S, Garritsen HSP, Gebauer W, Haas R, Höffkes HG, Humpe A, Kleine HD, Moog R, Riggert J, Rothe G, Schlenke P, Schmitz G, Tonn T, Wörmann B, Ziegler BL (1996) Durchflußzytometrische Analyse CD34-exprimierender hämatopoetischer Zellen in Blut und Zytaphereseprodukten. Infusionsther Transfusmed ; 23: 1–23
3. Sutherland DR, Anderson L, Keeney M, Nayar R, Chin-Yee L (1992) The ISHAGE guidelines for CD34+ cell determination by flow cytometry. J Hematother; 1: 329–341
4. Weaver CH, Hazelton B, Birch R, Palmer P, Allen C, Schwartzberg L, West W (1995) An analysis of engraftment kinetics as a function of the CD34 content of peripheral blood progenitor cell collections in 692 patients after the administration of myeloablative chemotherapy. Blood; 68: 3961–3969
5. Wiesneth M, Kubanek B (1996) Richtlinien zur Qualitätssicherung für die Herstellung von autologen und allogenen Blutstammzellpräparaten. J Lab Med; 20: 379–400

Sachverzeichnis